编委会名单

主　编：方鹏骞　华中科技大学同济医学院

编　委：张士靖　华中科技大学同济医学院

　　　　夏　冕　武汉大学政治与公共管理学院

　　　　李习平　湖北中医药大学管理学院

　　　　李文敏　湖北大学政法与公共管理学院

　　　　龚时薇　华中科技大学同济医学院

　　　　张霄艳　华中科技大学同济医学院

　　　　赵圣文　华中科技大学同济医学院

　　　　唐昌敏　华中科技大学同济医学院

　　　　张　莉　武汉市经济开发区管委会

　　　　孙　杨　武汉大学政治与公共管理学院

　　　　白　雪　华中科技大学同济医学院

　　　　张凤帆　华中科技大学同济医学院

　　　　闵　锐　华中科技大学同济医学院

卫生改革与发展绿皮书

教育部哲学社会科学发展报告项目

中国医疗卫生事业

发展报告 2014

Green Book of Health Reform and Development

方鹏骞　主编

人民出版社

责任编辑:宰艳红
封面设计:徐　晖
责任校对:杜凤侠

图书在版编目(CIP)数据

中国医疗卫生事业发展报告 2014/方鹏骞 主编. -北京:人民出版社,2015.4
ISBN 978 - 7 - 01 - 014549 - 5

Ⅰ.①中… 　Ⅱ.①方… 　Ⅲ.①医疗保健事业-研究报告-中国-2014 　Ⅳ.①R199.2

中国版本图书馆 CIP 数据核字(2015)第 039410 号

中国医疗卫生事业发展报告 2014

ZHONGGUO YILIAO WEISHENG SHIYE FAZHAN BAOGAO 2014

方鹏骞　主编

人民出版社 出版发行

(100706　北京市东城区隆福寺街 99 号)

北京瑞古冠中印刷厂印刷　新华书店经销

2015 年 4 月第 1 版　2015 年 4 月北京第 1 次印刷
开本:787 毫米×1092 毫米 1/16　印张:29.75
字数:570 千字

ISBN 978 - 7 - 01 - 014549 - 5　定价:69.80 元

邮购地址 100706　北京市东城区隆福寺街 99 号
人民东方图书销售中心　电话 (010)65250042　65289539

卷 首 语

　　万马奔腾辞旧岁，三阳开泰贺新春。经过全体编纂组成员孜孜不倦和精益求精的努力工作，《中国医疗卫生事业发展报告（2014）》终于在这辞旧迎新的日子付梓出版了，这是中国医疗卫生事业研究领域一项至关重要的成果，《中国医疗卫生事业发展报告》的出版，将为我国医疗卫生事业的发展提供历史借鉴，也为未来的发展与中国健康梦的实现，提出了路径、规划与蓝图，具有重要的理论与现实意义。

　　新中国成立以来，特别是改革开放以来，我国医疗卫生事业取得了显著成就，覆盖城乡的医疗卫生服务体系基本形成，基于全民健康覆盖思想的医疗保障制度不断健全，人民群众健康水平明显改善。但是，当前我国医疗卫生事业发展水平与人民群众健康需求及经济社会协调发展要求不相适应的矛盾还比较突出，还存在城乡和区域医疗卫生事业发展不平衡，资源配置不合理，城乡统筹的医疗保险体系并未建立等。

　　2009 年中共中央国务院发布的《关于深化医药卫生体制改革的意见》指出：到 2020 年，覆盖城乡居民的基本医疗卫生制度基本建立。普遍建立比较完善的公共卫生服务体系和医疗服务体系，比较健全的医疗保障体系，比较规范的药品供应保障体系，比较科学的医疗卫生机构管理体制和运行机制，形成多元办医格局，人人享有基本医疗卫生服务，基本适应人民群众多层次的医疗卫生需求，人民群众健康水平进一步提高。

　　党的十八大报告进一步指出要重点推进医疗保障、医疗服务、公共卫生、药品供应、监管体制综合改革，完善国民健康政策，为群众提供安全有效方便价廉的公共卫生和基本医疗服务。要坚持全覆盖、保基本、多层次、可持续方针，以增强公平性、适应流动性、保证可持续性为重点，全面建成覆盖城乡居民的社会保障体系。

　　为了贯彻党的十八大精神；为了践行科学发展观和构建社会主义和谐社会；

为了改善居民的健康状况和促进人民生活水平的提高；为了帮助广大人民群众实现"中国梦"，经中华人民共和国教育部批准，由华中科技大学方鹏骞教授组建编委会，编纂《中国医疗卫生事业发展报告》（卫生改革与发展绿皮书）。

本发展报告将分为三个年度连续出版，《中国医疗卫生事业发展报告2014》是该绿皮书的第一部，后续两部分别为《中国医疗卫生事业发展报告2015——中国公立医院发展报告》《中国医疗卫生事业发展报告2016——中国健康保障制度发展报告》。作为该系列报告的首部，《中国医疗卫生事业发展报告2014》结合了新时期医药卫生体制改革需要解决的重点和难点问题，通过经典的理论分析和科学的现场调查，对中国医疗卫生事业的现况、成绩、问题与发展情况进行系统的研究，全面地回顾了我国卫生事业发展的历史沿革。其主要包括以下两个部分：

第一部分为总论，主要是系统回顾我国医疗卫生事业的发展历史。总论又包括四个章节：第一章为中国的医疗卫生事业发展的历史沿革与展望；第二章为改革开放以来中国卫生筹资及其绩效分析；第三章为医疗卫生服务提供体系的评价与反思；第四章为中国医疗卫生服务监管体系的评价与反思。

第二部分为中国的医疗卫生事业发展的专题分析。此部分包括九大专题，专题一为均等化视角下的公共卫生服务体系的发展；专题二为基层医疗卫生服务体系的可持续性发展；专题三为中国公立医院改革试点城市案例分析；专题四为全民健康覆盖目标下的中国医疗保障制度的发展与整合；专题五为中国基本药物制度的发展；专题六为中国民营医疗机构：问题、反思和展望；专题七为中国中医药服务体系的特色与展望；专题八为中国医疗卫生人力资源现状与发展；专题九为中国医疗卫生信息化建设的现状与发展。

此外，《中国医疗卫生事业发展报告2014》创新性地运用"两个比较"概念与思路，既将我国的医疗卫生事业发展按照时间先后顺序进行纵深对比分析和全面剖析，又将我国的卫生事业发展与国外发达国家和有关发展中国家进行横向对比分析，深入研究我国的医疗卫生事业发展存在的潜在优势和不足，探索建立中国医疗卫生事业发展模式，指导中国医疗卫生事业战略的实施。

《中国医疗卫生事业发展报告2014》研究也采用了理论演绎归纳分析和实证研究相结合的研究方法，系统地对协同理论、治理理论、新公共管理理论、规制经济学和卫生政策等相关理论进行了全面梳理和研究，创新性的构建我国医疗卫生事业发展模型，最终提出了中国医疗卫生事业发展的理论体系、政策建议和支撑体系，具有较强的理论创新性。本研究还综合运用定性研究和定量研究相结合的方法，对我国医疗卫生事业系统的多个组成对象（政府有关职能部门、医疗机构、医保机构、医务人员、就诊患者、社区居民等）开展问卷调查并对其中的知情人物开展半结构式访谈，综合运用卫生经济学、管理学、数理统计学、信息经济学、博弈论等多学科方法进行数据和资料分析。

但是，由于本报告的撰写是一项开创性的工作，编者水平有限，书中难免存在不足之处，敬请广大同仁多提宝贵意见。今后，我们将在教育部的指导下，不断加强编纂工作组的能力建设，努力为大家奉上更高质量的《中国医疗卫生事业发展报告2014》（卫生改革与发展绿皮书），以期为我国医疗卫生事业发展宏观支持体系的构建提供政策依据和决策参考。

主编　方鹏骞

序　言

健康是促进人的全面发展的必然要求。提高人民健康水平，实现寿命延长及身心健康的理想，是人类社会的共同追求。在中国这个有着13亿多人口的发展中大国，医疗卫生服务关系全民健康，是一个重大民生问题。

中国共产党十八届三中全会发布的《关于全面深化改革若干重大问题的决定》明确指出，要深化医药卫生体制改革，统筹推进医疗保障、医疗服务、公共卫生、药品供应等体系改革，向大众传递了国家持续推进医改的决心和信心。

中国政府提出，到2020年建立健全覆盖城乡居民的基本医疗卫生制度，实现人人享有基本医疗卫生服务。为此，中国需要继续深入推进改革，全面科学地发展医疗卫生事业，更好地维护、保障和增进全体居民的健康。

经过多年努力，中国卫生事业取得了显著的发展成就，但公众健康需求与经济社会发展不相适应的矛盾还比较突出。特别是中国从计划经济体制向市场经济体制转型时期，原有卫生服务与医疗保障体系发生很大变化，随着中国工业化、城市化进程、人口老龄化趋势加快和国民生活方式的快速变迁，居民健康面临着传染病和慢性病的双重威胁，公众对医疗卫生服务的需求日益增多。与此同时，中国的卫生资源特别是优质资源短缺、分布不均衡的矛盾依然存在，医疗卫生事业改革与发展的任务仍然十分艰巨。如何使广大公众享有更好、更健全的医疗卫生服务，已成为中国政府面临的一个重大民生问题。

《中国医疗卫生事业发展报告》是在对中国与世界发展状况和热点问题进行年度监测的基础上，从专家和学术的视角，针对医疗卫生工作某一领域或区域现状与发展态势展开分析和预测，具备前沿性、原创性、实证性、时效性等特点的公开出版物。本报告涉及的范围很广，在广泛的文献研究和大量数据收集的基础上，从卫生政策的制定、医疗机构的设置规划、居民健康的保障、医疗保险的整合等方面出发，全面分析我国医疗卫生事业发展的历史沿革、规模结构、卫生费用、医疗服务的质量与效果。这一发展报告以总结经验、正视问题的态度回顾历史，实事求是的精神描述现状；从提高居民健康状况的目的出发，研判社会改革与发展中的重大问题；遵循可持续发展的原则，寻求符合我国基本国情的解决问题的路径；本着实现"中国健康梦"的伟大理想，预测未来中国医药卫生事业的发展趋势，为我国医疗卫生事业的可持续性改革与发展提供参考依据、理论思路与建议路径。

　　方鹏骞教授是长期奋斗在医药卫生事业管理领域从事科学研究工作的资深学者。方教授带领其团队多年从事医药卫生改革方面的理论研究，主持承担多项国际合作、国家级和省部级研究课题与项目，具有较高的学术造诣，研究成果的理论水平与应用价值在国内居领先水平。本书不仅体现了方教授及其团队深厚的学术功底，也展现了该团队对中国卫生事业发展中的诸多独到见解，很值得做卫生管理工作的各级领导、工作者和研究人员一读。

中国工程院院士

王陇德

2015.2.2

C目录
ONTENTS

第一部分 总 论

第二部分　专题

第一部分 总论

＊　本篇系澳大利亚国际开发署、中澳卫生项目办公室《基于县乡村一体化的县级医疗中心管理体系及运行机制研究》项目的研究成果，教育部哲学社会科学重大攻关项目《我国公立医院治理与监管问题研究》的研究成果，国家自然科学基金面上项目《基于激励规制与多元治理的我国公立医院监管模式及其实现机制研究》的研究成果。

第 一 章

中国医疗卫生事业发展的历史沿革与展望

新中国成立以来，我国用难以置信的有限资源建起了适合当时经济发展水平的卫生服务体系和医疗保障制度，迅速提高了人民群众的健康水平，取得了举世瞩目的成绩。党的十一届三中全会开启了中国特色社会主义建设的新局面，我国医疗卫生事业的发展进行到快速全面发展的阶段，在邓小平理论、"三个代表"重要思想和科学发展观的正确指引下，我国医疗卫生人员面对新的形势勇于探索、开拓创新，为经济社会建设作出了重要贡献，为探索中国特色社会主义卫生事业发展道路积累了重要的历史经验，为推动卫生事业全面协调可持续发展奠定了雄厚的基础。

党的十八大的召开为我国卫生事业的发展指明了道路方向，其报告明确提出健康是促进人的全面发展的必然要求。要坚持为人民健康服务的方向，坚持预防为主、以农村为重点、中西医并重，按照保基本、强基层、建机制要求，重点推进医疗保障、医疗服务、公共卫生、药品供应、监管体制综合改革，完善国民健康政策，为群众提供安全有效、方便、价廉的公共卫生和基本医疗服务。健全全民医保体系，建立重特大疾病保障和救助机制，完善突发公共卫生事件应急和重大疾病防控机制。巩固基本药物制度。健全农村三级医疗卫生服务网络和城市社区卫生服务体系，深化公立医院改革，鼓励社会办医。扶持中医药和民族医药事业发展。

一、中国医疗卫生事业的发展历程

在以建立社会主义市场经济为标志的改革开放前后，我国医疗卫生事业发展处于两个明显不同的阶段，改革开放前和改革开放后医疗卫生事业的发展历程存在着较大的差异。

（一）改革开放前的卫生事业发展历程

新中国成立前，我国劳动人民长期遭受帝国主义、封建主义和官僚资本主义的压迫，饱受战争、传染病、寄生虫病、营养不良之苦，没有健康保障。新中国成立初期，我国人民的平均寿命仅为34岁多，卫生工作面临着一个疾病丛生、缺医少药的严重局面。当时，威胁着人民生命健康的主要疾病是急、慢性传染病，寄生虫病和地方病。新中国成立后，党和政府十分重视医疗卫生事业的发展，探索出一条具有中国特色的医疗卫生事业发展道路。

新中国成立后计划经济时期，在整个经济发展水平相当低的情况下，党和政府通过有效的制度安排，用较为有限的卫生投入，大体上满足了几乎所有社会成员的基本医疗卫生服务需求，国民健康水平迅速提高，不少国民综合健康指标达到了中等收入国家的水平，成绩十分显著，被一些国际机构评价为发展中国家医疗卫生工作的典范。回顾自新中国成立至改革开放前30年间的卫生事业发展历程，在党和政府的领导下，各级卫生行政管理部门尤其是公共卫生管理机构采取了一系列行之有效的措施，并取得了显著成就。一是初步建立了医疗卫生服务体系。通过政府的统一规划、组织和大力投入，医疗卫生服务体系得到了迅速的发展，形成了包括医疗、预防、保健、康复、教学等在内的比较完整、布局合理的城乡医疗卫生服务体系。其中，农村集预防、保健和治疗于一体的三级医疗服务网的建立尤其值得关注。体系的逐步发展和健全，确保了服务的可及性，基本上解决了城乡特别是农村的缺医少药问题。二是重视公共卫生事业发展，突出"预防为主"。建立了包括卫生防疫体系、地方病防治体系、妇幼保健体系和国境卫生检疫体系等，为预防和控制疾病的传播发挥了重要作用。严重影响民众健康的传染病、地方病得到有效的防治；城乡卫生环境发生了根本变化；妇女儿童健康得到有效的保障。三是形成了广覆盖的城乡医疗保障机制。在城镇地区公费医疗和劳保医疗制度基本覆盖了所有的劳动者；在农村地区合作医疗制度基本普及，覆盖了90%左右的农村人口。此外政府对医疗服务的标准、规范等都有比较严格的控制，医患双方保持着较好的互动关系，公益性的医疗卫生服务体系本身也具备很强的转移支付和医疗费用保障功能。

因此在计划经济时期，政府在医疗卫生事业的发展过程中发挥了主导作用，各级、各类医疗卫生机构的服务全面追求公益目标，不以营利为目的。基于这种目标定位，加上政府对医疗服务体系的财政投入，医疗卫生资源的分配基本上由政府统一规划，具体服务的组织和管理也严格由政府控制和按计划实施，从而使全国绝大多数居民都能够得到最基本的医疗卫生服务，同时提供的医疗卫生服务价格也比较低廉，广大人民群众患了病不仅能够得到治疗，而且能够负担得起。

（二）改革开放后的卫生事业发展历程

改革开放三十多年来，我国的医疗卫生事业在探索中国特色社会主义发展道路中不断面临挑战，克服困难，逐步取得胜利。

1. 初步重建多元化的、多层次的卫生服务体系，增加卫生服务供给的阶段（1978—1992 年）

1978 年，我国进入了改革开放的新时代，全党工作中心转移到经济建设上，卫生事业也迎来了新的发展机遇。20 世纪 70 年代末和 80 年代初，我国卫生发展面临的主要问题有：一是"文化大革命"严重冲击了医疗卫生服务秩序，卫生资源严重短缺，卫生服务供给不能满足人民群众日益增长的需求。二是由于当时经济发展水平很低，综合国力和财力极为贫弱，政府发展卫生事业的能力受到极大限制。因此在此阶段，我国卫生工作重点放在抓住医疗服务供不应求的主要矛盾，增强医疗卫生机构活力，扩大服务供给，大力提高卫生服务供给能力，缓解供需矛盾。同时我国卫生工作按照经济体制发生变革，加强财务管理，打破"平均主义"和"大锅饭"的分配方式，以调动工作人员积极性，提高工作效率为目的，其具体内容包括初步重建多元化的、多层次的卫生服务体系，将工作重心转移到医药卫生服务上；鼓励"个体行医"，1980 年国务院批准卫生部发布《关于允许个体开业行医问题的请示报告》，1988 年，卫生部、国家中医药管理局颁布实施《医师、中医师个体开业暂行管理办法》，个体诊所迎来了发展最快阶段；实施"多渠道办医"和"简政放权"政策，逐步遵循按照市场规律办医，扩大规模，提升市场竞争力，以增加卫生服务供给，努力缓解"看病难"等问题。同时农村卫生保健网逐步衰弱，但基本体系仍然维持，社区卫生服务崭露头角。

此外，在此阶段初级卫生保健（PHC）和计划免疫等项工作受到高度重视，我国政府对"人人享有初级卫生保健"做出了郑重承诺，并在广大农村地区积极推行初级卫生保健策略，取得了显著进步。我国从 1978 年开始实施儿童计划免疫，计划免疫工作的规范化和制度化要求得到贯彻。

2. 市场机制进一步发挥作用，卫生发展活力不断增强的阶段（1993—2002 年）

党的十四届三中全会确立了我国建立社会主义市场经济体制的目标，这标志着我国改革开放进入了一个新阶段。卫生事业经过第一阶段的改革发展，虽然在一定程度上有效缓解了医疗卫生资源短缺问题，改善了医疗服务效率，但医疗卫生资源配置不合理问题却越来越突出。医疗机构市场化管理越来越成熟，其经济管理方式越来越符合市场发展规律，分配制度和激励机制按照市场规律运作，卫生发展活力不断增强，但由于创收驱动力增强，加之农村合作医疗解体，公费医疗和劳保医疗筹资不足，城乡居民面临医疗费用快速上升的巨大压力，"因病致贫"、"因病返贫"问题日渐凸显。因此党中央、国务院于1996年底，召开了新中国成立以来第一次全国卫生工作大会，制定了《中共中央 国务院关于卫生改革与发展的决定》，开始综合推进卫生事业改革与发展。

在这一阶段卫生改革工作的重点与成效主要体现在：一是继续引入市场机制，拓宽卫生筹资渠道，提高医疗卫生服务效率；二是加快基本医疗保险制度的改革，《国务院关于建立城镇职工基本医疗保险制度的决定》于1998年12月颁布，城镇职工基本医疗保险制度开始在全国实施；三是规范医药生产流通渠道，1996年国务院批准《药品价格管理办法》，以《药品管理法》为核心的药品监督管理法规体系初步形成，进一步强化了国家对药品研究、生产、流通、使用全过程的监管；四是实施公立医院产权制度改革，全国各地开始探讨与实施公立医院产权制度改革，理论探讨不断深入，改革力度进一步加强。此外现代化医疗技术得到快速发展，由于医疗卫生机构实行放权让利改革，鼓励创收，极大地刺激了医疗新技术的应用等。由此可以看到，在此阶段我国医疗卫生服务体系和监管体系改革的深度与广度明显加大，新的城乡医疗保险制度处于初步探索阶段，医药生产流通与监管工作不断得到重视。

3. 医疗卫生事业是重大民生问题，从民生角度看待居民的健康需求（2003—2008年）

随着我国经济体制改革的进一步深入，"看病难、看病贵"越来越成为影响民生的重要问题，"因病致贫"、"因病返贫"的问题凸显，医疗卫生资源配置不合理现象越来越明显。党中央提出了"以人为本"的科学发展观，分配原则转向"效率与公平并重"，高度重视经济社会的统筹发展，高度重视基层医疗卫生工作，开始着手解决重医轻防、重城轻乡的弊病，政府加大了卫生支出比例，在农村卫生建设和建立新型农村合作医疗制度、公共卫生、重大疾病控制、大力推进城市社区卫生发展等方面采取了一系列重大措施。

一是重视农村卫生建设和建立新型农村合作医疗制度。农村合作医疗制度、农村三级医疗预防保健网和赤脚医生制度，曾被世界卫生组织誉为中国农村卫生工作的三大法宝，为保护农民健康发挥过巨大作用。但是，随着农村经济体制改革，集体经济力量支撑下的合作医疗大面积解体，农民看病就医的经济风险越来越大。2003年原卫生部、财政部和农业部颁发了《关于建立新型农村合作医疗制度意见》，建立新型农村合作医疗制度，是从我国基本国情出发，解决农民看病难问题的一项重大举措，对于提高农民健康水平、缓解农民因病致贫、因病返贫、统筹城乡发展、实现全面建设小康社会目标具有重要作用。2006年国家启动

《农村卫生服务体系建设与发展规划》，中央和地方总计投资217亿元，改善农村县乡村三级医疗卫生服务条件。同时采取多种方式组织城市卫生支援农村，实施万名医生支援农村卫生工程。加强中西部地区农村卫生人才培养和培训，为部分省区的乡镇卫生院招聘执业医师，切实提高农村卫生服务水平。二是完善公共卫生服务体系，加强重大疾病防治。2003年我国在战胜"SARS"疫情以后，公共卫生工作得到进一步重视。在此阶段，公共卫生投入明显增加，公共卫生服务体系建设得到完善，基本建成了覆盖城乡、功能比较完善的疾病预防控制和应急医疗救治体系，国家卫生服务体系和健康保障体系也得到进一步完善，应对重大突发公共卫生事件的能力明显提高。此外公共卫生领域国际合作交流日趋活跃，在交流合作的深度、广度和层次上都取得前所未有的成就。三是城市社区卫生服务工作得到高度重视。2006年2月，国务院成立城市社区卫生工作领导小组，制定颁布了《国务院关于发展城市社区卫生服务的指导意见》及其配套文件，加快城市社区卫生服务体系发展，推动以社区卫生服务为基础的新型城市卫生服务体系建设。一些地方积极改革社区卫生服务机构运行机制，实行收支两条线管理、双向转诊和基本用药政府招标采购、统一配送、降低或取消药品加成率等政策，取得了积极效果，受到居民欢迎，为深化医药卫生体制改革奠定了基础。四是加强了医院管理工作，注重医疗质量的提高。2005年以来，全国连续三年开展"以患者为中心，以提高医疗服务质量为主题"的医院管理年活动，以改善医疗质量，降低医疗费用，构建和谐医患关系。五是加快推进多层次医疗保障制度建设。为了提高基本医疗保障制度的覆盖面，解决城乡居民"看病难，看病贵"的问题，我国加快推进覆盖城乡的多层次医疗保障制度建设。一方面新型农村合作医疗制度在尊重农民意愿的前提下，以公共财政为支撑，稳步试点，低水平起步，覆盖范围不断扩大，保障力度逐步提高，群众受益面和受益程度均得到提高，我国农民第一次拥有了以公共财政为支撑的医疗保障制度。另一方面2007年国务院启动了城镇居民基本医疗保险试点工作，以解决城市普通居民的看病就医问题。此外城乡医疗救助制度开始建立与实施，城乡低收入人群和重病患者得到了医疗救助制度的重要支持，大大缓解了他们的医疗困难。与此同时，商业健康保险也有了较快发展，在满足多层次医疗服务需求方面发挥了积极作用。在此期间，食品药品等卫生监管工作、中医药工作等也得到了重视，中医药国际交流合作日趋活跃，影响不断扩大。此外为了从民生角度更好地满足居民的健康需求，全国各地都积极对卫生事业改革进行了探索，但由于缺少国家整体长期规划，各地改革实施成效都不显著。

4. 深化医药卫生体制改革工作，促进健康服务业发展（2009年以来）

人民群众不断增长的医疗卫生需求与医疗配置的不协调拉开新医改的序幕。

2009 年 3 月，中共中央、国务院做出了进一步深化医药卫生体制改革的重大决策，《中共中央 国务院关于深化医药卫生体制改革的意见》公布，强调把基本医疗卫生制度作为公共产品向全民提供的基本理念，坚持保基本、强基层、建机制的基本原则。自 2009 年深化医药卫生体制改革以来，我国基本医疗卫生服务公平性、可及性显著提高；卫生服务利用状况显著改善；医药费用控制初见成效；城乡卫生发展差距逐步缩小。

2011 年城乡居民参加职工医保、城镇居民医保、新农合人数超过 13 亿，覆盖率达到 95% 以上，我国建立起世界上最大的医疗保障网。二是基本药物制度逐步建立，政府办基层医疗卫生机构全部配备使用基本药物并实施零差率销售。三是基层医疗卫生服务体系建设显著加强，覆盖城乡的基层医疗卫生服务网络基本建成，基层医疗卫生机构软硬件都得到很大改善，基层服务网底功能逐步显现，"小病在基层，大病去医院"的就医新秩序正在形成。四是基本公共卫生服务逐步均等化水平明显提高。国家免费向全体城乡居民提供 10 类 41 项基本公共卫生服务项目。此外，针对特殊疾病、重点人群和特殊地区，国家实施重大公共卫生服务项目，惠及近 2 亿群众。国家支持 8000 多个公共卫生服务机构建设，公共卫生服务能力有效提升。五是公立医院改革试点有序推进。在 17 个国家试点城市、37 个省级试点城市、超过 2000 家医院推进公立医院体制机制改革试点。探索建立现代医院管理制度，推进大卫生体制下的管办分开。开展临床路径管理，推行同级医疗机构检查检验结果互认，有效控制医药费用。以取消以药补医机制为关键环节，启动县级公立医院综合改革，统筹推进人事、分配、补偿、绩效考核等方面的改革，注重提升服务能力，构建基层首诊、双向转诊、上下联动、分工协作的就诊新格局。此外全国多个地方实施了基本医疗保险制度的衔接和整合，健康服务产业链也初步形成。

2013 年是深化医药卫生体制改革向纵深推进的攻坚之年，也是全面实施"十二五"医改规划的关键一年。《深化医药卫生体制改革 2013 年主要工作安排》中指出要加快健全全民医保体系、巩固完善基本药物制度和基层医疗卫生机构运行新机制、积极推进公立医院改革和统筹推进相关领域改革。《深化医药卫生体制改革 2014 年重点工作任务》包括 6 方面医改工作任务：加快推动公立医院改革、积极推动社会办医、扎实推进全民医保体系建设、巩固完善基本药物制度和基层运行新机制、规范药品流通秩序和统筹推进相关改革工作。

二、中国医疗卫生事业发展取得的成就和经验分析

新中国成立 60 多年来，特别是改革开放以来，我国卫生事业在维护和促进人

民健康方面取得了显著成就，积累了丰富的经验，走出了一条具有中国特色的健康发展道路。

（一）城乡居民整体健康水平持续改善

我国城乡居民的健康总体水平持续改善，主要健康指标位于发展中国家前列。

1. 人均预期寿命显著提高：我国的人均预期寿命已由新中国成立初期的 35 岁、1957 年的 57 岁、1990 年的 68.6 岁提高到 2010 年的 74.8 岁。在我国 60 多年的发展历程里，人口预期寿命延长了 39.8 岁，这在全世界都是比较罕见的。不同时期我国人均预期寿命的增加速率不尽一致，但从表 1 - 1 - 1 可以看到自 2000 年以来，我国人均预期寿命同样呈逐步上升趋势。

表 1 - 1 - 1 2000、2005 与 2010 年人均预期寿命变化 （单位：岁）

年份	资料来源	合计	男	女
2000	全国第五次人口普查	71.4	69.6	73.3
2005	人口变动情况抽样调查	73.0	71.0	74.0
2010	全国第六次人口普查	74.8	72.4	77.4

注：人均预期寿命指出生时预期寿命。

资料来源：中华人民共和国卫生和计划生育委员会编：《2013 年中国卫生统计年鉴》。

2. 婴儿死亡率和 5 岁以下儿童死亡率明显下降：婴儿死亡率和儿童死亡率是衡量一个国家或地区经济社会发展和卫生保健水平的重要指标。我国的婴儿死亡率已经从新中国成立前的 200‰左右下降到 2013 年的 9.5‰，从表 1 - 1 - 2 可以看到在 2008—2012 年间，我国婴儿死亡率和 5 岁以下儿童死亡率都呈现逐年下降趋势，2013 年我国婴儿死亡率和 5 岁以下儿童死亡率分别为 9.5‰和 12.0‰。目前我国婴儿死亡率和 5 岁以下儿童死亡率都已明显低于世界平均水平。

表 1 - 1 - 2 监测地区婴儿死亡率和 5 岁以下儿童死亡率

	2005 年	2009 年	2010 年	2011 年	2012 年	2013 年
婴儿死亡率（‰）	19.0	13.8	13.1	12.1	10.3	9.5
5 岁以下儿童死亡率（‰）	22.5	17.2	16.4	15.6	13.2	12.0

资料来源：中华人民共和国卫生和计划生育委员会编：《2014 年中国卫生统计年鉴》。

3. 孕产妇死亡率逐年降低：查阅《2014 年中国卫生统计年鉴》，我国孕产妇死亡率从 2005 年的 47.7/10 万下降到 2013 年的 23.2/10 万（新中国成立前孕产妇死亡率为 150/万），目前我国孕产妇死亡率低于中、高收入国家的平均水平，但与经济发达国家还有差距。

人均预期寿命、婴儿死亡率、5 岁以下儿童死亡率和孕产妇死亡率是国际公认的综合反映健康水平的重要指标。虽然我国仍然属于中低收入的发展中国家，但上述健康指标已经位居发展中国家前列，达到了中高收入国家的平均水平。

（二）卫生资源总量持续增加，服务的可及性明显提高

1. 卫生总费用增加，政府卫生支出比重上升。

2013 年全国卫生总费用达 31868.95 亿元，卫生总费用占 GDP 比重达 5.57%。与 2009 年比较，全国卫生总费用增加 14327.03 亿元（未扣除物价影响），增长 81.7%，卫生总费用占 GDP 比重增长 0.42 个百分点。在 2013 年卫生总费用中，政府、社会和个人卫生支出分别占到 30.1%、36.0% 和 33.9%，与 2009 年比较，2013 年政府和社会卫生支出比重分别上升 2.6 个百分点和 0.9 个百分点（见表 1-1-3）。从 2009—2013 年相关数据的变化趋势分析，政府卫生支出占卫生总费用比例呈总体上升趋势，个人卫生支出占卫生总费用比例呈下降趋势（见图 1-1-1）。

表 1-1-3 2009—2013 年卫生总费用及其构成部分

年份	卫生总费用（亿元）				卫生总费用构成（%）			卫生总费用占GDP（%）
	合计	政府卫生支出	社会卫生支出	个人卫生支出	政府卫生支出	社会卫生支出	个人卫生支出	
2009	17541.92	4816.26	6154.49	6571.16	27.5	35.1	37.5	5.15
2010	19980.39	5732.49	7196.61	7051.29	28.7	36.0	35.3	4.98
2011	24345.91	7464.18	8416.45	8465.28	30.7	34.6	34.8	5.15
2012	28119.00	8431.98	10030.70	9656.32	30.0	35.7	34.3	5.41
2013	31868.95	9545.81	11393.79	10729.34	30.1	36.0	33.9	5.57

资料来源：中华人民共和国卫生和计划生育委员会编：《2014 年中国卫生统计年鉴》。

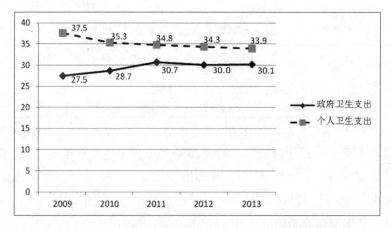

图 1-1-1 2009—2013 年卫生总费用中政府与个人卫生支出比例变化趋势（%）

2. 卫生机构总数不断增加。

到 2013 年底，全国医疗卫生机构（含村卫生室）总数达 974398 个，其中医院 24709 个（包括综合医院 15887 个，中医医院 3015 个，专科医院 5127 个），基层医疗卫生机构 915368 个（包括社会卫生服务中心、站 33965 个，乡镇卫生院 37015 个，村卫生室 648619，门诊部、所 195176 个），专业公共卫生机构 31155 个（疾病预防控制中心 3516 个，专业疾病防治院（所/站）1271 个，妇幼保健院（所/站）3144 个，卫生监督所、中心 2967 个）。通过 2009—2013 年相关数据比较，可以看到全国医疗卫生机构（含村卫生室）总数呈逐年上升趋势，其中综合医院、中医医院和专科医院逐步稳定增加；基层医疗卫生机构总体增加，但社区卫生服务中心（站）的增加最为明显，乡镇卫生院逐渐减少，村卫生室在 2012 和 2013 年呈减少趋势；专业公共卫生机构也是总体增加，但其中疾病预防控制中心和专科疾病防治院（所/站）呈减少趋势，妇幼保健院（所/站）和卫生监督所（中心）呈增加趋势（见表 1 - 1 - 4）。

表 1 - 1 - 4　2009—2013 年全国医疗卫生机构数量

	2009 年	2010 年	2011 年	2012 年	2013 年
合计	916571	936927	954389	950297	974398
医院	20291	20918	21979	23170	24709
综合医院	13364	13681	14328	15021	15887
中医医院	2728	2778	2831	2889	3015
专科医院	3716	3956	4283	4665	5127
基层医疗卫生机构	882153	901709	918003	912620	915368
社区卫生服务中心（站）	27308	32739	32860	33562	33965
乡镇卫生院	38475	37836	37295	37097	37015
村卫生室	632770	648424	662894	653419	648619
门诊部（所）	182448	181781	184287	187932	195176
专业公共卫生机构	11665	11835	11926	12083	31155
疾病预防控制中心	3536	3513	3484	3490	3516
专科疾病防治院（所/站）	1291	1274	1294	1289	1271
妇幼保健院（所/站）	3020	3025	3036	3044	3144
卫生监督所（中心）	2809	2992	3022	3088	2967

注：村卫生室数计入医疗卫生机构数中；2013 年起，医疗卫生机构数包括原计生部门主管的计划生育技术服务机构。

资料来源：中华人民共和国卫生和计划生育委员会编：《2014 年中国卫生统计年鉴》。

3. 卫生人力资源总量持续增加

据《2014年中国卫生统计年鉴》，到2013年底，全国卫生人员总数达979.1万人，其中卫生技术人员721.1万人，乡村医生和卫生员108.1万人，其他技术人员36.0万人，管理人员42.1万人，工勤技能人员71.8万人。在卫生技术人员中，执业（助理）医师279.5万人（其中全科医生14.6万人），注册护士278.3万人。与2009年比较，2013年卫生人员总数增加200.9万人（增长25.8%），其中卫生技术人员增加167.6万人（增长30.3%）。我国每千人口执业（助理）医师数由2009年1.75人增加到2013年2.04人，每千人口注册护士数由2009年1.39人增加到2013年2.04人。

4. 医疗机构床位持续增加

到2013年底，全国医疗机构床位数达618.19万张，其中医院床位数为457.86万张（占74.1%），基层医疗卫生机构床位数为134.99万张（占21.8%），专业公共卫生机构床位数为21.49万张（占3.5%）。与2009年相比，2013年医疗卫生机构床位数总体增加176.53万张，2009—2013年全国医院、基层医疗卫生机构和专业公共卫生机构的床位数均逐年增加（见表1-1-5）。全国每千人口医疗卫生机构床位数由2009年3.32张增加到2013年4.55张[①]。

表1-1-5　2009—2014年医疗卫生机构床位数　　　　（单位：万张）

年份	合计	医院	基层医疗卫生机构	专业公共卫生机构
2009	441.66	312.08	109.98	15.40
2010	478.68	338.74	119.22	16.45
2011	515.99	370.51	123.37	17.81
2012	572.48	416.15	132.43	19.82
2013	618.19	457.86	134.99	21.49

资料来源：中华人民共和国卫生和计划生育委员会编：《2014年中国卫生统计年鉴》。

从近几年全国卫生总费用、卫生机构数、卫生人力资源数和医疗机构床位数逐年增加的趋势及相关数据，可以看到我国卫生资源总量持续增加，医疗卫生服务的可及性不断增强，同时城乡卫生服务体系不断健全，城乡结构调整进一步加快，在一定程度上有助于满足人民群众的健康需求。

（三）基本医疗保险体系初步建立，"因病致贫"问题得到缓解

城镇职工基本医疗保险制度（简称职工医保）、城镇居民医疗保险制度（简

---

① 参见中华人民共和国卫生和计划生育委员会编：《2014年中国卫生统计年鉴》。

称居民医保）与新型农村合作医疗制度（简称新农合）是目前我国主体的三种医疗保障制度，在保障我国人民群众基本医疗需求方面发挥着重要的作用。1998 年国务院发布了《关于建立城镇职工基本医疗保险制度的决定》，提出在全国范围内建立起城镇职工基本医疗保险制度，通过建立社会统筹和个人账户，分别解决职工住院保障和门诊医疗问题。2003 年原卫生部、财政部和农业部颁发了《关于建立新型农村合作医疗制度意见》，其中明确指出：建立新型农村合作医疗制度是新时期农村卫生工作的重要内容，是实践"三个代表"重要思想的具体体现，对提高农民健康水平，促进农村经济发展，维护社会稳定具有重大意义。新型农村合作医疗制度是由政府组织、引导、支持，农民自愿参加，个人、集体和政府多方筹资，以大病统筹为主的农民医疗互助共济制度。2007 年的《国务院关于开展城镇居民基本医疗保险试点的指导意见》明确指出不属于城镇职工基本医疗保险制度覆盖范围的中小学阶段学生（包括职业高中、中专、技校学生）、少年儿童和其他非从业城镇居民都可自愿参加城镇居民基本医疗保险。它是继城镇职工基本医疗保险制度和新型农村合作医疗制度推行后，党中央、国务院进一步解决广大人民群众医疗保障问题，不断完善医疗保障制度的重大举措。它主要是对城镇非从业居民医疗保险做了制度安排。

改革开放以来，在政府的强力支持下，我国城乡居民的医疗保障建设取得了巨大成就，基本上建成了覆盖全体国民的基本医疗保障体系。到 2013 年底，全国参加城镇职工医疗保险人数达 27416 万人，当年基金收入为 7061.63 亿元，基金支出为 5829.9 亿元，累计结余 8129.3 亿元。全国参加新农合人数达 8.02 亿人，开展新农合的县（市、区）达 2489 个，参合率达 98.70%，当年新农合筹资总额为 2972.48 亿元，人均筹资 370.6 元，而当年基金支出为 2909.20 亿元，基金使用率为 97.8%[①]；全国参加城镇居民医疗保险人数达 29906 万人，当年基金收入为 1186.6 亿元，基金支出为 971.1 亿元，累计结余 987.1 亿元。2014 年 4 月财政部、国家卫生计生委、人力资源社会保障部发布了《关于提高 2014 年新型农村合作医疗和城镇居民基本医疗保险筹资标准的通知》，其中对 2014 年新型农村合作医疗和城镇居民基本医疗保险的筹资方法进行了调整，其指出各级财政对新农合和居民医保人均补助标准在 2013 年的基础上提高 40 元，达到 320 元。全国平均个人缴费标准达到每人每年 90 元左右。

从全国居民个人卫生支出占卫生总费用的比重角度分析，可以发现与 2009 年比较，2013 年个人卫生支出占卫生总费用的比重下降了 3.6 个百分点，在 2009—2013 年间，个人卫生支出比例呈逐年下降趋势。医疗保障制度为广大城乡居民提

---

① 参见中华人民共和国卫生和计划生育委员会编：《2014 年中国卫生统计年鉴》。

供了化解医疗风险的保护屏障，使越来越多的居民摆脱了"因病致贫"和"因病返贫"的困境。

（四）中医药工作得到重视和发展，传统医药惠及更多民众

中医即中国的传统医学，它承载着中国古代人民同疾病作斗争的经验和理论知识，中医药作为中华民族的瑰宝，在防病治病中发挥着积极的作用。中医毒副作用小、医疗成本低、个性化诊治的特点使其在现代医疗领域具有独特的优势，深受群众欢迎。新中国成立以来，我国一直注重中医药事业的发展，特别是改革开放以来，在党和政府的高度重视和支持下，中医药事业得到较快发展，"中西医并重"的工作方针得到进一步落实，传统医药得到发扬光大，惠及更多民众，中医药在我国医药卫生事业中占有不可替代的地位。

2013 年全国已有 3015 家中医医院，是 1978 年（447 家）的 6.75 倍；床位数达 60.88 万张，是 1978 年（3.40 万张）的 17.91 倍，绝大多数综合医院都设有中医药科室，大多数的乡镇卫生院、社区卫生服务中心和社区卫生服务站都能为民众提供中医药服务。目前已初步形成城市以中医医院为中心、社区卫生服务机构具备提供中医药服务为基础，农村以县级中医医院为龙头、以乡镇卫生院为枢纽、村卫生室能提供中西医服务为发展方向的中医药服务网络。2013 年全国中医医院诊疗人次达 43726.3 万人次，较 2009 年（30145.8 万人次）增加了 45.1%，是 2005 年（21429.5 万人次）诊疗人次的 2.04 倍，中医诊疗服务较好地满足了民众的需求。同时对中医药事业传承和创新工作的高度重视，使中医药在公共卫生、重大疾病防治和基本医疗卫生服务中发挥着越来越重要的作用，国际影响力也不断扩大。

（五）卫生法制化建设逐步深入，健康权益不断得到保障

新中国成立以来，国家从保护公民基本健康权益出发，加强卫生法制建设，规范医疗服务行为和卫生行政执法行为。特别是党的十一届三中全会以来，我国的卫生法制建设进入一个崭新的发展阶段，卫生立法和执法工作都有了长足的发展。

在卫生立法方面，卫生领域的法律是中国特色社会主义法律体系的重要组成部分。近几十年来，全国人大及其常委会已经颁布了《中华人民共和国药品管理法》《中华人民共和国国境卫生检疫法》《中华人民共和国传染病防治法》《中华人民共和国红十字会法》《中华人民共和国母婴保健法》《中华人民共和国献血法》《中华人民共和国执业医师法》《中华人民共和国职业病防治法》《中华人民共和国食品安全法》《中华人民共和国人口与计划生育法》《中华人民共和国放射

性污染防治法》和《中华人民共和国禁毒法》等十几部法律。国务院颁布实施了《医疗机构管理条例》《公共场所卫生管理条例》等行政法规，卫生部制定印发了《处方管理办法》等部门规章，并组织制定了相应的卫生标准，再加上地方性法规和规章制度，使我国卫生领域的法律法规、标准体系已基本形成，对于保障人民健康，规范市场经济行为，促进经济社会发展发挥了重要作用。

在卫生执法方面，经过几十年的建设和发展，我国的卫生监督组织机构体系已基本形成，国家公共卫生和医疗服务监督职能的履行有了组织上的保障。截至2013 年底，全国 31 个省、自治区、直辖市以及新疆生产建设兵团都已建立省级卫生监督机构，全国共有卫生监督员约 6.7 万人[1]，综合执法能力不断得到提高。卫生事业的发展走上了法制化的轨道，为公民的身体健康和生命安全、为卫生行政管理及医学科学的发展提供了有力的法律保障。

（六）初步建立了适合中国国情的医疗卫生服务体系

经过多年的努力，我国覆盖城乡的医药卫生服务体系已基本形成，医疗卫生服务体系是由相互作用、相辅相成的不同级别医疗机构构成的。由于我国目前城乡"二元化"的社会结构特征，城市的医疗卫生服务体系主要由三级医院和社区卫生服务机构组成。2009 年，中共中央国务院《关于深化医药卫生体制改革的意见》明确指出"加紧建设以社区卫生服务中心为主体的城市社区卫生服务网络，推动新型城市医疗卫生服务体系的发展。"农村的县、乡、村三级医疗预防保健网早在 70 年代就已经基本建立，目前我国农村的医疗卫生服务体制是由居于龙头地位的县级医院、基层乡镇卫生院和村卫生室构成。县域内的医疗中心（县级医院）承载着基本医疗、急危重病患者的救治工作，并肩负着对基层乡镇卫生院和村卫生室的技术指导和人员培训职责；乡镇卫生院除了给予村卫生室有限的技术帮助以外，主要负责常见病、多发病的诊治和公共卫生服务工作；村卫生室主要负责一般性疾病的诊治及村一级的公共卫生工作。2009 年中共中央国务院《关于深化医药卫生体制改革的意见》指出"加快建立健全以县级医院为龙头、乡镇卫生院为骨干、村卫生室为基础的农村三级医疗卫生服务网络，推动农村医疗卫生服务体系的发展"，并强调"强化区域卫生规划"。2011 年，国务院颁布的《2011 年公立医院改革试点工作安排》中提到"逐步推进县级医院综合改革"，以提高县域整体医疗卫生服务水平。根据《2014 中国卫生统计年鉴》，到 2013 年底，我国共有医院（包括县级医院）24709 家，基层医疗卫生机构 915368 家（其中社区卫生服务机构 33965 家，乡镇卫生院 37015 家，村卫

---

[1] 参见中华人民共和国卫生和计划生育委员会编：《2014 年中国卫生统计年鉴》。

生室 648619 家）。

三、中国医疗卫生事业发展面临的形势、主要问题与挑战

我国医疗卫生事业虽然取得重大成就，但是我们也要认清我国医疗卫生事业目前面临的形势与挑战。在当前建设小康社会、社会经济转型的新形势下，工业化、城镇化、人口老龄化、疾病谱的转变和生态环境变化等都给医药卫生工作带来新的挑战，人民群众也对医疗卫生服务不断提出新的要求和期盼。

（一）城乡居民对医疗卫生服务需求不断增加

随着经济社会的发展，城乡居民消费观念和消费结构快速转型和升级，社会保障制度的逐步健全，人口老龄化持续不断加重，慢性病患病率逐年提高，我国城乡居民对医疗卫生服务需求不断增加，同时对健康和医疗卫生服务质量有更高的期望，这对我国现有的医疗卫生服务供给方式提出了巨大的挑战。

据相关统计数据，2003 年我国调查地区居民两周患病率是 14.3‰（其中城市地区为 15.3‰，农村地区为 13.9‰），慢性病患病率为 123.3‰；2008 年我国调查地区居民两周患病率是 18.9‰（其中城市地区为 15.3‰，农村地区为 13.9‰），慢性病患病率为 157.4‰；2013 年我国调查地区居民两周患病率是 24.1‰（其中城市地区为 15.3‰，农村地区为 13.9‰），慢性病患病率为 245.2‰（2013 年系 15 岁以上慢性病患病率，慢性病患病率均按例数计算。）[1]。通过分析我国调查地区居民两周患病率与慢性病患病率的发展趋势，可以看到我国城乡居民对医疗卫生服务需求呈现不断增长的态势。根据卫生服务调查数据显示，我国城乡居民应就诊而未就诊率一直在 30% 以上，卫生服务需求未能完全实现。

（二）不同地区居民之间的健康水平仍存在明显的差异

我国不同地区居民人均预期寿命存在一定的差异，东部城市和经济社会发展较快的地区（如上海、北京、天津等）人均预期寿命在 2010 年均超过 78 岁，一些城市甚至超过 80 岁，达到目前世界先进发达国家水平；而西部一些经济相对落后的省份（如云南、西藏、青海等）人均预期寿命在 2010 年还不足 70 岁[2]。

---

[1] 参见中华人民共和国卫生和计划生育委员会编：《2014 年中国卫生统计年鉴》。
[2] 参见中华人民共和国卫生和计划生育委员会编：《2013 年中国卫生统计年鉴》。

我国不同地区的婴儿死亡率、5 岁以下儿童死亡率和孕产妇死亡率同样存在一定的差异（见表 1 - 1 - 6），2013 年我国城市地区婴儿死亡率为 5.2，农村地区为 11.3‰，农村地区是城市地区的 2.2 倍，但与前几年相比差距有所减小；2013 年我国城市地区 5 岁以下儿童死亡率为 6.0‰，农村地区为 14.5‰，农村地区是城市地区的 2.4 倍；2013 年我国城市地区孕产妇死亡率为 22.4/10 万，农村地区为 23.6/10 万。这些数据表明我国不同地区居民的健康水平的差异虽然在逐渐减小，但仍存在一定的差异，有些地区的差异显著。

表 1 - 1 - 6　监测不同地区婴儿死亡率、5 岁以下儿童死亡率和孕产妇死亡率比较

	2005 年	2009 年	2010 年	2011 年	2012 年	2013 年
婴儿死亡率（‰）						
城市	9.1	6.2	5.8	5.8	5.2	5.2
农村	21.6	17.0	16.1	14.7	12.4	11.3
5 岁以下儿童死亡率（‰）						
城市	10.7	7.6	7.3	7.1	5.9	6.0
农村	25.7	21.1	20.1	19.1	16.2	14.5
孕产妇死亡率（1/10 万）						
城市	25.0	26.6	29.7	25.2	22.2	22.4
农村	53.8	34.0	30.1	26.5	25.6	23.6

资料来源：中华人民共和国卫生和计划生育委员会编：《2014 年中国卫生统计年鉴》。

（三）医疗卫生资源总量仍显不足，结构不合理

我国医疗卫生服务体系建设经历了不同的发展阶段，形成了以公有制为主导，多种所有制形式并存，城乡二元结构为特点的框架格局。经过几十年的发展，目前我国医疗机构数量已具有相当的规模，医疗卫生服务人员总量也增长较快，但我国人口众多，与其他发达国家相比，医疗卫生资源总量仍显不足。同时我国医疗卫生资源配置仍存在不合理现象，城乡卫生服务利用差异明显。

1. 医疗卫生资源总量仍然不足

我国人口占世界总人口的 22%，而卫生总费用仅占世界卫生总费用的 2%，卫生经费投入不足，优质医疗资源严重缺乏是长期存在的突出问题[1]。与其他国家相比，2012 年美国卫生总费用占 GDP 的比例为 17.9%，而我国 2012 年卫生总费用占 GDP 的比例为 5.4%；2006—2013 年美国每万人口拥有医师数为 24.5，中国每万人口拥有医师数为 14.6，可以看到我国医疗卫生

---

[1] 参见中华人民共和国卫生和计划生育委员会编：《"健康中国 2020"战略研究报告》。

资源总量仍然不足。

2. 卫生技术人员配置存在较大的地域差异

通过分析 2013 年我国各地区每千人口卫生技术人员数，可以看到城市和农村、东部和中西部地区卫生技术人员配置仍存在较大的差异。2013 年城市每千人口卫生技术人员数是农村地区的 2.52 倍，城市每千人口执业（助理）医师数是农村的 2.29 倍，城市每千人口注册护士数是农村的 3.28 倍。东部地区每千人口卫生技术人员数是中部地区的 1.38 倍，是西部地区的 1.33 倍；东部地区每千人口执业（助理）医师数是中部和西部地区的 1.39 倍；东部地区每千人口注册护士数是中部地区的 1.41 倍，是西部地区的 1.39 倍（见表 1 - 1 - 7）。

表 1 - 1 - 7 2013 年各地区每千人口卫生技术人员数

地区	卫生技术人员			执业（助理）医师数			注册护士数		
	合计	城市	农村	合计	城市	农村	合计	城市	农村
总计	5.27	9.18	3.64	2.04	3.39	1.48	2.04	4.00	1.22
东部	6.31	10.20	4.06	2.48	3.81	1.71	2.48	4.37	1.39
中部	4.56	8.68	3.27	1.79	3.16	1.36	1.76	3.94	1.08
西部	4.76	7.91	3.63	1.79	2.90	1.39	1.78	3.41	1.20

资料来源：中华人民共和国卫生和计划生育委员会编：《2014 年中国卫生统计年鉴》。

3. 不同地区医疗卫生机构床位数存在显著差异

从不同地区每千人口拥有的医疗卫生机构床位数的角度分析，2013 年底我国城市每千人口医疗卫生机构床位数是农村的 2.20 倍，东部地区每千人口医疗卫生机构床位数和中部、西部地区相差不大（见表 1 - 1 - 8）。

表 1 - 1 - 8 2013 年我国各地区每千人口医疗卫生机构床位数　　（单位：张）

地区	每千人口医疗卫生机构床位数（张）			每千农业人口乡镇卫生院床位数（张）
	合计	城市	农村	
总计	4.55	7.36	3.35	1.30
东部	4.41	7.46	3.37	1.31
中部	4.54	7.88	3.05	1.20
西部	4.83	6.62	3.67	1.39

资料来源：中华人民共和国卫生和计划生育委员会编：《2014 年中国卫生统计年鉴》。

（四）疾病发病和死亡模式转变，疾病负担仍然沉重

随着社会的转型和经济的迅速发展，人口老龄化和疾病谱的转变成为我国卫生工作所要面临的新挑战。我国老龄化进程表现出"两高，两大，两低"的基本

特征，即高速、高龄、基数大、差异大、社区养老社会水平低、自我养老和社会养老意识低。快速的老龄化带来了疾病谱的转变、医疗保障体系不健全等问题，同时也使我国疾病负担更加沉重。

1. 慢性非传染性疾病成为威胁我国城乡居民健康的主要疾病

通过分析2013年我国城乡居民主要疾病死亡率及构成（见表1-1-9、表1-1-10），以及我国城乡居民疾病别两周患病率的变化，可以看到我国居民的疾病谱和死因谱都发生了明显的改变，慢性非传染性疾病（包括心脑血管疾病、恶性肿瘤、糖尿病等）已成为我国居民的最主要健康威胁。目前大多数国家的主要死因都为慢性非传染性疾病，这类疾病已成为全球的一个重要的公共卫生问题。慢性非传染性疾病具有病因复杂，发病与职业、环境、行为等多因素有关；潜伏期较长，没有明确的患病时间；病程长，随着疾病的发展，对健康损伤严重；很难彻底治愈，表现为不可逆性等特点，因此又被称为"生活方式疾病"。

表1-1-9 2013年我国城乡居民主要疾病死亡率及构成

疾病名称	城 市			农 村		
	死亡率（1/10万）	构成（%）	位次	死亡率（1/10万）	构成（%）	位次
传染病（含呼吸道结核）	6.93	1.12	8	7.94	1.21	8
寄生虫病	0.04	0.01	17	0.06	0.01	17
恶性肿瘤	157.77	25.47	1	146.65	22.38	2
血液、造血器官及免疫疾病	1.27	0.21	15	1.16	0.18	15
内分泌、营养和代谢病	17.12	2.76	6	11.76	1.79	7
精神障碍	2.86	0.46	11	2.72	0.41	11
神经系统疾病	6.85	1.11	9	6.81	1.04	10
心脏病	133.84	21.60	2	143.52	21.90	3
脑血管病	125.56	20.27	3	150.17	22.92	1
呼吸系统疾病	76.61	12.37	4	75.32	11.49	4
消化系统疾病	15.78	2.55	7	15.19	2.32	6
肌肉骨骼和结缔组织疾病	1.71	0.28	14	1.60	0.24	14
泌尿生殖系统疾病	6.44	1.04	10	6.96	1.06	9
妊娠、分娩产褥期并发症	0.11	0.02	16	0.15	0.02	16
围生期疾病	2.02	0.33	12	2.50	0.38	12
先天畸形、变形和染色体异常	1.98	0.32	13	2.13	0.32	13
损伤和中毒外部原因	39.01	6.30	5	57.14	8.72	5
诊断不明	2.83	0.46	—	2.03	0.31	—
其他疾病	8.71	1.41	—	7.66	1.17	—

资料来源：中华人民共和国卫生和计划生育委员会编：《2014年中国卫生统计年鉴》。

表 1 – 1 – 10　2003 年和 2008 年我国城乡居民疾病别两周患病率情况

顺序	2003 年		2008 年	
	疾病名称	患病率 MR（‰）	疾病名称	患病率 MR（‰）
1	急性上感	20.4	高血压	31.4
2	急性鼻咽炎	17.8	急性上感	18.2
3	高血压	11.9	急性鼻咽炎	15.4
4	胃肠炎	10.5	胃肠炎	13.6
5	流行性感冒	5.8	类风湿关节炎	7.6
6	类风湿关节炎	5.1	椎间盘疾病	6.8
7	慢性阻塞肺病	3.8	糖尿病	6.0
8	脑血管病	3.7	脑血管病	5.8
9	椎间盘疾病	2.8	流行性感冒	4.4
10	胆结石胆囊炎	2.5	慢性阻塞肺病	4.1

资料来源：中华人民共和国卫生和计划生育委员会编：《2013 年中国卫生统计提要》。

2. 健康危险因素的广泛存在影响人群健康

随着生物医学模式向生物—心理—社会医学模式的转变，当前的健康危险因素已远远超过了生物学范畴。健康危险因素的种类很多，从社会医学的角度看，影响健康的因素包括遗传因素、环境因素、生活方式与行为以及卫生服务四大类。健康危险因素从可控性的角度又分为可控和不可控两大类，可控因素是指能够通过干预措施或行为改变而减少或消除对健康影响的因素，如吸烟、酗酒、身体活动不足、不健康饮食、不安全性行为、药物滥用等；不可控因素包括性别、年龄、种族、遗传家族史等。

一方面目前我国城乡居民不健康的生活方式与行为影响着人群健康。不健康的生活方式与行为主要包括①烟草的使用：我国是世界上烟草生产和消费量最大的国家，约占世界消费总量的30%以上，在过去几十年我国卷烟生产、进口和销售均呈现增长的趋势；②酗酒：我国制酒源远流长，品种繁多，名酒荟萃，享誉中外，适量饮酒不会对成人造成身体伤害，但酗酒会引起许多疾病，包括神经性功能障碍和损害、肝硬化、心脑血管疾病、肿瘤等，此外酗酒还会带来诸多家庭和社会问题；③不合理膳食：包括不良的膳食习惯或膳食结构不合理，其影响包括挑食、偏食等导致某些营养素缺乏引起的疾病，暴饮暴食引起的疾病，以及膳食结构不平衡而导致的疾病等；④缺乏运动和锻炼：随着社会经济和科学技术发展，过去许多繁重的体力劳动已逐渐由现在的自动化设备所代替，人们的劳动强度逐渐下降。由于体力活动的减少，加上长期静坐，缺乏必要的运动和锻炼，其引发的健康危害不容忽视；⑤药物滥用和不安全性行为：药物滥用和不安全性行为不仅会直接伤害身体健康，而且会导致某些疾病的传播，对社会造成严重的危害等。另一方面我国环境污染加重对人群健康带来新的威胁。根据世界卫生组织的相关报告，全球疾病负担的 24% 以及总死亡的 23% 可归因于环境因素。我国环境污染主要包括大气环境污染，水体环境污染，污染物排放等因素影响人群健康。

3. 我国疾病经济负担仍然较重

随着疾病发病和死亡模式的转变，我国疾病的防治工作又面临新的挑战。一方面传染性疾病的防治任务依然较重，中国与世界各国的合作日趋紧密，使得传染性疾病的防治工作面临更大的压力。继 2003 年 SARS 暴发以后，我国又相继出现了禽流感、手足口病和甲型 H1N1 流感等大型疫情的暴发，目前在西非多国肆虐的埃博拉病毒也可能随时对我国民众健康造成威胁。另一方面慢性非传染性疾病已成为威胁我国城乡居民健康的主要疾病，由于其影响因素的复杂性与广泛性以及危害的日趋严重性，给我国经济社会带来了巨大的压力。据《2014 年中国卫生统计年鉴》，2013 年调查地区按人数计算居民慢性病患病率为 245.2‰（2003年慢性病患病率为 151.1‰，2008 年慢性病患病率为 157.4‰），65 岁及以上的老年人慢性病患病率为 539.9‰。

尽管我国覆盖全民的医疗卫生保健体系初步建成，但"以病为本"的医学模式仍给国家、社会和人民群众带来一定的经济负担（见表 1 - 1 - 11）。

表 1 - 1 - 11　2009—2013 年医院门诊和住院病人次均医药费用

年份	门诊病人次均医药费			住院病人次均医药费		
	合计（元）	药费所占比例（%）	检查费所占比例（%）	合计（元）	药费所占比例（%）	检查费所占比例（%）
2009	152.0	51.5	17.8	5684.0	43.6	6.9
2010	166.8	51.3	18.0	6193.9	43.1	7.1
2011	179.8	50.5	18.0	6632.2	41.8	7.4
2012	192.5	50.3	18.2	6980.4	41.1	7.6
2013	206.4	49.3	18.1	7442.3	39.5	7.9

资料来源：中华人民共和国卫生和计划生育委员会编：《2014 年中国卫生统计年鉴》。

（五）政府监管"不到位"，政策措施难以执行

目前中国卫生主管部门与公立医院有着千丝万缕的联系，对医院实施监管的效能存在着制度上的缺陷。主要表现为行业监管（医疗质量与安全、人员准入等）较为有力，但是经济运行监管存在缺位。同时监管的真空无疑加剧了医院的公益属性和逐利倾向之间的撕裂。当片面强调市场化导致医疗收费日益高涨之后，政府部门的监管难度大大增加，因为他们很难从中判断出哪些收费是医院发展必需的，哪些是在乱收费。而医疗领域严重的信息不对称，又决定了患者根本

不可能对医院形成有效的约束，进而加大了政府部门对医疗市场的监管难度，造成了监管不力，不能形成有效政府监管机制。而政策执行活动的复杂性决定了政策执行手段的多样性，政策执行的主要手段包括行政手段、经济手段、法律手段和思想教育手段。而政策执行力不强的影响因素主要包括法律、法规不健全；地区发展不平衡；政府监管不够；服务体系不健全；缺乏有效的公共干预措施；社会关注度不够；缺乏有效的部门协调机制等。

在医疗卫生服务领域，诸多政策措施都存在难以执行到位的问题。首先由于我国城乡二元经济结构的主导，各个地域间的经济和卫生事业发展都存在不平衡的现象，部分政策的制定和当地的实际情况相偏离，相关政策无法执行。其次从整体上看，我国地方财政卫生经费投入不足，医疗机构的设置以行政区域为范围，导致现有医疗资源配置不合理现象突出，需求不足和资源浪费并存，需要更有针对性的政策为导向；再次是我国现行的医疗服务监管体制，目前对医疗服务的监管主要依靠法律和行政监管手段，医疗保险部门的制约和社会监督机制尚未真正形成，行业自律管理尚处于起步阶段，尽管我国医疗监督体系基本形成，由法律、法规、部门规章和规范性文件组成的卫生法律体系和由各行各业标准、技术规范组成的卫生标准体系初步形成，但仍存在医疗服务监管手段相对落后、监管标准相对滞后、医疗信息公开不足等问题。

（六）分级诊疗、急慢分治的服务体系尚未形成

随着新一轮医改的全面铺开，国家出台许多惠民利民的医改政策，但"看病难"问题仍然突出。大医院"人满为患"、"一床难求"的现象仍然普遍，与此形成鲜明对比的是基层医院与社区卫生服务机构、乡镇卫生院的医疗工作量不饱和。这一热一冷的"倒三角"的就医局面凸显医疗资源的极大浪费，基层首诊、分级诊疗、急慢分治、双向转诊、上下协作的就医新格局尚未形成。

分析分级诊疗制度的实施困境，主要体现在以下几方面：一是患者传统的诊疗观念影响分级诊疗制度的实施，选择大医院医生的就医模式根深蒂固，再加上健康知识宣传不到位，健康知识知晓率低，常见病、多发病患者都到大医院就诊；二是基层医疗机构的专业技术水平相对较低，难以"取信于民"，影响分级诊疗制度落实，基层医疗专业技术人员总量不足，医疗技术水平不高，省市大医院的急剧扩张也吸收了许多基层医疗机构的优秀人才，基层医疗单位反而成了省市大医院的人才培训"基地"，也进一步加剧了基层医疗卫生单位人才短缺；三是卫生行政部门至今尚没有制定一套行之有效的推行分级诊疗指导性意见和实施办法，仅在口头上倡导分级诊疗，没有实质性行动，各级医院各自为政，没有形成统一协调、分工明确、转诊有序的分级诊疗机制；四是信息化管理机制滞后，

无法形成有效的分级诊疗管理的信息平台，大医院与基层卫生院没有建立相对统一的软件管理模块和信息化互通平台，因此无法实现资源共享，也影响双向转诊工作开展；五是基本医疗保险制度在各级医院报销比例虽然有一定差距，但仍然没有从政策层面更好地引导分级诊疗；六是分级诊疗的监督机制尚未建立。

（七）公立医院公益性职能需进一步强化，改革存在一定困难

公益性是目前中国医院也是医疗卫生事业发展的重要方向。公立医院是国家为实现医疗卫生事业的公益性目标而设立的机构，但是在不合理的体制机制下，部分机构落实公益性职能不够。一方面由于政府对公立医院的投入不足，对公立医院的财务收支、剩余留取、人事制度、经营管理等方面的监管不到位，致使公立医院的外部监管体制和内部治理机制都不完全符合公益性的要求，另一方面医院自己在市场上按照生存法则，由于营利动机，扭曲了医疗服务的价格机制，导致了供给诱导需求和药品价格虚高等问题，有限的医疗资源按照市场规则向购买力强、获利多的地区集中，加剧了医疗服务的不公平性。医院为了吸引患者，竞相扩大规模、配备高新技术和设备，导致了过度医疗等不规范行为及医疗费用不断上升。

因此目前公立医院改革虽然已经采取了很多措施，但由于医疗卫生的监督管理职能分散在多个部门，各部门的工作重心、政策目标不一致，各项改革措施不配套，致使改革效果不理想。公立医院面临的核心困境并没有得到解决：一是公立医院依然在产生虹吸作用；二是公立医院的趋利性现象依然存在；三是公立医院的扩张动机没有得到遏制，甚至有的公立医院将改革作为再一次扩张的理由。

（八）基本医疗保险基金运行风险加大，威胁医疗保险可持续性

1998 年以来，随着《关于建立城镇职工基本医疗保险制度的决定》《关于建立新型农村合作医疗制度意见》《关于开展城镇居民基本医疗保险试点的指导意见》的陆续出台与实施，我国基本医疗保险从制度层面上实现了对全体居民的覆盖，在减轻居民医疗负担，缓解"因病致贫、因病返贫"等方面发挥了重要的作用。但随着人口老龄化、医疗费用上涨的发展趋势，以及新医改各项惠民政策的推行等，三大基本医疗保险的基金运行风险面临着巨大挑战，严重威胁基本医疗保险制度的可持续发展。

2009 年 7 月，人力资源和社会保障部、财政部联合颁发了《关于进一步加强基本医疗保险基金管理的指导意见》，文件要求各地要利用医疗保险信息系统，建立适应各地政策的基本医疗保险基金运行情况分析和风险预警制度，构建基本医疗保险基金运行分析和风险预警系统，加强对基本医疗保险基金运行情况的分

析。在 2013 年全国职工基本医疗保险基金总收入 7062 亿元，总支出 5830 亿元，累计结余 8129 亿元，其中个人账户的结余达 3323 亿元，占累计结余的 40.88%；对全国 32 个地区的城镇居民基本医疗保险基金进行分析，已有北京、西藏、青海 3 个省的基金出现当期结余为负的情况，即当期基金出现"收不抵支"的问题。但同时也有一些地区的当期结余率高于 25%，这说明这些地区的城镇居民基本医疗保险的利用明显不足，需进一步扩大收益面，提高报销比例，增加基金的利用效率。2012 年全国新农合基金使用率达 96.9%，超过 1/4 的县（市、区）当年基金超支，而 2013 年的基金使用率已达到 97%，因此防范统筹基金风险，使统筹基金达到收支平衡成为新农合基金管理的重点和难点。

四、中国医疗卫生事业展望

深化医药卫生体制改革具有空前的重要性、紧迫性和艰巨性。要在明确方向和框架的基础上，坚持不懈地探索，逐步建立符合我国国情的基本医疗卫生制度，实现人人享有基本医疗卫生服务。卫生改革发展必须从国情出发，借鉴国际有益经验，坚持公共医疗卫生的公益性质和为人民服务的宗旨，强化政府责任和投入，鼓励社会参与，坚持预防为主、以农村为重点、中西医并重的方针，着眼于实现人人享有基本医疗卫生服务的目标，强化政府责任和投入，完善国民健康政策，健全制度体系，加强监督管理，创新体制机制，鼓励社会参与，建设覆盖城乡居民的基本医疗卫生制度，不断提高全民健康水平。

（一）实现卫生事业发展与社会经济发展相协调

1. 形成有利于人民健康的社会发展模式

落实科学发展观，始终坚持以人为本，将人民健康作为社会发展的最终目标。改变粗放型经济增长模式，推动产业结构和布局的调整，控制环境污染，创造有利于居民健康的生活工作环境。由于生态环境和居民生活环境的改善具有外部性和公共产品的性质，需要政府在组织筹资、提供管理等方面发挥作用，促进相关法律法规和标准的建立，以控制环境污染以及资源的滥用，并建立有效的监管激励机制，从而形成有利于人民健康的社会发展模式。

2. 积极推进城乡统筹，促进区域协调发展

在倡导人人享有基本医疗卫生服务的背景下，积极推进城乡统筹的各项工作，以努力缩小城乡差距，促进全国各区域协调发展，减少由城乡、地区、人群间的收入分配差距过大引起的卫生服务不公平现象，维护社会正义。关注弱势群体，加大对流动人口、空巢老人、留守儿童等特殊群体的帮扶和转移支付力度，

以解决他们的实际生活困难。

3. 合理增加政府卫生投入，建立长效卫生投入机制

合理增加政府卫生投入，保障政府卫生投入增加速度快于 GDP 增长速度，并将增加的政府卫生投入以支持基层医疗卫生服务机构和社会基本医疗保障制度的方式，主要用于经济欠发达地区和弱势人群。与此同时动员社会力量加大对卫生事业的投入力度，进一步提高社会医疗保障筹资水平。

（二）关注城乡居民生活方式的改善，提高全民健康水平

随着我国城乡居民疾病谱的转变，不健康的生活方式已成为我国疾病负担最主要来源，对国家经济、社会发展以及居民生活都造成极为严重的影响。而生活方式的转变是一个长期而艰巨的过程，离不开社会的支持、政府的责任和自我意识的提高，因此个人、家庭、政府及社会各界都应积极行动起来，倡导居民改变不健康的行为和生活方式。改善城乡居民生活方式的社会卫生措施：一是国家重视，政策环境支持。政府要加强自身责任体现，促进多部门合作，针对影响城乡居民不健康的生活方式采取系统性的控制措施，形成长效机制，发挥政府主导的杠杆效应。二是加大民众健康宣传力度。健康教育是通过信息传播与行为干预，帮助人们自愿地采纳有利于健康的行为和生活方式的教育活动和过程，目的是避免或减少行为危险因素，以预防疾病，提高居民健康水平。通过使用信息、教育和各种传媒手段，大力普及科学的健康知识，充分调动居民改善生活方式的自主性。三是社会动员与参与，学术机构与民间团体充分发挥作用。预防和控制疾病是一项系统的社会活动，需要社会各界对行为改变目标的认同，卫生部门与相关部门合作，以及居民的广泛参与，以创造有利于改变不健康生活方式的政治、经济、社会文化环境，促进民众树立新的健康意识，以提高全民健康水平。

（三）推进覆盖城乡居民的基本医疗卫生制度建设

卫生改革发展的总体目标是建设覆盖城乡居民的基本医疗卫生制度，为群众提供安全、有效、方便、价廉的公共卫生和基本医疗服务，促进人人享有基本医疗卫生服务。建立基本医疗卫生制度，包括加强和完善公共卫生服务体系、医疗服务体系、医疗保障体系和药品供应保障体系的建设。

一是推进公共卫生服务均等化，基本公共服务均等化已逐步成为我国一项重要的政策导向。2012 年，十八大报告更加具体地提出了到 2020 年实现"基本公共服务均等化"的目标，一系列政府决策为我国实现公共卫生服务的均等化提供带来了机遇。因此在加强公共卫生服务体系建设，建立健全疾病预防控制、健康教育、妇幼保健、精神卫生、计划生育、应急救治、采供血等公共卫生服务和卫

生监督网络的同时，应注重与医疗卫生服务体系建立互动机制，实现信息互通、资源共享，提高公共卫生服务、卫生监督和突发事件处置能力，以促进城乡居民享有均等的公共卫生服务。二是加强医疗服务体系建设，建立以公立医院为主体、非公立医疗机构共同发展，形成医院与基层医疗卫生机构的分工协作机制，布局合理、职责明确、防治结合、运转有序的医疗服务体系，并充分发挥中医药的独特作用。三是建立全民健康覆盖目标下的城乡一体化医疗保险制度。全民健康覆盖发展的首要目标是消除因制度设计导致的不公平，新农合与城镇职工基本医疗保险的筹资水平差距高达10—20倍，而两者的医疗消费水平只有4倍左右，由此必然带来补偿水平的差距，从而造成由于制度设计的不公平引起的健康水平的不公平。为消除制度引起的不公平，应将目前我国实施的三个基本医疗保险制度进行整合，建立起城乡一体化的基本医疗保障制度，真正实现全民健康覆盖以及公平与效率的统一，保障我国居民公平地享有基本医疗卫生服务。四是完善药品供应保障体系建设，进一步推进国家基本药物制度，规范药品生产流通秩序、加强药品价格形成机制的管理，强化基层医疗卫生机构的药品使用和配置，完善执业药师制度，以保障人民群众安全用药。

深化医药卫生体制改革，建立覆盖城乡居民的基本医疗卫生制度是一项社会系统工程，涉及面广、难度大，是一项十分复杂艰巨的任务，也是一个长期的渐进过程，更是人民群众的迫切愿望。我们必须进一步解放思想，扎实工作，大胆探索，敢于创新，将中国特色社会主义卫生事业不断推向前进，不断提高人民群众的健康福祉，为全面建设小康社会作出新的更大贡献。

（四）进一步加强我国卫生法制建设

中国特色社会主义法律体系已经形成，这标志着我国立法工作站在了一个新的起点上，公民的身心健康和生命安全是最基本的一项民生，发展医疗卫生事业、保障人民健康是宪法赋予国家机关的一项重要职责。我国宪法第二十一条规定："国家发展医疗卫生事业，发展现代医药和我国传统医药，鼓励和支持农村集体经济组织、国家企业事业组织和街道组织举办各种医疗卫生设施，开展群众性的卫生活动，保护人民健康。"这为我国卫生法制建设指明了方向。因此在新的发展阶段，我们应坚定以宪法为依据，不断发展完善我国卫生法制建设，以保障民众最基本的健康权。

卫生法律制度建设，应当体现经济社会协调发展的方针，以保障公民的健康权利为宗旨，要进一步高度重视公共卫生领域的法制建设，将农村卫生法制建设放在更加突出的位置，不断完善公共卫生突发事件应对的法律制度，强化卫生执法监督体系建设，保证法律的有效实施，重视和加强普法工作，加强依法行政，努力转变行政职能，切实维护公众健康权益。

（五）促进社会资金进入医疗卫生领域，形成多渠道办医格局

通过政府、社会、个人多渠道筹资的办法，发展医疗卫生事业。我国经过多年的医疗服务体制改革，多渠道办医的格局还没有形成。随着我国城乡之间、区域之间、不同人群之间的医疗卫生服务差距扩大，优质医疗卫生资源过多向城市和大医院集中，而农村卫生和城市社区卫生发展严重滞后。卫生资源总体不足，资源配置不合理是"看病难"的根源。而国家卫生总费用中个人负担比例过高；药品虚高定价，审批、生产、流通、购销混乱；是造成"看病贵"的关键。健康权是一项基本人权，应调动社会各方面的力量，齐心协力，逐步解决我国医疗卫生事业所面临的诸多问题，发展我国医疗卫生事业、保证13.6亿人民公平享有基本卫生保健。

因此应鼓励和支持民资、外资按照有关政策举办专科医院（含康复院、老年病院、护理院、美容院等），鼓励和支持民资、外资参与发展社区卫生服务，鼓励和支持民资、外资以合资、合作、参股、兼并及收购等形式参与国有医院体制改革、改组和改造，加大医疗市场开放力度。

（六）完善有利于居民健康的卫生信息化建设

为了适应"健康中国2020"战略要求，我国需要建立一套以提高全民居民健康水平为目标的统一高效，资源整合，信息共享，透明公开，实时监控的卫生信息系统。建立以个人健康管理系统为核心的国民健康信息系统，完善国家卫生信息资源库的管理和决策服务机制，促进医院信息化建设向深度和广度发展，协调健康信息与相关社会信息调查，以保障居民健康与健康公平。

完善有利于居民健康的卫生信息化建设具体工作应包括：一是完善卫生信息标准体系。借鉴相关的国际标准，制定符合我国卫生服务体系架构和业务活动实际情况的卫生信息参考模型、共享电子文档信息模型，完善卫生信息平台及相关业务应用系统术语规范。二是建立健全卫生信息化法规体系。借鉴已有的成功经验，结合我国医院信息化建设、应用和管理的实际，应尽快制定相应的管理性的法律和法规。三是加强数据分析和决策支持。从医院层面看，要根据目标和任务的不同，建立科学的统计与分析架构，准确划定数据流的流向，完成高质量的信息产出，为辅助决策提供支持。从国家层面看，要根据各医疗机构汇总的信息进行相关的统计分析，采用大数据等最新的信息技术成果从海量数据中获取有价值的决策信息，同时辅助进行卫生信息化建设的宏观指导。四是加强卫生信息人才队伍建设。卫生信息化建设需要大量的专业性人才，人

才建设是推动卫生信息化建设持续发展的根本。五是增加卫生信息化建设的财政投入。国家加大对卫生信息化的投入，尤其是对三级以下医院以及非经济发达地区医院的资金投入，平衡不同医疗机构之间对于信息化建设的资金投入差异。

（七）强化分级诊疗机制，创建协同的医疗卫生服务体系

目前我国医疗卫生服务体系已无法完全满足居民与日俱增的健康需求，亟须构建以居民健康为中心的整合型医疗卫生服务提供体系，并合理实施分级诊疗模式。分级诊疗是要构建一个提供连续性、协同性医疗卫生服务的体系，在医疗保障机制分级引导下，通过社区首诊、双向转诊等制度，合理分流患者，使患者在合理的医疗层级、合理的医疗卫生机构寻求合理的医疗卫生服务需求，实现医疗资源的成本效益最大化。分级诊疗是未来医药卫生体制改革的关键环节，是促进医疗卫生资源的合理配置、有效控制医疗卫生服务费用的不合理增长的有效措施，是公立医院改革、有效遏制医院规模的无序扩张的重要步骤，也是实现公立医院治理体系现代化的必要条件。为了有效实施分级诊疗制度，一是转变观念，提高居民、医务人员与医院管理者对分级诊疗的认识；二是加强基层医疗技术能力的培养，加大对基层医疗机构的投入，引进、培养、留住人才，加强上级医院对基层医疗机构的扶持与协作力度；三是转变工作机制，建立适合各地实际的分级诊疗制度，完善为分级诊疗提供信息技术支撑的信息系统建设，完善财政补偿机制，完善基本医疗保险患者的报销机制，并加强政府部门对分级诊疗制度实施的监督指导。

医疗卫生服务体系是复杂的动态系统，其良性的互动也依赖于各个子系统对应的不同级别的医疗机构之间的协调作用，只有通过各个子系统协调合理化才能实现整个医疗卫生服务系统的效能最大化。因此应强化分级诊疗制度，完善以社区卫生服务为基础的新型城市医疗卫生服务体系和农村县、乡、村三级医疗卫生服务体系的建设，加强基层医疗卫生服务机构与人才的建设，形成基层医疗卫生服务机构与医院的分工协作机制，创建协同的医疗卫生服务体系。

（八）推动卫生事业的国际化发展与合作

我国应以国际化、现代化为要求，实施卫生资源整合发展战略，将国有医院体制改革与调整医院的范围、功能、任务和布局相结合，整合现有资源，盘活存量，发展增量。明确政府办医职能，重视农村卫生机构建设，逐步建立公立医院检测、检查等资源的共享机制；加大医疗市场开放力度，形成多元化的办医格局。

与此同时，我国卫生事业的国际合作应不断深化。长期以来，中国积极参与全球卫生事务，广泛开展卫生领域的政府间、民间的多边及双边合作交流，积极参加国际社会、国际组织倡导的重大卫生行动，高度重视对发展中国家开展卫生国际合作和提供援助。在新的国际形势下，中国将创新援外工作模式，继续为发展中国与各国人民的友谊，展示中国"爱和平、负责任"形象作出积极的贡献。

2013 年，"中国梦"已成为国人心中最响亮的口号，是一个宏大内容的国家目标和战略。全国人民的梦，是中共中央总书记习近平同志带领新一届中央领导集体为复兴中华的一个伟大构想，我国的各项工作应努力将"中国梦"的伟大构想化为美好现实。在诸多梦想中，健康梦深深扎根在每一个人心中，因为健康的身体是一切发展的根本。在新形势下，我国医疗卫生事业取得了巨大成就，但同时也面临着诸多问题与挑战，因此应进一步推进医疗卫生体制改革各项工作，共筑"全民健康梦"。

第二章
改革开放以来中国卫生筹资及其绩效分析

　　卫生筹资（Health　Financing）是指为各项卫生活动筹集所需的资金，以及合理配置和利用这些资金。卫生资金是卫生资源的货币表现，是一定时期内卫生领域占用的社会劳动，表现为货币存量。卫生筹资实质上是一个融资过程，筹集资金用于卫生支付与卫生系统运行，卫生筹资决定了卫生领域可以获得多少资金、资金的来源和分配方式、如何提供风险保护、卫生保健成本是否可控等。这些因素反过来影响到人群对医疗卫生服务的可及性、卫生系统的公平性、发生灾难性卫生支出时所能提供的风险保护与人群健康水平的改善。因此，卫生筹资方式研究对于提升卫生系统绩效意义重大。

　　决策的科学性和有效性是实现卫生改革目标的基础。当今，在研究、展望中国卫生政策过程中，卫生总费用数据大量被引用作为分析评价的循证依据，它是卫生费用核算结果，是以货币为计量手段，全面反映一个国家或地区在一定时期内（通常为一年）全社会用于医疗卫生服务所消耗的资金总额。同时卫生总费用能深刻地反映社会结构转型、公共财政体制建设和医药卫生体制改革发展的历史轨迹，反映国家、社会和个人三方医药费用负担，反映全社会卫生费用的数量规模和构成、支出结构和效果的发展趋势。随着卫生改革的不断深化，政府支持和推动国家级和亚国家级卫生费用核算工作，充分利用卫生总费用数据所提供的信息对卫生政策进行研究分析。关注和利用卫生总费用研究成果，有助于政府进一步履行职责，转变投入机制，对政府循证的宏观卫生决策具有重要意义。

第一节　中国医疗卫生筹资的水平和趋势

一、卫生筹资总体水平

卫生总费用即卫生总支出（Total Expenditures on Health），指一个国家或地区在一定时期内，为开展卫生服务活动从全社会筹集的卫生资源的货币总额，按来源法核算。它反映一定经济条件下，政府、社会和居民个人对卫生保健的重视程度和费用负担水平，以及卫生筹资模式的主要特征和卫生筹资的公平合理性。

卫生总费用相对于 GDP 的比重是世界各国通用的衡量卫生发展与国民经济增长是否相适应的重要评价指标，它反映一定时期，一定经济条件下，社会对卫生事业的资金投入力度，以及国家对卫生工作的支持程度和全社会对居民卫生保健的重视程度。

卫生消费弹性系数是指卫生总费用增长速度与国内生产总值增长速度之间的比例关系，是世界各国用来衡量卫生发展与国民经济增长是否协调的重要评价指标。卫生消费弹性系数大于1，说明卫生总费用增长速度快于国民经济增长，弹性系数小于1，说明卫生总费用增长速度低于国民经济增长速度，弹性系数等于1，说明卫生总费用与国民经济增长速度保持一致。一般情况下，卫生消费弹性系数略大于1，才能保持卫生事业稳步发展。

二、改革开放以来我国卫生总费用筹资水平与变化

改革开放30余年来，中国卫生总费用稳步增长，卫生总费用筹资总额从1978 年的 110.21 亿元增长为 2013 年的 31868.95 亿元，增长了 289.17 倍，快于同期 GDP 增长幅度（156.05 倍）。同期，卫生总费用相对于国内生产总值比重从 3.02% 上升到 5.57%，增加了 2.34 个百分点，表明卫生事业在社会发展中的重要程度不断增加。人均卫生总费用从 1978 年的 11.45 元增长到 2013 年的 2327.40 元，按当年价格计算，2013 年人均卫生总费用是 1978 年的 203.27 倍。按照美元汇率计算，卫生总费用从 1981 年的 93.91 亿美元增长到 2013 年的 5066.85 亿美元，人均卫生总费用从 9.38 美元增长到 370.03 美元（如表 1-2-1 所示）。

一方面，伴随着我国改革开放以来30多年国民经济的快速发展，卫生总费用筹资规模无论是绝对值的增加或增长速度，都位居全球前列，期间 GDP 与卫生总

费用的平均增长速度分别为9.8%与11.82%，特别是2009年以来卫生消费弹性系数分别达到0.65、1.41、1.73、1.73，表明卫生事业总投入增长迅速，卫生事业得到政府、群众的高度关注，为我国卫生事业的健康发展、人民群众健康水平的提升与改善提供了坚实的物质基础与必要的实现条件。

另一方面，也应该看到我国卫生事业起点低、底子薄、负担重，基础薄弱、人口众多，卫生总费用的筹资规模、水平与世界卫生组织的要求、发达国家的筹资水平仍有很大差距，需要进一步提高。以2010年卫生总费用为例，根据世界卫生组织统计资料，按官方汇率计算，2010年我国人均卫生总费用为220美元，在全世界卫生组织194个成员国中排名第110位，低于部分中、低收入国家，如马来西亚（641.1美元）和泰国（329.7美元）；卫生总费用相对于GDP的比重位居第140位，也低于部分中、低收入国家，如南非（8.9%）和越南（6.8%）。

表1-2-1 中国卫生总费用（1978—2013年）

年份	国内生产总值（GDP）		卫生总费用（TEH）		卫生总费用占GDP比重（%）	人均卫生总费用（元）	卫生消费弹性系数
	名义值（亿元）	增长速度（%）	名义值（亿元）	增长速度（%）			
1978	3645.2	—	110.21	—	3.02	11.45	—
1979	4062.6	7.60	126.19	10.54	3.11	12.94	1.39
1980	4545.6	7.81	143.23	9.37	3.15	14.51	1.20
1981	4891.6	5.24	160.12	9.33	3.27	16.00	1.78
1982	5323.4	9.06	177.53	11.11	3.33	17.46	1.23
1983	5962.7	10.85	207.42	15.63	3.48	20.14	1.44
1984	7208.1	15.18	242.07	11.19	3.36	23.20	0.74
1985	9016.0	13.47	279.00	4.55	3.09	26.36	0.34
1986	10275.2	8.85	315.90	8.14	3.07	29.38	0.92
1987	12058.6	11.58	379.58	14.25	3.15	34.73	1.23
1988	15042.8	11.28	488.04	14.69	3.24	43.96	1.30
1989	16992.3	4.06	615.50	16.18	3.62	54.61	3.98
1990	18667.8	3.84	747.39	14.77	4.00	65.37	3.85
1991	21781.5	9.18	893.49	11.86	4.10	77.14	1.29
1992	26923.5	14.24	1096.86	13.46	4.07	93.61	0.95
1993	35333.9	13.96	1377.78	9.08	3.90	116.25	0.65
1994	48197.9	13.08	1761.24	5.97	3.65	146.95	0.46

续表

年份	国内生产总值（GDP）		卫生总费用（TEH）		卫生总费用占GDP比重（%）	人均卫生总费用（元）	卫生消费弹性系数
	名义值（亿元）	增长速度（%）	名义值（亿元）	增长速度（%）			
1995	60793.7	10.92	2155.13	7.61	3.54	177.93	0.70
1996	71176.6	10.01	2709.42	18.13	3.81	221.38	1.81
1997	78973.0	9.30	3196.71	16.22	4.05	258.58	1.75
1998	84402.3	7.83	3678.72	16.11	4.36	294.86	2.06
1999	89677.1	7.62	4047.50	11.44	4.51	321.78	1.50
2000	99214.6	8.43	4586.63	11.06	4.62	361.88	1.31
2001	109655.2	8.30	5025.93	7.37	4.58	393.80	0.89
2002	120332.7	9.08	5790.03	14.52	4.81	450.75	1.60
2003	135822.8	10.03	6584.10	10.85	4.85	509.50	1.08
2004	159878.3	10.09	7590.29	7.81	4.75	583.92	0.77
2005	184937.4	11.31	8659.91	9.76	4.68	662.30	0.92
2006	216314.4	12.67	9843.34	9.49	4.55	748.84	0.91
2007	265810.3	14.17	11573.97	9.24	4.35	876.00	0.65
2008	314045.4	9.63	14535.40	16.54	4.63	1094.50	1.72
2009	340902.8	9.21	17541.92	21.42	5.15	1314.30	2.33
2010	401512.8	10.44	19980.39	6.81	4.98	1490.10	0.65
2011	473104.0	9.29	24345.91	13.03	5.15	1807.00	1.41
2012	519470.1	7.65	28119.00	13.24	5.41	2076.67	1.73
2013	568845.2	7.70	31868.95	13.34	5.57	2327.40	1.73

注：1. 数据来源于《中国统计年鉴2014》与《中国卫生和计划生育统计年鉴2014》。

　　2. 国内生产总值和卫生费用筹资总额各年增长速度按可比价格计算。

　　3. 本表为核算数。

　　4. 卫生消费弹性系数反映卫生总费用增长速度与国内生产总值增长速度之间的比例关系。

根据以上数据，依据《卫生总费用研究报告》提供的分析思路，我们对1978—2013年卫生总费用各项数据进行了分析汇总，以图例呈现（见图1-2-1至1-2-5），可见我国卫生总费用增长速度与GDP增长速度基本保持同步，除个别年份外均高于同期GDP增长速度，但高于GDP的幅度不稳定，忽高忽低，不利于卫生事业的稳步发展，我们建议应保持一个相对稳定的卫生消费弹性系数，同经济发展步伐保持同步。

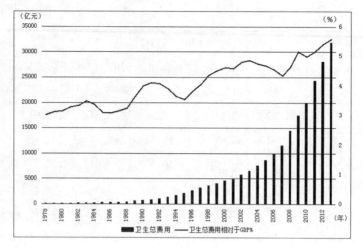

图 1-2-1　卫生总费用及其相对于国内生产总值比重

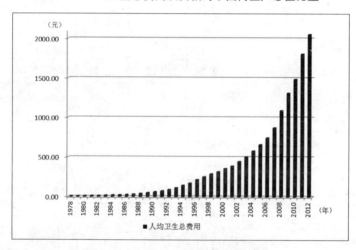

图 1-2-2　人均卫生总费用增长速度

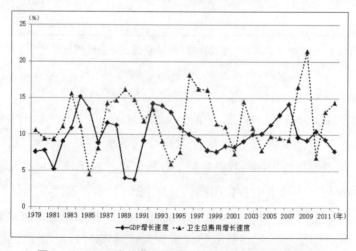

图 1-2-3　卫生总费用增长速度与 GDP 增长速度比较

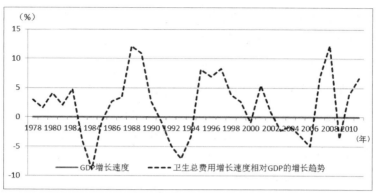

图 1 - 2 - 4　卫生总费用增长速度相对 GDP 增长趋势

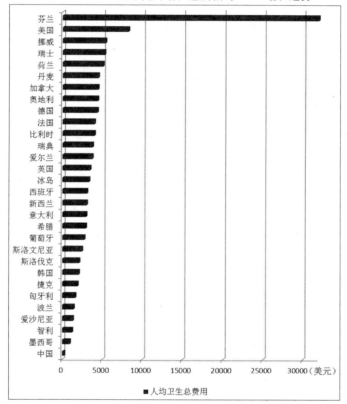

图 1 - 2 - 5　2012 年中国与部分 OECD 国家人均卫生总费用对比图

三、2014—2020 年我国卫生总费用筹资趋势预测

　　根据表（1 - 2 - 1）可以计算得到，2011—2013 年我国卫生总费用平均增长速度为 13. 20%，如果我国卫生总费用继续保持此增长速度的话，2014 年我国卫生总费用筹资总额将达到 36075. 65 亿元，2015 年将达到 40837. 64 亿元。一方面，这将会为广大人民群众健康的改善提供必要的经费支持，特别是政府卫生投

入的大幅增长，必将促进全民医疗保障体系全面建立，补偿水平不断提高，潜在医疗需求有效释放，社会公平正义持续改善，但另一方面也应对卫生总费用的高速增长势头保持足够警惕，防止增长失控，步美国高价医疗服务的"后尘"。

伴随着我国经济增长速度由高速增长转为中高速增长的"新常态"①，如果以2014—2020 年 GDP 年均增长速度为 7.5% 计算，2014 年卫生总费用占国内生产总值的比例将达到 5.93%；2015 年将达到 6.27%，虽然此比例与发达国家甚至很多发展中国家还有差距，但不宜短期增长过快，笔者认为应将卫生消费弹性系数即卫生总费用增长速度相对于国内生产总值增长速度比值控制在 1.2 左右为宜。应将更大精力用于提高现有资金的使用效率，提高卫生系统整体绩效。基于此观点，笔者建议2014 至 2020 年卫生总费用应在如下范围内并同相关学者、预测者进行对比。

表 1 - 2 - 2　中国卫生总费用预测值（2014—2020 年）

年份	卫生总费用（亿元）		卫生总费用相对于GDP 比重（%）		人均卫生总费用（元）		人口数（亿人）
	预测值	建议值	预测值	建议值	预测值	建议值	
2014	34320.84	34737.16	5.63	5.68	2514.85	2544.85	13.65
2015	37584.75	37863.50	5.65	5.76	2743.64	2763.76	13.70
2016	41969.62	41271.21	6.00	5.84	3052.92	3001.54	13.75
2017	46502.33	44985.62	6.22	5.92	3370.93	3259.83	13.80
2018	51524.59	49034.33	6.43	6.00	3723.58	3542.94	13.84
2019	57089.24	53447.42	6.63	6.09	4114.16	3850.68	13.88
2020	63254.88	58257.69	6.83	6.17	4546.74	4188.19	13.91

注：预测值数据来源于卫生部卫生发展研究中心编：《中国卫生总费用研究报告 2013》。

第二节　中国医疗卫生筹资的结构及其变化

一、卫生总费用筹资构成比较

（一）卫生总费用（来源法）基本情况

1. 国内分类　卫生总费用（国内分类）来源法指一个国家或地区在一定时期内，为开展卫生服务活动从全社会筹集的卫生资源的货币总额。它反映一定经济

---

① 习近平：《在亚太经合组织工商领导人峰会开幕式上的演讲》，2014 年 11 月 9 日，见 http://news.xinhuanet.com/2014-11/09/c_1113174791_2.htm。

发展条件下，政府、社会和居民个人对卫生保健的重视程度和费用负担水平，以及卫生筹资模式的主要特征和卫生筹资的公平合理性。

改革开放以来我国卫生总费用按照来源法统计，政府、社会和居民个人所承担的卫生总费用比例出现过大幅波动，从改革开放初期 1982 年政府、社会、居民个人分别承担 38.9%、39.5%、21.6%，之后随着中国掀起建设社会主义市场经济的大潮，卫生机构被允许以业务收入补贴业务支出，但同时由于收费项目和收费价格管制、社会医疗保障体系全面崩溃及基层医疗服务体系建设严重滞后，导致居民个人现金卫生支出激增，到 2001 年政府、社会、居民个人卫生总费用负担比例分别为 15.9%、24.1%、60.0%，1993—2008 年的 16 年间，居民个人卫生支出占比均在 40% 以上。如果考虑到社会各阶层社会保障覆盖比例，实行城镇居民医疗保险和新农合前，部分社会底层群体与农村居民基本处于无任何社会医疗保障状态，他们的个人现金卫生支出比上述数值更加严重，导致严重的卫生服务利用和健康的不公平，全社会对"看病难、看病贵"的抱怨甚嚣尘上。这也促进了政府对当时卫生政策进行全面反思与调整，体现在卫生筹资结构中，政府明确承担起卫生事业举办的主体责任，政府卫生投入逐年增加，社会医疗保障体系逐步建立。2006 年至 2013 年政府卫生支出由 1778.86 亿元增长到 9545.81 亿元，在卫生总费用中所占比重由 18.10% 增加到 30.10%；社会卫生支出由 3210.92 亿元增长到 11393.79 亿元，占卫生总费用比重由 32.6% 增加到 36.0%；个人现金卫生支出由 4853.56 亿元增长到 10729.34 亿元，占卫生总费用的比重由 2006 年的 49.3% 降至 33.9%，个人现金卫生支出占卫生总费用比例为 1989 年以来最低水平，距离我国在"十二五"末筹资结构"三四三"的目标仅一步之遥，可以说我国卫生筹资结构正在逐步优化，卫生筹资总额及结构的变化举世瞩目（见表 1-2-3）。

全球经验表明，如果个人现金卫生支出（Out Of Pocket，OOP）占卫生总费用比重超过 30%，很难实现基本卫生服务的全民覆盖。当 OOP 在卫生筹资中占主导地位时，贫困和脆弱人群不可能被卫生保健所覆盖，即使能够获得卫生服务，也将面临巨大的经济障碍和致贫风险。如果 OOP 占卫生总费用比重超过 30%—40%。将导致灾难性卫生支出和家庭贫困的高发生率。根据世界卫生组织卫生筹资战略评估报告，西太平洋地区国家 OOP 占卫生总费用的平均比重超过 40%，东南亚地区 OOP 占卫生总费用的平均比重超过 60%，高于世界其他地区。由此导致灾难性卫生支出发生和致贫影响的绝对水平在全球都是最高的。据估计，2005 年亚太地区由于较差的健康状况和高水平的 OOP，导致 8000 万人口遭受灾难性卫生支出，5000 万人口陷入贫困，中国和越南因病致贫的比例在全球是最高的。因此，世界卫生组织倡导：将个人现金卫生支出占卫生总费用比重降至 30%—40% 以下。

表 1-2-3　中国卫生费用筹资总额构成（国内口径）

年份	卫生总费用（TEH）亿元	政府卫生支出		社会卫生支出		个人现金卫生支出	
		亿元	占TEH（%）	亿元	占TEH（%）	亿元	占TEH（%）
1978	110.21	35.44	32.16	52.25	47.41	22.52	20.43
1979	126.19	40.64	32.21	59.88	47.45	25.67	20.34
1980	143.23	51.91	36.24	60.97	42.57	30.35	21.19
1981	160.12	59.67	37.27	62.43	38.99	38.02	23.74
1982	177.53	68.99	38.86	70.11	39.49	38.43	21.65
1983	207.42	77.63	37.43	64.55	31.12	65.24	31.45
1984	242.07	89.46	36.96	73.61	30.41	79.00	32.64
1985	279.00	107.65	38.58	91.96	32.96	79.39	28.46
1986	315.90	122.23	38.69	110.35	34.93	83.32	26.37
1987	379.58	127.28	33.53	137.25	36.16	115.05	30.31
1988	488.04	145.39	29.79	189.99	38.93	152.66	31.28
1989	615.50	167.83	27.27	237.84	38.64	209.83	34.09
1990	747.39	187.28	25.06	293.10	39.22	267.01	35.73
1991	893.49	204.05	22.84	354.41	39.67	335.02	37.50
1992	1096.86	228.61	20.84	431.55	39.34	436.70	39.81
1993	1377.78	272.06	19.75	524.75	38.09	580.97	42.17
1994	1761.24	342.28	19.43	644.91	36.62	774.06	43.95
1995	2155.13	387.34	17.97	767.81	35.63	999.98	46.40
1996	2709.42	461.61	17.04	875.66	32.32	1372.15	50.64
1997	3196.71	523.56	16.38	984.06	30.78	1689.09	52.84
1998	3678.72	590.06	16.04	1071.03	29.11	2017.63	54.85
1999	4047.50	640.96	15.84	1145.99	28.31	2260.56	55.85
2000	4586.63	709.52	15.47	1171.94	25.55	2705.17	58.98
2001	5025.93	800.61	15.93	1211.43	24.10	3013.88	59.97
2002	5790.03	908.51	15.69	1539.38	26.59	3342.14	57.72
2003	6584.10	1116.94	16.96	1788.50	27.16	3678.67	55.87
2004	7590.29	1293.58	17.04	2225.35	29.32	4071.35	53.64
2005	8659.91	1552.53	17.93	2586.41	29.87	4520.98	52.21
2006	9843.34	1778.86	18.07	3210.92	32.62	4853.56	49.31
2007	11573.97	2581.58	22.31	3893.72	33.64	5098.66	44.05
2008	14535.40	3593.94	24.73	5065.6	34.85	5875.86	40.42
2009	17541.92	4816.26	27.46	6154.49	35.08	6571.16	37.46
2010	19980.39	5732.49	28.69	7196.61	36.00	7051.29	35.29
2011	24345.91	7464.18	30.66	8416.45	34.57	8465.28	34.77
2012	28119.00	8431.98	29.99	10030.70	35.67	9656.32	34.34
2013	31868.95	9545.81	30.14	11393.79	36.00	10729.34	33.90

资料来源：《中国卫生和计划生育统计年鉴2014》。

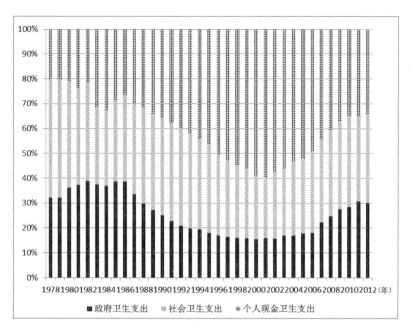

图 1 - 2 - 6　改革开放以来卫生总费用筹资构成（国内分类）比较

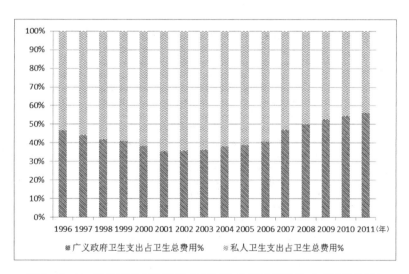

图 1 - 2 - 7　改革开放以来部分年份卫生总费用筹资构成（国际分类）

注：1. 本图数据按世界卫生组织公布的国际分类方法测算。

　　2. 一般政府卫生支出包括社会保障卫生支出、狭义政府卫生支出和预算外支出。私人卫生支出包括商业健康保险费、个人现金卫生支出、企业办医支出等。

　　3. 社会保障卫生支出包括行政事业单位医疗经费、企业职工医疗卫生费、社会基本医疗保险费、新型农村合作医疗经费、城乡医疗救助经费、社会其他保险医疗卫生费。

　　4. 狭义政府卫生支出包括卫生事业费、中医事业费、计划生育事业费、食品和药品监督管理费、预算内基本建设经费、医学科研经费、卫生行政与医疗保险管理费、政府其他部门卫生经费。

2. 国际口径　国际上对卫生总费用的划分采用广义政府卫生支出（General government expenditure on health）和私人卫生支出（Private expenditure on health）的分类口径。广义政府卫生支出包括狭义政府卫生支出（Territorial government expenditure on health）和社会医疗保障支出。狭义政府卫生支出也称"税收为基础的卫生支出"（Tax founded government expenditure on health），是指中央政府、省级政府以及其他地方政府对卫生的投入，但不包括政府对社会保障的财政投入。私人卫生支出是指商业健康保险和家庭现金付费等非公共性质的卫生支出。目前，世界卫生组织和世界银行均采用这一分类口径。

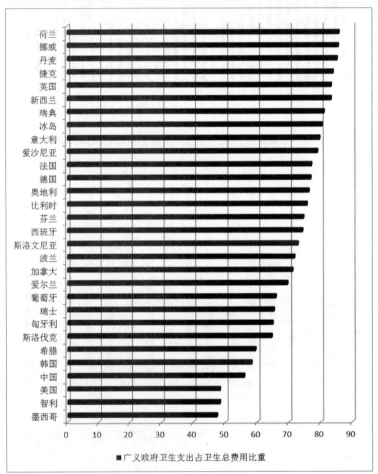

图 1 - 2 - 8　2011 年中国与部分 OECD 国家广义政府卫生支出占卫生总费用比重比较（%）

（二）政府卫生支出分析

政府卫生支出主要来自国家税收和非税性收入，是国家财政支出的组成部分，也是卫生费用的重要来源。政府卫生支出主要包括卫生事业费、中医事业费、食品和药品监督管理费、计划生育事业费、预算内基本建设经费、医学科研经费、卫生行政管理费、行政事业单位医疗经费和基本医疗保险基金补助经费等。税收筹资的特点是以政府财力作为保障，筹资与卫生服务利用量不发生直接关系，一般被认为是一种可以实现公平目标的筹资模式①。

2000—2013 年，政府卫生支出由 709.52 亿元增长为 9545.81 亿元，占卫生总费用比重出现明显上升趋势，由 15.47% 上升为 30.14%。政府卫生支出占 GDP 比重也呈现明显增长，由 0.72% 上升到 1.68%（见表 1 - 2 - 4）。

表 1 - 2 - 4　政府卫生支出主要评价指标

年份	政府预算卫生支出（亿元）	占财政支出（%）	占卫生总费用（%）	占 GDP（%）
1978	35.44	3.16	32.16	0.97
1979	40.64	3.17	32.21	1.00
1980	51.91	4.22	36.24	1.14
1981	59.67	5.24	37.27	1.22
1982	68.99	5.61	38.86	1.30
1983	77.63	5.51	37.43	1.30
1984	89.46	5.26	36.96	1.24
1985	107.65	5.37	38.58	1.19
1986	122.23	5.54	38.69	1.19
1987	127.28	5.63	33.53	1.06
1988	145.39	5.84	29.79	0.97
1989	167.83	5.94	27.27	0.99
1990	187.28	6.07	25.06	1.00
1991	204.05	6.03	22.84	0.94
1992	228.61	6.11	20.84	0.85
1993	272.06	5.86	19.75	0.77
1994	342.28	5.91	19.43	0.71
1995	387.34	5.68	17.97	0.64
1996	461.61	5.82	17.04	0.65
1997	523.56	5.67	16.38	0.66
1998	590.06	5.46	16.04	0.70
1999	640.96	4.86	15.84	0.71
2000	709.52	4.47	15.47	0.72
2001	800.61	4.24	15.93	0.73
2002	908.51	4.12	15.69	0.75
2003	1116.94	4.53	16.96	0.82
2004	1293.58	4.54	17.04	0.81
2005	1552.53	4.58	17.93	0.84

---

①　刘继同等：《中国卫生总费用研究 30 年历程与特点》，《卫生经济研究》2009 年第 3 期。

续表

年份	政府预算卫生支出（亿元）	占财政支出（%）	占卫生总费用（%）	占GDP（%）
2006	1778.86	4.40	18.07	0.84
2007	2581.58	5.19	22.31	0.97
2008	3593.94	5.74	24.73	1.14
2009	4816.26	6.31	27.46	1.41
2010	5732.49	6.38	28.69	1.43
2011	7464.18	6.83	30.66	1.58
2012	8431.98	6.69	29.99	1.62
2013	9545.81	6.83	30.14	1.68

资料来源：卫生部卫生发展研究中心编：《中国卫生总费用研究报告2013》与《中国卫生和计划生育统计年鉴2014》。

政府预算卫生支出占财政支出比重从20世纪80年代到1992年一直稳步增长，但此后到2006年一直下降至阶段性最低点4.40%，此后随着全社会对卫生领域改革的呼声不断加强，政府调整思路，掀起新一轮卫生改革序幕，卫生总费用占财政支出比重开始迅速增加，2013年达到6.83%，相对于GDP的比重达到1.68%。2012年政府各项医疗保障经费补助为3872.51亿元，以2011年为例，政府对城镇居民基本医疗保险补助比上一年增长了84.86%，新农合政府补助增长了66.88%，对城市和农村医疗救助补助分别增长了20.87%和32.48%。政府在新农合和城镇居民基本医疗保险筹资中发挥了主导作用。

随着社会经济协调发展和政府职能的转变，政府对卫生事业投入力度逐年加大，在政府卫生资金增加的同时，我们仍需要注意评价和提高政府卫生资金使用的效率和公平性。因为政府补助实际上是一种社会再分配手段，即通过转移支付方式来提高受益人群的健康状况，同时成为消除贫困和降低不公平程度的有效方式。这也在一定程度上要求政府卫生补助具有较强的目标针对性，即在保证效率的同时还需考虑补助资金的分布状况，以确保目标人群真正从政府卫生补助中受益[1]。

表1-2-5　政府卫生支出分析　（单位：亿元）

年份	合计	医疗卫生服务支出	医疗保障支出	行政管理事务支出	人口与计划生育事务支出
1990	187.28	122.86	44.34	4.55	15.53
1991	204.05	132.38	50.41	5.15	16.11
1992	228.61	144.77	58.10	6.37	19.37
1993	272.07	164.81	76.33	8.04	22.89

---

[1]　徐恒秋：《卫生改革研究与思考》，安徽科学技术出版社2012年版，第102—106页。

年份	合计	医疗卫生服务支出	医疗保障支出	行政管理事务支出	人口与计划生育事务支出
1994	342.28	212.85	92.02	10.94	26.47
1995	387.34	230.05	112.29	13.09	31.91
1996	461.61	272.18	135.99	15.61	37.83
1997	523.57	302.51	159.77	17.06	44.23
1998	590.06	343.03	176.75	19.90	50.38
1999	640.96	368.44	191.27	22.89	58.36
2000	709.52	407.21	211.00	26.81	64.50
2001	800.61	450.11	235.75	32.96	81.79
2002	908.51	497.41	251.66	44.69	114.75
2003	1116.95	603.02	320.54	51.57	141.82
2004	1293.58	679.72	371.60	60.90	181.36
2005	1552.54	805.52	453.31	72.53	221.18
2006	1778.86	834.82	602.53	84.59	256.92
2007	2581.59	1153.30	957.02	123.95	347.32
2008	3593.94	1397.23	1577.10	194.32	425.29
2009	4816.26	2081.09	2001.51	217.88	515.78
2010	5732.49	2565.60	2331.12	247.83	587.94
2011	7464.18	3125.16	3360.78	283.86	694.38
2012	8431.98	3506.70	3789.14	323.29	812.85
2013	9545.81	3838.93	4428.82	373.15	904.92

资料来源：卫生部卫生发展研究中心编：《中国卫生总费用研究报告2013》与《中国卫生和计划生育统计年鉴2014》。

（三）社会卫生支出分析

社会卫生支出主要包括城镇职工个人缴纳的基本医疗保险金、新型农村合作医疗个人缴费和商业性健康保险费以及企业劳保医疗支出和社会捐赠等其他筹资来源。社会医疗保险是由政府或社会举办的社会保障事业，一般是强制性的，符合条件的个人都必须参加。社会医疗保险筹资有利于国民的疾病经济风险分担。

20世纪90年代至今是我国社会卫生支出无论从规模还是结构均发生巨大变动的时期。随着公费医疗、劳动保障、农村合作医疗保障制度向城镇职工、城镇居民、新型农村合作医疗保障制度的转变，商业医疗保险产品创新及其逐步兴起，1990—2012年，社会卫生支出总额由293.10亿元增长到10030.70亿元，平均增长速度为17.64%；社会医疗保障基金年平均增长速度为16.78%；商业健康保险费年平均增长38.81%；社会办医支出年均增长22.53%；社会捐赠则相对还未成熟，增减起伏较大（见表1-2-6）。

表 1 - 2 - 6　社会卫生支出结构分析　　　（单位：亿元）

年份	合计	社会医疗保障支出	商业健康保险费	社会办医支出	社会捐赠援助	行政事业性收费收入
1990	293.10	248.79	—	28.56	—	15.75
1991	354.41	293.82	—	41.41	—	19.18
1992	431.55	350.27	—	57.37	—	23.91
1993	524.75	425.59	—	64.43	—	34.73
1994	644.90	516.25	—	84.20	—	44.45
1995	767.80	606.33	—	102.21	—	59.26
1996	875.66	669.83	—	132.72	—	73.11
1997	984.06	715.62	13.63	158.15	—	96.66
1998	1071.03	703.84	28.11	225.12	—	113.96
1999	1145.99	726.62	41.00	248.59	—	129.78
2000	1171.94	813.12	28.00	184.75	—	146.07
2001	1211.43	768.95	61.00	221.13	—	160.35
2002	1539.38	905.55	121.00	330.15	—	182.68
2003	1788.49	973.39	242.00	359.42	—	213.68
2004	2225.35	1237.63	257.00	485.66	—	245.06
2005	2586.41	1384.75	307.00	614.86	—	279.80
2006	3210.92	1727.47	377.00	791.44	6.21	308.80
2007	3893.71	2462.70	384.00	634.57	34.60	377.84
2008	5065.60	3270.88	585.50	813.66	8.90	386.66
2009	6154.50	3959.89	573.90	1191.38	12.05	417.28
2010	7196.61	4631.21	677.40	1413.65	8.41	465.94
2011	8416.45	5742.61	691.70	1594.05	26.44	361.65
2012	10030.70	6888.41	862.76	1864.83	34.23	380.48

资料来源：卫生部卫生发展研究中心编：《中国卫生总费用研究报告2013》。

我国城镇职工基本医疗保险基金收入由2001年的383.60亿元上升至2012年的5808.92亿元，占卫生总费用比重由7.63%上升至21.01%；城镇居民基本医疗保险基金收入由2007年的42.97亿元上升至2011年的594.18亿元，占卫生总费用比重由0.37%上升至2.44%；新型农村合作医疗基金收入由2003年的30.84亿元上升至2011年的2038.20亿元，占卫生总费用比重由2003年的0.47%上升至2011年的8.37%（见表1-2-7）。按可比价格计算，2001至2012年，我国城镇职工基本医疗保险基金收入年均增长速度为 29.78%，2007 年至 2011 年，我国城镇居民基本医疗保险基金收入年均增长速度为 107.88%，2003 年至 2011 年我国新型农村合作医疗基金收入年均增长速度为 73.42%。

表 1-2-7　2001—2011 年主要社会医疗保险项目费用

年份	城镇职工基本医疗保险		城镇居民基本医疗保险		新型农村合作医疗	
	基金收入（亿元）	占卫生总费用比重（%）	基金收入（亿元）	占卫生总费用比重（%）	基金收入（亿元）	占卫生总费用比重（%）
2001	383.60	7.63	—	—	—	—
2002	607.78	10.50	—	—	—	—
2003	889.97	13.52	—	—	30.84	0.47
2004	1140.54	15.03	—	—	44.15	0.58
2005	1405.30	16.23	—	—	82.48	0.95
2006	1747.10	17.75	—	—	213.59	2.17
2007	2214.24	19.13	42.97	0.37	427.96	3.70
2008	3040.00	20.91	154.93	1.07	784.58	5.40
2009	3420.31	19.50	251.59	1.43	944.35	5.38
2010	3955.40	19.80	353.53	1.77	1308.33	6.55
2011	4945.00	20.31	594.18	2.44	2038.20	8.37
2012	5908.92	21.01	—	—	3262.43	11.60

注：1. 本表数据来源于卫生部卫生发展研究中心编：《中国卫生总费用研究报告2013》。

2. 基金收入中包括政府补助、个人（单位）缴纳费用、利息收入等全部收入来源。

3. 2012年城镇居民基本医疗保险基金收入包含在新型农村合作医疗基金收入中。

社会医疗保障制度是社会卫生融资的核心部分，随着各项医疗保障制度的逐步建立和迅速推动，中国医疗保障覆盖面的扩大，全民基本医保制度建设推进迅速、成效显著，初步形成了以城镇职工医保、城镇居民医保、新农合为主体，其他多种形式补充医疗保险和商业健康保险为补充，城乡医疗救助为兜底的中国特色医疗保障制度体系。城乡居民个人看病费用负担有所减轻，"小病拖、大病扛"的现象逐步减少，全民基本医保制度得到群众广泛拥护。积极推动各项医疗保障制度的筹资水平与收益面直接关系到广大人民群众的健康和利益，对于减轻群众的医药费用负担，缓解因病致贫、因病返贫等具有重大意义[1]。

---

[1] 陈宁姗、李建：《各国政府卫生投入及其对中国的启示》，《卫生经济研究》2007年第7期。

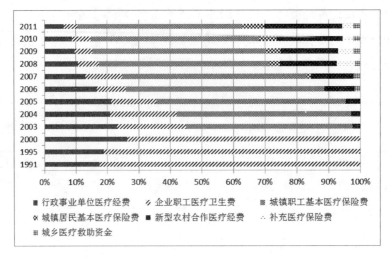

图1-2-9　1991—2011年各类卫生费用构成分析

图例：
- ■ 行政事业单位医疗经费
- ◿ 企业职工医疗卫生费
- ▩ 城镇职工基本医疗保险费
- ⊠ 城镇居民基本医疗保险费
- ■ 新型农村合作医疗经费
- ⋯ 补充医疗保险费
- ⊞ 城乡医疗救助资金

（四）居民个人现金卫生支出分析

居民个人现金卫生支出（OOP）指城乡居民用自己可支配的经济收入，在接受各类医疗卫生服务时的现金支付，包括城镇居民个人现金卫生支出和农村居民个人现金卫生支出。

表1-2-8　1990—2012年居民个人现金卫生支出构成

年份	THE（亿元）	个人现金卫生支出（OOP）					
		合计（亿元）	占TEH（%）	城镇居民（亿元）	占TEH（%）	农村居民（亿元）	占TEH（%）
1990	747.39	267.01	35.73	79.97	10.70	187.04	25.03
1991	893.48	335.02	37.50	103.25	11.56	231.77	25.94
1992	1096.85	436.69	39.81	146.18	13.33	290.51	26.49
1993	1377.79	580.97	42.17	210.63	15.29	370.34	26.88
1994	1761.24	774.06	43.95	305.28	17.33	468.78	26.62
1995	2155.11	999.97	46.40	382.78	17.76	617.19	28.64
1996	2709.42	1372.15	50.64	517.83	19.11	854.32	31.53
1997	3196.72	1689.09	52.84	678.09	21.21	1011.00	31.63
1998	3678.72	2017.63	54.85	837.39	22.76	1180.24	32.08
1999	4047.50	2260.55	55.85	1029.20	25.43	1231.35	30.42
2000	4586.63	2705.17	58.98	1372.28	29.92	1332.89	29.06
2001	5025.92	3013.88	59.97	1522.28	30.29	1491.60	29.68

年份	THE（亿元）	个人现金卫生支出（OOP）					
		合计（亿元）	占TEH（%）	城镇居民（亿元）	占TEH（%）	农村居民（亿元）	占TEH（%）
2002	5790.03	3342.14	57.72	1782.84	30.79	1559.30	26.93
2003	6584.10	3678.66	55.87	2008.54	30.51	1670.12	25.37
2004	7590.28	4071.35	53.64	2240.74	29.52	1830.61	24.12
2005	8659.92	4520.97	52.21	2921.3	33.73	1599.67	18.47
2006	9843.34	4853.56	49.31	3085.25	31.34	1768.31	17.96
2007	11573.97	5098.67	44.05	3569.17	30.84	1529.50	13.21
2008	14535.40	5875.86	40.42	4101.56	28.22	1774.30	12.21
2009	17541.93	6571.17	37.46	4521.35	25.77	2049.82	11.69
2010	19980.39	7051.29	35.29	4863.14	24.34	2188.15	10.95
2011	24345.90	8465.27	34.77	5597.42	22.99	2867.85	11.78
2012	28119.00	9656.32	34.34	6356.59	22.61	3299.73	11.73

注：本表根据卫生部卫生发展研究中心编：《中国卫生总费用研究报告2013》数据整理得来。

从表1-2-8可以看出，1990—2001年我国居民个人现金卫生支出呈现快速增长的势头，从267.01亿元增长到3013.88亿元，居民个人现金卫生支出（OOP）占卫生总费用（THE）的比例也由35.73%增长到59.97%，呈现出非常明显的卫生筹资不公平；2001年后随着城镇职工基本医疗保险、新型农村合作医疗保险、城镇居民医疗保险的深入推进，居民个人现金卫生支出占卫生总费用比重由近60%下降到2012年34.34%，但居民个人现金卫生支出绝对值仍然在上涨，从2001年的3013.88亿元增长到2012年9656.32亿元，增加了6642.44亿元；在三大医疗保障制度纷纷建立，几乎达到全民覆盖，政府财政对卫生投入大幅增加的同时，十年间，居民个人现金卫生支出上涨了3.20倍。"钱"上哪了？为何老百姓没有切身感受到政府财政的巨额投入呢？

从图1-2-10可以看出，城镇居民个人现金卫生支出在1990—2000年平均增长速度为33.11%，其中三年连续保持40%以上增长，在实行城镇职工基本医疗保障制度后，2001—2006年其年均增长速度降低为14.71%，增长幅度得到明显遏制；2007—2014年，随着城镇居民基本医疗保障的逐渐普及，城镇居民OOP年平均增长速度更降低至12.84%，与实行城镇社会医疗保险前年均33.1%增长速度相比下降幅度明显；农村居民个人现金卫生支出在1990—2002年平均增长速度为19.79%，2003年随着新农合的普遍开展，覆盖率不断提高，其OOP年平均增长速度锐减为8.54%，远远低于未实行新农合前农村居民个人现金卫生支出增

中国医疗卫生事业发展报告 2014

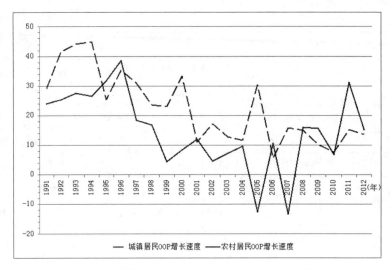

图1-2-10 1991—2012年城镇与农村居民个人现金卫生支出增长速度（%）比较

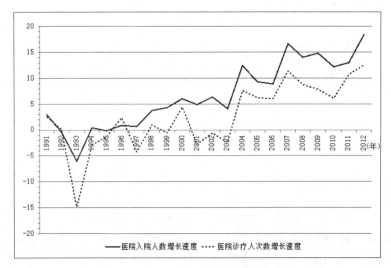

图1-2-11 1991—2012年医院诊疗人次数与医院入院人数增长速度（%）

长的幅度，同时也低于城镇居民 OOP 增长幅度。说明城镇职工、城镇居民基本医疗保障及新农合大大延缓了人民群众个人现金卫生支出增长的速度。

更需要注意的是，伴随着三大基本医疗保障制度实施以来，人民群众潜在的医疗需求得到大力释放，根据《中国卫生和计划生育统计年鉴2014》数据统计计算，从图1-2-9可以看出，1991—2003年我国医院诊疗人次、医院入院人数增长速度分别为 -1.48% 和2.13%，但实行三大基本医疗保障制度以来，2004—2012年我国医院诊疗人次、医院入院人数增长速度分别为8.59%和13.27%（见图1-2-11）。

对比实行基本医疗保障制度前后个人现金卫生支出增长的幅度与医疗服务提供增长的幅度，可以看出伴随着国家财政的巨额投入，三大社会医疗保障制度的实施为个人现金卫生支出的增长提供了巨大的缓冲，在人民群众特别是贫困人口等弱势群体潜在医疗需求得到大力释放的情况下，我国个人现金卫生支出的增长幅度得到了有效遏制，这也与普通老百姓积极参合、参保，拥护基本医疗保障制度的热情相吻合。

二、卫生总费用总额分配

（一）机构流向分析

卫生总费用（机构法）是指一个国家或地区在一定时期内，从全社会筹集到的卫生资金在各级各类医疗卫生机构分配的费用总额，它反映卫生资金在不同地区、不同领域和不同机构间的配置状况。

1990—2012 年，按照机构流向法统计，中国卫生总费用从 860.62 亿元增加到 29379 亿元。医疗机构（医院和门诊机构）费用从 769.17 亿元增加到 18089.40 亿元，其占卫生总费用的比重从 77.03% 增长至 2002 年的 81.90% 后又回落到 2012 年的 71.75%，长期处于绝对主体地位，说明我国卫生服务体系重治疗轻预防的现状仍然没有改变，大部分的资金仍然流入医疗机构中；药品零售机构费用从 19.18 亿元增加到 2489.36 亿元，其占卫生总费用的比重从 1990 年的 2.23% 增长至 2004 年的 10.19% 后基本保持在 2011 年的 9.87% 左右的水平；公共卫生机构费用从 56.25 亿元增加到 2040.67 亿元，其占卫生总费用的比重从 1990 年的 6.54% 回落到 2000 年 5.07% 后遇到 2003 年非典疫情，之后公共卫生经费持续增长至 2011 年的 8.09%，但这一比例与我国卫生政策总方针中确定的"预防为主"的政策导向仍不相称。大量研究已表明慢性病等现代不良生活方式导致的疾病其治疗成本远远大于预防成本，当前慢性病发病率不断提高，对大众健康造成很大威胁和健康损失，所以，仍需要大力加强公共卫生资金投入的力度，特别是具有较强效益外在性的公共产品的提供，如疾病控制、健康教育、传染病防治、计划免疫等资金投入；卫生行政和医疗保险管理机构费用从 2.96 亿元增加到 598.42 亿元，其占卫生总费用的比重从 0.34% 增长至 2.37%，其增加支出中包括日益扩大的各级医疗保险机构管理费用，说明我国卫生行政事业控费工作比较到位；其他卫生费用从 119.56 亿元增加到 1995.61 亿元，其占分配总额的比重从 13.89% 增长至 7.91%，表明卫生事业管理工作日益规范、明晰。

2013 年我国医院（城市医院与县医院）费用为 17749.38 亿元，占卫生总费用（机构法）的 76.68%，而社区卫生服务中心、乡镇卫生院费用分别只占 4.01%、10.47%，说明医疗卫生资源利用和病人就医向高级别医疗机构集中的状况没有明显改变，医疗卫生服务利用"倒金字塔"结构仍然存在，且情形严重，卫生资源利用效率低，"看病难"情况依然存在。

　　但值得注意的是，2009 年新医改启动以来，中央及地方各级财政对基层医疗卫生机构的财政补助资金大幅增长，2009—2011 年环比增长率分别达到 35.8%、45.7%、67.3%，而同期对公立医院财政资金补助增速则稳步降低；2013 年公立医院、基层机构、专业公共卫生机构所获得财政补助资金分别是 2008 年的 2.41 倍、4.93 倍和 2.15 倍，充分表明我国"强基层"的卫生改革指导方针在财政资金的投入使用方向方面得到很好地体现和落实（见图 1 - 2 - 14）；与此同时，医疗卫生机构所获得的财政补助结构中，来自财政直接补助的资金比例在逐年降低，从 2010 年的 53.6% 降至 2013 年的 48.1%，而同期来自于间接财政医保投入则从 46.4% 升至 51.9%，说明供需兼补的基本格局已经形成，出现需方补助逐步增加的趋势。

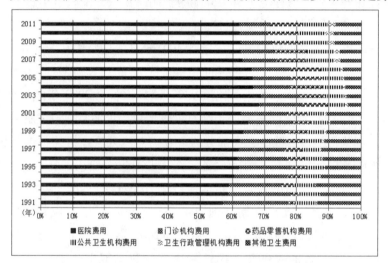

图 1 - 2 - 12　1991—2011 年中国卫生总费用机构配置比例

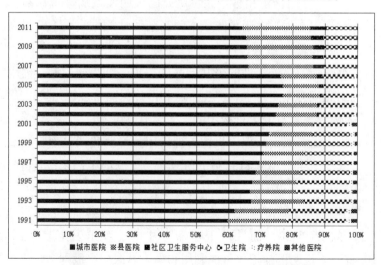

图 1 - 2 - 13　1991—2011 年卫生总费用医疗机构流向分析

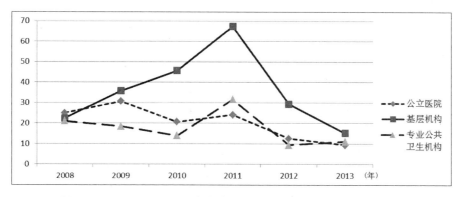

图 1 - 2 - 14　2008—2013 年各类卫生机构财政补助增长情况（%）

（二）城乡居民卫生费用分析

城乡居民卫生费用筹资总额是从居民实际负担角度，分别测算城乡居民通过税收负担的政府卫生支出和通过社会保险、商业保险和直接现金支付等方式负担的卫生费用（见表 1 - 2 - 9）。

表 1 - 2 - 9　城乡居民卫生费用筹资总额

| 年份 | 卫生总费用筹资总额 | | 人均卫生总费用 | | | 城市/全国（比值） | 农村/全国（比值） | 农村/城市（比值） |
	城市（亿元）	农村（亿元）	城市（元）	农村（元）	全国（元）			
1998	1906.92	1771.81	625.94	194.63	294.86	2.12	0.66	0.31
1999	2193.12	1854.38	701.98	203.22	321.78	2.18	0.63	0.29
2000	2621.69	1964.93	812.95	214.93	361.88	2.25	0.59	0.26
2001	2792.95	2232.98	841.20	244.77	393.80	2.14	0.62	0.29
2002	3448.24	2341.79	987.07	259.33	450.75	2.19	0.58	0.26
2003	4150.32	2433.78	1108.91	274.67	509.50	2.18	0.54	0.25
2004	4939.21	2651.08	1261.93	301.61	583.92	2.16	0.52	0.24
2005	6305.57	2354.34	1126.36	315.83	662.30	1.70	0.48	0.28
2006	7174.73	2668.61	1248.30	361.89	748.84	1.67	0.48	0.29
2007	8968.70	2605.27	1516.29	358.11	875.96	1.73	0.41	0.24
2008	11251.90	3283.50	1861.76	455.19	1094.52	1.70	0.42	0.24
2009	13535.61	4006.31	2176.63	561.99	1314.26	1.66	0.43	0.26
2010	15508.62	4471.77	2315.48	666.30	1490.06	1.55	0.45	0.29
2011	18571.87	5774.04	2697.48	879.44	1806.95	1.49	0.49	0.33
2012	21280.46	6838.54	2999.28	1064.83	2076.67	1.44	0.51	0.36

注：1. 本表按当年价格计算。

2. 城乡居民卫生费用筹资总额是从居民实际负担角度，分别测算城乡居民通过税收、社会保险、商业保险和直接现金支付等方式负担的卫生费用。

3. 2005 年之前城乡居民卫生费用筹资总额采用非农业人口和农业人口测算，根据国家统计局统计口径变化，2005 年起调整为城镇人口和乡村人口。

　　城乡居民卫生费用使用总额则是从居民卫生服务利用的角度，分别测算城乡居民在接受医疗卫生服务时，从各级各类医疗卫生机构获得政府补助和各类医疗保险（包括城镇职工、城镇居民基本医疗保险、新型农村合作医疗）投入，从企业、乡村集体经济及其他社会筹资渠道获得的社会补助，以及城乡居民个人现金卫生支出。

　　按城乡居民实际使用卫生费用测算，2012 年全国城镇居民人均卫生费用 2605.47 元，农村居民人均卫生费用 1499.90 元，城镇居民人均卫生费用水平为全国平均水平的 1.25 倍，是农村居民的 1.73 倍。农村人均卫生费用相当于全国平均水平的 72%。（见表 1-2-10）

表 1-2-10　城乡居民卫生费用使用总额

年份	城市（亿元）	农村（亿元）	城市（元）	农村（元）	全国（元）	城市/全国（比值）	农村/全国（比值）	农村/城市（比值）
1998	1927.09	1751.64	632.56	192.42	294.86	2.15	0.65	0.30
1999	2198.75	1848.76	703.78	202.61	321.78	2.19	0.63	0.29
2000	2624.24	1962.39	813.74	214.65	361.88	2.25	0.59	0.26
2001	2777.23	2248.70	836.46	246.49	393.80	2.12	0.63	0.29
2002	3363.83	2426.20	962.91	268.68	450.75	2.14	0.60	0.28
2003	3990.05	2594.05	1066.09	292.76	509.50	2.09	0.57	0.27
2004	4644.00	2946.28	1186.51	335.19	583.92	2.03	0.57	0.28
2005	5846.43	2813.49	1044.34	377.43	662.30	1.58	0.57	0.36
2006	6581.31	3262.02	1145.05	442.36	748.84	1.53	0.59	0.39
2007	8015.58	3558.40	1355.15	489.13	875.96	1.55	0.56	0.36
2008	10041.65	4493.75	1661.51	622.96	1094.52	1.52	0.57	0.37
2009	11782.98	5758.94	1894.80	807.84	1314.26	1.44	0.61	0.43
2010	13488.07	6492.33	2013.81	967.37	1490.06	1.35	0.65	0.48
2011	15950.27	8395.64	2308.99	1278.73	1806.95	1.28	0.71	0.55
2012	18486.33	9632.66	2605.47	1499.90	2076.67	1.25	0.72	0.58

　　资料来源：卫生部卫生发展研究中心编：《中国卫生总费用研究报告 2013》。

　　从卫生总费用的筹集来看，农村居民只承担了全国人均筹资水平的 51%，但在人均卫生总费用利用方面，却是全国平均水平的 72%，说明农村居民在卫生总费用筹集与使用过程中收益高于全国平均水平的回报，这与农村居民健康服务需要实际情况有关，应给予农村居民以更多照顾，从卫生筹资公平性角度来看，体现了卫生筹资在水平公平性和垂直公平性方面的改善。

表 1-2-11　城乡居民医疗保健支出

指标	城镇居民人均医疗保健支出	占城镇居民人均可支配收入	占城镇居民人均消费性支出	城镇居民人均保健滋补品支出	占人均医疗保健支出	农村居民人均医疗保健支出	占农村居民人均纯收入	占农村居民人均生活消费支出
单位	元	%	%	元	%	元	%	%
1990	25.67	1.85	2.01	——	——	19.02	2.77	3.25
1991	32.10	2.08	2.21	——	——	22.31	3.15	3.60
1992	41.51	2.27	2.48	——	——	24.15	3.08	3.66
1993	56.89	2.43	2.70	——	——	27.17	2.95	3.53
1994	82.89	2.61	2.91	——	——	32.07	2.63	3.15
1995	110.11	2.57	3.11	11.25	10.22	42.48	2.69	3.24
1996	143.28	2.96	3.66	14.45	10.09	58.26	3.02	3.71
1997	179.68	3.48	4.29	16.73	9.31	62.45	2.99	3.86
1998	205.16	3.78	4.74	16.77	8.17	68.13	3.15	4.28
1999	245.59	4.20	5.32	21.36	8.70	70.02	3.17	4.44
2000	318.07	5.06	6.36	28.66	9.01	87.57	3.89	5.24
2001	343.28	5.00	6.47	27.47	8.00	96.61	4.08	5.55
2002	430.08	5.58	7.13	40.80	9.49	103.94	4.20	5.67
2003	475.98	5.62	7.31	52.20	10.97	115.75	4.41	5.96
2004	528.15	5.61	7.35	69.46	13.15	130.56	4.45	5.98
2005	600.85	5.73	7.56	78.70	13.10	168.09	5.16	6.58
2006	620.54	5.28	7.14	83.75	13.50	191.51	5.34	6.77
2007	699.09	5.07	6.99	95.67	13.68	210.24	5.08	6.52
2008	786.20	4.98	6.99	116.26	14.79	245.97	5.17	6.72
2009	856.41	4.99	6.98	133.88	15.63	287.54	5.58	7.20
2010	871.77	4.56	6.47	145.69	16.71	326.04	5.51	7.44
2011	968.98	4.44	6.39	156.00	16.10	436.80	6.26	8.37
2012	1063.70	4.33	6.38	151.40	14.23	513.80	6.49	8.70

注：1. 数据来源：《中国卫生总费用研究报告 2013》《中国统计年鉴》及《中国城市（镇）生活与价格年鉴》。

2. 本表按当年价格计算。

随着三大社会医疗保障制度实施以来，医疗保健支出占城镇居民人均可支配收入及人均消费性支出比例不断下滑，但医疗保健支出占农村居民人均可支配收入及人均生活消费支出比例却仍在不断走高，表明农村居民用于卫生保健的支出比例从低于城镇居民水平转变为高于城镇居民水平，低水平而高负担，与农村整体经济发展水平、收入水平过低有关，同时也从另一个层面验证了应提高农村医疗保障的中央财政支持力度，提高卫生筹资公平性，进而促进城乡居民健康公平（见图 1 - 2 - 15）。

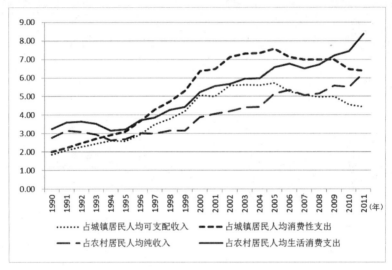

图 1 - 2 - 15 城乡居民医疗保健支出（%）分析

（三）疾病卫生费用分析

根据全国疾病卫生费用核算结果，2010 年中国慢性病卫生费用为 12910.77 亿元，占卫生总费用（经常性）的比重为 69.98%；传染病和伤害等卫生费用占卫生总费用的比重为 30.02%。慢性病卫生费用中，心脑血管疾病费用所占比重最高，为 34.08%，其次是消化系统疾病、肌肉骨骼系统疾病、生殖泌尿系统疾病和内分泌系统疾病费用，分别占卫生总费用的 16.42%、10.19%、7.98% 和 7.42%。

从筹资结构看，慢性病卫生筹资仍主要以个人筹资为主，个人负担较重。慢性病卫生费用中政府卫生支出为 1299.02 亿元，占慢性病卫生费用的 10.06%，社会卫生支出为 5506.54 亿元，占 42.65%，个人现金卫生支出为 6105.21 亿元，占 47.29%[1]。

---

① 赵郁馨等：《2008 年中国卫生总费用与卫生筹资战略》，《中国卫生经济》2010 年第 3 期。

（四）药品费用在不同卫生机构之间的配置分析

从1990—2012年药品费用及构成表可见，药品费用从418.32亿增长到9467.99亿元，占卫生总费用比重从48.61%降低至37.55%。其中门诊药品费用从291.46亿元增长至3505.53亿元，住院药品费用从107.68亿元增加至3473.10亿元，零售药品费用从19.18亿元增长到2489.36亿元。门诊药品费用占药品费用比例从69.67%降至37.03%，住院药品费用比例从25.74%升至36.68%，零售药品费用比例从4.59%增长到26.29%。人均药品费用从36.59元上涨到702.71元（见表1－2－12）。

表1－2－12　1990—2012年药品费用及构成

指标	药品费用	门诊药品费用	占药品费用	住院药品费用	占药品费用	零售药品费用	占药品费用	人均药品费用	药品费用占TEH
单位	亿元	亿元	%	亿元	%	亿元	%	元	%
1990	418.32	291.46	69.67	107.68	25.74	19.18	4.59	36.59	48.61
1991	492.88	336.78	68.33	130.21	26.42	25.89	5.25	42.55	49.59
1992	597.51	400.10	66.96	164.70	27.56	32.71	5.47	50.99	49.73
1993	689.50	410.46	59.53	221.51	32.13	57.54	8.35	58.18	45.94
1994	922.78	557.12	60.37	283.33	30.70	82.33	8.92	76.99	47.56
1995	1169.11	700.90	59.95	359.74	30.77	108.46	9.28	96.52	48.81
1996	1418.68	831.94	58.64	428.30	30.19	158.45	11.17	115.92	47.97
1997	1599.03	926.97	57.97	482.79	30.19	189.27	11.84	129.34	46.88
1998	1783.49	1028.05	57.64	535.34	30.02	220.10	12.34	142.95	46.87
1999	1988.69	1075.27	54.07	613.85	30.87	299.57	15.06	158.10	45.91
2000	2211.17	1210.97	54.77	690.10	31.21	310.10	14.02	174.46	45.40
2001	2302.96	1246.86	54.14	709.12	30.79	346.98	15.07	180.44	43.83
2002	2676.68	1371.31	51.23	844.43	31.55	460.94	17.22	208.38	46.01
2003	2903.88	1450.17	49.94	958.59	33.01	495.12	17.05	224.71	44.80
2004	3621.28	1655.76	45.72	1155.63	31.91	809.89	22.36	278.59	45.55
2005	4142.10	1909.90	46.11	1347.79	32.54	884.41	21.35	316.78	45.00
2006	4486.07	2073.30	46.22	1445.53	32.22	967.24	21.56	341.28	43.51
2007	4903.16	2118.89	43.21	1669.54	34.05	1114.73	22.73	371.09	40.74
2008	6202.40	2534.49	40.86	2154.71	34.74	1513.20	24.40	467.04	41.56
2009	7453.81	3047.36	40.40	2751.06	36.89	1745.40	23.14	565.29	40.63
2010	8835.85	3270.28	37.01	3053.97	34.56	2511.60	28.43	658.94	41.55
2011	9826.23	3505.53	35.68	3473.10	35.36	2847.60	28.98	729.30	38.43
2012	11860.45	4082.74	34.42	4171.31	35.17	3606.40	30.41	875.93	40.37

资料来源：卫生部卫生发展研究中心编：《中国卫生总费用研究报告2013》。

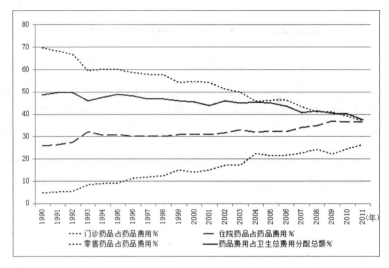

图 1 – 2 – 16   1990—2011 年药品费用结构分析

从图 1 – 2 – 16 可以看出，从 1990—2012 年，药品费用占卫生总费用整体呈下降趋势，从 48.61% 下降至 40.37%，但仍然远远高于国外平均药占比 16% 的平均水平，说明我国"以药养医"的局面尚没有根本转变，这就需要理顺医疗服务行为的正常补偿机制，放开医疗服务价格管制，给予各医疗机构充分的定价权、管理权，通过市场形成服务价格，体现医务人员劳务价值，放开不同所有制医疗机构市场准入，在充分竞争中提质降价，而打破目前以固定药物销售加成比例模式的大处方、大检查的潜在的畸形补偿机制。但需要说明的是，基层医疗卫生机构实行基本药物制度以后，实现基本药物零差率销售，药品加成收入占其基本运行支出比重已经从 2008 年的 22.7% 降至 2.0%，阻断了其试图通过药品的诱导消费寻求补偿的不当路径，避免药品资源浪费与不当使用。

同时，令人注意的是，20 余年间，药品费用内部构成发生了剧烈变化，门诊药品费用占药品总费用呈快速下降趋势，从期初 69.67% 下降至 34.42%；住院药品费用所占比重呈稳步增长趋势，已至 35.17%，与门诊药品费用几乎相当，这可能与我国居民卫生服务利用方式发生转变有关，也可能与住院药品中高端、高价药品所占比例上升有关；上升趋势最为明显的是零售药品费用所占比重从期初的 4.59% 快速上升为 30.41%，随着药品流通领域改革的不断推进，零售药品费用所占比例有望持续走高。

随着中国医药卫生体制改革的逐步推进，基本药物制度及新的运行机制的建立与不断完善，居民的基本卫生服务需求得到满足，"看病难、看病贵"的问题逐步得到解决。但是基本药物制度实施以来，由于限制了基层医疗机构的药品种类，取消了药品加成实施药品零差率销售等原因，基层医疗机构的医疗服务功能受到了一定程度的影响。受基本药物定价和招标机制不完善等因素的影响，基层医疗机构难以配齐全部品种，制约患者的用药选择，导致患者还得去药品零售机构或者医院购买，给患者带来不便，并增加其经济负担。

（五）国内部分省份与全国卫生筹资相关指标比较分析

表 1－2－13　2011 年国内部分省份与全国卫生筹资相关指标比较分析

地区	TEH （来源法） （亿元）	政府卫生支出		社会卫生支出		个人现金卫生支出		TEH 占 GDP%	人均卫生 总费用 （元）
		绝对数 （亿元）	占 THE%	绝对数 （亿元）	占 THE%	绝对数 （亿元）	占 THE%		
全国	24345.91	7464.18	30.66	8416.45	34.57	8465.28	34.77	5.15	1806.95
北京	983.19	275.48	28.02	459.09	46.69	248.62	25.29	6.05	4870.64
天津	411.10	104.40	25.40	155.34	37.79	151.36	36.82	3.67	3034.87
河北	1058.22	338.67	32.00	273.64	25.86	445.91	42.14	4.32	1461.53
山西	559.01	183.00	32.74	176.99	31.66	199.02	35.60	4.97	1555.72
内蒙古	550.40	187.39	34.05	145.44	26.42	217.57	39.53	3.83	2217.84
辽宁	885.62	210.16	23.73	322.60	36.43	352.86	39.84	3.98	2020.59
吉林	515.33	156.72	30.41	128.76	24.99	229.85	44.60	4.88	1874.33
黑龙江	730.54	186.84	25.58	234.82	32.14	308.88	42.28	5.81	1905.43
上海	930.24	215.70	23.19	520.86	55.99	193.68	20.82	4.85	3962.76
江苏	1543.26	407.46	26.40	647.05	41.93	488.75	31.67	3.14	1953.79
浙江	1419.41	328.43	23.14	550.27	38.77	540.71	38.09	4.39	2598.22
安徽	891.65	302.18	33.89	232.06	26.03	357.41	40.08	5.83	1494.04
福建	617.68	189.71	30.71	243.79	39.47	184.18	29.82	3.52	1660.43
江西	587.48	234.16	39.86	155.81	26.52	197.51	33.62	5.02	1308.88
山东	1648.65	425.10	25.78	616.02	37.37	607.53	36.85	3.63	1710.70
河南	1259.40	418.75	33.25	305.92	24.29	534.73	42.46	4.68	1341.50
湖北	926.27	278.04	30.02	280.85	30.32	367.38	39.66	4.72	1608.66
湖南	881.64	282.55	32.05	247.71	28.10	351.38	39.86	4.48	1336.71
广东	1851.75	501.73	27.09	712.15	38.46	637.87	34.45	3.48	1762.74
广西	665.67	260.46	39.13	189.15	28.41	216.06	32.46	5.68	1433.08
海南	163.30	55.71	34.12	64.83	39.70	42.76	26.18	6.47	1862.06
重庆	512.03	165.95	32.41	151.07	29.50	195.01	38.09	5.11	1754.14
四川	1221.03	414.61	33.96	391.38	32.05	415.04	33.99	5.81	1516.80
贵州	423.53	205.66	48.56	96.27	22.73	121.60	28.71	7.43	1220.91
云南	679.67	255.80	37.64	205.23	30.20	218.64	32.17	7.64	1467.66
陕西	730.98	225.15	30.80	221.58	30.31	284.25	38.89	5.84	1952.93
甘肃	393.60	161.59	41.05	99.26	25.22	132.75	33.73	7.84	1535.00
青海	109.27	47.69	43.64	31.28	28.63	30.30	27.73	6.54	1923.12
宁夏	116.31	45.53	39.15	28.13	24.19	42.65	36.67	5.53	1818.94
新疆	424.23	149.75	35.30	163.50	38.54	110.98	26.16	7.52	2178.53
兵团	85.77	31.47	36.69	30.37	35.41	23.93	27.90	8.85	3281.49

新医改以来各地区卫生总费用均快速增长，卫生筹资结构明显优化。受新医改各项工作推进和投入力度加大的影响，绝大部分地区卫生总费用增长速度明显高于本地区国民经济增长速度，部分地区卫生总费用占 GDP 比重已超过 6%（见图 1 - 2 - 17）。同时，各地区政府卫生投入所占比重增加明显，个人现金卫生支出（OOP）占卫生总费用比重明显下降，卫生筹资结构合理化程度明显提高。

新医改以来，不可忽视的一个风险因素是，地方财政已经越来越难维持高速

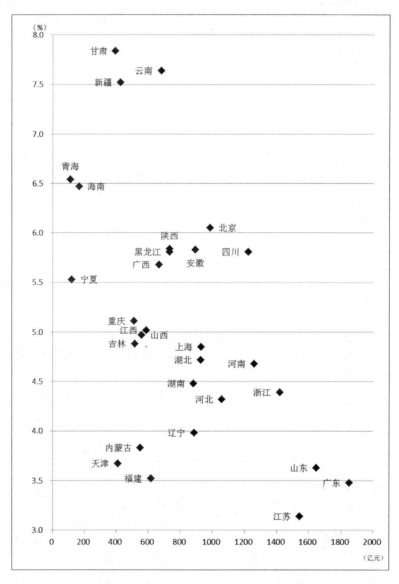

图 1 - 2 - 17　2011 年各地区卫生总费用及其相对于国内生产总值比重

注：图中横轴为各地区卫生总费用，

纵轴为各地区卫生总费用相对于各地区国内生产总值比重。

大幅的卫生费用投入速度，2008—2013年地方财政卫生投入环比增长速度为45.6%、41.0%、22.0%、41.1%、11.0%、9.5%，增速明显回落，伴随着房地产价格的企稳，土地财政模式越来越难维系，经济增长步入中高速"新常态"、分税制的长期影响及其他社会事业的发展，地方财政已普遍感觉到卫生费用支出的压力，同时卫生系统也需要一段时间消化、提高卫生资金使用的效益。

同时，我国不同地区间卫生费用水平与筹资结构差异较大。受经济发展水平等因素影响，不同地区人均卫生费用差距较大，最高是最低水平的4倍左右（见图1-2-17）。东中西部地区筹资结构也有所不同，西部省份主要依靠政府卫生投入，部分省份所占比重超过40%；直辖市等发达地区社会保险筹资能力强，社会卫生支出所占比重较高；相对偏低的反而是中部地区，国家财政靠不上，地方财政又薄弱，2008年东中西部地区人均卫生财政补助水平为131∶72∶106；2013年为312∶213∶331，形成"中部塌陷"；大部分中部省份个人现金卫生支出所占比重尚未降到40%以下，与到"十二五"末将个人现金卫生支出占卫生总费用比重降到30%以下的目标相比仍有一定差距（见图1-2-18）。

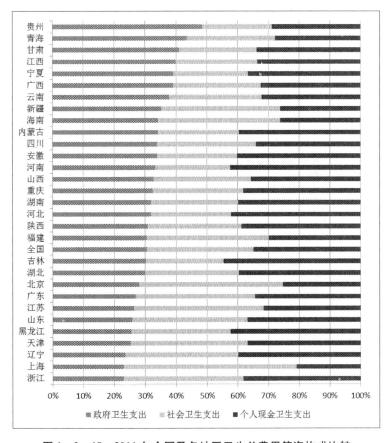

图1-2-18 2011年全国及各地区卫生总费用筹资构成比较

（六）国际筹资结构比较

从图 1 - 2 - 19，可以看到，虽然我国卫生总费用 2008 年以来分别以
16.54%、21.42%、6.81%、13.03%、13.24%、13.34% 的高速度增长，2013
年已经达到国内生产总值的 5.57%，但与世界经济合作与发展组织（Organization
for Economic Co-operation and Development，OECD）国家相比，我国所占比例仍然
偏低，其平均水平为 9.5%，美国更是高达 17.6%；同时我们也应该看到我们国
家国民健康水平世界排名仍然只是 64 位左右，人民群众对健康水平的继续提高抱
有很大的期望，所以，仍应该继续加大政府对卫生事业的投入，保持卫生总费用
与 GDP 的协同增长。

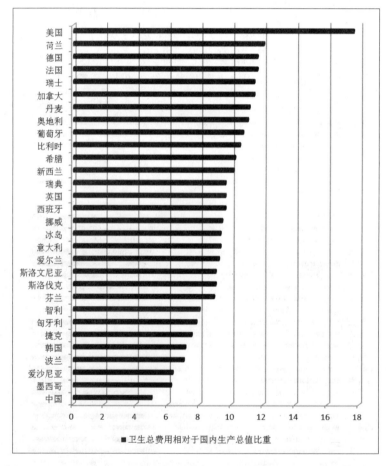

图 1 - 2 - 19　2011 年部分 OECD 国家卫生总费用占 GDP 比重比较（%）

第三节 对中国医疗卫生筹资的绩效总体评价

一、卫生系统绩效及卫生筹资绩效评价的概况

所谓卫生系统，WHO 定义为设计卫生行动的所有组织、机构及资源。凡是对个人卫生保健服务、公共卫生服务以及其他非卫生部门与改善人民健康有关的活动，均可成为卫生行动。因此，广义的卫生系统需要扩大它的范围，凡是以改善健康为目的的所有行动均属于卫生系统[①]。

绩效评价被认为是有效监督和管理卫生系统以及医疗卫生机构的科学方法之一，在过去 20 多年里，全世界开始广泛使用卫生绩效测量。世界各国越来越认识到对卫生系统绩效测量的重要性。测量和改进卫生系统绩效是许多国家面临的主要优先问题[②]。

《2000 年世界卫生报告》以全新的视角和观念，对卫生系统进行了新的界定，首次提出了分析不同国家卫生系统绩效的新框架。WHO 评价卫生系统绩效的新框架可以帮助成员国测量其卫生系统的工作绩效及影响因素，以便更好地适应卫生的需要和人民的期望。2000 年 WHO 对 191 个成员国的卫生服务绩效进行了评价。水平健康状况排在前 3 位的是日本、澳大利亚和法国；健康分布状况排在前 3 位的国家是智利、英国和日本；水平反应性排在前 3 位的是美国、瑞士、卢森堡。反应性的分布排在前两位的依次是阿拉伯联合酋长国、保加利亚，并列第三的有 36 个国家。哥伦比亚与卢森堡分别列筹资公平性的第 1、2 位。综合以上三个方面，卫生系统总体绩效列前 3 位的国家分别是日本、瑞士和挪威。中国的排位结果见（表 1 - 2 - 14）。

表 1 - 2 - 14 中国在 2000 年《世界卫生报告》中各项指标的排位

序号	指标	值	排序
1	健康（伤残调整）期望寿命（DALE）	总人口出生时 62.3 岁	81
2	健康分布状况	—	101
3	卫生系统反应性指数	—	88
4	卫生系统反应性指数分布	0.911（0.899—0.922）	105—106
5	卫生费用支出公正性指数	0.638（0.472—0.744）	188
6	总卫生系统达到的目标	—	132
7	人均卫生费用	20 美元	139
8	总卫生系统绩效	—	144

---

① 胡善联：《评价卫生系统绩效的新框架—介绍 2000 年世界卫生报告》，《卫生经济研究》2000 年第 7 期。

② 刘岳、张亮：《卫生系统绩效评价研究进展》，《医学与社会》2008 年第 6 期。

我国的卫生系统的整体绩效排名在第 144 位，我国的卫生系统筹资公平性指数排名第 188 位，居于倒数第 4 位。保证社会全体成员得到公平有效的卫生服务是政府在卫生领域追求的重要目标之一，使不同群体的居民享有公平的基本卫生服务，实现健康状况的平等分布，是政府不断追求的目标。世界卫生组织（WHO）和瑞典国际发展合作组织（SIDC）早在 1996 年《健康与卫生服务的公平》的倡议书中就明确提出了一个界定：公平意味着生存机会的分配应以需要为导向，而非取决于社会特权。通常认为卫生服务的公平性包含以下几个方面内容：健康公平性、卫生服务提供中的公平性、卫生筹资中的公平性、卫生资源（包括大型设备）配置公平性。

通常运用两个维度来评价卫生筹资与卫生服务分布的公平性，即水平公平性和垂直公平性。水平公平性在筹资方面指具有相同支付能力的人支付相同的医疗卫生费用；在服务利用方面指具有同等卫生保健需要的人可以获得同等的卫生保健服务。垂直公平性在筹资方面是指支付能力越高的人其支付水平就越高，在服务利用方面指具有较高卫生保健需要的人能够获得较高的卫生保健服务。一个公平的卫生保健系统应具备以下两点：第一，具有相同卫生保健需要的人可以获得相同的卫生保健服务。第二，人们对卫生保健筹资的贡献是根据他们的支付能力确定的。

二、我国居民健康水平的分布

（一）婴儿死亡率与预期寿命历史变化

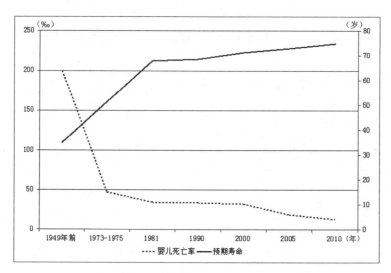

图 1-2-20　我国婴儿死亡率与预期寿命变化情况

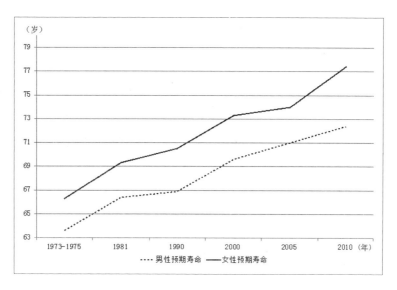

图1-2-21 我国男女性别预期寿命变化情况

注：图1-2-20与图1-2-21数据来源于《中国卫生和计划生育统计年鉴2014》，资料来源：①1973—1975年系全国三年肿瘤死亡回顾调查数字；②1981、1990、2000、2010年预期寿命系人口普查数、2005年系1%人口抽样调查数；③2000、2005、2010年婴儿死亡率系妇幼卫生检测地区数字。

通过图1-2-20可以看到新中国成立以来，我国的婴儿死亡率有了大幅度的下降，同期预期寿命也得到大幅度提高，主要得益于建国后和平的社会主义建设时期大环境的改善及生活水平的大幅提高，符合中国国情的合作医疗、公费医疗、劳保医疗的广泛覆盖，覆盖城乡居民的三级卫生服务网络的建立，人民健康水平得到快速提高；改革开放以来，人民生活条件得到大幅改善，物质逐渐丰富，对健康的关注与投入不断提高，表现为婴儿死亡率的持续的持续降低和预期寿命的稳步提高，虽然面临着疾病谱的快速转变，慢性病成为造成健康损失的首要原因，但随着我国医疗服务水平的不断提高，社会医疗保障制度的普遍建立与覆盖，人民的基本卫生服务需求能够得到满足，两项关键性指标仍然得到持续性改善，这都是我国卫生事业不断发展的有力证明。

图1-2-21显示我国男性与女性预期寿命均得到大幅改善，男性预期寿命在上世纪70年代基本与女性期望寿命差2岁，之后男女期望寿命基本得到同步通幅度提高，但自2005年以来，男性期望寿命改善幅度低于女性，提示应关注男性健康状况的改善。

（二）全国及各地区期望寿命比较

通过图1-2-22，我们可以看到，全国各地区居民预期寿命即健康水平的分布存在很大地区差异，这其实是一种事实上的健康不公平。根据已有大量研究可以证实，居民所在地区经济发展水平、医疗卫生状况和教育水平、环境状况对居民的预期寿命和死亡率有着重要的影响，自然环境和海拔的高低也会对居民的死亡率和预期寿命产生相应的影响。全国各地区期望寿命的分布基本同上述理论吻合，上海、北京居民期望寿命已经达到 80 岁以上，与发达国家水平持平，但青海、西藏、甘肃三省居民期望寿命却还不到 68 岁，不仅远远低于上海、北京居民水平，其差距竟达到 12 岁！我们应更加致力于通过经济发展不断提高居民的生活水平、加强教育事业发展，提高其受教育水平、改善卫生服务体系、改善环境状况等都对人民的健康水平的提高至关重要，特别是通过中央财政的转移支付功能，加大对西部贫困地区居民的社会医疗保障及其他方面健康投入，为他们健康状况的改善提供更加有利的条件。

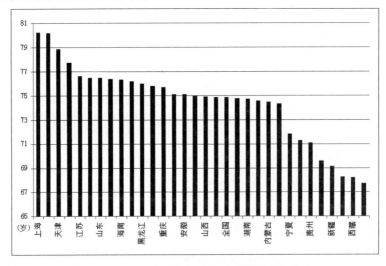

图 1 - 2 - 22　全国及各地区居民预期寿命分布

（三）我国居民与全球健康状况比较

根据世界卫生组织对世界各国 2014 年预期寿命的估计，中国 2014 年总体预期寿命为 76 岁，全球排名第 64 位，其中男性预期寿命为 74 岁，全球排名第 72 位，女性预期寿命为 77 岁，全球排名第 92 位。日本总体预期寿命为 84.6 岁，名列全球第 1 位。我国香港和台湾地区预期寿命分别为 83.8 岁和 80.6 岁，分列第 4 和第 29 位。

1990 年我国新生儿死亡率为 25‰，2012 年降低为 9‰；婴儿死亡率 1990 年为 42‰，2000 年下降为 30‰，2012 年更是降低到 12‰；5 岁以下儿童死亡率在 1990 年、2000 年和 2012 年分别为 54‰、37‰、14‰；我国孕产妇死亡率已由 2010 年 37/10 万降至 2013 年为 32/10 万；2012 年卫生部在《贯彻 2011—2020 年中国妇女儿童发展纲要实施方案》中提出，要建立覆盖城乡妇女儿童的基本医疗卫生制度，健全妇幼卫生服务体系，保障妇女儿童平等享有基本医疗卫生服务，不断提高妇女儿童健康水平。到 2015 年，全国孕产妇死亡率要下降到 22/10 万，婴儿和 5 岁以下儿童死亡率分别下降到 12‰和 14‰。到 2020 年，全国孕产妇死亡率要下降到 20/10 万，婴儿和 5 岁以下儿童死亡率分别下降到 10‰和 13‰。

公共卫生服务利用方面，2012 年我国 1 岁儿童计划免疫接种率达到 99%，结核病人检出率达到 89%。营养与膳食方面，2006—2012 年 5 岁以下儿童发育迟缓率为 9.4%，低体重率为 3.4%，超重率为 6.6%；2011 年成人（大于 15 岁）男性、女性吸烟率分别控制在 9% 与 2% 以内。

三、卫生系统的反应能力

卫生系统反应性（Responsiveness）作为卫生系统的目标和产出之一，也是绩效评估框架的重要组成部分，它是医疗卫生机构对个体普遍合理期望的认知和适当的反应，是指卫生系统在多大程度上满足了人们对卫生系统改善非健康方面的普遍、合理的期望，在医疗卫生服务中受到越来越多的重视。

反应性包括对人的尊重（respect for persons）和以服务对象为中心（client orientation）两大部分。第一部分对人的尊重是基本人权，包括尊严、自主性、保密性、交流四个方面。第二部分以服务对象为中心，包括及时性、社会支持、基本设施质量和选择性四个方面。

通过对某市卫生系统反应性进行评价后发现，医疗机构普遍存在医患沟通交流程度不够高，患者对医生的信任程度偏低，亟待提高；医疗机构布局不够合理且就诊的各个环节不够完善，居民对于医疗服务的可及性不够；患者的自主选择性低，影响治疗方案的实施；医疗机构的环境与设施的条件较差，人群的合理期望得不到应有重视；人口学特征与卫生系统反应性二者之间相关，患者的文化程度和月收入水平对于卫生服务利用影响较大。这可能也是目前我国医疗卫生服务机构普遍存在的响应性差的表现，笔者认为今后应加强对患者非医疗服务方面的关注与研究，提高卫生服务系统反应性，从而改善卫生服务系统绩效。

四、卫生筹资公平性分析

世界各国在卫生服务筹资中，遇到的最大问题是无法保证脆弱人群在卫生服务筹资过程中的公平性。越来越多的证据表明在我国，穷人自付医药费用比例明显高于富人，这加剧了穷人的负担，拉大了贫富差距。如何建立一个具有良好风险共担（Risk pooling）和风险分担（Risk sharing）的筹资体系，尽量降低疾病给家庭带来的经济负担和保证穷人的利益，是所有国家面临的一个共同难题。

WHO 在《2000 年世界卫生报告》中把卫生服务筹资公平性作为卫生系统绩效的三大目标之一，并提出了新的卫生系统筹资公平性测算方法。WHO 认为，如果所有人群家庭卫生支出占其可支配收入的比例完全相同，则表明卫生服务筹资就是公平的，反之，则认为卫生服务筹资不公平。这种方法在世界各地引起了许多争议，争议主要集中在这种方法的适用性和合理性上。但是这种方法的意义不在于其本身是否完全合理，而在于它是一种全新的、把世界各国的卫生服务筹资公平性进行排序和比较的测算方法。

卫生保健和健康的公平性就是要求努力降低社会各类人群之间在健康和卫生服务利用上的不公正和不应有的社会差距，力求使每个社会成员都能够达到基本生存标准[①]。世界卫生组织对筹资公平性的定义是：如果每个家庭按其支付能力对卫生系统分担相应的份额，而且与家庭成员的健康状况以及对卫生系统的使用是不相关的，则这个卫生系统实现了卫生筹资公平。

根据卫生筹资的公平性原则，推广到地区、人群和不同类型机构之间的分配时，筹资的公平性就分别体现在：相对富裕地区应该承担更多的卫生费用，而相对贫困地区则应该负担较少的卫生费用；相对富裕的城市人口应该承担更多的卫生费用，而相对贫困的农村人口应该负担较少的卫生费用；政府所筹集的公共卫生资金应该多流向预防性医疗机构这类收益较低的部门，而三级医疗机构这类收益较高的部门获得的政府补助应该相对较少[②]。

（一）我国卫生筹资不公平的地区差距

通过图 1－2－22 可以看出我国各地区居民健康水平存在巨大差异，一方面是由于经济发展水平、自然环境方面的差异，另一方面也是由于不同的卫生筹资水平、不同卫生服务利用水平差异而导致。通过分析图 1－2－23 可以看到，全国人均卫生总费用相差悬殊，2011 年北京人均卫生总费用达到 4870.64 元，而同期贵州人均卫生总费用为 1220.91 元，前者为后者的 3.99 倍，这同 2014 年各地区预期寿命的排列基本吻合，说明卫生费用对健康状况的改善具有重要作用。因为地区间卫生筹资水平的差异而导致的健康水平的差异也被认为是卫生筹资的不公平性。

（二）我国卫生筹资不公平的城乡差距

我们可以看到，2013 年我国城乡居民人均卫生费用分别为 3234.1 元和 1274.4 元，城市居民人均卫生费用为农村居民人均卫生费用的 2.54 倍。根据卫

---

① 于永红、刘英伟：《卫生筹资不公平性探究》，《中国卫生经济》2005 年第 6 期。
② 魏众、古斯塔夫森：《中国居民医疗支出不公平分析》，《经济研究》2005 年第 12 期。

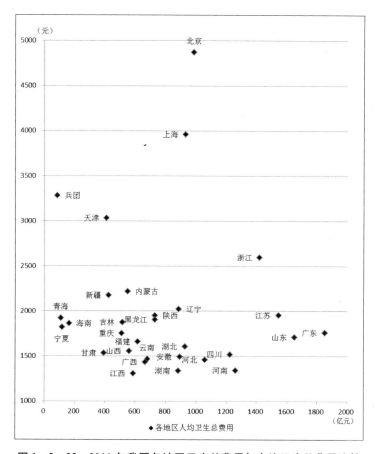

图1-2-23 2011年我国各地区卫生总费用与人均卫生总费用比较

生筹资公平性理论，个人的卫生服务利用应根据其自身健康需要而决定，而不能因为其收入水平、受教育程度、所处的城乡环境差异而定，如果存在健康水平和卫生服务利用的差距就被认为卫生筹资方面的不公平。

（三）我国卫生筹资不公平的参保类型、社会阶层差距

不同的社会阶层之间也存在卫生服务利用的差异，表现为不同的社会阶层参加不同类型的社会医疗保险，享受不同的医疗保障水平，如公务员队伍仍然可以享受公费医疗待遇。不同的身份享有不同的医疗保障水平，承担不同的个人现金支出比例。通过对我国目前实行的三类医疗保险模式（城镇职工医疗保险制度、城镇居民医疗保险制度、新型农村合作医疗保险制度）从公平性视角进行对比后发现，在显性公平性方面，各类医保覆盖率整体较高，参保机会的公平性相对较好；按支付能力缴费实现水平低，缴费的公平性较差（见表1-2-15）；医保基金统筹水平、统筹比例与支出水平差距巨大，基金统支的公平性较差；不同类型医保基金支出水平存在较大差异（见表1-2-16）；病种、药品、诊疗项目覆盖

范围差距较大，保障范围公平性欠缺；报销标准与给付水平差距较大，给付标准公平性较差。在隐性公平性方面，医保信息的对称性差距较大，享有信息资源的公平性较差；医保行政、服务工作质量差距大，享受行政、服务待遇的公平性较差；医保附加成本支出差距较大，附加成本负担的公平性较差；选择与享受医疗资源的能力差距较大，医疗资源配置的公平性较差；医保实际作用的评估差异较大——医保实际效果的公平性较差。

表 1 – 2 – 15[①]　J 市三种医保制度的资金统筹比例与额度比较　　　（单位：元）

		个人缴费	单位负担	政府补助	统筹额度	个人负担比例
城镇职工医疗保险制度		395	1382	—	1777	22%
新农合医疗保险制度		60	—	240	300	20%
城镇居民医疗保险制度	少年儿童、大学生	40	—	200	240	17%
	重度残疾人员	150	—	200	350	43%
	老年居民	300	—	200	500	60%
	城镇非从业人员	720	—	200	920	78%

表 1 – 2 – 16[②]　城镇职工基本医疗保险与新型农村合作医疗保险

人均基金支出增长比较（2007—2010 年）

年份	城镇职工医疗保险			新型农村合作医疗保险		
	人均基金支出	增长量	增长率	人均基金支出	增长量	增长率
2007	757.13	9.34	1.23%	40.85	—	—
2008	838.65	81.52	10.77%	65.30	24.45	59.85%
2009	1002.56	163.91	19.54%	89.31	24.01	36.77%
2010	1109.75	107.19	10.69%	114.54	25.23	28.25%

通过对各类医保缴费标准的对比研究发现，目前中国各类医疗保险的缴费标准与水平不一，差距较大。无论从医保缴费的绝对数额还是相对比例来看，这种差异都没有遵循按能力缴纳保费的原则，缴费公平性较差。

中国现行四类医保制度之间的保障水平差异较大，公平性问题突出。医保缴费没有充分做到按支付能力缴纳保费，部分人群负担沉重；不同制度医保统筹基金的数量、比例及支付水平差距巨大，公平性差；不同医保人群享受的医保药品、病种和诊疗项目目录范围差距巨大，待遇覆盖面不公；不同制度规定的起付

---

①　于啸：《公平视角下中国社会医疗保险多轨制差异研究》，博士学位论文，山东大学哲学与社会发展学院，2013 年第 25 页。

②　于啸：《公平视角下中国社会医疗保险多轨制差异研究》，博士学位论文，山东大学哲学与社会发展学院，2013 年第 26 页。

线、报销比例、额度上限等报销标准大不一样，给付待遇天壤之别；不同医保群体掌握的医保信息资源、享有的医保行政服务质量和就医、报销的附加成本负担差距明显，部分群体的待遇可及性水平不高；不同医保轨道的实际保障效果存在较大差距，各类参保群体的医疗需求满足程度迥然不一；不同医保群体享受的医疗资源质量及选择的自由度差异较大，公平性较差。总的来看，医保多轨制差异化的制度设计没有实现公平或弱势群体的最大利益，反而加剧了不同群体之间的待遇差距，不仅没有发挥医保作为二次分配调节贫富差距的作用，反而表现出了"逆调节"的效果，违背了公平正义要求。

根据表 1 - 2 - 17 WHO 关于在不同水平自付费用条件下卫生保健筹资的问题和挑战，可以看出不同的现金卫生支出比例会对公平性、服务的可及性、全民覆盖、资源利用的效果、财务保护等各个方面产生不同的影响。

表 1 - 2 - 17　WHO：不同水平的自付费用条件下卫生保健筹资的问题和挑战[①]

项目	自付费用占卫生总费用的百分比（%）		
	< 30	30—50	> 50
公平性	公共资金包括外来资源，一般能提供公平的服务，在贫富之间缩小差距。	只有通过选择性才能取得部分的公平性，不同人群和地区间存在着差距。	在不同人群间存在绝对的不公平。
服务的可及性	服务可及，但对农村人口有障碍。	服务的财务可及性达到中度水平，农村及穷人经常被排除。	低水平的卫生投资，在城乡之间有很大差距，穷人没有财务的可及性。
全民覆盖	通过税收、社会保险和其他预付制度获得高覆盖率。	低度和中度的覆盖率，正式部门一般有健康保险，在正式部门和非正式部门中有很弱的税收基础。	有很低的人群覆盖率，缺乏完善的服务体系，社会保险及预付制度没有很好地发展。
资源利用的效果	在公共卫生和个人卫生干预时，资源能有效地利用：捐赠者的资源需要更好地利用和协调。	某些基本的卫生干预措施能有公共资金，但大部分的基金花费在医疗保健和药品上。	卫生资源主要用于个人和医院保健，提供者提供不必要的卫生服务很普遍，包括不合理的药品，资源管理差。
财务保护	一般通过税收和提供预付的社会安全网对人群提供财务保护。	对城市正式部门的人员通过社会保险提供有限的财务保护。	大部分穷人缺乏社会安全网和有限的财务保护，由于大病费用高会导致高度的贫困。

① 胡善联：《中国何时走向全民保险》，《中国卫生经济》2005 年第 6 期。

卫生筹资不公平最大来自于政府财政补助分配的不公平，而筹资公平性的改善最大来自于地区和城乡间筹资公平性的改善，特别是东部城镇和西部农村，东部城镇的改善主要来自城镇医疗保险制度的推广，西部农村的改善主要来自农村合作医疗制度的推广，因此应该减少东部城镇的政府补贴份额，西部农村应该获得更多的政府补贴。所以改善筹资公平性的方法是社会医疗保险的推广，而要解决筹资不公平性最根本是要实行全民健康保险。我们期盼通过我国城镇职工、城镇居民基本医疗保险和新型农村合作医疗制度的推广和不断完善，地区、城乡、社会阶层筹资差异不断得到改善，差异的改善会带来人民健康向更加平衡的方向发展，这将更有利于整体健康水平的提高，促进社会稳定、健康的可持续性发展。

第四节　对策和建议

通过对我国医疗卫生筹资做简要绩效评价，我们提出如下对策和建议：

一、根据经济发展水平和居民健康需求，合理控制卫生总费用增长速度

（一）保持卫生筹资水平稳步增长

2013 年我国卫生总费用为 31868.95 亿元，占 GDP 的比例为 5.57%，近三年卫生总费用平均增长速度为 13.20%，卫生消费弹性系数平均为 1.62，人均卫生总费用达到 2327.40 元；可以看出政府、社会、居民个人对卫生投入均稳步增加，全民基本医疗保障制度基本建立，卫生事业不断发展壮大，人民健康水平不断提高，取得了举世瞩目的成绩。群众反映强烈的"看病难、看病贵"得到了有效缓解。但我国目前无论是人均卫生总费用水平还是卫生总费用占 GDP 比例与 OECD 国家水平相比仍处于下游水平，2010 年 OECD 国家卫生总费用占 GDP 的平均比重为 9.5%，美国该比重最高，为 17.6%。相比之下，我国卫生筹资总水平还有一定提升空间，这也与我国经济发展水平不断提高，国力不断增强，消费模式逐渐升级，人民群众从"吃饱到吃好"、从温饱迈向小康，从打针吃药到更加注重自身健康状况、生活品质的改善提升的呼声相呼应，今后仍应该继续加大对卫生事业的投入，为我国居民健康状况的持续改善、人民的幸福安康奠定必要的物质基础。

（二）不断优化卫生总费用筹资结构

我国卫生总费用结构中个人现金支出比例仍然略微偏高，虽然从 2001 年以来到 2009 已经从近 60% 大举降至 33.9%，但距 WHO 的标准 30% 以下还有一定差

距，居民仍然未明显感觉健康支出负担的减轻，家庭灾难性卫生支出仍时有发生；中国筹资构成向好的趋势发展，但仍不合理，公共筹资不足影响了卫生服务的公平性。2006—2011年以来我国广义政府卫生支出占卫生总费用的比例才过半，相比较之下，发达国家中的英国、德国，不仅在卫生总费用上，而且在政府卫生筹资的力度上，都要远远高于我国，而发展中国家泰国，虽然卫生总费用占GDP的比重长期低于我国，但政府卫生筹资所承担的比重也高于我国，在卫生筹资公平性上也要优于我国，国民满意度也较高。政府卫生投入因为其良好的转移支付能力与公平性，可以在最大程度上消除健康不公平，所以应是我们政策的优先选择方向，所以应继续缓慢稳步提高政府投入占卫生总费用比例，提高公共筹资所占比例，努力将个人卫生现金支出比例降到或控制在卫生总费用的30%以下。

二、防止医疗费用过快增长，防范"医疗费用社会经济危机"在中国发生

近三年卫生总费用平均增长速度达到13.20%，为同期GDP增长速度的1.62倍，虽有偿还历史欠账之意，但如果长期保持过快增长势必会给政府财政、实体经济背上沉重的负担，甚至会导致大名鼎鼎的"欧债危机"在中国重演，特别是考虑到中国人口的急剧老化，生育意愿的降低及劳动力人口的锐减，中国不断走向人口悬崖，"未富先老"，养老社会保障资金的大幅支出，教育经费投入的不断走高，三者都会使中国财政背上沉重的包袱，不堪重负，或许下一次"中债危机"并不是在大家所普遍认为的房地产行业上演，而会首先在卫生财政支出不断高涨的呼声中引爆。我们对此不可不保持足够警惕。

就目前来看，2013年我国卫生总费用占GDP5.57%，政府卫生投入占国家财政支出的比例为6.83%，尚处于可控水平，我们建议将卫生消费弹性系数控制在1.2左右，并据此做出2014—2020卫生总费用增长趋势预测，据此测算，到2020年卫生总费用将占到GDP的6.17%，与我国发展中国家的国情相适应，使之既能保证人民群众健康水平的不断提高，又可保持与经济发展水平及其他社会事业协调发展。同时平稳的增长速度也有利于卫生总费用的节约使用及筹资绩效的提升，避免短期大幅增加导致的粗放使用与浪费。大脚穿小鞋，必然步履维艰；小脚穿大鞋，则免不了会摔跤。

三、调整政府卫生投入结构，提高卫生系统绩效

（一）政府卫生投入要增加公共卫生投入比例

我国卫生服务体系"重治疗轻预防"的现状仍然没有改变，大部分的资金仍

然流入医疗机构中。按照卫生总费用机构流向法分析，医疗机构（医院和门诊机构）长期在卫生总费用支出比例中占到近80%，而公共卫生机构即使在"非典"警钟敲响后，其所占比重仍然只有8%左右，这与政府所应承担的提供公共服务的角色与地位不相称，也与我国坚持"预防为主"的卫生政策总方针相矛盾。

（二）增加基层卫生服务机构的投入，引导健康需求在基层机构得到满足

世界卫生组织在《西太平洋地区和东南亚国家卫生筹资战略（2006—2010）》的中期评估报告指出大约80%的基本卫生服务和70%效果好的卫生干预措施可以在基层得到解决。但目前从总体来说，卫生总费用仍主要发生在城市医院和县医院等较高层级医院，基层医疗机构的作用仍不明显。医疗卫生资源利用和病人就医向高级别医疗机构集中的状况没有明显改变，医疗卫生服务利用"倒金字塔"结构仍然存在，且情形严重，卫生资源利用效率低，"看病难"情况依然存在。

由于基层医疗机构服务能力薄弱，居民个人保健意识的不断增强，越来越多的居民选择去条件较好的县级及以上医疗机构就诊，造成医疗卫生资源利用和病人就医流向的不合理，卫生资源主要向大医院集中，医疗服务提供相对上移，基层卫生机构进一步萎缩，造成不同级别医疗机构之间在人力、设备等方面差距将越来越大，如若不加以合理引导，卫生资源倒三角配置的恶性循环将愈加难以控制。建议通过加强和改善基层医疗机构服务能力和就医条件，建立科学合理的机构间转诊转治机制；根据疾病诊治技术的复杂程度和医疗机构的收治能力，分别确定不同病种在不同级别医疗机构的报销比例，促使居民做出更加理性的就诊选择；通过分级诊疗，引导和改变病人流向，逐步调整医疗机构间的资源配置结构，实现不同等级的医疗机构"梯度分工"，达到地区医疗资源宏观效率最大化。

基本药物制度实施以来，由于限制了基层医疗机构的药品种类，取消了药品加成实施药品零差率销售等原因，基层医疗机构的医疗服务功能受到了一定程度的影响，同时也制约了患者的用药选择。政府应允许各省根据各自实际情况适当增加基本药物的补充药品，扩大目录范围，充分补偿基层医疗机构，减轻或消除医疗机构对药物不合理使用的经济激励，保障药品的合理使用，提高药品的使用效率，切实减轻群众看病负担，从而促进社会和健康公平，提高人民群众的健康水平，保证卫生事业的可持续性发展。

（三）加强转移支付，减少城乡、地区间健康水平差距

卫生投入水平在城乡之间存在很大的差距，2013年我国城乡居民人均卫生费用分别为3234.1元和1274.4元，城市居民人均卫生费用为农村居民人均卫生费

用的 2.54 倍。同一年城市医疗机构（包括城市医院和社区卫生服务中心）占医院总费用的比例为 68.90%，而县医院和乡镇卫生院仅占该费用的 31.10%，城市医院所占比重最高，为 65.55%，资源配置和服务利用需求形成错位。

基层医疗机构病人向上流动的趋势加剧，究其原因主要是基层人才的匮乏，导致基层服务能力薄弱，难以将病人留在基层，而大医院收费水平高于基层医疗机构，"看病难、看病贵"的问题仍难以得到解决。政府应采取措施切实建立完善投入保障机制。一是提高基层医疗机构服务能力。政府应大力推进基层医疗卫生机构标准化建设，加强基层医疗卫生机构基础设施建设和设备配置，深入推进基层卫生信息化建设，着力提高基层医疗卫生机构的服务水平和质量，改善就医条件及水平，努力将病人留在乡镇卫生院及县医院；二是加强基层卫生人才队伍建设。应加大对人才培养的投入，完善基层补偿机制，合理提高基层卫生人员待遇，为农村培养留得住的人才。同时加强农村卫生技术人员岗位培训和继续教育，落实人才培养、全科医生培训、对口支援等支持基层医疗机构发展的措施。三是加大对社会保障基金的投入。政府应努力健全公共财政体系，调整支出结构，逐年加大财政对社会保障的投入力度，提高社会保障程度，切实维护人民群众的社会保障权益。同时通过政府补助在不同机构之间分配比例的变化和补助方式的调整，促进分级医疗和完善机构补偿，切实提高卫生资源的使用效率，更好地为居民提供优质的医疗卫生服务。

我国的医疗保障政策采取中央财政和地方财政相互配合的办法，政府卫生投入体制采取"分级自筹"，即地方财政分级承担本级的医疗卫生支出，但由于分税制的制度设定，事权与财权不相匹配，经济增长速度又步入"新常态"，地方财政增长乏力，地方财力不足将导致基层财政保障风险加剧；同时又由于我国东中西部地区之间财政能力严重不平衡，财政能力差的地区受制于财力约束，难以充分履行卫生投入责任，从而导致不同地区间财政卫生投入出现相当大的差距，这就导致了我国不同地区居民间医疗服务利用程度的水平差距，也直接导致了不同地区间居民健康水平的巨大差距。这种投入上的差距不利于地区间卫生资源的平衡和卫生服务能力的均等化，地区间投入上的差距不利于地区间卫生资源的平衡和卫生服务能力的均等化，影响人人享有基本卫生服务目标的实现，影响卫生筹资的公平性。

（四）放开医疗服务价格管制，体现医务工作人员劳务价值

1990—2012 年，药品费用占卫生总费用比例虽然略呈下降趋势，从 48.61% 下降至 40.37%，但 20 多年来持续高位运行，远远高于国外平均药占比 16% 的平均水平，虽然期间也经历过不同部门的联合打击，仍然不见成效，不仅造成宝贵

的药物资源的浪费，药物的过度使用已经损害到患者的健康，更造成卫生总费用使用效率的降低与浪费，究其原因是因为医务人员的价值未得到合理的渠道补偿，只能通过"以药养医"维持医务工作人员的劳务补偿及医院的正常运转，在省级及以上物价管理部门的严格管控下，医生劳务价值得不到正常体现、合理补偿的现实情况下，打破"以药养医"、"以设备养医"只能是空谈。所以应该实现管办分开，放开医疗服务价格管制，给予各医疗机构充分的定价权、管理权，通过市场形成服务价格，体现医务人员劳务价值；放开不同所有制医疗机构市场准入，在充分竞争中提质降价，而打破目前以固定药物销售加成模式的大处方、大检查等潜在的畸形补偿机制。赋予医院完全的管理权，给予其根据市场合理确定医疗服务价格的权力，建立一个充分竞争的医疗服务提供市场竞争机制，建立正常的医务人员劳务价值补偿机制，恐怕是首先要解决的问题。

CHAPTER3 **第三章**
医疗卫生服务提供体系的评价与反思

当前，世界上许多国家都在进行医药卫生体制改革，以美国、加拿大、澳大利亚等为代表的国家，开展的是以市场竞争条件下的医疗卫生体制改革；以德国、英国等为代表的国家，进行的是社会参与度较高的医疗卫生体制改革；而以巴西、印度为代表的金砖四国则开展以强调国家主导的医疗卫生体制改革。这些改革都呈现出多元化的特征。中国的医疗卫生改革也在如火如荼地进行中，其中改革的重点就是对医疗卫生服务提供体系的整体效能提高和改善。因此，本章节在对现状特点进行比较分析的基础上，对我国医疗卫生服务提供体系进行评价，并针对存在的问题提出相应的解决办法，从制度设计角度提出了思考建议，旨在对我国深化医药卫生体制改革的过程中为政策设计者提供理论参考及科学依据。本章节只描述医疗卫生服务提供体系的机构，如医院、公共卫生机构等。

本研究认为，中国医疗卫生服务提供体系包括医疗服务提供体系和卫生服务提供体系，本章将医疗服务提供体系界定为以医院为主的医疗机构，将卫生服务提供体系界定为疾病预防控制体系（包括疾病预防控制中心和妇幼保健院），其他内容由本书的其他章节具体描述。

一、中国医疗服务提供体系的评价

（一）中国医疗服务提供体系的发展历程及现状

1. 我国医疗服务提供体系的演变
（1）计划经济时期的医疗服务提供体系

计划经济时期，我国医疗服务提供体系建设成效非常突出。新中国成立后，针对医疗卫生事业的落后状态及其对国民健康的影响，国家下定决心发展医疗卫生事业，其中包括医疗服务体系的建设。基于医疗机构总量不足，按照市、区和基层三级大量兴建和发展医疗机构，建设了一批中心医院、区中心医院和工矿企业医院，同时，对医疗服务提供体系的结构和布局问题也一并规划和完善，开始涌现出各种公共卫生机构、医学教育、科研机构，并得到迅猛发展。通过努力，逐步建立了比较完整的医疗服务提供体系，形成了由政府、大的行业组织和企事业单位直接举办医疗机构的医疗服务网络。三级医疗网的具体构成为：一级医疗机构由街道医院、诊所、门诊部、企业医疗机构组成；二级医疗机构由区级医院和相同规模的企业医疗机构组成；三级医疗机构由所在市的省、市综合医院、教学医院和专科医院组成。隶属于各级政府部门及行业组织的专业医疗服务机构，在机构建设与业务方面都要接受政府主管部门的管理和控制，在医疗机构具体开展的服务项目、面向的服务对象方面都有明确的规定。

在计划经济时期，医疗服务提供体系的目标定位相当明确，即医疗卫生属于社会公益事业，所以医疗服务的可及性相当高。当时医疗机构的分布与医疗保障制度的覆盖范围是一致的。这一时期的医疗服务提供体系建设和发展也存在不少问题。比如，医疗机构的组织类型比较单一，基本全是公立组织，医疗服务的生产和供给由政府严格计划和控制，医疗机构的运作由政府行政主管部门掌控，医疗机构和政府之间有着直接而全面的行政隶属关系，医疗服务如何提供、提供多少完全由政府提出指令性计划，医疗机构没有自主权，在一定程度上影响着医疗服务体系的运行效率以及医务人员的积极性和创造性，造成医院的两个"大锅饭"，即医生吃医院"大锅饭"，医院吃国家"大锅饭"；这种"管办不分"的管理模式沿袭至今留下了种种弊端；医疗服务提供体系迅速扩张，可是政府资金有限，总体投入不足，医学专业教育滞后，导致医疗服务的技术水平普遍较低，医疗设备、设施较为落后，住院、手术等医疗服务供给都存在困难，医院社会效益受到制约。由于实行的是计划经济体制，市场还没有放开，社会资本也不丰富，所以民营医院在当时几乎是零发展，医疗服务提供体系结构层次单一。

（2）社会转型以来医疗服务提供体系的变化

随着改革开放不断深入，国家不断推动企业改革，企业向自负盈亏转型，没有了国家的庇护，许多长期亏损的企业不得不申请破产，运营不佳的企业没有能力照顾职工福利，包括医疗费用。另一方面，作为一种"小福利国家"的免费医疗服务制度，受用者滥用医疗服务，造成医疗费用快速增长，国家财政负担加大。加之20世纪80年代中期以来，经济持续快速地发展使得居民的生活质量得到显著提高，医疗服务需求迅速增加。在计划经济体制形成的低效、层次单一的医疗服务提供体系，供给能力十分有限，难以适应新形势的变化。不过庆幸的是，随着市场经济的日渐渗透，医疗服务市场的参与元素丰富起来，为医疗服务提供体系的改革提供了契机。

1989年，为缓解供求矛盾，卫生行政主管部门出台了一系列政策来鼓励扩大医疗卫生服务的供给，主要有三个要点：①全面实施承包制；②允许有偿服务；③提高医疗服务收费。这一系列政策的实施，逐渐地打破了公有制一统天下的局面，出现了公有制为主体多种所有制并存的格局。一是在原公有制医疗服务体系之外，开始出现私立医疗服务机构并迅速扩张。80 年代至 90 年代初期，民营医疗机构的发展主要集中在初级卫生领域，并且绝大多数以各种小诊所形式存在；90 年代中期以来，由于改革开放带来的活力，民间经济力量不断壮大，私人力量也开始进入专业的医疗服务领域，一些规模较大、技术水平较高、服务水平较好的民营医院开始出现。二是原来的公有制医疗机构出现了全面分化，过去的国有所有制性质的机构大量转化为私人所有或其他所有制形式。还有一个值得注意的现象是，不少医疗服务机构在不改变其所有制形式的前提下，对其一些内部科室进行了承包、拍卖或不同方式的改制，出现了不少在一个大的机构中多种所有制并存的情况。另外，公立医院自身也发生了极大变化。行政部门开始下放一定的自主权，由医院根据自身情况放开搞活，以提高医院效率和效益，提高医院服务能力。这一时期，由于受市场经济的影响，无论是私立医疗服务机构，还是公立医疗服务机构，都普遍由追求公益目标向追求经济目标转变，医疗服务机构间的关系也逐步走向竞争。

总的来说，医疗事业突破了单一依靠政府的发展模式，筹集并投入了大量资金，在一定程度上调动了政府、社会、个人多方面的积极性，医疗机构尤其医院规模扩大，医疗资源增加，服务能力和水平、服务效率都有了很大的提高，民营医院也开始起步。但由于多方面限制，有计划经济时期遗留的历史问题，有受政策影响的原因，也有人为的因素，医疗服务提供者没能在市场经济的大环境中发展壮大，民营医院发展阻力重重，至今仍没有建立起一个完善合理的医疗服务提供体系，"看病难"的呼声从未停止过。

2. 近五年不同类型医院数量分析

2009—2013 年这五年期间，不同类型的医院数量变化分析如下：

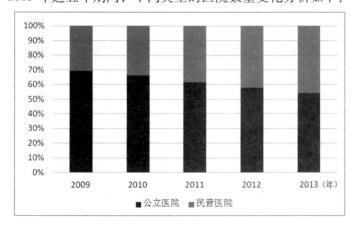

图 1 - 3 - 1　2009—2013 年按注册类型分类医院数量构成比图

资料来源：中华人民共和国卫生和计划生育委员会编：《2014 年卫生统计年鉴》。

医院按登记注册类型分为公立医院和民营医院，如图 1 - 3 - 1 所示，2009—2013 年数量对比分析得出：近五年，公立医院占医院总数百分比逐年下降，而民营医院逐年上升，说明社会资本正在逐步进入医疗市场。

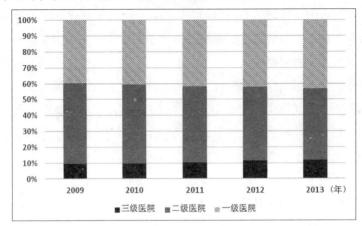

图 1 - 3 - 2　2009—2013 年按等级分类医院数量构成比图

资料来源：中华人民共和国卫生和计划生育委员会编：《2014 年卫生统计年鉴》。

按医院等级分为三级医院、二级医院和一级医院，如图所示，2009—2013 年数量对比分析得出：近五年，三级医院和一级医院的数量在医院总数量的百分比都在逐年上升，而二级医院则在逐年降低，这与不同等级医院的职能分工有关，二级医院的定位并不是很明确。

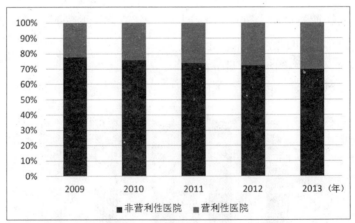

图 1 - 3 - 3　2009—2013 年按管理类别分类医院数量构成比图

资料来源：中华人民共和国卫生和计划生育委员会编：《2014 年卫生统计年鉴》。

按管理类别分为非营利性医院和营利性医院，如图 1 - 3 - 3 所示，2009—2013 年数量对比分析得出：近五年，非营利性医院占医院总数百分比逐年下降，而营利性医院逐年上升，说明营利性医院的发展方兴未艾，政府更加应该为其创造良好的政策环境。

3. 医院医疗服务提供工作量

医疗服务工作量包括门诊工作量和住院工作量，本研究以诊疗人次数作为反映门诊工作量的主要指标，以入院人数作为描述住院工作量的主要指标，并将医院按照不同方式分为不同类型进行描述分析。

（1）公立医院与民营医院医疗服务工作量对比分析

按登记注册类型分为公立医院和民营医院。近五年，两类医院的诊疗人次数与入院人数变化趋势对比分别如图1-3-4和1-3-5所示，可以看出，公立医院承担了民营医院约10倍的工作量，目前民营医院所承担的服务工作量令人不满意。

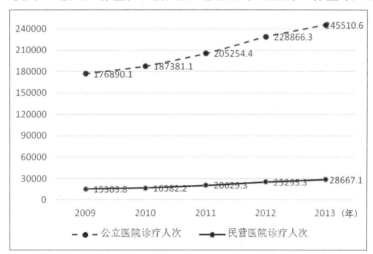

图1-3-4　2009—2013年公立医院与民营医院诊疗人次数变化趋势对比图

资料来源：中华人民共和国卫生和计划生育委员会编：《2014年卫生统计年鉴》。

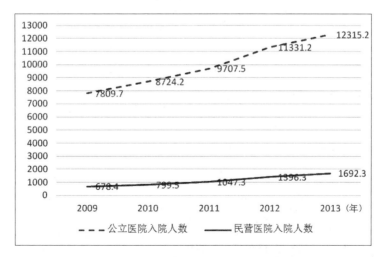

图1-3-5　2009—2013年公立医院与民营医院入院人数变化趋势对比图

资料来源：中华人民共和国卫生和计划生育委员会编：《2014年卫生统计年鉴》。

（2）三级医院与二级医院医疗服务工作量对比分析

按医院等级分为三级医院、二级医院和一级医院，由于现有研究对一级医院的划分标准不够统一及明确，此处只对比三级医院与二级医院的相关指标。近五年，两级医院的诊疗人次数与入院人数变化趋势对比分别如图1-3-6和1-3-7所示，可以看出：近五年，三级医院诊疗人次数呈明显的上升趋势，且三级医院的诊疗人次数上升幅度大于二级医院，说明三级医院承担了越来越多的门诊工作量；二、三级医院的入院人数也均呈明显的上升趋势，三级医院入院人数少于二级医院，这与就诊患者的疾病类型及病程有关。

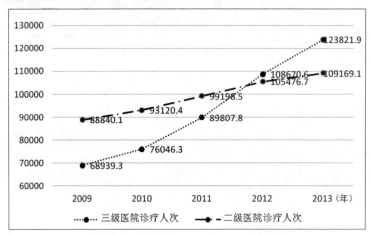

图1-3-6 2009—2013年三级医院与二级医院诊疗人次数变化趋势对比图

资料来源：中华人民共和国卫生和计划生育委员会编：《2014年卫生统计年鉴》。

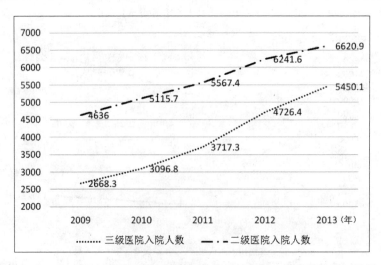

图1-3-7 2009—2013年三级医院与二级医院入院人数变化趋势对比图

资料来源：中华人民共和国卫生和计划生育委员会编：《2014年卫生统计年鉴》。

（3）不同级别综合医院工作效率对比分析

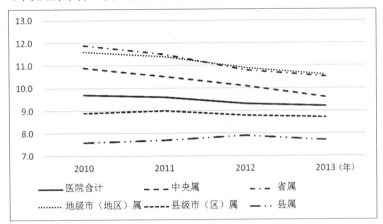

图 1 - 3 - 8　2010—2013 年不同级别综合医院平均住院日变化趋势对比图

资料来源：中华人民共和国卫生和计划生育委员会《2014 年卫生统计年鉴》。

综合医院按照不同级别分为中央属医院、省属医院、地级市（地区）属医院、县级市（区）属医院和县属医院，将不同级别综合医院 2010—2013 年平均住院日作图对比分析，可以看出：近四年，中央属医院、省属医院、地级市（地区）属医院的平均住院日呈下降趋势；县级市（区）属医院呈波动趋势，县属医院平均住院日在 2010—2012 三年间呈逐年上升趋势，到 2013 年有小幅下降；此外，县级市（区）属医院和县属医院的平均住院日比高级别综合医院的平均住院日低。

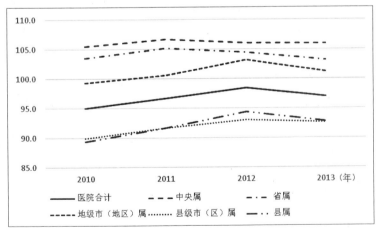

图 1 - 3 - 9　2010—2013 年不同级别综合医院病床使用率变化趋势对比图

资料来源：中华人民共和国卫生和计划生育委员会编：《2014 年卫生统计年鉴》。

综合医院按照不同级别分为中央属医院、省属医院、地级市（地区）属医院、县级市（区）属医院和县属医院，将不同级别综合医院 2010—2013 年病床使用率作图对比分析，可以看出：近四年，中央属医院与省属医院的病床使用率始终在100%以上；2011年以后，地级市（地区）属医院病床使用率也超过了100%；2012年时，县属和地级市（地区）属医院（多为二级医院）病床使用率都达到了峰值；此外，病床使用率随医院级别逐级降低。

（二）中国医疗服务提供体系存在的主要问题

1. 我国医疗服务体系的市场机制存在制度缺失与误区

我国经济体制改革的方向是建立社会主义市场经济体制。在我国经济社会整体转型时，没有必要而且也不可能把医疗卫生从经济社会整体转型中分割出去，现代医院管理制度的建立也别无选择地要与经济社会体制改革相适应。

（1）人事制度改革中，激励机制应以市场为主导。目前，公立医疗机构在招聘过程中没有人事权，需通过编办、人社部门来操控。现存的"编制"制度将医疗机构员工按身份管理，而非按岗位管理，实质上是"计划经济"的管理方式，不利于人才的培养，更不利于建立激励有效的薪酬制度。

（2）现有的激励约束机制不适应市场机制。虽然一些医疗机构已经尝试做了一些绩效改革，但大多停留在文字制度及形式上面，"大锅饭"的现象仍普遍存在，导致管理效率低下。

（3）关于管理层的选拔任用问题，医疗机构现有管理模式是行政化管理，即按照党政级别管理，类似公务员的管理方式，"院长职业化"基本空白。

（4）现代医院管理制度中引入市场机制，绝不意味着"一化了之"或削弱政府的应有职能，而是要转变政府作用的形式与领域，政府的卫生宏观调控、公共卫生与基本医疗保障以及市场监管职能不但不能削弱，而且应该加强。

2. 我国医疗服务体系的政府治理凸显弊端

（1）政府对公立医疗机构的管理：包括行政管理（行业监管）与"所有者"（运行监管）两个职能。

所谓行业监管，是指对行业的共性进行监督管理，包括准入、质量控制、医疗纠纷处理、住院医师培训等；所谓运行监管，主要指对公立医疗机构的财务状况，即国有资产是否保值增值进行监管。目前主要通过行政手段管理医疗机构，"所有者"职责基本缺位。

（2）公立医疗机构监督管理职能分散，各部门工作重心、政策目标不一致，各项改革措施不配套，致使改革效果不理想。

同时，政府部门多头管理，管理职权分散。例如，医疗机构的发展权掌控在卫生行政部门和发改委，财权则掌控在卫生、发改、物价、财政、人保、民政等多个部门，而人事权又掌控在组织和人事部门。所有权、管理权、监督权分散在多个部门，且权责不清，缺位问题突出。

此外，由于行政隶属关系复杂，表现出政府管理调控的错位、越位，监管不力等现象，导致公立医疗机构的代理成本较高，出现执行力和约束力不够，缺乏稳定性和常态化。

（3）政府与公立医疗机构之间的责权不清晰。政府该管什么、不该管什么？院长应该具有哪些权力、责任与义务等不是很明确。公立医院院长承担的责、权、利难以相结合，造成公立医院院长的权力畸形等。

（4）未建立起一套完善的监管与绩效考核制度。同时，卫生领域在尝试"区域卫生规划"和推行"卫生全行业属地化管理"，但在真正实施过程中，由于行政化因素，各级公立医疗机构仍由所属部门管理，地方政府对上级公立医疗机构进行调控和监管还存在较大难度。

3. 卫生资源布局不合理，医疗服务体系缺乏分工

在未来 5 至 10 年，我国城镇化率将由 2011 年的 51.3% 提高至 60% 至 65%，进入快速发展时期。随着居民物质文化水平的提高和城镇化进程推进，人的城镇化现象就进一步要求注重城乡基础设施建设水平的提升、加强各项公共服务水平的提高。在过去以"自我发展、自我完善"为主线的城镇发展中，医疗卫生资源的分布和发展多是自由发展，相应地带来了医疗卫生资源的分布不合理的问题。而医疗资源分布不均正是造成我国"看病难、看病贵"现象的重要原因之一，农村及偏远地区医疗资源匮乏尤为突出。在我国，近 50% 人口居住的城市地区拥有着 80% 的卫生资源，农村地区卫生资源严重不足，城乡医疗技术水平差异显著；另一方面，约 80% 的城市卫生资源又集中于大中型医院，基层医疗服务资源薄弱。此外，整体医疗服务质量存在良莠不齐的现象，现有基层医疗服务的诊疗水平、医疗配备与居民就医需求仍存在差距。我国医疗服务体系资源呈现"倒金字塔"格局。要改变我国医疗服务资源的"倒金字塔"结构，迫切要求梳理出合理的分级医疗服务体系雏形。

在我国，2013 年三级医院的病床使用率为 102.9%，二级医院为 89.5%，一级医院为 60.9%，而社区卫生服务中心和乡镇卫生院的病床使用率分别仅为 56.2% 和 62.8%。与国外相比，我国的医疗卫生服务体系分级分层诊疗功能尚未发挥，且由于各级医疗机构间的非协作性竞争，致使基层医疗服务市场被挤压，体系内部缺乏协作机制；也暴露出医疗资源利用不合理、服务费用上涨等问题。医疗服务体系是一个专业自治的系统，如何建立体系内的有效沟通协作机制是保障体系效率提升的关键；反之体系内各专业自治主体以寻得自身的发展，将会出现过度提供、错误诱导、选择性提供或是重复提供医疗服务。而这种体系内"失灵"将直接导致医疗资源浪费、系统效率降低等问题。目前，在我国无论城市或是农村建立的三级网都呈现出医疗服务链断裂的现象，导致居民对"高效率、连

续、协同卫生服务的需求与低效、不连续、非协同的卫生服务提供"之间的矛盾进一步深化。因此加强医疗卫生服务分工协同、有效空间布局是实践分级医疗体系构建的重点。

4. 公立医疗机构运行机制公益性下降

公益性淡化是目前中国医院存在的突出问题，也是医疗卫生事业发展的重要障碍。公立医院是国家为实现医疗卫生事业的公益性目标而设立的机构，但是在不合理的机制下，大部分并未承担起公益性职能。原因在于：第一，虽然国家历来都把医疗卫生事业定位为"政府实行一定福利政策的社会公益事业"，但是在实施过程中，一些部门和地方还是套用一般竞争性行业的规律来指导具有特殊性的医疗卫生体制改革，导致医疗卫生事业发展经费的不足和体制机制的扭曲。第二，政府对公立医院的投入不足，对公立医院的财务收支、剩余留取、人事制度、经营管理等方面的监管不到位，甚至处于空白状态，致使公立医院的外部管理体制和内部治理机制都不完全符合公益性的要求。第三，让医院自己在市场上生存的政策，刺激了医院的营利动机，扭曲了医疗服务的价格机制，导致了供给诱导需求和药品价格虚高的问题，使有限的医疗资源向购买力强的地区集中，向获利多的高端技术和设备集中，加剧了医疗服务的不公平性；第四，医院竞争方式不合理。有观点认为公立医院垄断、缺乏竞争是造成"看病难、看病贵"的原因，这是一种似是而非的看法。虽然中国以公立医院为主，但公立医院之间并非利益一致的共同体，它们之间也存在激烈的竞争，问题在于竞争的方式不规范、不合理。医院为了吸引患者，竞相配备高新技术和设备，导致了过度医疗等不规范行为及医疗费用不断上升。第五，医疗卫生的监督管理职能分散在多个部门，各部门的工作重心、政策目标不一致，各项改革措施不配套，致使改革效果不理想。

5. 民营医疗机构发展面临的困境

从20世纪80年代开始，民营医院在医疗行业中出现，经过十几年的发展，民营医院已经成为国家医疗卫生事业的重要补充力量。促进民营企业健康发展具有重要的意义。然而，民营医院在发展中存在诸多问题：（1）缺乏完善的配套政策和公平有序的竞争环境。审批权限划分不合理，缺乏公平合理的财税政策，社保机构在对民营医院进行定点机构审批时带有歧视性，同时政府监管执法不到位。（2）自身存在的问题与不足。经营方向不明确，内部管理不规范，高层次医学人才缺乏，行业自律性差。（3）民营医疗机构承担的医疗服务工作量远不及公立医疗机构，令人不满意。

6. 医疗机构整体运行效率不高

根据前文的研究分析可知，级别越高的医院，工作量越大，病床使用率甚至超过100%，超负荷运转，而级别相对较低的医院医疗资源运行效率则有待提高，这就造成了医疗资源的整体配置不合理、整体效率不高。

7. 医患关系紧张影响医疗服务提供

近年来，我国医患纠纷事件的数量每年都呈现增长趋势，几乎每所医院都不同程度地发生过医患纠纷事件。

笔者曾参与过中国科协与原卫生部科教司项目"我国医药卫生科技工作者状况调查"，获取了对全国 270 家各级医院的调查数据，这些数据说明：三级甲等医院每年发生医疗纠纷中要求赔偿的有 100 例左右，到法院诉讼有 20—30 例左右，全国有 73.33% 的医院出现过病人及其家属用暴力殴打、威胁辱骂医务人员的事件；有 59.63% 的医院发生过因病人对治疗结果不满意，纠集多人在医院内围攻、威胁院长人身安全的事件；有 76.67% 的医院发生过患者及其家属在诊疗结束后拒绝出院和不缴纳住院费用的事件；有 61.48% 的医院发生过病人去世后，病人家属在医院内摆设花圈、烧纸、设置灵堂等事件。医患纠纷不仅仅是一个单纯的医疗问题，现已经演变成为一个复杂的社会问题。

（三）解决思路与政策建议

1. 政府与市场的良性结合

（1）界定好政府和医疗机构权责关系

在医疗机构管理中政府有两大职责，一个是出资人（公立医疗机构所有者）的职责（即运行监管），一个是行政管理的职责（即行业监管）。

运行监管，是指负责公立医疗机构国有资产管理，制定并落实公立医疗机构发展规划、财政补助水平和标准；院长选拔聘用；重大决策执行、财务等方面的监管与绩效考核。其中，出资人（所有者）代表是指试点地区成立医院管理委员会或管理局或中心，行使政府举办公立医疗机构职责。根据政府授权，作为出资人代表，履行出资人的职责，向政府负责。

行业监管，是指卫生行政部门既要在医疗质量、安全、服务、财务管理等方面实施监管，也要对"所有者"的权力使用进行监管。加强全行业管理，对所有医疗卫生机构实行统一规划、统一标准、统一准入、统一监管。

在医疗机构管理中，要落实公立医疗机构独立法人地位，赋予领导班子自主权，具体包括：岗位设置、科室调配，人员聘用、职称晋升，工资待遇、薪酬制度，内部资源调配等。此外，公立医疗机构还应建立以公益性为核心目标的绩效考核制度，及以职代会民主监督和社会公众监督等多种形式共存的多元化监管机制。这些都应是政府放手，由公立医疗机构来承担的具体责任。

（2）转变政府职能，宏观调控和监管到位

政府职能的转变主要包括政事分开与管办分开：政事分开，即推进政府行政管理职能与公立医疗机构运营管理分开，落实公立医疗机构独立法人地位，建立公益目标明确、管理科学、运行高效的运行机制；管办分开，即推进公立医疗机构行业监管和举办职能分开，设立专门机构（如管委会、管理局、中心等）代表政府履行举办公立医疗机构的职责。

政府要承担的责任应是宏观层面的，主要包括对医疗机构的财政投入和监督管理两大方面。与此同时，调控干预纠正市场缺陷，综合运用规划、经济，行政和法律手段引导和管理市场，建立基本社会医疗保障制度，改善群众对基本卫生服务的可及性，促进卫生与社会经济协调发展。政府职能要监控服务价格，防止价格欺诈，取缔不符合质量要求的卫生服务提供者，维护医疗市场的公平竞争环境，维护患者和社会公众的合法权益。

（3）厘清市场应承担的责任

笔者认为，政府主要在宏观层面上发挥作用，其他微观层面的事情则应交由市场去调节。

①建立法人治理结构，保证医疗机构自主权。

建立完善医疗机构法人治理结构，公立医疗机构建立院长负责制；民营医疗机构按照《公司法》的有关规定，明确成立董事会、监事会，由董事会聘任院长。完善医疗机构内部权力分配机制，确实提高医疗机构的管理效率。健全法律法规，明确医疗机构所有者、决策者、经营者及监督者的职责权利并约束其行为。卫生行政部门对医疗机构和院长实施监管，依法追究其责任。

②参照医疗卫生市场运作规律，完善激励约束机制。

需参照医疗卫生市场运作规律，建立完善的激励约束机制，以实现兼顾公平与效率的目标。主要通过以下三种形式：运行机制，如科学支付制度、分级诊疗制度、绩效考核制度；经济机制，如人力资本、分配制度、竞争机制；社会机制，如法律与法规、卫生信息发布制度、第三方监管制度等[①]。

③建立科学的薪酬制度，稳定发展医疗队伍。

通过薪酬体现医务人员劳动价值，打破按职称、按级别管理的工资制度，改为岗位工资制度。建立合理的工资总额动态调整机制，对医务人员超标准的工作量核定奖励性工资。制订绩效工资与内部分配制度改革指导意见，建立体现医疗行业特点的合理薪酬标准体系。此外，探索医疗机构员工实行社会养老保险和年金制度。

④通过第三方参与，健全医疗服务定价机制。

政府工作报告中曾指出，"鼓励各地探索建立医疗服务由利益相关方参与协

---

① 赵庆华：《完善医院内部审计　加强医院经营管理》，《中国医院管理》2011 年第 8 期。

商的定价机制，建立由有关机构、群众代表和专家参与的质量监管和评价制度"，意味着公立医疗机构改革试点将引入市场机制和外部监督机制。引入市场机制体现市场机制原则，在医疗服务定价方面，将主要由医疗机构、医保机构、生产供应商这三大"利益相关方"参与博弈。医保机构是代表患者利益与医疗机构议价，即形成医疗服务的第三方购买者，把医疗服务中传统的医生—病患的双方关系，转变成为医生—病患—付费者的三角关系。当人们把医疗费用预付给医疗保障机构之后，医疗保障机构就可以以集体的力量，成为医疗服务市场上具有强大谈判能力的购买者，从而有能力运用各种手段来控制医疗服务机构的行为，确保医疗服务的质量与价格相匹配。当然，医疗机构也有权利拒绝此医保机构而选择彼医保机构。引入市场机制，让三大利益方博弈，最终得益的将是患者。

2. 加强公立医疗机构运行机制公益性质

经过改革开放 30 年来的讨论，关于中国医疗机构的性质，已有一个较基本的共识，即具有公益性、经济性、商品性以及医疗劳务服务的垄断性。目前中国医疗服务机构绝大部分属于公立，公立医院按成本或略低于成本收费，给予消费者一定的福利照顾，因而政府应当给予产品供应者一定的财政补贴或补偿。但由于受财政投入规模制约，加之监管不力，使相当多的公立医院运行机制越来越倾向于市场化，主要靠群众就诊收费维持运行和发展，"以药养医"机制就是这方面的典型，而且医疗费用增长大大高于人均收入增长幅度。医院追求经济利益的倾向，不仅加剧了群众看病难、看病贵现象，也严重影响了医务人员和卫生行业的社会形象。

（1）维护公立医院的公益性是医疗卫生体制改革的关键

为什么强调医疗卫生行业的公益性？这是由其产品和服务的特殊性所决定的。看病就医是患者生存的必然需求，不可缺少，不能替代。但医疗卫生服务不像一般商品，老百姓要买什么，准备花多少钱，大致比较清楚。而一个人无法预测什么时间得病，得什么病，得了病需要什么检查，怎么治疗，治疗效果如何，要付多少钱等等。这些都需要医生做出判断和选择，医生实际上扮演着患者医疗消费代理人的角色。如果医院或医生追求经济利益最大化，就很容易利用技术垄断主导患者消费，为病人提供过度或不必要的服务，导致医疗费用快速上涨和患者经济负担增加，并带来医源性疾病等后果。而且在医疗服务领域，即使供给过剩，医方也可以通过诱导需求实现医疗服务扩张，拉动医疗费用上升。医疗服务的另一个特征，是存在无法克服的患者消费趋高和服务效果不确定的矛盾。一方面，患者为避免风险而不惜代价，买贵不买贱；另一方面，医疗服务领域价高不一定质优。受医学科学发展和患者自身差异的限制，尽管患者支付了昂贵的费用，治疗结果可能是恢复健康，也可能没有恢复健康，甚至失去生命。如果把医疗卫生服务单纯视为商品，按市场规则追求利益最大化，其结果必然是只有少数富人才能享受到高质量的医疗服务，而低收入人群则难以得到必要的基本医疗服务，这与社会利益是背离的。自发的市场竞争并不能保障医疗卫生机构自身的利益和患者、社会的利益相一致。健康是每个公民的基本权益。保障和促进全民的健康，使每个人无论贫富都能够获得必要的医疗卫生服务，不仅是保障个人健康的要求，也是保护和发展社会生产力，实现经济发展、社会和谐的要求。因此，医疗卫生事业的发展必须强调公益性原则。政府有责任采取必要措施保障医疗卫生机构不以其自身或其成员的利益为追求目标，而将主要精力放在提高医疗卫生服务的公平可及性、节约医疗支出、提高医疗服务质量等社会目标上。即使是发达的市场经济国家，医院仍以非营利机构为主，利润动机也没有成为激励医院的主因。

（2）公立医院在中国的医疗服务体系中起主导作用，是维护医疗卫生事业公益性的主力军

首先，公立医院不仅为人民群众提供医疗卫生服务，同时还承担着医学教学、科研、医疗救助和医疗应急等任务。任何一个国家都必须掌握这样一支队伍，作为守护人民健康的"安全网"。第二，公立医院有利于控制医疗费用、提高医疗服务的公平可及性。国际经验表明，对于经济发展水平较低、区域差异较大的发展中国家，政府通过举办公立机构提供服务是低成本而有效的医疗保障方式。即使在发达国家，如实行全民医疗服务系统的英国，其成本也明显小于美国，其公平可及性和健康成果显著好于美国。第三，公立医院有利于有效利用资源，创立中国特色的医疗卫生服务模式。统一完整的公立医疗体系，不仅拥有规模经济与范围经济效应，能够有效控制成本，而且为利用现代信息和管理手段提供基础[1]。

卫生事业是公益性事业，卫生事业是政府实行一定福利政策的公益性事业。由于受观念、投入、监管、治理等多重因素影响，公共医疗卫生的公益性质弱化已成为当前人民群众反响最强烈的重大民生问题之一。落实公共医疗卫生的公益性质，必须重点着眼于政府举办的覆盖城乡的公共卫生服务体系和医疗服务体系。在增加财政投入的同时，还要相应地降低医疗卫生服务价格，通过完善医疗卫生机构的管理体制和治理框架，提高服务水平和效率，实现公益性。

3. 民营医疗机构改革建议

无论是过去还是现在国家财力是有限的，不能满足各级人民日益增长的医疗需求。并且国营体制的医院有着无法克服的弊病，只有一条路就是吸引社会资金，允许民营引入竞争。所以说民营医院的诞生是社会迫切需要，亟须建立和完

---

① 左玉玲等：《基本医疗服务范围界定方法探讨》，《中国卫生经济》2014 年第 8 期。

善相关法规及配套政策，强化监督管理，加强行业自律，更新观念。

此外，公立医院与民营医院要建立公私合作伙伴关系，公私合作伙伴关系利用比较优势，让最擅长的人去做最恰当的事，将公用事业项目中部分或全部服务转移到私营部门，利用私营部门"最擅长"的优势提高服务效能。国际上，公私合作伙伴关系被广泛应用于医院建设，解决卫生保健、公共卫生问题及开展医学科研等等。随着社会的发展，百姓对健康要求的提高，政府财政投入的减少，完全依赖国家的卫生体制逐渐不堪重负，弊端慢慢显现，内部浪费严重，效率低下。为了克服卫生体制的弊端，创新医院建设运营机制，提高效能，更好地满足民众医疗服务需求，同时解决建设医院的资金"瓶颈"的一种全新的机制安排就是进一步发展公立医院与民营医院的公私合作伙伴关系。这种医院的公私合作伙伴关系在英国已取得了很满意的结果[①]。所以要发展民营医院，就需要公立医院和民营，就要在公立医院和民营医院合作，并给予正确引导、帮助，能够发挥各自的长处，更好地利用社会资源，共同服务于广大人民群众，早日实现我们人人享基本健康的目标。

4. 保证医疗质量与安全，提高医疗服务提供体系运行效率

医疗质量是医院医疗技术和管理水平的综合反映，是医院赖以生存和发展的关键，也是医疗机构正常运转的前提与基础。针对医疗质量薄弱环节重点攻关，自主开发医疗质量监管平台，实现精细化、标准化管理，进一步完善绩效考核，保证医疗质量与安全。同时，通过建立分级诊疗、双向转诊等制度，提高医疗服务提供体系的整体运行效率。

5. 预防医疗冲突事件，营造和谐执医环境

近年来，医疗冲突事件层出不穷，引起了社会的普遍关注。因此要注重预防医疗冲突事件，要加大公立医院改革的宣传，加强正面舆论引导，在全社会形成尊重医学科学、尊重医务人员的社会氛围。建议从以下几方面入手：

一是进一步健全医药卫生体制。医疗卫生体制的缺陷是所有医患关系不和谐的根源所在，因此必须从体制上彻底改革，使其完善，以适应社会主义市场经济的发展。目前，我国日益增长的医疗卫生需求与医疗资源配置不均、医疗费用快速攀升等情况相矛盾，导致看病难看病贵。要想从根源上解决这个问题，只有加大医疗卫生体制的改革，大力发展医药行业，健全各项医疗法规，严厉打击职业犯罪，均衡配置医疗资源，完善各种医疗保障制度，扩大基本医疗保障覆盖面，构建和谐医患环境，才是预防和减少医患纠纷的最有效方法。

二是加强医患沟通渠道的构建。医疗行为专业性强，具有高风险性和不确定

---

① 从煜等：《公立医院运营中引入公私合作伙伴关系的理论及对策研究》，《中国卫生经济》2014年第12期。

性。在医疗活动中必须及时告知以下情况：患者目前的病情；可采用的几种治疗方案的利与弊；还需要哪些检查，检查的目的；治疗中可能出现的情况及需要注意的有关问题；相关医疗费用等等。医患沟通是整个医疗过程中的一个重要环节，有效的医患沟通可以增加医患之间的相互理解，增加患者对医护人员及院方的信任，使患者真正了解自己的病情、诊疗情况以及可能存在的医疗风险，做出符合本人意愿的选择，这样才能真正做到医疗风险医患共担。

三是健全医疗损害司法鉴定制度。医疗损害赔偿纠纷中的医疗过错或医疗事故鉴定都属于司法鉴定范畴，都必须依据此决定开展和实施，避免医医相护、事故鉴定率低现象的产生。并且建议实行合适的司法鉴定费用标准，使大多数群体可以承担，如果情况特殊没有能力支付可申请减免或者申请民政部门帮助，使制度设计实现程序正义以保障实体正义。

四是做好与媒体的沟通，把握好舆论导向。医院要做好宣传工作，加强与媒体的沟通，是新时期、新形势下医疗机构宣传工作面临的重要任务，是构建和谐医患关系、营造良好就医环境的关键。遇到医疗纠纷等危机事件时，医院应坚持3个原则：即以我为主提供信息；尽快提供信息；提供全部信息。时代在发展，社会在进步，媒体在医疗卫生事业及医患关系中发挥越来越重要的作用。医患关系的改善，除了媒体充分履行社会监督的职责，站在职业道德的支点上进行公平、公开、公正的报道与评论外，还需要全社会行动起来，共同建设一个文明、有序、和谐的医疗环境。

五是依法打击"医闹"行为。2012年4月，卫生部门与公安部门联合颁布了《关于维护医疗机构秩序的通告》，明确把在医疗机构中侮辱、威胁、恐吓、殴打医务人员；非法限制医务人员人身自由；冲击或占据办公、诊疗场所；围堵医疗机构大门和诊疗场所；在医疗机构陈尸要挟或摆设灵堂；故意损坏医疗机构和医务人员财物；抢夺、偷窃医疗机构、医务人员以及患者和家属财物等行为列为打击范围，对"医闹"依法进行严厉打击，切实维护医疗机构正常的医疗秩序，保护医护人员的权益。

二、中国疾病预防控制体系的评价

本节将疾病预防控制机构与妇幼保健机构作为主要研究对象。

（一）国际上疾病预防控制体系的简介

1. 美国疾病预防控制体系简介

美国疾病预防控制体系以疾病预防控制中心为主干，隶属于卫生与人类服务部（Health and Human Services，HHS）。州卫生局是州政府的公共卫生职能机构，也是州公共卫生管理的技术支持机构和卫生服务专业机构。全美共有55个州级卫生局。各州卫生经费都保持在每年50亿美元左右，其来源约1/3为联邦拨款，1/2由州政府提供，少部分则由下属各市、县（镇）地方政府财政支持。在人力资源上，各州卫生机构差异也非常大，多者可达1万余名雇员，如波多黎各州；少者可仅几百人，如爱达荷州仅有150名雇员。造成这种巨大差异的主要原因是各州卫生局的工作内容、职责范围不同所致。如有的州卫生局负责精神卫生或环境卫生工作，还附设不少学会、协会、研究所等，而有些州却并不开展这些工作，更不附设那些非政府机构。一般来说，前者雇员多数在3000—4000人，后者则平均为1000—1500人左右。

县市（镇）级卫生局是地方政府中主要形式的公共卫生机构，全美共有3000多个，其中佐治亚州的县市级卫生局最多，有159个。在那些不设地方卫生局的地区，居民的公共卫生服务多由州卫生局直接负责。地方卫生机构人员编制多寡不一，多的可达1000人左右，少的可只有几个人，仅为200位居民服务。平均来看，地方卫生机构工作人员大多在30—50人，其中卫生技术人员、注册护士、行政及辅助人员约各占1/3。（美国没有专门的州及县市疾病预防控制中心，但州卫生局和县市卫生局是同级政府的公共卫生职能机构，事实上承担着疾病预防控制中心的功能。）

2. 俄罗斯疾病预防控制体系简介

与欧美等国的疾病预防控制体制不同，俄罗斯目前所实行的是国家卫生防疫局领导下的地方、联邦主体（省级）和联邦政府三级卫生防疫组织体系。根据俄罗斯联邦政府2000年7月24日批准的5国家卫生防疫局条例6，国家卫生防疫局是俄罗斯政府负责执行卫生防疫监督工作的唯一权力机构，其基本任务是预防俄罗斯居民传染病和大规模非传染病的发生，并对造成居民居住环境有害影响的各种因素进行预警，以及对居民进行卫生方面的教育和培训等。

从国家卫生防疫局的管理和相关经费投入看，目前直接受俄罗斯卫生部领导的主要有联邦国家卫生防疫监督中心、各联邦主体（省级）国家卫生防疫监督中心、水面和空中交通卫生防疫监督中心，受其管理的机构还有各级抗鼠疫中心国家科研院所和卫生防疫、流行病防治机构、生产医疗免疫制剂和消毒制品的国有企业等，而各联邦主体卫生防疫监督中心领导，水面和空中交通的卫生防疫地区中心受国家水面和空中交通卫生防疫监督中心领导，其他的卫生防疫、流行病防治机构则受相关联邦权力执行机构的领导。这种垂直管理和分级管理相结合的模式在一定程度上分解了中央政府对卫生防疫机构的资金投入，同时在各自系统中一级管一级的管理方式也保证了有关政令和卫生防疫措施的有效执行。

俄罗斯国家卫生防疫局具有各部门协作的特点，而作为国家卫生防疫局中坚力量的国家卫生防疫监督中心则采取了较为严格的垂直管理模式，并根据其所承担的职能将机构划分为三个部分（三级管理）：

第一级的基层国家卫生防疫监督中心，包括农村地区的国家卫生防疫监督中心，包括农村地区的国家卫生防疫中心，各地区、各城市国家卫生防疫中心，城市与周边相邻区的跨地区国家卫生防疫监测中心，以及地区间和区域性的水面和空中交通卫生防疫中心。目前，俄罗斯境内的此类基层卫生防疫中心共有2285个。

第二级的省级国家卫生防疫监督中心，包括各联邦主体国家卫生防疫监督中心，各交通大区的国家卫生防疫监督中心。目前，此类省级卫生防疫监督中心共有96个，除89个联邦主体外，还有7个交通运输部门的卫生防疫监督中心。

第三级的联邦国家卫生防疫监督中心，作为各级国家卫生防疫监督中心的管理协调机构，由俄罗斯联邦卫生部（国家卫生防疫监督局）直接管理[1]。

（二）中国疾病预防控制服务提供体系现状分析

1. 中国疾病预防控制服务体系的现实背景

（1）重大疾病预防控制任务艰巨

由于历史原因，全国疾病预防控制体系与医疗体系过度分割，信息沟通不畅，加上"重医疗，轻预防"的惯性思维，疾病预防控制工作开展比较被动。目前公共卫生体系的状况难以有效控制重大疾病的流行，传染病患病人数仍居高位，结核病、肝炎等传统型传染病仍在威胁人民的健康。据调查统计，目前全国结核病患者人数约450万，仅次于印度，列世界第二位，其中传染性肺结核病人约200万。乙型肝炎病毒携带者估计占全世界三分之一。血吸虫病患者约有85万人。在不少农村地区，肠道传染病、微量营养素缺乏病、妇女孕产期疾病，地方病和寄生虫病等仍未得到有效遏制。艾滋病、非典、人间禽流感等新发传染病的出现，又加重了我国疾病预防控制工作的难度。与此同时，由于居民生活环境、工作环境和生活习惯的变化，恶性肿瘤、高血压、心脑血管病、糖尿病等严重疾病的患病人数也在不断增加，已成为威胁人民健康的主要病种。根据调查，我国18岁以上居民高血压患病率为18.8%，糖尿病患病率为2.6%。因患恶性肿瘤和心脑血管病死亡的人数已经列在我国人口死因的第一位和第二位。精神卫生问题已经成为我国的重大公共卫生问题和社会问题，全国现有精神障碍者约1600万

---

① 于竞进：《我国疾病预防控制体系建设研究：困境 策略 措施》，博士学位论文，复旦大学，2006年，第113—114页。

人，患病率达 13.47‰。我国出现了急性传染病和慢性严重疾病同时并存的多重疾病负担的状况。

（2）应对突发公共卫生事件的机制存在隐患

2003 年春，我国部分地区历时半年的 SARS 疫情流行，给我国社会政治、经济、生活造成了极大的冲击，而且是多层次、全方位的，包括科技发展和体制、国家外交、公共卫生体系建设、人们的行为习惯等众多领域。在这诸多冲击中，首当其冲的还是对公共卫生体系的严峻挑战和综合考验。可以说，这次 SARS 疫情危机就是一次典型的公共卫生危机，它暴露了我国公共卫生事业发展滞后，公共卫生体系存在缺陷，应对突发公共卫生事件机制不健全，重大疫情信息监测报告网络不完善，卫生部门敏感性不强，应急救治能力不足等问题。SARS 疫情危机对我国传统的公共卫生体系的能力和机制提出了严峻挑战。突发公共卫生事件的发生，除了重大传染病传播蔓延以外，还有突发自然灾害、重大生产安全事故如火灾、车祸、矿难，以及重大刑事案件、重大食物中毒、职业中毒等带来的人员伤害。生物武器、有毒化学武器以及恐怖活动等也存在着潜在的公共卫生安全威胁。这些都需要我们建立健全突发公共卫生事件处置机制，提高应对公共安全危机的能力，尽最大可能减少突发事件发生时的人员伤亡损失。国家疾病预防控制中心成立时间不长，与地方疾病预防控制中心的有效工作机制尚未完全形成。

（3）人们的公共卫生观念还很落后

我国地域辽阔，影响健康的因素大量存在，已被认知的传染病与新发传染病随时在威胁着人们的健康。如今我们面临的是现代化的高楼大厦与脏乱差的生活环境并存；日益健全的卫生法律法规与随处可见的不卫生行为并存；先进的医疗手段与落后的卫生意识并存，因而导致传染病时常肆虐，慢性非传染性疾病也呈上升趋势。从非典发生的初期所暴露出的部分领导和职能部门重视程度不够、信息统计不准、应急反应不快、群众参与不广等问题，就是国民公共卫生意识淡薄、对突发公共卫生事件不敏感的明显例证。而且，一些烈性传染病、地方病、职业病的暴发流行和重大食物中毒等突发公共卫生事件仍不断发生，比如，近年来血吸虫病死灰复燃，乙型脑炎发病率居高不下，一些地区鼠疫严重，对人民群众的身体健康、经济和社会发展构成严重威胁。长期以来，我们对这些问题的严重性、危害性认识不足，重视不够，坚持预防为主的方针落实得不好，没有充分认识到在经济全球化的今天，重大突发公共卫生事件处理不好，就可能发展成为影响政治、经济、社会稳定和外交的重大问题。

（4）国际间传染病流行的可能性日益增加

当前，随着日益频繁的国际交流，跨国界传染病流行的可能性大大增加，有地区局限性的位置病毒、细菌或其他生物可能迅速传播；食品等相关行业的贸易更加活跃，境外食品污染流入我国的可能性也随之增加；国外污染密集型、有毒有害产业向发展中国家转移等，都将构成对我国目前公共卫生服务系统新的挑战。同时，根据国际卫生相关协议，我国现行的卫生行政程序、透明度和相关政策，都需要做出相应调整和改革，才能符合国际规则和我国的承诺。因此，我国需要建立一个基于人群健康、应对传染病流行、符合市场经济规律、符合国际管理的公共卫生服务系统。

（5）疾病模式的转变

20世纪70年代末，中国就基本完成了疾病谱的转变，死亡的主要原因已由急性传染性疾病转变为慢性病，完成了由生物医学模式向现代医学模式的演变。慢性病所致的死亡已占据死亡原因的前三位。主要表现在：①人群疾病流行从饥荒、瘟疫的阶段迅速进入疾病大流行减退阶段；②主要死因及其构成发生了明显变化，死亡模式从以传染病为主转变为以慢性非传染病为主要死因，以心脏病、脑血管病、肿瘤、COPD和伤害组成的前5位主要死因占全部死亡数的比例远远高于以传染病为主要死因的前5位死因的比例，说明这几种病已经成为影响中国居民健康与死亡的最主要疾病；③老年人口的显著增加，对于中国疾病模式发生了较大影响，而且随着人口老龄化进程加快，这种影响更加明显；当前以慢性非传染性疾病、伤害及精神疾患等为代表的非传染性疾病已成为严重威胁我国人民健康的重要公共卫生问题，并成为医疗费用过度增长的重要原因。但是，我国并未完全摆脱传染病的侵袭和困扰，我国正面临着旧的传染病"死灰复燃"、新的传染病不断出现。因此，我国具有严重的双重疾病负担，即不仅面临传染病比如病毒性肝炎、结核病和艾滋病等疾病威胁和其他传染病暴发与流行的危险，也面临着心脏病、脑血管病、肿瘤和伤害等严重影响居民健康疾病的严峻挑战，也可以说我国疾病目前的流行模式是以传染病和慢性病共同存在的"双重负担"为主要特点。

2. 中国疾病预防控制服务体系的现况

我国疾病预防控制中心的主要职责：（1）国家级和省级疾病预防控制中心，以宏观管理、业务指导、科研培训和质量控制为主。参与国家和省级疾病预防控制和公共卫生相关法规、规章、标准以及规划、方案和技术规范的制订；实施重大疾病预防策略与措施；提供国家和省级的公共卫生检测与信息服务；确定重大公共卫生问题，组织调查处理重大突发公共卫生事件；受国务院和省级卫生行政部门认定，开展健康相关产品检测与评价；开展疾病预防控制研究，解决重大技术问题；负责中高级人员技术培训；承担对下级机构的业务考核。（2）地市级疾病预防控制中心，在上级疾病预防控制中心的指导下，承担较大突发公共卫生事件和救灾防病等问题的调查处理和技术支持；承担一定的科研工作；组织指导、考核下级疾病预防控制中心的工作，培训中，初级专业技术和管理人员；协助和配合上级开展相关工作。（3）县级疾病预防控制中心，在疾病预防控制中心的指导下，负责辖区疾病预防控制具体工作的管理与组织落实。负责疾病预防控制、监测检验、健康教育和健康促进、公共卫生从业人员体检和培训、卫生学评价等工作；承担传染病流行、中毒、污染等突发公共卫生事件和救灾防病等问题的调查处理；组织指导社区卫生服务和医院防保组织开展卫生防病工作，负责培训初级专业技术人员；协助和配合上级业务部门开展应用性科研和其他相关工作。（4）社区（乡镇）预防保健工作职责：将疾病预防控制工作纳入社区（乡镇）卫生服务，在上级疾病预防控制中心的指导下，做好以下工作：面向社区，面对家庭，规范管理社区卫生防病；开展以社区为基础的健康教育与健康促进；在上级疾病预防控制中心统筹指导下，承担社区的传染病、地方病、寄生虫病和慢性非传染性疾病防治、老年保健、精神卫生等技术工作；开展除四害、改水改厕的技术指导和初级卫生保健的管理和服务工作；实施计划免疫和预防接种工作；做好疫情、中毒及危害健康污染事故的报告，并协助上级业务部门调查处理；公共卫生、疾病预防控制、预防保健信息的收集和报告；配合上级业务机构开展预防保健应用性调查研究；完成卫生主管部门交付的有关任务。

妇幼保健机构同样分为国家级、省属、地级市（地区）属、县级市（区属）、县属等不同级别，其中国家级妇幼保健机构下属于国家级疾病预防控制中心，各级机构职责与疾病预防控制中心基本类似。2013年我国各级疾病预防控制中心和妇幼保健院（所、站）数量如下表所示（国家级机构未纳入统计）：

表1-3-1 2013年公共卫生机构数

机构分类	疾病预防控制中心	妇幼保健院（所、站）
省属	31	27
地级市（地区）属	393	367
县级市（区）属	1155	1037
县属	1651	1549
其他	286	164
总计	3516	3144

资料来源：中华人民共和国卫生和计划生育委员会编：《2014年卫生统计年鉴》。

近五年我国疾病预防控制中心与妇幼保健院（所、站）数量变化趋势可以看出：疾病预防控制中心机构数变化幅度相对妇幼保健院数量变化幅度小，在2009—2011年三年期间机构数量处于逐年降低趋势，2011年之后稍有增加，基本处于稳定趋势；妇幼保健院数量在2012—2013年期间有明显增加。

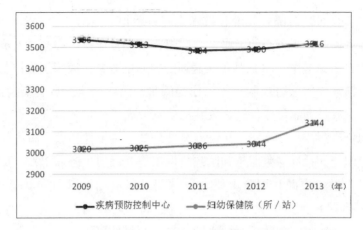

图 1 – 3 – 10　2009—2013 年我国公共卫生机构数量变化趋势对比图

资料来源：中华人民共和国卫生和计划生育委员会编：《2014 年卫生统计年鉴》。

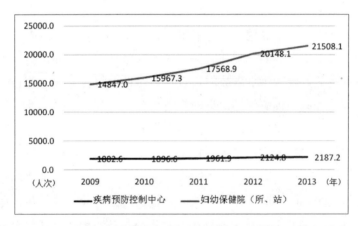

图 1 – 3 – 11　2009—2013 年我国公共卫生机构诊疗人次数变化趋势对比图

资料来源：中华人民共和国卫生和计划生育委员会编：《2014 年卫生统计年鉴》。

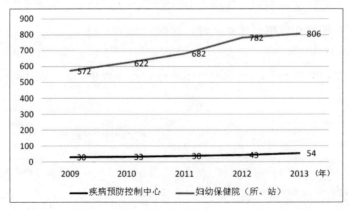

图 1 – 3 – 12　2009—2013 年我国公共卫生机构入院人数变化趋势对比图

资料来源：中华人民共和国卫生和计划生育委员会编：《2014 年卫生统计年鉴》。

近五年我国疾病预防控制中心与妇幼保健院（所、站）工作量（包括诊疗人次数和入院人数）变化趋势对比分析可以看出：妇幼保健院（所、站）的工作量变化相对疾病预防控制中心呈逐年上升趋势，变化较明显源于提供了住院分娩与产前检查服务；疾病预防控制中心在2009—2013五年间承担的工作量也在逐年小幅增加。

（三）中国疾病预防控制服务提供体系存在的问题

1. 公共卫生事业性质不明确

公共卫生是公益事业，预防保健是政府责任的核心，但是从20世纪80年代初期开始，我国在推动公共卫生机构改革中，却把公共事业单位作为市场经济条件下的服务中介机构。国家在防保资金缺乏的情况下，允许卫生防疫系统开展部分有偿服务，有调查表明，防疫部门靠有偿服务创收占总收入的比例达60%—90%不等，政府对其有偿服务收入缺乏有效的监督和控制，任其自由发展，这样做一方面掩饰了政府对公共卫生工作投入不足的表面现象，一方面也造成了疾病预防控制机构重有偿服务轻无偿项目的后果。从事公共卫生事业的单位要靠服务挣钱提高职工的待遇、维持机构的正常运转。什么业务能挣钱就从事什么业务，这样一来，疾病预防控制体系就放松了防控工作，出现"以医补防"的现象，严重扭曲了公共卫生职能，致使健康保障能力萎缩。

2. 疾病预防控制服务体系结构不完善

当前，我国疾病预防控制体系由疾病预防控制机构、卫生监督执法机构和妇幼保健机构等等组成。由于目前我国公共卫生服务体系缺乏对突发公共卫生事件的应急处理的常备应急机制，2003年的SARS危机就凸显了我国公共卫生工作的薄弱环节和脆弱性，暴露了在疾病控制、防御重大疫情、处理突发性公共卫生事件等方面存在的潜在危机。除此之外，我国公共卫生体系还要应对其他传染病和慢性非传染性疾病的控制、基本医疗、健康教育等工作。要完成公共卫生服务系统的各项任务，单靠现有的公共卫生体系显然是不够的，必须发挥城乡基层卫生服务组织的作用，即：城市社区卫生服务和农村三级预防保健网，这两部分是公共卫生服务体系的网底和基础，也是各项公共卫生工作得以落实的有效载体。

而且，现行的各级疾病预防控制机构在业务指导上为垂直管理，行政领导上为分级管理，缺乏直接性和强制性，以致管理不顺，直接影响了基层防保网络工作的深入和有序开展。大多数疾病预防控制机构对突发公共卫生事件的应急处理能力还较弱。

3. 疾病预防控制机构效率低

目前，国家、省、市、县四级都建立了疾病预防控制机构，有职工20多万人。但定位不准，职责不清；机构不少，功能不强；队伍庞大，素质不高；设施陈旧，条件落后；防治脱节，缺乏合力；经费不足，忙于创收，相当多的机构和人员没有把主要精力放在疾病预防控制的职责上。

（四）解决思路与政策建议

1. 强化政府主导作用，建立稳定的经费保障机制

疾病预防控制工作，是各级政府管理社会，提供公共卫生服务的具体体现，是各级政府的重要职责。长期以来，我国疾病控制机构建设严重落后，特别是慢性病防治机构、精神卫生机构建设滞后更为严重，一个重要原因在于政府投入不足，配置疾病预防控制体系资源的职能弱化。为保障人人享有基本疾病预防控制服务，政府必须在制度建设、资源配置、经费投入和监管等方面发挥主导作用，落实疾病预防控制工作公益性，保证提供公平可及的基本疾病预防控制服务。

改革开放以来，为了弥补疾病预防控制经费不足，制定了一系列疾病预防控制工作有偿服务、以医养防等政策措施，在历史上发挥了积极作用。由于政府投入不足，疾病预防控制体系靠创收维持正常运转，严重阻碍了公益性的落实。当前群众反映疾病预防控制体系问题较多的，主要是利益驱动强化、公益性质弱化引发的问题。深化疾病预防控制体系改革发展，主要就要落实疾病预防控制工作的公益性，较大幅度地增加疾病预防控制经费投入，建立稳定的疾病预防控制经费保障机制，扭转疾病预防控制机构创收倾向，降低群众医药费用负担，让人民群众共享改革发展的成果。

2. 明确疾病预防控制体系功能定位，完善体系结构

各级疾病预防控制机构和妇幼保健机构的分工一直是个亟待解决的问题，需要明确疾病预防控制体系的功能定位并完善体系结构。

目前，国家级及省级疾病预防控制机构主要以科学研究与指导工作为主，市（县）及以下以执行为主。然而，市（县）及以下疾病预防控制机构与社区卫生机构的功能存在重复问题，均有健康教育的职能，本研究建议，疾病预防控制机构今后的发展方向以面向重大传染性疾病、面向突发重点疾病为主，健康教育工作主要交由基层医疗机构完成。

3. 整合管理层，建立医防交流协作

应加强建立健全法律法规体系，明确医政医管与疾病预防控制部门的职责和分工协作，打破医院仅由医政医管部门管理这一壁垒。要提高预防保健工作在医院等级评审中所占比例。加强临床医学与预防医学人力资源的整合，对暴发疫情、中毒、不明原因疾病等的诊断由临床医学和预防医学等人员共同组成的专家组来确定。在与媒体沟通时，对于艾滋病、结核病等疾病的防治应由临床和疾病预防控制专家共同参加。

建立疾病预防控制中心与医院交流协作机制，医院临床医生要将疾病预防控制知识渗透到临床各个学科。医院临床医学毕业生必须到医院防保科、院内感染科轮转学习，医院防保科人员可以安排到疾病预防控制中心进修学习。同样，疾病预防控制中心预防医学毕业生也有必要到医院进修传染病、慢性病等临床知识。要加强疾病预防控制中心与医院实验室的合作与信息沟通，相关项目检验结果实行相互告知制，实现资源共享。

4. 加强对疾病预防控制体系的监管

严格疾病预防控制体系监管，要积极探索政事分开、管办分开的管理体制，努力实现卫生行政部门由"办防"向"管防"转移，其主要精力应放在加强疾病预防控制体系监管，规范疾病预防控制服务行为。疾病预防控制机构作为独立法人，要承担起"办防"的职责，严格内部管理，实行岗位问责制，真正做到对国家、对人民负责。目前，从整体上看，疾病预防控制体系的监管工作还比较薄弱，思想观念、制度建设和监管能力等方面都未能适应职能转变的需要。各级卫生行政部门要切实转变职能，加强疾病预防控制服务监管，把工作重心放在定标准，立规范，严准入，重监管上来。

5. 推进疾病预防控制体系"去行政化"

党的十八界三中全会《中共中央关于全面深化改革若干重大问题的决定》提出，党的十八届三中全会提出："加快事业单位分类改革，加大政府购买公共服务力度，推动公办事业单位与主管部门理顺关系和去行政化。"事业单位改革是全面深化改革的重要内容，事业单位去行政化是当前改革亟待破解的难题。因此，疾病预防控制体系去行政化成为今后发展的方向。

（1）进一步明确职能定位。当前政府、事业单位职能依然存在交叉，有些政府部门忙于微观事务的管理，干预了公共卫生机构运行，同时忽视了监督管理职能，履行自身职能时出现越位、缺位；有些公共卫生机构既承担政府机关的政策制定和监管职能，又从事具体公共服务的生产和供给，既当裁判员又是运动员。要去除行政化，必须进一步明确公共卫生机构与政府的职能定位，将相互交叉的职能剥离归位：将政府职能中对于公共卫生机构微观管理的职能剥离出来，还给公共卫生机构；将事业单位承担的政策制定和监管的职能还给政府。通过职能剥离归位，使职能更加清晰明了，按照各自的职能定位履职尽责。

（2）建立和完善法人治理结构。政府机关分权，首先是下放决策权和管理权，退出对事业单位的微观管理。事业单位要通过建立法人治理结构，承接政府机关下放的决策权和管理权。在法人治理结构基础上，逐步建立和完善事业单位的人事管理、财务管理和业务发展各项制度，形成激励约束机制，激发其提供公共服务的活力。

（3）改革公共财政支持方式。财政拨款是行政化的重要诱因，要将政府的财政拨款权下放给公共服务对象和相关当事人，由服务对象针对包括事业单位在内的所有公共服务主体购买公共服务，使各种公共服务主体具有平等的地位，形成竞争机制，这样促使事业单位加强内部管理，控制成本，提高公共服务的质量和效率。

（4）建立有效的问责机制。政府分权的过程还必须是问责机制建立的过程。在问责机制中，公共卫生机构作为下放权力的承接者和公共服务主体，是必须接受问责的责任人，同时必须设立问责人，赋予其问责的权力，并建立问责人对责任人法定的问责关系。

三、对完善中国医疗卫生服务提供体系的思考

从国际卫生体制发展历程和改革经验来看，医疗卫生体制的发展是一个渐进的、逐步发展的过程，都经历了由无到有、由低水平到高水平的发展历程。医疗卫生与经济发展具有较强的相关性，医疗卫生体制的发展不可能超越经济发展阶段，但也不能长期滞后于经济社会的发展水平。而且，目前世界上没有一个堪称完美的医疗卫生体制，在医疗卫生领域的制度创新方面，不论是发达国家、还是经济转型国家和发展中国家，都仍在不断地进行改革、探索与完善。

此外，综合考虑全面建成小康社会的要求以及经济社会发展、人口增长、医疗保障制度完善与疾病谱等的变化，对居民医疗服务需求进行预测，呈现不断增长的趋势。随着我国城镇化的快速推进、老龄化程度的不断加剧以及生育政策的调整，部分地区资源不足的矛盾将更加突出，康复、老年护理、妇幼等薄弱环节的问题更为凸显。同时，在深化医改特别是公立医院改革的推进过程中，对医疗卫生资源的布局和调整提出了新的要求。因此，为促进我国医疗卫生资源进一步优化配置，提高卫生综合服务能力和资源利用效率，指导各地科学、合理地制订和实施区域卫生规划，国家卫生计生委制定了《全国医疗卫生服务体系规划纲要（2015—2020年）》（以下简称《规划纲要》），目的是在宏观调控下，使我国医疗卫生服务提供体系适度有序发展，重在调整结构、系统整合、促进均衡，着力解决"办什么、办在哪、办多少、办多大"4个问题。

综合《规划纲要》相关内容，笔者认为，要完善中国医疗卫生服务提供体系

建设，需着重考虑以下几个方面。

（一）政府的主导作用

在建立和完善医疗卫生体制的过程中，政府必须发挥主导作用：1. 通过政府投入建立医疗卫生服务提供网，保障大多数国民对基本医疗卫生服务的需求，尤其是贫困和偏远地区人群医疗卫生服务的可及性；2. 提供公共卫生服务防治和控制传染性疾病[1]；3. 制定医疗服务的准入、监管，有序管理和规范医疗服务市场，保证医疗服务质量和有序竞争。

（二）各级各类医疗卫生机构之间的关系

1. 建立各级各类医疗卫生机构的分工协作机制

《规划纲要》提出，医疗卫生服务体系主要包括医院、基层医疗卫生机构和专业公共卫生机构等。医院分为公立医院和社会办医院。其中，公立医院分为政府办医院（根据功能定位主要划分为县办医院、地市办医院、省办医院、部门办医院）和其他公立医院（主要包括军队医院、国有和集体企事业单位等举办的医院）。县级以下为基层医疗卫生机构，分为公立和社会办两类。根据属地层级的不同，专业公共卫生机构划分为县办（包括市辖区、县级市）、地市办、省办及部门办。

《规划纲要》针对目前各级各类医疗卫生机构之间缺乏有效的分工协作机制等突出问题，对区域内卫生服务体系不同类型的机构之间的功能整合与分工协作分别提出了要求，一是建立专业公共卫生机构与公立医院、基层医疗卫生机构和民营医疗机构之间的信息共享与互联互通机制，实现防治结合；二是建立并完善分级诊疗模式，建立不同级别医院之间、医院与基层医疗卫生机构、接续性医疗机构之间的分工协作机制，健全网络化城乡基层医疗卫生服务运行机制，逐步实现基层首诊、双向转诊、上下联动、急慢病分治；三是坚持中西医并重方针，以积极、科学、合理、高效为原则，做好中医医疗服务资源配置；四是加强社会办医疗机构与公立医疗卫生机构的分工协作，推动多元发展；五是加强医疗卫生服务对养老服务的支撑，推动医养结合。

2. 建立分级诊疗制度

分级诊疗是下一步医药卫生体制改革的关键环节，是公立医院改革的重要步骤，也是实现公立医院治理体系现代化的必要条件。分级诊疗是要构建一个提供连续性、协同性医疗卫生服务的体系，在医疗保障机制分级引导下，通过社区首

---

① 李建中、张发滨：《关于济宁预防控制体系建设的思考》，《中国公共卫生管理》2010 年第 1 期。

诊、双向转诊等制度，合理分流患者，使患者在合理的医疗层级、合理的医疗卫生机构寻求合理的医疗卫生服务需求，实现医疗资源的成本效益最大化。

分级医疗体系是建成我国具有中国特色医药卫生体制的重要目标，具有重要的战略意义：第一，建立分级诊疗制度是促进县域医疗服务体系改革的重要保障；第二，分级诊疗制度的构建有利于基层医疗机构卫生人才队伍的稳定；第三，分级诊疗制度的建立有利于促进医疗卫生资源的合理配置；第四，分级诊疗制度的构建有利于有效控制医疗卫生服务费用的不合理增长；第五，分级诊疗制度的建立将会有效遏制医院规模的无序扩张。

建立合理的分级医疗制度：一是打破政府与医院的行政利益捆绑，切实推行管办分开，创新与完善激励机制，并联合卫生行政部门和医疗保险机构，制定统一的转诊参考标准。二是明确各级医疗机构的功能定位，以优化管理运行效率为出发点，改变上级医疗机构过去以经济效益为导向的规模扩张式发展，同时鼓励部分医疗机构转型，以完善医疗服务链条建设，建立多种形式的分工协作机制。三是以总额预付制为主，多种支付方式并行，以疾病等级为参考，合理梯度设计部分负担制度[1]。

（三）公立医院的主体地位及改革思路

在各类医疗服务机构中，被重点扶持的是综合性或专业性的各个行政区域内的大型公立医院，城市大医院尤其是中心城市的知名大医院在中国的医疗服务提供系统中占据了决定性的核心位置。这些医院的历史悠久，拥有众多的知名专家、突出的专科特色、高超的医疗技术水平和较强的核心竞争力，这些要素所形成的品牌和声誉等无形资产，吸引了大量的患者，且由于我国现有的分级诊疗制度并不完善，使得患者可自行选择首诊医院，这些大型公立医院在竞争中所占有市场优势更为明显。其次，由于目前还未实行医护人员的多点执业，医疗人力资源的流动性很差，一般来说，公立医院的医护人员很难向民营医院流动，大型公立医院的人员很难向较小规模的医院流动，进一步加强了公立大型医院的技术优势。加之公立医院成立时间长，技术积累强，更容易突破主管部门的监管和管制。而且多数大型公立医院是领导干部的定点就医医院，医院医护人员和管理者有较多机会接触领导干部等卫生政策的决策者，能影响卫生政策的制定且更容易获得政府的财政投入和优惠政策。对于省部级等高级别医院，不仅在行政体制内有很强的影响力且能直接影响卫生政策的制定[2]。

---

① 方鹏骞等：《我国分级医疗服务体系建设的关键问题》，《中国医院管理》2014年第9期。
② 罗力：《我国公立医院规模扩张的制度环境分析》，《中国医院管理》2014年第11期。

针对公立医院规模过快扩张、部分医院单体规模过大的问题，《规划纲要》提出了公立医院、基层医疗卫生机构、专业公共卫生机构的设置原则。在县级区域依据常住人口数原则上设置1个县办综合医院和1个县办中医类医院。50万人以上的县可适当增加公立医院数量。在地市级区域依据常住人口数，每100万至200万人设置1个至2个地市办综合性医院。在地市级区域应根据需要规划设置儿童、精神、妇产、肿瘤、传染病等地市办专科医院。在省级区域划分片区、按需求每1000万人规划设置1—2个省办综合性医院，同时，可以根据需要选择规划设置儿童、妇产、肿瘤、精神、传染病、职业病以及口腔、康复等省办专科医院。按照统筹规划、提升能级、辐射带动的原则，在全国规划布局设置若干部门办医院。

鉴于公立医院在中国医疗卫生体制中的核心位置，公立医院的改革必然是复杂的系统工程，而不是简单局部的改革可以产生明显的效果。

（四）合理利用市场机制，保障公立医院、盘活民营医院

随着2013年10月出台的《关于促进健康服务业发展的若干意见》和十八届三中全会《中共中央关于全面深化改革若干重大问题的决定》的发布，公立医院改革在未来三年将寻求突破，中国医疗服务市场将加强市场化改革，国有医疗资产民营化，主要以国有大型企业下属的职工医院为主体的改革，民营医院可通过公立医院转制参与行业兼并重组，实现外延式扩张。随着医改的推进，越来越多人认可这样一条现实途径：即通过社会资本参与改造公立医院，来逐步形成多元化办医格局。

1. 充分发挥市场的作用，促进医疗市场有序竞争

《规划纲要》明确指出，公立医疗服务体系是我国医疗服务体系的主体，应按照公立医疗服务体系承担70%服务量来确定公立医疗服务体系与民营医院之间的资源比例关系。优先支持社会力量举办非营利性医疗机构，鼓励公立医院与社会力量以合资合作的方式共同举办新的非营利性医疗机构。个体诊所等其他基层医疗卫生机构的设置，不受规划布局限制，实行市场调节的管理方式。

然而，分析目前的公立医院与民营医院医疗服务工作量相关指标数值显示，公立医院所承担的工作量远远超出了70%，同时通过建立拟合方程的方法，粗略预测到2020年，公立医院的诊疗人次数和入院人数将分别占总数的85%和80%，民营医院的诊疗人次数和入院人数则只有15%和20%（见表1-3-2和表1-3-3）。因此，到2020年，若要达到公立医疗服务体系承担70%服务量的目标，宏观调控上需要使公立医疗机构的工作量下降10%—15%，民营医疗机构通过扩充床位数及卫生人才队伍，提高服务能力等。使其承担的工作量上升10%—15%。

表1-3-2 到2020年公立医院与民营医院诊疗人次数预测分析表

	年份	公立医院	公立医院占比	民营医院	民营医院占比
现有值	2009	176890.10	0.92	15303.80	0.08
	2010	187381.10	0.92	16582.20	0.08
	2011	205254.40	0.91	20629.30	0.09
	2012	228866.30	0.90	25295.30	0.10
	2013	245510.60	0.90	28667.10	0.10
预测值	2014	271419.40	0.89	34329.76	0.11
	2015	298314.10	0.88	40276.54	0.12
	2016	327786.60	0.87	46909.84	0.13
	2017	359836.90	0.87	54229.66	0.13
	2018	394465.00	0.86	62236.00	0.14
	2019	431670.90	0.86	70928.86	0.14
	2020	471454.60	0.85	80308.24	0.15

资料来源：中华人民共和国卫生和计划生育委员会编：《2014年卫生统计年鉴》。

公立医院诊疗人次数拟合方程：$y = 1288.9x^2 + 10139x + 164185$，$R^2 = 0.9931 > 0.9$

民营医院诊疗人次数拟合方程：$y = 343.26x^2 + 1484.4x + 13066$，$R^2 = 0.9872 > 0.9$

表1-3-3 到2020年公立医院与民营医院入院人数预测分析表

	年份	公立医院	公立医院占比	民营医院	民营医院占比
现有值	2009	7765.34	0.92	662.27	0.08
	2010	8760.12	0.91	828.08	0.09
	2011	9866.25	0.90	1058.33	0.10
	2012	11083.72	0.89	1353.00	0.11
	2013	12412.53	0.88	1712.10	0.12
预测值	2014	13852.68	0.87	2135.63	0.13
	2015	15404.17	0.85	2623.58	0.15
	2016	17067.00	0.84	3175.97	0.16
	2017	18841.18	0.83	3792.78	0.17
	2018	20726.70	0.82	4474.02	0.18
	2019	22723.56	0.81	5219.69	0.19
	2020	24831.76	0.80	6029.78	0.20

资料来源：中华人民共和国卫生和计划生育委员会编：《2014年卫生统计年鉴》。

公立医院入院人数拟合方程：$y = 55.671x^2 + 827.77x + 6881.9$，$R^2 = 0.9927 > 0.9$

民营医院入院人数拟合方程：$y = 32.214x^2 + 69.174x + 560.88$，$R^2 = 0.9951 > 0.9$

同时由于在利益集团中,公立医院占据了决定性的核心位置,因此改革的另一个思路是加强另一个利益集团的力量,形成与公立医院的竞争,也就是实行公共医疗机构的真正市场化,而不是目前某些专家所指的,使得医院公益性几乎不存在的市场化。从其他金砖四国的经验来看,俄罗斯的情况和中国最接近,以公立为主体,民营医院为补充,具有一定的效率,满足了高收入人群享受高端医疗服务的需求。但对于中低收入阶层来说,公立医院所提供的服务经常不足,而且在公立医院也必须自付相当部分的费用,有时使用私有医疗服务是在迫于无奈的情况下。在印度和巴西,私立医疗卫生服务占据重要的位置,一方面向中低收入者提供数量巨大的医疗服务且部分免费,另一方面有效地增加了患者的就医机会,使得看病难的问题得到缓解。因此这两个国家的民营医疗机构能部分体现效率与公平的统一,是公立医疗机构的合作者和竞争者。

其实,医疗服务是否具有社会公益性并不是由医疗服务提供者的所有制形式所决定的,市场化的核心在于供求关系与竞争决定价格,因此医疗费用的高低也和所有制形式无关,而更关键的要消除垄断,才能使市场机制发挥作用。在中国目前的制度安排下,公立医院的逐利趋势明显,公益性并不能得到保证。而在印度和巴西,民营医院同样承担重要的社会责任。因此,根据中国的国情出发,在基本医疗保障体系中,医疗服务机构的公益性在于基本医疗服务的可及性和公平性,因此应加强政府在这个领域的投入,保证公立医疗服务机构的主导性。而对于城市公立医院的改革,一方面应明确政府对部分公立医院的财政支持以消除其逐利趋势。另一方面应打破目前公立医院的垄断地位,允许鼓励社会资金参与兴办非营利性、营利性的医院,让市场竞争机制发挥作用,使民营医院真正成为公立医院的合作者和竞争者。

2. "抓大放小",体现公立医院自主权

根据我国目前正处在社会主义初级阶段,现实经济发展水平和政府财政收入水平还不高的具体国情出发,政府应当保留部分公立医疗机构的控制权并保证对这些医院经营预算的全额投入,保证其公益性。这些医疗服务机构包括提供基本医疗服务的基层社区卫生中心和乡镇卫生院、军队医院等特殊性质的医院,以及一些涉及公共卫生领域的传染病医院和精神病医院等。

然而,未来五年中,在上述医疗市场竞争机制逐渐完善过程中,公立医院若继续受现有制度的约束,"以药补医"、"同工不同酬"等现象的频繁发生,在自由竞争的环境下,医务人员可以自由选择就业单位,那么公立医院的卫生人才会逐渐流向利于自身发展的民营医院,相应的带走核心医疗技术,将不利于公立医院的生存发展。

因此,对于公立医院下放医院的运营自主权、医疗服务价格定价权和人事管

3. 完善保障制度，促进民营医院的发展

对于民营医院，除了在政策上给予扶持和鼓励，应当切实放松民营医院的开办准入，政府还可以通过购买服务的形式鼓励加入基本医疗的服务提供体系。不论其是营利性还是非营利性的，只要民营医疗机构能提供合格的医疗服务，就应当在制度安排上让其能纳入医保系统，与公立医疗机构建立其合作伙伴和公平竞争的关系。

同时，还应当尽快建立社区医院首诊制度和全科医生制度，建立激励机制培养全科医生队伍，社区医院"守门人"的作用在于提高社区医疗机构的利用率，减轻综合性医院的门诊压力。如果社区医院可同时向公立和民营医院转诊，那就能打破公立医院的垄断地位，切实加快民营医院的发展。

四、对中国医疗卫生服务提供体系的未来展望

结合前文对中国医疗卫生服务提供体系的评价分析，笔者对中国医疗卫生服务提供体系的未来发展道路有以下几点预测及展望。

（一）未来公立医院与民营医院承担工作量将逐步持平

根据前文对公立医院与民营医院承担医疗服务工作量主要指标（包括诊疗人次数和入院人数）的预测分析，并结合国家的政策文件导向，笔者认为，到 2030 年，民营医疗机构承担服务工作量将达到 40%，公立医院下降到 60%。医疗服务市场将呈现公平竞争的局面，医疗资源分配将更加合理。

（二）逐步建立并完善分级医疗服务体系

通过"十三五"的努力，到 2020 年，我国将初步建立分级医疗服务体系，笔者认为，在各项政策的保障下，到 2030 年，我国将建立相对完善的分级医疗服务体系。

（三）未来预防与医疗服务将相互整合

现有预防与医疗服务相分离的体系引发了资源浪费的一系列问题，笔者认为，医疗卫生服务体系的未来发展趋势是将预防服务体系与医疗服务体系相整合，未来几年，医院与疾病防治控制服务体系（包括疾病预防控制中心与妇幼保健院）将逐步整合，可能包括机构整合、人员整合、资源整合及提供服务整合。

中国医疗卫生服务监管体系的评价与反思

2013 年 9 月，国务院发布《国务院关于促进健康服务业发展的若干意见》（国发〔2013〕40 号，以下简称《意见》），《意见》强调，"切实落实政府办医责任，合理制定区域卫生规划和医疗机构设置规划，明确公立医疗机构的数量、规模和布局，坚持公立医疗机构面向城乡居民提供基本医疗服务的主导地位。"另外，党的十八届三中全会发布《中共中央关于全面深化改革若干重大问题的决定》指出，"深化医药卫生体制改革。统筹推进医疗保障、医疗服务、公共卫生、药品供应、监管体制综合改革。"会议核心精神为，全面深化各项改革，推进国家治理体系和治理能力现代化。因此，在对我国医疗卫生服务机构监管理论、模式与路径的研究中，应锐意创新、积极探索，促进我国医疗卫生服务体系的完善。

根据《医疗机构管理条例规定》，医疗服务机构是指依法定程序设立的从事疾病诊断、治疗活动的卫生服务机构的总称。医院、乡镇卫生院等是我国医疗机构的主要形式，此外，还有疗养院、门诊部、诊所、卫生所（室）以及急救站等，共同构成了我国的医疗机构。本章重点分析公立医院与基层医疗卫生机构的监管体系。

第一节　我国公立医院监管体系的评价与反思

医院监管一直都为社会舆论所关注。2009 年 2 月，国家卫计委召开 2009 年医疗服务监管全国工作会议，此次会议是 2008 年 12 月原卫生部成立医疗服务监管司（简称医管司）以来的首次医疗服务监管全国工作会议。会议上国家卫计委马晓伟副主任指出"医院运行监管和医疗服务质量监管是医疗服务监管的两大支柱，而医院运行监管则是适应社会主义市场经济、适应医药卫生体制改革需要而提出的新职能、新任务、新要求"，首次明确了医院运行监管这一概念，并指出医院运行监管的重要地位。实际上 2006 年"两会"期间，全国政协委员郑小燕就已经在其提案中呼吁对医院经济运行情况进行有效监管[①]。"医院运行监管"随着我国新一轮医疗卫生体制改革的稳步推进，将逐渐走向前台，成为政府、社会以及居民所关注的新医改重点之一。

一、公立医院监管概述

（一）公立医院监管的相关概念

在医疗行业，更为确切地说是医院行业（市场）中主要的经营者（服务提供者）可以包含几种类型的医院，根据所有制分类，可以确定公有制属性的医院（即公立医院），以及私有制属性的民营（社会办）医院。而根据不同经营主体营利性进行区分，又可以分为非营利性医院与营利性医院。

如前述，公立医院的经营性质是非营利性的，医院行业中不存在公有制下的营利性医院，因此实际在医院市场中的服务提供者就是三类医院，即公立医院、民办（社会办）非营利性医院和民办（社会办）营利性医院。

根据研究所确定的监管内涵以及监管的分类，这三类医院所接受的监管程度是不相同的。首先在医院行业内的所有经营者都应该接受行业监管，这是来自于政府对整个行业的一种普遍干预，在种类上这种监管包含了经济性监管和社会性监管，具体的监管内容包含对于准入、价格、服务选择和质量等方面的监管，解决由于市场配置资源的垄断问题、外部性问题以及信息不对称问题。

而对于公立医院来说，其公有制属性表达了政府必须作为其出资人，从而在经营活动中体现公有制资本的意志，这一意志一般被认为是使社会效益最大化。因此政府对公立医院的监管还必须解决公立医院的运行效率问题，具体指对公立医院的投入和成本最小化过程的控制，大致包括了对公立医院负责人的控制与激励，以及对雇佣、投入水平、地点和类型，借贷等内容的干预。

本节将重点分析我国公立医院的监管体系，民营医院有关内容详见专题。

（二）公立医院监管目的和内容

1. 公立医院监管的目的

为促进医疗卫生系统的快速发展，改革开放以来政府对公立医院采取"放权

---

① 郑小燕：《2006 全国"两会"提案议案精选披露（三）建立医院经济运行监管机制 确保群众医疗费用公平合理》，《医院领导决策参考》2006 年第 6 期。

让利①"的政策，在财政投入不足的情况下，允许医院通过销售药品提取加成费用补贴收入自负盈亏，这样的政策客观上加速了我国医疗行业的发展，从 800 张床位以上的综合医院数量来看，90 年代初我国还没有此类规模的综合医院，2000 年达到 71 所，2005 年猛增到 252 所，2006 年增加到 295 所，2011 年则增长到 857 所，年平均增长速度高达 25.41%。但在发展的同时，公立医院在管理和运行中也积累了很多新的问题。

随着我国公立医院改革的推行，为了使公立医院体现足够的公益性②，同时也为了进一步改进医疗服务质量，要求政府进一步完善其监管职能，填补针对医院管理和运行的监管缺位状态，医院运行监管就成为政府在医疗体系中的一个新的任务。

2. 公立医院监管的主要内容

虽然医院监管问题得到了公众的关注，但由于医院监管涉及面广并且十分复杂，导致医院监管的概念笼统，无法明确地进行界定，与此同时医院监管涉及的范围边界也比较模糊，如医院监管与医疗质量监管、卫生监督的关系存在重叠等。

直到 2008 年国务院机构改革推行后，原卫生部通过设立医疗服务监管司、药物政策与基本药物制度司以及食品安全综合协调与卫生监督局从而重新梳理其监管职能，基本明确了传统医院监管的概念。

针对医院，特别是公立医院为对象的监管提出医疗服务监管的概念，而医疗服务监管工作的两大支柱则是医疗服务质量监管以及医院运行监管。医疗质量监管（属于行业监管）与公立医院运行监管是紧密联系相互影响的两个重要监管工作内容。

医疗服务质量监管旨在对医院提供的"产品"即医疗服务的质量进行监督和促进③，一直以来医疗服务质量监管是我国卫生计生行政部门的主要监管工作内容，为促进我国医疗卫生事业的巨大发展作出了很多贡献。

医院运行监管的重点则在于对公立医院运行过程进行监管，即医院作为一个复杂的组织，对其中影响组织运行的各个子系统以及资源配置情况进行监管。因此医院运行监管又可以进一步细分为医院财务监管、医院人事监管以及医院资产

---

① 耿莉：《促进民营医疗机构发展的对策思考》，《中国医院》2010 年第 8 期。

② 顾涛、侯建林、程建鹏：《我国医院监督管理的问题和建议》，《中国医院》2006 年第 9 期。
潘习龙、张红、徐冬尽：《论政府在医院监管过程中的角色问题》，《中国医院管理》2006 年第 11 期。

③ Scholten GRM, Grinten TEDvd, *The integration of medical specialists in hospitals: Dutch hospitals and medical specialists on the road to joint regulation*, Health Policy, Vol72, No. 2 (2005), pp. 165 – 173.

和物资监管等方面。这是迎合我国医疗卫生体制改革形势的新工作内容。

二、海内外公立医院监管现状

（一）海外及我国香港、台湾地区公立医院监管现状

1. 美国

美国是一个典型的自由市场经济国家，自由竞争渗透到社会的各个领域，医疗市场也不例外。在美国，医院的性质不是一成不变的，不同性质的医疗机构之间可以相互转化。政府医院、私立营利性医院和私立非营利性医院之间都可以根据医院的意愿相互转变。政府可以购买非营利性或营利性医院为政府医院。政府医院也可以转制为营利性医院[①]。美国最早的公立医院是为穷人建立的救济院，是收留那些无法承受房屋、食物和医疗卫生费用的人的主要机构。公立医院的快速扩张在20世纪30年代最为突出，这些医院是当时城市中卫生服务的主体，主要是为没有任何医疗保险的弱势人群提供安全网服务。美国自20世纪80年代开始组建国家安全网医院，公立医院是安全网医院的主体，负责对低收入者、无医疗保险者及弱势人口（老人和穷人）提供廉价的门诊和住院服务，包括社区卫生服务、突发卫生事件的处理、医学教育教学。安全网医院具有两个显著特点：一是对所有病人开放，不论其是否具有支付能力。二是大部分病人属于接受贫困人口医疗救助项目的病人、没有参加医疗保险的病人以及其他弱势人群。美国政府规定，任何医院都应该争取对弱势群体提供免费或低收费服务，如果一家医院对相当一部分弱势人群提供了免费或低收费服务，那么这家医院就是超份额医院（Disproportionate Share Hospital，DSH），政府予以免税及其他政策优惠与资助。超份额医院必须至少符合下述3个标准中的一项：低收入人口对医院的利用率必须超过25.0%；低收入人口缴纳的医疗费在医院全部医疗费中应占一定的百分比；病人未支付的医疗费占医院医疗收入的26.0%以上[②]。

美国医疗机构的总体布局。一方面是其崇尚自由市场经济的集中体现，另一方面也充分反映了"有限政府"的理念。政府必须拥有一些公立医疗机构，这是政府对卫生服务进行政府干预的体现。一是向穷人和无保险者提供基本医疗服务的重要设施条件，也是避免市场垄断的必要"筹码"。但是，政府又不多办公立医疗机构，甚至按照市场优胜劣汰的规律逐步退出一些，通过"政府购买服务"

[①] OECD 数据库，2012 年 4 月 29 日，见 http：//stats. oecd. org/index. aspx? DadasetCode = sna_table1。

[②] Burns RP. . "*The Historic Role and Questionable Future of Public Hospitals*"，Southern Surgical Association Presidential Address，Vol. 206，No. 5（May2008），pp. 767 – 781。

的方式鼓励各类医疗机构的竞争，以避免过分卷入公立医疗机构举办的具体事务中。总的来说，私立非营利医院是美国医疗服务体系的主力军，公立医院是其重要的组成部分，而私立营利医院则是必要的补充。三者的功能定位比较明确，且相互补位：公立医院注重服务于无保险者和穷人，是卫生服务体系的安全网，处于托底的地位；私立非营利医院以社区利益为宗旨，服务于主体市场，是卫生服务体系的主角；私立营利医院像卫生服务体系中的"鲶鱼"，利用商业的手段提高服务体系的效率①。

2. 英国

1948 年，英国通过对卫生系统的"国有化"运动，使公立医院的数量在全国医院中占 95% 以上，并由政府实行计划管理②。

在英国，除一小部分医疗费用来自医疗保险基金与患者自付，80% 以上的医疗费用来自政府税收，具体数额由卫生和社会保障部根据各地区人口总数并兼顾老年人、儿童、女性、精神障碍者所占比重统一向下分配。拥有 5000 名或更多登记病人的全科医师使用由卫生当局支付他们一定金额的基金为他的病人购买医疗服务，代表他的病人与医院谈判，购买质优价廉的医院服务。政府投入医疗费用的 20%—30% 用于医院药品、设备更新、内部管理等。医院医生在英国属于雇佣服务人员，由政府付给基本上较为固定的工资③。

英国现有的医疗服务监管机构可以分为政府监管机构和非政府监管机构两类。前者包括卫生部、医疗服务审计和监督委员会、社会保健监督委员会、国家病人安全机构、现代化机构、国家临床评估局、临床卓越研究院、审计委员会、国家审计办公室。后者主要有皇家医疗学会、看护和助产协会、综合医疗协会、临床过失计划、国家临床质量管理协会、精神健康委员会、国家质量服务和其他医疗认证计划等④。

经过 1991 年开始的医疗服务体系改革，虽然英国公立医院在服务内容、人事管理、设备投入、资金筹措等方面的自主权大大增强，但相应政府机构及其他协会仍对其发挥重要的监管作用⑤。

卫生部在管办分离改革后，不再是包揽一切的行政领导，也不再直接向医院分配医疗服务经费。其现在的职责主要对 NHS 公立医院和社会护理服务组织的发

① 宋文舸、钟东波：《医院产权制度改革的国际经验与教训》，《中国卫生经济》2002 年第 4 期。
② 左延莉：《英国、美国和德国医院筹资机制的比较》，《卫生经济研究》2011 年第 8 期。
③ Health Care Systems in Transition UK，2014 年 4 月 12 日，见 http：//www. euro. who. int/observatory/Hits/TopPage；刘春晓：《医疗体制模式的国际比较与借鉴》，《求知》2011 年第 2 期。
④ 汤晓莉：《英国国家卫生服务制度的起源及几次重大改革》，《中国卫生资源》2001 年第 6 期。
⑤ 蔡江南：《美英两国医改新动向对中国的启示》，《中国市场》2011 年第 11 期。

展方向提供战略指导，制定公立医院医疗和护理服务的标准并对其执行情况行使监管职责，同时确保 NHS 公立医院拥有提供医疗、护理服务必需的资源，并确保病人和公众能够自由选择护理和医疗服务。但政府在对公立医院监管方面仍有检查和强制执行的权力[1]。

除了法定的政府监管机构，在英国还有一些非政府组织监管着 NHS 机构。目前，非政府性质的医疗服务监管组织主要包括英国皇家医疗学会、医疗过失监督计划、国家外部质量保证计划等。这些非政府性质的监管机构没有正式的法定权力去监管 NHS 机构，也没有权力要求 NHS 机构配合其调查和符合其要求，但它们拥有一定的非正式权力。

皇家医疗学会主要负责监管初级医师的教育和培训，它制定了 NHS 公立医疗机构医师培训的认证程序，并组织学会会员及高级医师每五年对认证标准进行一次修订。如果公立医院未达到医师培训的认证标准，学会将收回其认证。

医疗过失监督计划由 NHS 诉讼委员会负责运作，设定管理风险认证机制和一系列风险管理标准，通过调整承担医疗诉讼费用的额度，引导 NHS 机构在实际运作中符合其认证标准。医疗质量服务机构通过开展对 NHS 的质量服务监管，提供公立医院的质量认证服务。国家外部质量保证计划通过检验 NHS 公立医院病理实验室中一系列的控制样本，来考核实验室的绩效，并作为外部评估机构，对病理实验室开展相应评估。

综上所述，英国政府相关部门（如卫生、社会保障、审计等）仍在公立医院的外部监管中发挥着极为重要的主导作用，具体体现在医疗护理服务质量监管、绩效考核、财务审计等多个方面。另外，某些非政府性质的外部监管机构对公立医院监管也拥有一定的非正式权力，其作用主要发挥在初级医师的教育和培训、公立医院实验室考核等方面。

3. 加拿大

加拿大的医疗机构可以分为三大类：大学医院和省综合医院、地区医院、社区医院，类似于我国医院分为三个等级。其中加拿大的大学医院和省综合医院类似于我国的三级医院，其各临床学科门类齐全、拥有各类高端医技人员以及先进精良的技术设备，主要承担疑难杂症治疗、危重病人救护、开展对医学生的教育培训以及相应临床学科的科学研究；加拿大的地区医院类似于我国的二级医院，多为专科医院，属于地区医疗中心，规模比大学医院和省综合医院小些，学科门类也相对少些；加拿大的社区医院属于基层医疗机构，相当于我国城市地区的社区卫生服务中心/站或者农村地区的乡镇卫生院/村卫生室，主要负责所在社区居

---

① 李杏果：《英国医疗卫生服务管办分离改革及启示》，《宏观经济管理》2011 年第 2 期。

民的多发病、常见病的治疗①。

在加拿大的医疗机构中，公立医院占90%左右，公立医院的病床占加拿大医疗机构病床总数的95%以上。而且加拿大的公立医院是非营利性的，接受所有的病人。因此，公立医院是加拿大卫生服务的最主要供方。

加拿大联邦政府制定了《加拿大卫生法》，该法规定"加拿大的医疗卫生制度以公费医疗为主，联邦和省两级政府提供公共医疗保险资金，由公立医院、私立医院和医生提供医护服务"②。由此可见，加拿大政府对医院的管理主要是通过医疗保险计划来实现。

加拿大的联邦福利卫生部是加拿大主管卫生工作的政府机构，下设卫生保健司、医务司、健康与业余体育活动司、卫生计划司、远期卫生规划司五个司及医学研究委员会，通过制定国家卫生法令和政策，对全国社会健康保险和社会福利工作进行全面管理。

加拿大联邦政府下属的十个省份和三个地区，分别设有卫生署，负责管辖区域内的医疗服务、卫生保健服务以及实施医疗保险方案，并负责贯彻联邦或福利卫生部的卫生法令和政策，履行相关决议。

各省或地区以下还设有卫生区域理事会，负责监督指导辖区内的卫生保健及医疗服务工作，制定实施各地区基层卫生项目的发展计划和方案，提供卫生资金分配的建议等③。

综上所述，加拿大政府是加拿大公立医院最主要的外部监管机构，政府主要通过医疗保险计划对公立医院的医疗保健服务提供、固定资本投资、技术引入、内部运营等行为进行监管，并影响医生的处方行为。同时，在医疗卫生人力资源的合理化配置方面，政府也发挥了极大的引导作用。

4. 新加坡

新加坡医疗卫生在国际上处于较高水平。2009年人均期望寿命约为81.4岁，2009年新加坡政府卫生总费用占国内生产总值的3.1%，政府总体卫生支出占卫生总费用的32.6%④。新加坡的医疗保障模式可分为三个层次，分别为保健储蓄（Medisave）、健保双全（Medishield）和保健基金（Medisfund），形成"三位一体"的健康保护网。

新加坡的卫生服务职能分别由三个部共同承担。卫生部（Ministry of health,

---

① 陈伟、徐兰飞：《英国医疗服务监管体系简介》，《卫生经济研究》2006年第1期。

② 董云萍、夏冕、张文斌：《国外公立医院管理体制及公益性制度安排对我国的借鉴》，《医学与社会》2010年第2期。

③ 胡苏云：《加拿大医疗保险体制的历史沿革及现状》，《中国卫生资源》1998年第3期。

④ 龚舒伟：《加拿大：牵手医保》，《中国医院院长》2010年第4期。

MOH）负责提供预防、治疗及康复服务，制定国家卫生政策及卫生标准并协调私立与公立卫生部门的发展与规划。环境部（Ministry of Environment，MOE）负责环境卫生服务，包括三废处理、控制空气、水的污染，控制传染病的暴发，媒介及昆虫防治，食物的安全生产和销售。人力资源部（Ministry of Manpower，MOM）负责工业及职业卫生。

卫生部下设9个署，策划与发展署、企业行政署、资讯通信署、人力资源署、老年及延续护理署、医务管制署、流行病及疾病控制署、专业水准及发展署、卫生服务发展署。其中策划与发展署专门负责卫生政策、法规和制度的建设。所有政策、法规、制度都是依据国情制定，并随着社会发展而完善，文字简练、宗旨明确、操作性强。例如，在其制定的《国家保健制度》中，卫生部的任务阐述为"促进健康、减少疾病；确保国人能获得符合其需要，同时又负担得起的良好保健服务"。围绕这一宗旨，该保健制度明确了"推广健康生活，增强国民体质；提倡个人责任，避免过分依赖国家福利或医药保险；为国民提供良好和负担得起的基本医疗服务"的政府保健基本原则①。

新加坡的卫生部和财政部对政府补助的医院收入进行总量控制（revenue caps），依病房等级、医院类型及医疗科室而异，每年随通货膨胀率、服务量增加及医疗技术的进展而调整。最高的增长率应控制在 CPI + x 以下。CPI 为消费物价指数，而 x 是一个控制变量，由卫生部及财政部共同商议。要求医院在补助率及收入总量控制之间求得盈亏平衡。卫生部在发展专科及通科服务方面进行协调，包括引进高成本及高科技的药品及仪器设备，使引入新医疗技术建立在可能提供的基础上。

1985 年，新加坡开始对国立医院进行重组，将卫生部直属公立医院转变为私人有限公司管理体制，卫生部派人员参加公司董事会，原股权由国家卫生保健局管理，但医院则全部按私人企业管理方式管理。医院管理体制由董事会委派行政总监全权负责、行政总监一般由非医务人员的企业管理专家担任，下设医药委员会、医院筹划委员会，分别由临床主管和行政主管负责，即分别负责医疗业务和行政后勤事务，这种医院重组和企业管理模式有效地提高了服务水平和服务效率，并有效地控制了医院服务费用开支，这种模式就是医院所有权（国家所有）和经营权（私人有限公司）分离的模式。到 2000 年共重组了 15 家国立医院，并由这些医院组成了两大竞争的医院集团，即保健服务集团和国立健保集团。一方面，集团内部各医院资源共享，实现大范围的合作；另一方面，两大集团展开竞争，引入竞争机制，使医院的医疗和服务更加完善。新加坡的这一特色既降低了

---

① 杨红燕：《中国与新加坡医疗保障制度比较研究》，《卫生经济研究》2004 年第 7 期。

社会资本成本，又为医疗事业的发展引入了竞争这一原动力[①]。

新加坡卫生部明文规定所有的公立医院必须通过美国国际联合委员会（Joint Commission International，JCI）的认证。政府对医疗实行双向补贴政策的特色。新加坡国立医院属于非营利性机构，每家医院在重组时，政府拨专款对医院进行改造或重建，实现对医院的投入；老百姓在看病时，可以得到政府最高80%的医疗补贴，实现对患者的补贴。卫生部对医院有管理控制权，政府要求改制医院立足于基本的、非昂贵的、非高科技的保健服务，并确保医疗服务水平是国家和人民所能够负担得起的。改制后医院以非营利方式运作，政府常年拨款补贴病人的医疗服务消费。政府有权力控制医院的价格、床位以及昂贵仪器设备购置等，并采用商业审计监督医院的财务。政府按照病房级别规定其医药服务、环境和服务态度所应达到的水平及最高收费标准，并给予不同比例的补贴；对公立医院"政策性亏损"的差额给予补足，并从源头上控制药品生产及流通企业的生产经营成本，有效地遏制了药品流通过程中层层加价现象。公立医院的药品收入占总收入9%左右，药品管理体制运转良好[②]。通过政府的有效干预，卫生总费用一直控制在比较低的水平上，提高了公立医院的成本回收率，开拓了筹资渠道，使中低收入阶层获得适宜的医疗服务。新加坡卫生部及医疗机构还十分注重以形成统一价值观为核心的医院文化建设。医院文化包括精神文化、制度文化、行为文化以及物质文化。在重视建筑、设备等硬件建设和制度、系统、流程等软件建设的同时，特别重视愿景、使命和价值观等"精神"建设，让无形价值创造有形价值。

5. 我国香港地区

香港特别行政区陆地面积1104平方千米，地区总人口700.37万人，其中男性329.62万（占47%），平均期望寿命为79.8岁，女性370.75万（占53%），平均期望寿命为86.1岁，总人口中65岁以上人口所占比例为13%。香港地区共有医疗机构111家，病床数35062张。共有注册医护专业人员60041人，其中医生12424人，平均每千人口拥有医生数为1.8人，护士38641人，平均每千人口拥有护士数为5.5人[③]。

香港地区对于医疗机构的监管分两部分进行，私立医疗机构的监管由香港卫生署负责，依据的法规是《香港法例》第165章《医院、护养院及留产院注册条

① 郑普生、田柯：《新加坡医疗保障模式及对我国医保制度的借鉴》，《中国初级卫生保健》2009年第12期；胡善联、龚向光：《新加坡医院体制改革》，《卫生经济研究》2011年第11期。

② 管柏林、范顺良、杨国平：《对新加坡卫生管理主要印象和给我军卫生防疫工作的几点启示》，《解放军预防医学杂志》2001年第3期。

③ 吴迎春：《参加新加坡高级医院管理培训和参观新加坡公立医院的心得体会》，《现代经济》2008年第8期。

例》，该条例规定，任何人有意营办私家医院、留产院或是护养院，都需要向卫生署长申请。非营利性的诊所的注册根据《香港法例》第 343 章《诊疗所条例》进行。香港卫生署在房屋设施、人员准入与医疗设备等方面对私立医疗机构进行注册和监察的工作。其中下设的医护机构注册办事处依据有关条例的规定，确保注册的医疗机构在法律允许的范围内服务。其日常监管的方式有实地的巡查、审阅机构的活动以及投诉的统计资料、发出建议或者警告，并直接处理社会公众对有关医疗机构的投诉。

由政府投资主办的公立医疗机构则全权委托香港医院管理局（以下简称"医管局"）进行管理，香港医管局是根据《香港法例》第 113 条《医院管理局条例》于 1990 年设立，是一个法定的、独立的、非政府部门的公立机构，受香港政府的委托负责管理香港所有的公立医院和基层医疗，并通过卫生福利与食品局向政府负责，每一个季度末和每一年末都要向卫生福利与食品局提交报告。医管局是香港所有公立医院的公共独立法人，具有独立的决策、财务、人事等权力。其职责是管理和掌管公立医院，就公众对医院服务的需求及满足相应需求的资源向政府提供意见，有效地运用医院的设施设备、人员及其他资源，提供最高水平的医院服务，采取适当的架构、制度和方法，改善医院服务的效率，改善公立医院的环境，满足病人的要求。在 2002 年，香港医管局通过联网和聚类的概念，按区域和人口的需要划分为 7 个区域联网，每一个联网都至少有一家综合性医院以及若干专科、康复医院[1]。

香港医管局的层次架构非常清晰，其最高决策机构是医管局大会（也称董事局），该机构同时也是监管机构，医管局大会的主席和董事局成员均由香港政府直接委任，其成员的构成在《医院管理局条例》中有明确的规定。医管局大会的职责是加强对香港医管局的监管，为了确保医管局在现有的资源和制度的条件下，达到公平和效率相协调的最佳状态，力求医管局在工作表现、问责和道德操守方面达到最高标准[2]。

为了保证其职责的履行，医管局大会下设 12 个专门委员会，负责具体的事务。其中主要有审计委员会，其职能是监察医管局的内部审计，保证医管局财务报告信息披露的准确性，比较内外部审计的结果，并监管医保局的财务和行政管理程度是否有规范合法，促进资源的合理分配及使用效率；另外还有财务委员会，负责监察医管局的财务状况，就医管局的财务预算、财务规划、流程和年度的财务报告进行监管；此外，还有医疗服务发展委员会，负责审核公立医院有关

① 李艳艳：《香港特别行政区医疗卫生体制对中国内地的启示》，《医学与社会》2010 年第 1 期。
② 宋元、贲慧、哈维超：《香港地区医疗体制对内地的借鉴意义》，《中国卫生资源》2011 年第 3 期。

医疗服务的规划与发展重点的确立是否合理；其常设的机构还有人力资源委员会、支持服务发展委员会等机构。医管局大会作为医管理局的最高决策机构和监察机构，通过对区域规划的监察，在整体上有效地保证了公立医院的设立和运行的最终目标（不断满足病人的要求）；通过对于资源分配政策与财务过程的监察，确保了医疗卫生资源的分配与使用方面的高效率，并且能尽可能地保证公平性；通过信息公开制度，保证了在公立医院系统管理和运行的过程中的透明和公开。

医管局大会另设有 3 个区域咨询委员会，分别是港岛区域咨询委员会、九龙区域咨询委员会和新界区域咨询委员会。这些委员会设立的目的在于收集并汇总整理各个区域内公众的各类医疗需求，并向医管局提出意见，这些咨询委员会仅具有咨询职能，不具备监察职能，但医管局属下的各医院联网总监及公立医院的行政总监要定期向区域咨询委员会汇报工作，并听取意见。

此外，在大部分公立医院还设有医院管治委员会，这些单独的委员会的设立，可以审查所在医院行政总监的管理报告，监管医院在重大的决策制订和具体运行过程资源的使用情况，并听取医院员工和所在社区居民的反馈，确保资源使用能满足所在区域居民的需要[①]。

6. 我国台湾地区

台湾地区总面积为 3.6 万平方公里，2008 年台湾人口为 2303.7 万人，65 岁以上老龄人占 10.43%，人均 GDP 为 17509 美元，人均卫生支出达到 1087 美元，其卫生支出占 GDP 的比重为 6.4%。男性的人均期望寿命为 75.6 岁、女性的人均期望寿命为 82.3 岁。统计数据显示，截止至 2008 年，台湾共有医疗机构 20174 所，病床数为 15.29 万张，每千人拥有病床数为 6.64 张，每千人拥有医疗人员数量为 9.7 人。

台湾对于医疗服务的管理包括法律、行政、行业协会和医疗机构管理 4 个层面，但从总的方面来说，台湾的医疗服务管理以"法治"和"自治"为主。和医疗服务管理相关的法律有《医疗法》《医师法》和《全民健康保险法》等法律法规。这些法律法规对于医疗机构的设置、医疗机构对外营业范围和医务人员执业行为、健康保险资金筹集、管理、支付和违规的处罚都有明确的规定，但并没有涉及医疗机构部门设置和内部管理等要求。主管行政部门根据法律法规的要求，进行行政监督和执法，主要内容是医疗机构设置审批、医疗机构级别评鉴、医师职称评定等工作。目前部分职能已委托专业的协会等非政府进行，如医疗机构评鉴交由医策会，医师的职称评定有行业协会协助。各个医疗机构负责自身医疗服

---

① 伍凤兰：《香港地区医疗卫生制度变迁及其启示》，《中国卫生经济》2007 年第 10 期。

务工作的组织、经营、安全及品质管理等工作[①]。

为了保证全民健保的正常运行，制定了与《全民健康保险法》配套的20多种子法规，多达60余种作业规范，对于医疗机构服务的提供、收费等方面都做出了明确的规定，克服了此前台湾医疗机构自主管理和自由定价的问题。这一做法促进了医疗机构和医务人员通过改善经营管理方法，节省卫生资源，提高了服务效率和服务质量。除此之外，健保局对于特约医疗机构采取了严格的审查制度，对医疗机构申报的服务数量按2%—10%的比例抽样进行审核，审核的主要内容包括诊断是否正确、检验和检查是否有必要，治疗和手术与诊断病情是否一致、用药的种类与剂量是否条例规定等，同时规定了详细的不予支付标准。在审查过程中发现有不合理的费用，则按抽查的比例放大后核减给付的费用。另外对于违规的医疗机构还会给予包括司法、新闻曝光、行政管理等方面的处理[②]。由于医疗机构的大部分收入来源于健保局所支付的费用，所以才有规范自身医疗行为，提高医疗品质与质量以及实行科学化管理，降低成本的动力。

台湾的医疗质量策进会在台湾的医疗卫生体系中占有至关重要的作用，台湾医院评鉴实施的主要目的在于建立安全、有效、适时、高效、公正优质的医疗服务体制，评核医疗服务的质量，提供民众就医参考及提升教学医院教学研究水平、提供医学院校医学生见习和实习以及住院医师临床学习的场所。医策会的作用主要体现在对于医院科学化管理的推动和对医疗品质的提升上面。医策会的宗旨和职能主要包括三个方面：一是受卫生署授权负责医院评鉴；二是推进医院的医疗质量管理；三是开展医务人员的培训。台湾医策会在进行医院评鉴时，注重以病人为中心，以小区为基础的方向和规划，其评鉴的核心价值可概括为3C：①顾客（Customer）建立安全、有效、公正的优质评鉴机制；②社区（Community）透过各职类人员的团队医疗运作，提供符合社区民众健康需求的医疗服务；③奉献（Contribution）：鼓励医院发展特色、专长及追求卓越。医院评鉴共有8大章508项评鉴项目，涵盖管理、医疗和护理领域三大部分[③]。

医院的评鉴有其规范的作业流程和与国际标准接轨的科学的评鉴方案。一般由被评鉴机构主动提出申请，不论是公立医院或是私立医院均要参与评鉴，且采用相同的评鉴标准。医策会在收到医院的申请后，由医策会内部的医院评鉴小组负责实施，评鉴的结果有特优、优等、合格医院三种级别，评鉴合格的有效期一般为3至4年。医院评鉴之所以重要，一方面是评鉴的结果直接决定了医院能否

---

① 吴进军、谭明天：《赴台湾地区医院考察学习综述》，《中国卫生资源》2006年第1期。
② 文武：《台湾医疗卫生体制及其启示》，《中国财政》2011年第3期。
③ 中华医院管理学会赴台考察团：《台湾医疗服务与全民健康保险体制分析》，《中国医院管理》2002年第3期。

获得健保局特约医疗机构的资格，以及获得的健保支付水平的高低。医院评鉴结果作为全民健康保险部门全民健保分级给付的基础，按照医院的层级不同作不同的给付。健保制度的给付比例与医院评鉴结果密切挂钩的结果是，评鉴等级高的医院意味着得到的健保支付资金也多。另一方面，医院评鉴的结果会在公众媒体上进行公布，评鉴层级高的医院社会声誉度较好，往往能吸引到更多的病患前去就诊，也就代表着有更多的收入来源。

纵观台湾地区医院的外部监管，有如下几个特点：一是有着完善的法律法规体系，其对于监管的机构和职能，以及医院的设置、营业范围等作出了明确的规定，使得监管有法可依，监管的主体明晰化；二是健保局和第三方评鉴机构的参与，既保证了监管的权威性及科学性，又通过监管促进了医院服务品质的提升。

（二）我国公立医院监管现状

1. 公立医院资产规模分析

本节内容根据 2009—2014 年《中国卫生统计年鉴》所收集的公立医院相关资产情况数据，并通过历年《中国财务年鉴》、《中国会计年鉴》，同时综合媒体报道数据，分析事业单位、行政事业单位国有资产以及国有总资产相关数据，为公立医院国有资产规模提供比较背景。

（1）公立医院国有资产描述分析

在统计口径上来看，我国对公立医院尚未形成统一的统计口径。在原卫生部《中国卫生统计年鉴》中没有公立医院的单独统计目类，2004 年开始《中国卫生统计年鉴》中增设了"非营利性医院"的相关统计口径，而这一统计口径在 2007 年改为"政府办医院"，这一目类的出现和演变能够让我们对于公立医院的运行情况，特别是资产情况有一个较为准确的把握。本章节将政府办医院等同于公立医院进行分析。

表 1-4-1　政府办医院资产分析　　　（单位：亿元）

年度	政府办医院总资产	政府办医院净资产	政府办卫生机构总资产	政府办卫生机构净资产	医院总资产	医院净资产
2008	8774.38	6140.48	11068.6	7903.81	10191.88	6941.41
2009	11525.57	7838.29	14589.93	10164.63	13587.59	8953.33
2010	12293.79	8323.15	15399.33	10663.03	14054.44	9275.68
2011	14491.81	9534.11	18159.85	12265.37	16681.73	10682.9
2012	14862.39	8483.35	18829.64	11392.82	17306.57	9723.98
2013	17363.89	9695.04	21905.56	13089.85	20204.19	11048.01

资料来源：中华人民共和国卫生和计划生育委员会编：2009—2014 年《中国卫生统计年鉴》。

如表1-4-1所示，从有较为准确统计数据的2008年开始，观察我国公立医院总资产和净资产变化情况，即相关机构的总资产和净资产演变情况，总体来看我国公立医院、公立卫生机构以及社会所有医院的总资产和净资产情况处于逐年上升的趋势。

表1-4-2　政府办医院资产增长率　　（单位：%）

年度	政府办医院总资产	政府办医院净资产	政府办卫生机构总资产	政府办卫生机构净资产	医院总资产	医院净资产
2008	13.99	12.51	14.82	13.64	12.55	10.50
2009	31.35	27.65	31.81	28.60	33.32	28.98
2010	6.67	6.19	5.55	4.90	3.44	3.60
2011	17.88	14.55	17.93	15.03	18.69	15.17
2012	2.56	-11.02	3.69	-7.11	3.75	-8.98
2013	16.83	14.28	16.34	14.90	16.74	13.62
平均	14.63	9.56	14.63	10.62	14.67	9.74

资料来源：中华人民共和国卫生和计划生育委员会编：2009—2014年《中国卫生统计年鉴》。

从表1-4-2中各年较上一年的资产增长情况可以看出，公立医院和卫生机构总资产和净资产增长率随政策影响浮动较大。2009年增长率突增，均在30%左右，明显高于往年，可能与新医改中增加对公立医院的投入政策有关。

由于净资产＝总资产－负债，而近六年来公立医院的总资产高于净资产增长率，可见每年负债的增长率是大于净资产增长率的，且在持续增长。举债办医的现象已经到了非常严重的地步。

表1-4-3　公立医院资产占政府办卫生机构和社会医院情况　　（单位：%）

年度	占政府办卫生机构总资产比例	占政府办卫生机构净资产比例	占社会所有医院总资产比例	占社会所有医院净资产比例
2008	79.27	77.69	86.09	88.46
2009	79.00	77.11	84.82	87.55
2010	69.80	69.60	87.47	89.73
2011	69.49	69.17	86.87	89.25
2012	68.97	66.20	85.88	87.24
2013	69.25	66.12	85.94	87.75

资料来源：中华人民共和国卫生和计划生育委员会编：2009—2014年《中国卫生统计年鉴》。

如表1-4-3所示，由公立医院资产所占政府办卫生机构和整个社会所有医院资产情况来看，公立医院的资产比重呈现逐年降低的趋势，但总体构成比重依然较高。

一方面公立医院占政府办卫生机构总资产的比例维持在70%左右，显示出我国政府办卫生机构的监管主要集中在对公立医院的监管。

另一方面，公立医院资产占政府办社会医院总资产的比例依然高于80%，净资产比重更是高达87.75%，说明我国医院行业依然处于相对封闭的状况，社会资本办医的投入依然较弱，且面临强大的公立医院垄断压力，这一规模上的阻碍使得社会办医纵然被大力倡导但依旧举步维艰，从数据上显示，近十年来我国社会办医的发展几乎没有任何进步。

（2）公立医院国有资产规模综合分析

根据已有的数据，本章节统计2004—2008年公立医院国有资产和同期事业单位国有资产与国有总资产的相关情况（表1-4-4）。

表1-4-4　公立医院总资产在事业单位和国有总资产中的构成情况　（单位：亿元）

年度	公立医院总资产	事业单位总资产	国有总资产	占事业单位总资产比例（%）	占国有总资产比例（%）
2004	5355.7	39147.18	141794.4	13.68	3.78
2005	6256.88	46367.13	160008.9	13.49	3.91
2006	7135.53	53577.12	177951.1	13.32	4.01
2007	7697.58	59635.4	200585.43	12.91	3.84
2008	8774.37	81078.04	—	10.82	—
平均	—	—	—	12.84	3.88

资料来源：中华人民共和国卫生和计划生育委员会编：2009—2014年《中国卫生统计年鉴》。

表1-4-4直观反映出公立医院国有资产占事业单位的比重平均为12.84%，近年来呈现下降的趋势，占国有总资产的比重平均处于4%左右。但下降幅度不大，目前我国公立医院的发展维持在一个相对稳定的水平。

表1-4-5　公立医院净资产与事业单位净资产比重情况

年度	公立医院总资产（亿元）	公立医院净资产（亿元）	公立医院净资产（%）比例	事业单位总资产（亿元）	事业单位净资产（亿元）	事业单位净资产（%）比例
2004	5355.7	3954.24	73.83	39147.18	27252.28	69.61
2005	6256.88	4559.75	72.88	46367.13	31366.09	67.65
2006	7135.53	5123.85	71.81	53577.12	36124.99	67.43
2007	7697.58	5457.74	70.90	59635.4	40442.21	67.82
2008	8774.3786	6140.48	69.98	81078.04	44071.4	54.36
平均	—	—	71.88	—	—	65.37

如表 1 - 4 - 5 所示，在净资产方面，公立医院净资产比例虽然有下降的趋势，但平均水平为 71.88%，仍然高于事业单位净资产比例（65.37%），特别是近年来公立医院净资产比例依然维持在 70% 附近，而事业单位净资产比例已经下降至不足 55%。这一数字说明公立医院是一类特殊的事业单位，其运营活力及运行效率较其他事业单位要高出很多，体现了公立医院的生产性和经营性。

（3）公立医院国有资产增值保值情况

净资产反映组织实际掌握的用于生产的资产量，净资产增长率一般表示了资产增值保值的水平。表 1 - 4 - 6 为 2008—2013 年公立医院资产、收入支出情况。

表 1 - 4 - 6　公立医院净资产、收入支出情况

年度	净资产（亿元）	净资产增长率（%）	总收入（亿元）	总支出（亿元）	收支结余（亿元）	总收支结余率（%）	净资产收益率（%）	收支结余对净资产贡献率（%）
2008	6140.48	—	6090.22	5895.39	194.83	3.20	3.17	—
2009	7838.29	27.65	7456.91	7114.53	342.38	4.59	4.37	20.17
2010	8323.15	6.19	9699.23	9284.07	415.16	4.28	4.99	85.62
2011	9534.11	14.55	11640.71	11230.81	409.9	3.52	4.30	33.85
2012	8483.35	-11.02	14212.65	13548.13	664.52	4.68	7.83	-63.24
2013	9695.04	14.28	16430.11	15675.97	754.14	4.59	7.78	62.24
平均	—	9.56	—	—	—	4.14	5.41	27.73

资料来源：中华人民共和国卫生和计划生育委员会编：2009—2014 年《中国卫生统计年鉴》。

从表 1 - 4 - 6 中的数据来看，我国公立医院净资产增长率普遍处于较高的水平，平均的净资产增长率在 9% 左右。而相较于净资产的增长，公立医院收入支出情况相对稳定，总收支结余率平均为 4.14%，收支结余对净资产增加的贡献率平均为 27.73%。

一般概念认为收支结余是净资产增加的主要原因，而从公立医院经济运行情况来看，收支结余率普遍不高，而反映资产增值保值的主要指标净资产增长幅度却维持较高的水平。

（4）公立医院床位与卫生技术人员情况

本部分统计分析 2008—2013 年公立医院的床位情况与卫生技术人员数量情况。

表1-4-7 公立医院床位与卫生技术人员情况

年度	公立医院总床位数（万张）	医院床位数（万张）	公立医院卫生技术人员数（人）	卫生技术人员数（人）
2008	223.49	288.29	3879934	5174478
2009	279.25	312.08	2528127	5535124
2010	301.38	338.74	3090156	5876158
2011	324.37	370.51	3285989	6202858
2012	357.93	416.15	3555279	6675549
2013	386.54	457.86	3838670	7210578
平均增长率（%）	11.58	9.69	-0.21	6.86

资料来源：中华人民共和国卫生和计划生育委员会编：2009—2014年《中国卫生统计年鉴》。

由表1-4-7数据来看，自2008年以来，我国医院的床位数正在稳步增加，年均增长率为9.69%，其中公立医院的床位数远远高于其他性质的医院。同时医院的卫生技术人员人数也呈现上升趋势，但其增长速度滞后于床位增长速度，尤其在公立医院这种现象更加明显，甚至出现卫技人员数量负增长的情况。这组数据直观反映了导致目前公立医院医务人员工作压力大、医疗质量堪忧、医患关系紧张的原因。

（5）公立医院万元以上设备情况

表1-4-8 公立医院万元以上设备情况

年度	医院万元以上设备总价值（亿元）	医疗卫生机构万元以上设备总价值（亿元）	医院万元以上设备台数（万台）	医疗卫生机构万元以上设备台数（万台）	医院万元以上设备总价值占医疗机构的比率（%）
2008	2465.8	3239.29	167.19	224.08	76.12
2009	2791.73	3373.06	187.13	252.88	82.77
2010	3204.86	3841.24	207.7	282.44	83.43
2011	3738.25	4453.02	236.32	317.64	83.95
2012	4400.58	5241.60	272.65	358.69	83.95
2013	5494.48	6510.60	315.61	417.21	84.39
平均增长率（%）	17.38	14.98	13.55	13.24	—

资料来源：中华人民共和国卫生和计划生育委员会编：2009—2014年《中国卫生统计年鉴》。

我国医疗卫生机构及医院的万元以上设备购置情况自2008年起呈稳步增长趋势，年均增长率在15%左右。但是医院万元以上设备总价值占医疗机构的比率已经达到84.39%，且表现出逐年上升的态势，说明医疗机构中，绝大多数的设备资源集中在医院之中，且有继续向医院集中的趋势。

2. 医院监管职能划分现状

根据医院监管的分类，本书初步统计了政府部门对医院负有监管责任的主要机构，并梳理了医院监管相关的主要职能（表1-4-9）。

表1-4-9　医院监管相关机构与职能划分

监管主体	行业监管	公立医院运行监管
发改委	医院大型建设项目规划审批。	公立医院规模的控制。
物价局	①省级部门对医疗服务价格进行定价 ②市级部门对医疗服务价格进行监督执法	—
财政局	—	①公立医院财政补助的核拨； ②公立医院财务状况监督检查。
审计局	—	对医院大额资金使用情况进行审计。
编制委员会办公室	—	①公立医院人员编制的初始设置和调整； ②公立医院人员编制的使用。
人力资源和社会保障局	对医保定点医院医保相关资金的拨付	公立医院编制人员的公开招考
组织部	—	公立医院领导的任命、考核。
药监局	药品、医疗器械的安全质量监督。	—
卫计局	①医疗卫生整体规划； ②医院基础建设、规模变更的可行性论证，上报发改委申请； ③监督医疗服务价格的执行，开展新技术收费的申请的初步审核和上报物价部门； ④大型医疗设备准入与上报管理； ⑤医疗服务质量监管； ⑥医疗机构准入和人员执业准入的监督执法； ⑦对医保定点医院新农合相关资金拨付。	①根据医院财务报表监测医院经济运行，并上报财政部门； ②核准公立医院的预算，上报财政局申请； ③财政补助的具体发放； ④公立医院领导的任命建议。

调查发现，医院监管的相关职能分散在多个行政职能部门。

（1）医院行业监管

①准入监管。卫生计生行政部门承担医疗机构、执业人员、设备等的准入监管责任；医院基础设施建设和规模变更由卫生计生行政部门进行可行性论证，并由发展改革委进行审批。

②价格监管。省物价部门负责确定本省的医疗服务项目和价格，负责对变更项目重新调整价格和审核；市物价部门负责对市内所有医疗机构的医疗服务和药品价格进行监督、检查和执法，卫生计生行政部门协助价格监督；

③质量监管。卫生计生行政部门负责所有医疗机构医疗质量的监督、检查以及由卫生监督部门进行执法；食品药品监督部门负责对所有药品、医疗器械安全、质量的监管。

④医保监管。社会保障部门（人力资源和社会保障局）负责对其职责范围内的职工和居民医保基金进行管理，并对医疗机构进行付费，实现医疗费用控制。

卫生计生行政部门负责对其职责范围内的新农合医保基金进行管理，并对医疗机构进行付费，实现医疗费用控制。

（2）公立医院运行监管

①管理者（院长）任命

在同一个区域内针对不同的公立医院，管理者的任命主体不同，公立医院管理者任命与卫计局的行政级别相关。"组织部门管干部"是我国干部管理的基本制度，长期以来公立医院作为事业单位的重要组成部门，其管理者（院长）的任命权一直由组织部门履行，卫生计生行政部门对于公立医院院长的任免只有建议权，而随着公立医院行政级别的升高，卫生计生行政部门建议权则趋于弱化。

虽然存在卫生计生行政部门的行政官员调任公立医院从事领导岗位，或者公立医院院长调任卫生计生行政部门从事行政管理工作的现象，但公立医院院长的任命权力掌握在组织部门手中，公立医院实际管理者（院长）的负责对象就不是卫生计生行政部门，而是组织部门。

②编制与人员录用

编制委员会办公室掌握事业单位人员编制的初始设置、核准、调整和使用责任，公立医院的人员编制即由编办进行核定。

公立医院事业编制人员须通过由人事部门（人社局）组织的事业单位职工招考。部分地区公立医院已经逐步实现自主用人机制，即实行合同聘用制度。

③财政投入与经济运行监管

财政部门实际掌握了对公立医院进行财政经费投入的权力，财政部门负责公立医院投入总额，并拨付卫生计生行政部门，由卫生计生行政部门进行具体的拨付。

财政部门名义上负责对公立医院的国有资产进行管理。卫生计生行政部门负责收集公立医院经济运行相关数据，并报财政部门。

④规模控制

由卫生计生行政部门进行可行性分析，并上报发展改革委进行审核批准。

（3）政府部门常用公立医院监管指标

我国对公立医院的实行多头监管的模式，各部门只负责某一方面的监管，因此没有一个全面的监管指标体系。同时，各部门普遍存在"以评代管""以罚代管"和"以考核代管"的现象，即主要通过对医院的评审、违规行为处罚、院长绩效考核等方式来实现对公立医院的监管。从访谈中了解到，各部门在具体监管实践中依然会考虑一些监管指标，如表1-4-10所示。

表1-4-10 各部门监管公立医院的常用指标

部门	常用的监管指标
医保	统筹基金年均增长率、统筹基金使用率、统筹基金超支率、住院次均医保总费用标准等
财政	财政专项补助使用率、专项任务完成情况等
物价	项目（耗材）实际价格与指导价格比、次均门诊收费、次均住院收费
国资委	固定资产总值、资产收益率、流动比率、速动比率、负债率
编办	床位数量、人员编制总数、编制饱和率、各医疗卫生技术岗位编制占比
卫生行政	资源配置、治疗质量、工作效率、患者负担

其中，作为最主要的监管主体的卫生计生行政部门，负责公立医院的市场准入、医疗质量、行业规范等方面，其出台了各项评审标准和技术规范，其中《三级综合医院评审标准（2011版）》中的"公立医院运行的基本监测指标"共包含了7项一级指标、28项二级指标，涵盖资源配置、工作负荷、治疗质量、工作效率、患者负担、资产运营和科研成果等方面，如表1-4-11所示。

表1-4-11 三级综合医院评审标准医院运行基本监测指标

一级指标	二级指标
资源配置	实际开放床位、重症医学科实际开放床位、急诊留观实际开放床位
	全体员工总数、卫生技术人员数（其中：医师、护理、医技人数）
	医院医用建筑面积
工作负荷	年门诊人次、健康体检人次、年急诊人次、留观人次
	年住院患者例数、出院患者实际总用床日
	年住院手术例数、年门诊手术例数

续表

一级指标	二级指标
治疗质量	手术冰冻与石蜡诊断符合率
	恶性肿瘤手术前诊断与术后病理诊断符合例数
	住院患者死亡与自动出院例数
	住院手术例数、死亡例数
	住院危重抢救例数、死亡例数
	急诊科危重抢救例数、死亡例数
	新生儿患者住院死亡率
工作效率	出院患者平均住院日
	平均每张床位工作日
	床位使用率（%）
	床位周转次数
患者负担	每门诊人次费用（元），其中药费（元）
	每住院人次费用（元），其中药费（元）
资产运营	流动比率、速动比率
	医疗收入/百元固定资产
	业务支出/百元业务收入
	资产负债率
	固定资产总值
	医疗收入中，药品收入、医用材料收入比率
科研成果	国内论文数及被引次数、SCI 收录论文数/每百张开放床位
	承担与完成国家、省级科研课题数/每百张开放床位
	获得国家、省级科研基金额度/每百张开放床位

通过以上研究可以发现我国公立医院监管指标体系存在以下问题：

一是监管指标零碎，尚未形成统一的监管体系。不同部门有自己的监管手段和指标，监管的信息不能有效共享，未形成集合多个监管部门、基于多元治理的统一监管体系；

二是监管指标多而杂，数据收集成本较大。大多数指标体系的末级指标数量都不少于20个，甚至高达50个，这一方面给监管者的数据收集工作带来了困难，也增加了监管的成本和时间，降低了指标体系的操作性。

三是确定指标权重以定性为主，主观性较大。指标权重的确定几乎都是通过专家咨询法和层次分析法来计算的，结果在很大程度上受到专家的权威程度和个人偏好等主观因素影响，降低了指标体系的客观性。

3. 公立医院资产和运行监管的实证分析

在新一轮的医药卫生体制改革中，公立医院改革作为五项重点工作任务之一，得到政府的普遍重视，公立医院运行监管也在公立医院改革试点城市逐步开展，本研究通过现有资料收集和关键知情人访谈以及现场观察法，研究公立医院改革试点城市在公立医院运行监管上的典型案例，探讨其积极意义。

（1）镇江经验

镇江是位于中国东部江苏省境内的一个中小规模城市，全市共有二级及以上医院 19 家，其中三级公立医院 4 家。

镇江市政府委托卫计局履行公立医院出资人职责，不再另行设立新的公立医院管理机构，卫计局内设专门处室分别履行全行业监管和出资人办医的职责。具体实现方式是，以医院集团形式成立的理事会，代表出资人行使医院的重大事项决策权。

镇江公立医院运行监管体系探索有以下几方面的突出之处：

第一，明确了公立医院国有资产履行出资人职责的部门与运行方式，没有重新设置新的公立医院管理机构，在政府层面节省了监管成本。

第二，通过成立医疗集团，具体以理事会的方式负责履行出资人职责，并决定公立医院集团的重大事项，将政府层面关于公立医院的决策层面降低，同时让公立医院管理者参与公立医院的重大决策，实现了政府、政府职能部门、公立医院三方在监事会平台上的博弈过程，有利于降低公立医院运行监管的成本。

第三，明确了监事会与公立医院管理者之间的权责分配，上收了部分原来可以有公立医院管理者掌握的重要权利，如重大投资、重大设备购买以及决定医院内部分配制度等，实现了控制医院规模盲目扩张的制度保障。同时授予医院管理者充分的经营权，有较为充分的积极性进行公立医院的经营。

第四，监事会明确了集团公立医院之间资产调整的职能，这意味着公立医院的国有资产形成了在公立医院体系内进行优化配置的可能性，显示了国有资产出资人的关键性作用，即提升公立医院整体运行效率。

镇江的公立医院运行监管模式实施以来，出现了社会资本参与公立医院集团运行的趋势，这也体现了镇江经验的一些局限：

第一，医疗集团的模式整合了区域内的公立医院资源，同时集团化的运作方式使公立医院形成了医疗市场上绝对垄断的地位，这样可能会挤占社会资本举办医院的发展空间。实际上镇江市的医院市场由于公立医院形成垄断局面可能导致社会资本进入的困难，或者这样理解，社会资本在未来可能只能以与公立医院集团合作的方式才能进入镇江的医院市场。

第二，公立医院集团与社会资本出现混合所有制形式进行经营，实际上使镇江市的医院市场发生了混同，公立医院运行监管与医院行业监管的对象区分不再明显，同时在职能设计上卫计局同时肩负行业准入和出资人的角色，是否能够明晰地将两种职能分离运行，可能对政府行使医院监管的效果产生影响。

第三，公立医院采取股份制运行的方式。镇江市民营医疗机构加入公立医院集团，形成混合所有者的案例，说明民营医院必须通过与公立医院集团进行合作才能生存的运行趋势，同时股份制的运行方式对公立医院非经营性国有资产的性质形成实质性的挑战，在股份制公立医院运行中，公立医院经营性质能否保持公益性，不出现明显的营利性倾向是需要正视的问题。

（2）鄂州经验

鄂州是位于中国中部地区湖北省境内的一个小规模城市，共有二级以上公立医院 8 家，其中三级公立医院 3 家。

鄂州市围绕公立医院运行监管的体系设计可以分以下几个部分。

公立医院管理委员会：制订管委会工作职责和议事规则，定期召开会议，研究决定全市公立医院发展战略、审查批准区域卫生规划、讨论决定公立医院重大事项。

公立医院管理中心：公立医院管理中心为医管委办事机构，挂靠市卫生计生行政部门，为全额拨款事业单位。将分散在各部门的医院管理职能整合到医管中心，作为政府办医机构行使公立医院的功能定位、发展规划、重大投资、国有资产增值保值、公立医院运行、院长选拔聘任、院长及医院管理层薪酬制定等权力。

公立医院理事会、监事会：拟在鄂州市中心医院进行试点，建立公立医院理事会、监事会的法人治理结构，落实公立医院独立法人地位和经营管理自主权，强化经营管理责任，按照国家有关规定管理人员聘用和内部收入分配。

从公立医院运行监管的体系设计来看，鄂州市显得较为清晰。但在实际调研中发现鄂州市公立医院运行监管体系尚处于设计建立阶段，未涉及公立医院运行监管中的实际问题。

鄂州市公立医院管理中心作为鄂州市公立医院管理委员会名义上承担公立医院运行监管的众多职能，但实际调研发现中心的定位实际上使公立医院管理委员会各个组成部门间的实体协调机构，而且中心和卫生计生行政部门之间属于挂靠的关系，但实际运作中，中心与卫生计生行政部门之间的职能出现交叉，分工并不明确，说明中心的既定职能并没有能够实现，导致机构的分设不能在实际意义上实现"管办分开"。

而公立医院的法人治理结构尚处于设计阶段，目前没有明确的制度设计，即理事会、中心、卫生计生行政部门的关系不明晰，并且理事会如何实际操作公立医院的运行也没有得到具体的表现，理事会的功能模糊。

4. 小结

（1）社会资本举办医院的急迫性

根据公立医院资产占社会所有医院的比例来看，虽然近年来呈现下降趋势，但资产比例依然在85%附近。公立医院比重过大不利于整个国家医院行业市场的正常发展。特别是改革以来，引入市场机制来激活医院的运行效率，必然是以逐步放松对医院市场的监管准入为前提的。在没有外部竞争者参与的医院市场，公立医院占据绝对的统治地位，这样的前提下引入市场机制将不能诱使公立医院提升自身的运行效率，反而促进了公立医院攫取超额结余的动机，必然损害整个社会的普遍利益。

当务之急是进一步鼓励和规范医院行业的准入，使更多的社会资本参与到医院行业的服务提供中，改变医院行业的资本结构，促进合理的竞争，从而提高整个行业的运行效率，促进社会效益的提高。

（2）公立医院资产运行增值情况明显

由实证的数据来看，近年来公立医院运行中净资产的增长速度较快，幅度较大，5年时间净资产总量已经实现翻番。

从2009年数据来看，公立医院总资产（11525.57亿元）已经超过了我国医药行业的资产总计（8832.25亿元），就整个行业的资产量和增长速率来看，公立医院已经超过了医药行业，资产的增长速度也高于医药行业的增长速度。

作为以营利为目的的医药行业资产增长的速率应该低于以社会效益最大化、以提供医疗服务等公益目标为己任的公立医院，公立医院国有资产增值过快，可能从侧面显示了公立医院公益性的缺失和趋利性的增强。

（3）对公立医院扩张和增值的监管亟待加强

公立医院扩张迅速，国有资产增值明显，所显示的另一个问题是，国家对于公立医院的运行监管处于缺失状态，无法对公立医院的经济运行行为予以有效的规范和引导。造成公立医院目前扩张和资产增值明显的基本原因可能主要来自于制度设计的缺陷和公立医院国有资产运行目标的模糊。

（4）认识公立医院监管的重要作用

公立医院改革过程中，在逐步开放医院行业市场，引入社会资本的情况下，通过公立医院的私有化来激进地调整整体社会医疗市场的资本结构是不可取的。私有化的前提是完善的法制体系和审计机制，而在我国，以上两个前提条件并不完善。

同时，在我国公立医院国有资产占国有总资产比重4%的现实情况下，公立医院国有资产存量巨大，同时也承担了市场上最大份额的医疗服务提供，通过私有化的激进方式来实现医院市场的结构调整，必然对我国国有资产的安全产生巨大冲击，造成国有资产的流失，而激进的私有化策略将严重影响到医疗服务市场提供服务的正常秩序，导致社会效益削弱的巨大风险。

公立医院私有化只能根据医院市场发展的具体情况，逐步引入社会资本办医、增加市场竞争者的同时，强化对公立医院的运行监管，在形成健康的医疗市场之后，再根据医疗市场的社会效益进展情况，有步骤、有选择地对经营效率低下、资产投入重复严重的公立医院进行社会化、私有化的选择，这样的选择才是符合中国医疗行业市场正常发展的选择，也符合我国市场经济改革"摸着石头过河"的稳步推进策略。

三、公立医院监管主要存在的问题

（一）医院监管体系设计缺失导致运行监管职能分散，不能形成监管合力

改革开放以来，经济体制的改革取得了瞩目的成就，而在其他领域的改革一直推进缓慢，其中事业单位改革更是处于推进艰难的境地。

作为事业单位改革的重要组成部分，公立医院改革的目标和具体思路一直都不明确，这表现为改革开放以后为提高公立医院效率，改变当时看病难、手术难的现实状况，国家实行了"简政放权"的政策，扩大了公立医院的经营自主权，而后在 90 年代推行了医疗机构分类管理以及医院评审等措施，2000 年以后明确提出了鼓励社会资本举办非营利性医院。

虽然新的医药卫生体制改革指导意见中提出了医药卫生体系的改革总体目标，但总的说来国家层面没有形成对于公立医院改革、医院市场建立和监管的明确思路。医院监管体系的顶层设计一直没有出现，更没有以立法的形式确定医院行业的改革发展方向，导致对于公立医院的改革没有形成长效的、连贯的制度设计，改革政策一直是以"打补丁"的方式出现。

而在公立医院的运行监管上也沿用计划经济体制下的方式，没有适应跟随国家经济体制改革建设市场经济的整体步伐。这样的制度设计，使运行监管职能分散在多个机构，从本质上造成医院运行监管的效率低下，而没有及时的改革也使得改革的阻力不断增加。

首先发改委、组织部、人社局、财政局等部门分别掌握着公立医院建设项目规划审批、领导干部任免、人事编制调配、财政经费拨付等重大事项，应该能够对公立医院的行为进行强有力的约束。但实际上由于受人员数量、专业背景等限制，这些部门无法对公立医院的运行过程和结果进行科学的评价，监管意愿不强、监管能力也较弱，在规划审批以及规模控制等可行性研究大多直接依靠卫计

局提供相应的专业可行性报告。

在条块分割的管理体制下，各个行政部门间在公立医院运行监管的沟通协调方面较为困难，成本高昂，效率低下，由名义上的"主办单位"卫计局进行协调，协调力较弱，难以形成监管合力。

以上原因综合导致了对公立医院运行的监管无效率。

（二）公立医院自主权增强下的出资人困境

目前涉及公立医院出资人职能的权力实际上分散在以下几个部门，即人权，组织部门和人事部门主要掌握了公立医院主要领导的任命权力和公立医院从业人员的聘用，卫生计生行政部门只能任命行政级别较低的乡镇卫生院和社区卫生服务中心负责人。部分教育部管理的公立医院中，院长的任命权由高校组织部门任命，卫生计生行政部门基本没有话语权。财权，在"简政放权"的背景下，经营权的下放使公立医院依靠业务收入维持生存和发展，公立医院占有、使用和处置国有资产的权力实际归医院院长所有。政府通过财政直接投入到医院的资金大为缩减，卫生计生行政部门通过不到公立医院经营收入10%的财政补助影响公立医院运行的方式已经对公立医院基本没有约束力，公立医院主要领导实际上出任了公立医院国有资产的出资人，卫生计生行政部门只起到财务部门和公立医院之间承上启下的功能。

由于政府财政投入的减少，卫生计生行政部门出资人的角色被虚置，政府同时没有确定新的出资人主体，出资人的权力与经营权一起下放至公立医院，由院长实际操纵，而对于公立医院院长的约束机制没有建立，这引起了一系列的问题。

第一，院长掌握出资人权力，因此对院长的激励发生了偏差，从如何提高公立医院的运行效率，即合理使用国有资产，提高社会效益的目标，转为如何能够生存和发展，这一激励的改变使很多公立医院走上了盲目扩张的道路，将公立医院做大做强，不仅能完成生存的基本要求，同时也是院长"仕途"的一大政绩。这也是我国国有企业改革中出现的一个共性问题。

第二，对院长的权力缺乏约束导致在公立医院发展过程中的诸多问题，最突出的显示为公立医院的负债问题，由于经营的随意性，扩张的盲目性，公立医院很可能在运行中背负高额的长期债务，影响国有资产的健康运行。同时在医院扩张的过程中公立医院院长的经济问题也需要引起足够的重视。

从这个意义上来说，公立医院实际上一直进行无监管状态下的粗放发展。

（三）公立医院无序扩张带来的连锁不良反应

首先我国公立医院规模粗放型扩张，导致医疗卫生优质资源过多地流向公立医院，但这样的扩张和发展没有带动基层医疗机构，相反基层医疗机构能力低下，萎缩严重。形成大医院门庭若市，基层医疗机构门可罗雀的局面。

其次公立医院粗放型扩张虽然一定程度上缓解了居民就诊的需求，但因为缺少精细化、专业化和规范化的管理，公立医院的财务状况一直得不到改善。公立医院虽然一再扩张，一再增加床位，年终收入很高，但在高昂的成本下，实际上净收益水平却很低。很多公立医院在上报给卫生计生行政部门的财务年报上显示，虽然公立医院门诊人次数、出院病人人次数以及收入逐年增长显著，但如果除去药品收入，那公立医院则就处于亏损的状态。

第三，用人机制僵化，无法形成人才的良性新陈代谢。人才是医疗卫生系统的重要资源，公立医院的扩张必然需要人才的补充。这种情况下，基层医疗机构的卫技人员因为待遇、发展前景等原因千方百计想进入大医院工作（乡镇卫生院想去县医院、县医院想去市一级公立医院），客观上也是导致基层医疗机构进入萎缩、能力低下、恶性循环的诱因之一。但我国公立医院的用人机制一直处在铁饭碗的计划经济局面下，医院养职工的现象背后是公立医院背负的巨大经济包袱以及卫技人员无法合理地优胜劣汰，卫技人员想拿到大医院的编制很难，而基层医疗机构想精简人员也很难。

第四，公立医院虽然属于国有资产，但是在长期"放权让利"政策下，导致职工和领导层对于医院属于国有资产的概念变得模糊，侵占国有资产的事情时有发生[1]，同时医疗服务提供过程中发生大量浪费的情况，不仅大幅度提高了医院运行成本，实际上也导致公立医院国有资产的流失[2]。

四、总结与展望

目前我国的绝大多数医院是由政府举办的，公立医院的内部治理结构还没有建立，所有权与经营权未完全分离，决策权由行政主管部门掌控，院长具有一定决策权和经营权，党委会和职代会发挥监督职能。卫生主管部门对公立医院的监督往往表现为直接的行政干预，集中体现在医院的财政、资产以及人事调配管理都是由卫生行政主管部门直接决定，医院的决策权受到较大限制。因此，公立医院与国有企业一样，实际上存在着所有者缺位的问题。同时，政府的精力财力又非常有限，普遍存在着管理不到位的现象。以上种种原因导致了医疗资源的浪费和服务效率低下的现状。实施医院自治，不但可使公立医院获得更大的经营自主权，而且政府也可

---

① 李明发：《浅谈营利性医院的监管》，《中国医院管理》2008 年第 8 期。
② 雷立新：《对民营医疗机构监管的思考》，《山西医药杂志》2007 年第 7 期。

以从具体事务的管理中解放出来，把工作重点放在宏观控制和监督评价上。

因此，我国政府应该在学习国际经验的基础上，加快公立医院管理体制和运行机制改革的步伐，从直接办医院向行使管理和监督医院运行绩效的职能转变特别是在市场经济体制下，政府在医疗领域的责任主要体现在保障居民购买医疗服务的质和量上，而不应集中体现于办医疗机构的数目和规模上。在未来的五到十年内，应该尝试形成一个有效的公立医院监管体系，在这一监管体系中，既能对公立医院进行细致的运行监管，也能对公立医院进行全面的行业监管。

第二节　我国基层医疗卫生机构监管体系的评价与反思

一、基层医疗卫生机构监管体系的概念及内涵

（一）基层医疗卫生机构

按照国家卫生和计划生育委员会对基层医疗卫生机构的界定，基层医疗卫生机构主要包括城市中的社区卫生服务机构，以及农村地区的乡镇卫生院以及村卫生室。根据统计数据显示，截止到 2013 年年底，全国共有基层医疗卫生机构915368 家，较 2012 年同比增长 3.01‰，其中社区卫生服务机构 33965 家，较2012 年新增 403 家；乡镇卫生院 37015 家，较 2012 年减少 82 家；村卫生室648619 家，较 2012 年减少 4800 家。[①]

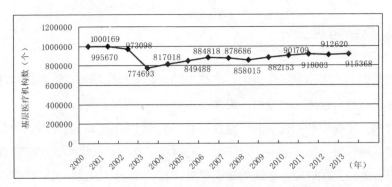

图 1 - 4 - 1　2000—2013 年基层医疗卫生机构数折线图

数据来源：国家卫生和计划生育委员会编：《2014 中国卫生和计划生育统计年鉴》。

---

① 国家卫生和计划生育委员会编：《2014 中国卫生和计划生育统计年鉴》，中国协和医科大学出版社 2014 年版，第 3 页。

1. 社区卫生服务机构

社区卫生服务是城市卫生工作的重要组成部分，是实现人人享有初级卫生保健目标的基础环节[1]。社区卫生服务机构是社区卫生服务工作的主要载体，它以社区、家庭和居民为服务对象，以妇女、儿童、老年人、慢性病人、残疾人、贫困居民等为服务重点，开展健康教育、预防、保健、康复、计划生育技术服务和一般常见病、多发病的诊疗服务，是非盈利性、公益性的医疗卫生机构，主要由社区卫生服务中心和服务站组成。社区卫生服务中心是社区卫生服务机构的主体，一般以街道办事处所辖范围设置，服务人口约3—5万人，对社区卫生服务中心难以方便覆盖的区域，以社区卫生服务站作为补充[2]。截止到2013年年底，全国共有社区卫生服务中心8488家，共计诊疗5.08亿人次，社区卫生服务站25477家，累计诊疗1.49亿人次[3]。

表 1-4-12　2013年全国及各地区社区卫生服务机构数及诊疗人次数[4]

	机构数	诊疗人次数（万人次）	占区域内总诊疗人次数的比例（%）
全国			
社区卫生服务中心	8488	50788.6	6.94
社区卫生服务站	25477	14921.2	2.04
东部地区			
社区卫生服务中心	4136	40206.4	10.83
社区卫生服务站	16042	8075.5	2.18
中部地区			
社区卫生服务中心	2404	5682.4	3.02
社区卫生服务站	5261	3903.0	2.07
西部地区			
社区卫生服务中心	1948	4899.8	2.85
社区卫生服务站	4174	2942.6	1.71

数据来源：《2014中国卫生和计划生育统计年鉴》。

2. 乡镇卫生院

乡镇卫生院是县或乡设立的一种卫生行政兼顾医疗预防工作的综合性机构，其任务是负责所在地区内医疗卫生工作，组织领导群众卫生运动，培训卫生技术人

---

[1]　国务院编：《国务院关于发展城市社区卫生服务的指导意见》，2006年。
[2]　国家卫生和计划生育委员会：《城市社区卫生服务机构设置原则》，2000年。
[3]　国家卫生和计划生育委员会编：《2014中国卫生和计划生育统计年鉴》，第4、181页。
[4]　国家卫生和计划生育委员会编：《2014中国卫生和计划生育统计年鉴》，第4、117、119、181页。

员。① 并对基层卫生医疗机构进行业务指导和会诊工作。是农村三级医疗网点的重要环节，担负着医疗防疫、保健的重要任务，是直接解决农村"看病难""看病贵"的重要一关。2013 年全国共有乡镇卫生院 37015 家，共计诊疗 10 亿人次。其中，东部地区共有乡镇卫生院 9353 家，累计诊疗 4 亿人次；中部地区共有乡镇卫生院 11472 家，累计诊疗 2.9 亿人次；西部地区共有乡镇卫生院 16190 家，累计诊疗 3.1 亿人次②。

表 1 - 4 - 13　2013 年全国及各地区乡镇卫生院机构数及诊疗人次数③

	机构数	诊疗人次数（万人次）	占区域内总诊疗人次数的比例（％）
全国	37015	101712.5	13.91
东部地区	9353	40746.9	10.98
中部地区	11472	29264.5	15.53
西部地区	16190	30701.3	17.87

数据来源：《2014 中国卫生和计划生育统计年鉴》。

3. 村卫生室

村卫生室，是村级单位的医疗机构，在以前有村卫生室、村卫生所、村医疗点等各种称呼，新医改以后，国家将村级医疗机构统称为村卫生室。村卫生室必须取得《医疗机构执业许可证》及相关专业诊疗技术服务准入许可，专业技术人员具有相应的执业资格，村卫生室医生必须具备乡村医生或执业助理医师以上资格。严格执行国家基本医疗服务价格政策、收费标准和药品统一招标配送及最高限价规定，承诺按一级医院收费标准 80％ 收费。实行新型农村合作医疗制度后，村卫生室成为新型农村合作医疗定点医疗机构，并承诺严格执行新型农村合作医疗的相关政策、制度和规定④。2013 年全国共有村卫生室 648619 家，共计诊疗 20.1 亿人次⑤。

表 1 - 4 - 14　2013 年全国及各地区村卫生室机构数及诊疗人次数⑥

	机构数	诊疗人次数（万人次）	占区域内总诊疗人次数的比例（％）
全国	648619	201218.4	27.51
东部地区	221522	84134.7	22.67
中部地区	225018	70511.9	37.41
西部地区	202079	46571.8	27.11

数据来源：《2014 中国卫生和计划生育统计年鉴》。

---

① 国家卫生和计划生育委员会编：《关于农村卫生改革与发展的指导意见》，2001 年。
② 国家卫生和计划生育委员会编：《2014 中国卫生和计划生育统计年鉴》，第 4、186 页。
③ 国家卫生和计划生育委员会编：《2014 中国卫生和计划生育统计年鉴》，第 4、117、119、186 页。
④ 国务院办公厅编：《关于建立新型农村合作医疗制度的意见》，2005 年。
⑤ 国家卫生和计划生育委员会编：《2014 中国卫生和计划生育统计年鉴》，第 4、187 页。
⑥ 国家卫生和计划生育委员会编：《2014 中国卫生和计划生育统计年鉴》，第 4、117、119、187 页。

（二）基层医疗卫生服务机构监管的政策依据

1. 社区卫生服务机构

我国社区卫生服务起步于九十年代。1997 年《中共中央 国务院关于卫生改革与发展的决定》中明确指出，"要改革城市卫生服务体系，积极发展社区卫生服务，逐步形成功能合理、方便群众的卫生服务网络"[1]。紧接着，1999 年卫生部等十部委出台了《关于发展城市社区卫生服务的若干意见》，明确了发展社区卫生服务的总体目标与原则[2]。2002 年卫生部等十一部委联合下发了《关于加快发展城市社区卫生服务的意见》[3]，强调社区卫生服务实行政府调控与市场配置卫生资源相结合，推进城市卫生资源配置结构的战略性调整。对公立一级医院和部分二级医院要按社区卫生服务的要求进行结构与功能改造，允许大、中型医疗机构举办社区卫生服务。2006 年《国务院关于发展城市社区卫生服务的指导意见》指出[4]：到 2010 年，全国地级以上城市和有条件的县级市要建立比较完善的城市社区卫生服务体系。随后，国家先后出台了《关于城市社区卫生服务补助政策的意见》《关于加强城市社区卫生服务机构医疗服务和药品价格管理意见的通知》《关于加强城市社区卫生人才队伍建设的指导意见》《关于印发〈城市社区卫生服务机构管理办法（试行）〉的通知》《关于印发城市社区卫生服务中心、站基本标准的通知》等一系列配套政策，对社区卫生服务机构的设置与运行管理有了可操作的依据。

其中，《城市社区卫生服务机构管理办法（试行）》明确指出：卫生部负责全国社区卫生服务机构的监督管理，区（市、县）级以上地方政府卫生计生行政部门负责本行政区域内社区卫生服务机构的监督管理，并对社区卫生服务机构的服务功能与执业范围、机构设置与执业登记、人员配备与管理、执业规则与业务管理、行业监管等方面进行了明确阐述。[5]

2. 乡镇卫生院

乡镇卫生院的发展与社会经济状况和政府政策的变化息息相关，进入 21 世纪后，面对过去 20 年医疗卫生领域的种种问题，医疗卫生改革逐步回归到"强化政府责任"的方向，乡镇卫生院的功能定位得到进一步的明晰和细化。2001 年 5 月，卫生部等五部委发布《关于农村卫生改革与发展的指导意见》指出"乡镇卫

---

① 中共中央 国务院编：《中共中央 国务院关于卫生改革与发展的决定》，1997 年。
② 原卫生部编：《关于发展城市社区卫生服务的若干意见》，1999 年。
③ 原卫生部编：《关于加快发展城市社区卫生服务的意见》，2002 年。
④ 国务院编：《国务院关于发展城市社区卫生服务的指导意见》，2006 年。
⑤ 国务院编：《城市社区卫生服务机构管理办法（试行）》，2006 年。

生院以公共卫生、预防保健为主；要坚持预防保健工作与医疗服务相结合，确保公共卫生工作的落实，提高基本医疗服务水平；要协助进行农村卫生执法工作"①。2002 年 10 月，《中共中央 国务院关于进一步加强农村卫生工作的决定》规定"乡镇卫生院以公共卫生服务为主，综合提供预防、保健和基本医疗等服务，受县级卫生计生行政部门委托承担公共卫生管理职能"②。2003 年 1 月卫生部发布《关于农村卫生机构改革与管理的意见》指出"乡镇卫生院按功能分为一般卫生院和中心卫生院两种类型，一般卫生院提供以预防保健、基本医疗、健康教育、计划生育、康复等为主要内容的综合性服务；受县级卫生计生行政部门委托承担辖区内公共卫生管理；负责对村级卫生机构的技术指导和乡村医生的培训等。③。2006 年 8 月卫生部发布的《农村卫生服务体系建设与发展规划》中指出"乡（镇）卫生院是农村三级卫生服务网的中心，按功能分为一般卫生院和中心卫生院。一般卫生院提供预防、康复、保健、健康教育、基本医疗、中医、计划生育技术指导等综合服务，承担辖区内公共卫生管理和突发公共卫生事件的报告任务，负责对村级卫生组织的技术指导和村医的培训等。中心卫生院除具有一般卫生院的功能外，还是一定区域范围内的医疗服务和技术指导中心"④。2011 年卫生部等 5 部门联合发布了《乡镇卫生院管理办法（试行）》，对新时期乡镇卫生院的功能定位、行政管理、业务管理、财务管理及绩效管理等各个方面做了明确说明⑤。

3. 村卫生室

20 世纪 60 年代至 70 年代，依托集体经济资金的支持，我国在广大农村建立了村卫生室和合作医疗制度，赤脚医生也因此激增⑥。20 世纪 70 年代末 80 年代初，随着集体经济的瓦解，赤脚医生队伍数量急剧减少，许多集体办村卫生室逐步转变为个体诊所。20 世纪 90 年代后，随着政府对基层医疗卫生的逐步重视，乡村医生队伍的数量重新呈现逐年上升的趋势⑦。许多地区开始试验乡村卫生服务一体化管理⑧。进入 21 世纪后，我国村卫生室在政府重视之下得到了前所未有的发展，标准化村卫生室在保障农村居民就医需要和提高医疗服务质量方面发挥

---

① 国家卫生和计划生育委员会编：《关于农村卫生改革与发展的指导意见》，2001 年。

② 《中共中央 国务院关于进一步加强农村卫生工作的决定》，2002 年。

③ 国家卫生和计划生育委员会编：《关于农村卫生机构改革与管理的意见》，2003 年。

④ 国家卫生和计划生育委员会编：《农村卫生服务体系建设与发展规划》，2006 年。

⑤ 国家卫生和计划生育委员会编：《乡镇卫生院管理办法（试行）》，2011 年。

⑥ 谢希德：《加强农村基层卫生服务网络建设》，《人民日报》2006 年 12 月 29 日。

⑦ 王汝英：《金湖县乡村卫生组织一体化管理的实践与体会》，《江苏卫生保健杂志》2009 年第 3 期。

⑧ 陈恩东等：《乡村卫生组织一体化管理对乡镇卫生院管理村卫生室职能的影响》，《中华医院管理杂志》2001 年第 3 期。

了重要作用。2003 年 7 月国务院发布了《乡村医生从业管理条例》，对乡村医生的从业要求做出了具体要求。2009 年中共中央 国务院发布了《关于深化医药卫生体制改革的意见》拉开了新一轮医改的序幕。新医改的总体目标是建立健全覆盖城乡居民的基本医疗卫生制度，为群众提供安全、有效、方便、优质的医疗卫生服务。2010 年卫生部颁布《关于推进乡村卫生服务一体化管理的意见》，积极推进乡村一体化管理，合理规划和配置乡村卫生资源，满足广大农村居民的医疗卫生需求①。2014 年 6 月，国家卫生和计划生育委员会等 5 部门发布了《村卫生室管理办法（试行）》，对村卫生室的功能任务、机构设置与审批、人员配备与管理、业务管理、财务管理、保障措施等进行了重新界定②。

二、基层医疗卫生机构监管体系

（一）监管目的和内容

1. 社区卫生服务机构

加强对城市社区卫生服务机构设置与运行的管理，是居民享有公平安全、有效、价廉的社区卫生服务的重要保障。对社区卫生服务机构的监管主要涵盖以下几方面内容：

（1）服务功能与执业范围。社区卫生服务机构应为辖区内常住居民、暂住居民及其他有关人员提供符合要求的基本医疗服务、公共卫生服务以及中医药服务。

（2）机构设置与执业登记。社区卫生服务机构的设置与命名应符合相关规定。

（3）人员配备与管理。社区卫生服务机构的岗位设置、人员配备与管理应符合相关规定。

（4）执业规则与业务管理。社区卫生服务机构执业，须严格遵守国家有关法律、法规、规章和技术规范，加强对医务人员的教育，实施全面质量管理，预防服务差错和事故，确保服务安全。

（5）行业监管。区（市、县）级政府卫生计生行政部门负责对社区卫生服务机构实施日常监督与管理，建立健全监督考核制度，实行信息公示和奖惩制度；疾病预防控制中心、妇幼保健院（所、站）、专科防治院（所）等预防保健机构在职能范围内，对社区卫生服务机构所承担的公共卫生服务工作进行业务评价与

---

① 国家卫生和计划生育委员会办公厅编：《关于推进乡村卫生服务一体化管理的意见》，2010 年。

② 国家卫生和计划生育委员会办公厅编：《村卫生室管理办法（试行）》，2014 年。

指导；政府卫生计生行政部门应建立社会民主监督制度，定期收集社区居民的意见和建议，将接受服务居民的满意度作为考核社区卫生服务机构和从业人员业绩的重要标准。

2. 乡镇卫生院

加强和规范乡镇卫生院管理，对于完善和发挥其功能，更好地为农村居民提供安全、有效、经济、便捷的基本医疗卫生服务具有重要意义。对乡镇卫生院的监管主要涵盖以下几个方面的内容：

（1）设置规划。乡镇卫生院的设置及命名应符合相关规定。

（2）基本功能。乡镇卫生院应按要求开展与其功能相适应的基本医疗卫生服务，使用适宜技术、适宜设备和基本药物，综合提供公共卫生和基本医疗等服务，并承担县级人民政府卫生计生行政部门委托的卫生管理职能。

（3）行政管理。应按照精简高效的原则设置临床和公共卫生等部门，按照公开、公平、竞争、择优的原则选聘乡镇卫生院院长，实行以聘用制度和岗位管理制度为重点的人事管理制度。

（4）业务管理。按照国家有关法律、行政法规和技术规范，建立健全并落实各项业务管理制度。

（5）财务管理。乡镇卫生院应按要求实行"统一领导、集中管理"的财务管理体制，财务活动在乡镇卫生院负责人的领导下，由财务部门统一管理。

（6）绩效管理。县级人民政府卫生计生行政部门应负责组织乡镇卫生院绩效考核工作，并将考核结果与政府经费补助以及乡镇卫生院院长的年度考核和任免挂钩。

3. 村卫生室

村卫生室是农村三级医疗卫生服务网的最基层组织，它承担着基本医疗服务和公共卫生服务两大功能，加强村卫生室的监管对于发挥其在农村医疗卫生工作中的作用具有重要意义。对村卫生室的监管内容主要涵盖以下几个方面：

（1）门诊登记。应坚持文明行医，坚守工作岗位，病人随叫随到，及时诊治，耐心解答问题。做好门诊、出疹、转诊人次和发病情况的登记、汇总、积累、分析、保管和上报工作。

（2）传染病管理。加强传染病管理，按季节完成各项预防接种工作，积极主动配合上级卫生部门做好主要传染病的疫点处理和消毒隔离工作。

（3）消毒隔离。应按相关规定做好各项消毒隔离工作，加强无菌观念，坚持无菌操作，防止医源性感染。

（4）计划生育。应有专人负责计划生育、妇幼保健工作、掌握本村的新婚、孕妇、产妇、0—6岁儿童数和村内计划生育措施落实情况的记录、登记和上报工作。

（5）处方管理。处方应按规定格式用钢笔书写，字迹清楚，内容完整。

（6）财务管理。村卫生室要配备一名兼职会计和出纳，按各项规定加强财务管理、建立分户消耗和现金出纳等必要的账册，账目应日清、月结、按季公布，定期上报、按年公布。对村民的医疗费用专款专用，严禁挪作他用。

（二）监管的主要手段和措施

1. 社区卫生服务机构

社区卫生服务的经费实行国家、集体和个人合理分担。教育、引导居民树立正确的健康消费意识，增加健康投入。

发展计划部门要将社区卫生服务纳入区域卫生规划和社会发展总体规划，合理布局社区卫生服务机构。

财政和卫生计生行政部门要调整卫生经费的支出结构，按社区卫生服务人口安排社区预防保健等公共卫生服务所需工作经费。各地可根据实际情况，在充分利用现有资源基础上，适当安排社区卫生服务管理信息系统及公立社区卫生服务机构设备更新等方面的启动经费和人才培养、健康教育经费。按国家规定安排公立社区卫生服务机构的离退休人员费用和卫生人员的医疗保险费。研究制定有利于社区卫生服务发展的财政经济政策。计划生育行政部门在制定与落实人口计划、推行优质服务时，要积极支持城市社区卫生服务的发展；社区卫生服务机构应当根据基层计划生育工作的需要、居民的需求和自身条件，开展计划生育与生殖保健宣传教育和适宜的技术服务。

劳动和社会保障部门要把符合要求的社区卫生服务机构作为职工基本医疗保险定点医疗机构，把符合基本医疗保险有关规定的社区卫生服务项目纳入基本医疗保险支付范围。参保人员在社区卫生服务机构和大中型医院就诊时可实行不同的医药费用自付比例，引导参保人员在社区卫生服务机构诊治一般常见病、多发病和慢性病，促进社区卫生服务机构与上级医疗机构之间形成有效的双向转诊机制。

物价部门要建立和完善社区卫生服务的价格体系。要规范社区卫生服务项目的名称、服务内容，合理制定社区卫生服务收费标准，促进社区卫生服务的发展。

民政部门要将社区卫生服务作为指导各地进行社区建设和开展社区服务工作的重要内容，把支持开展社区卫生服务作为考核和表彰模范街道、居委会和社区服务中心（站）的条件。要帮助城市优抚对象解决在参与和享受社区卫生服务中遇到的各种困难，给予政策和经济上的扶持。

人事行政部门要支持和指导卫生计生行政部门加强社区卫生服务专业技术人员和管理人员队伍建设。要及早研究建立全科医师资格标准，制定在职人员培训规划、计划，完善继续教育规章制度，形成育人、选人、用人一体化机制，吸引优秀卫生技术人才在社区工作。

教育行政部门要支持和指导卫生计生行政部门建立以医学专业毕业后继续教育为核心的全科医学教育体系。当前，重点是培训在职人员，培养技术骨干，加强全科医学理论、知识和技能的学习与培训；要逐步开展全科医师继续教育；加强社区卫生服务管理人员队伍的培训，满足不断发展的社区卫生服务需要。

建设行政部门在新建或改建城市居民居住区时，要把社区卫生服务设施纳入建设规划。

2. 乡镇卫生院

2011 年卫生部等 5 部门联合发布了《乡镇卫生院管理办法（试行）》，指出：卫生部负责全国乡镇卫生院的监督管理工作，县级以上地方人民政府卫生计生行政部门负责本行政区域内乡镇卫生院的监督管理工作[①]。

行政管理方面，县级人民政府卫生计生行政部门根据本行政区域卫生发展规划、医疗机构设置规划和乡镇建设发展总体规划，统筹考虑本行政区域内农村居民的卫生服务需求、地理交通条件以及行政区划等因素，编制乡镇卫生院设置规划，经上一级地方人民政府卫生计生行政部门审核，报同级人民政府批准后在本行政区域内发布实施。

设置规划方面，县级人民政府卫生计生行政部门依据《医疗机构管理条例》等有关规定，负责办理乡镇卫生院的设置审批、登记、注册、校验、变更以及注销等事项。县级人民政府卫生计生行政部门应当于每年 2 月底前，将上一年度乡镇卫生院名册逐级上报至卫生部。乡镇卫生院《医疗机构执业许可证》不得伪造、涂改、出卖、转让、出借。

业务管理方面，按照国家有关法律、行政法规和技术规范，建立健全并落实各项业务管理制度。转变服务模式，以健康管理为中心，开展主动服务和上门服务，逐步组建全科医生团队，向当地居民提供连续性服务。

财务管理方面，年度收支预算由乡镇卫生院根据相关规定编制草案经县级人民政府卫生计生行政部门审核汇总后报财政部门核定。乡镇卫生院按照年初核定的预算，依法组织收入，严格控制乡镇卫生院支出。乡镇卫生院实行"统一领导、集中管理"的财务管理体制，财务活动在乡镇卫生院负责人的领导下，由财务部门统一管理。积极探索对乡镇卫生院实行财务集中管理体制。

绩效管理方面，县级人民政府卫生计生行政部门负责组织乡镇卫生院绩效考核工作。绩效考核主要包括县级人民政府卫生计生行政部门对乡镇卫生院的考核

---

① 国家卫生和计划生育委员会等：《乡镇卫生院管理办法（试行）》，2011 年。

和乡镇卫生院对职工的考核。

3. 村卫生室

《关于农村卫生机构改革与管理的意见》指出县级卫生计生行政部门要按照国家有关卫生法律法规，加强全行业管理和卫生监督执法工作，严格农村卫生机构、从业人员、卫生技术应用的准入，建立并完善农村卫生技术人员考核制度，禁止非卫生技术人员进入卫生技术岗位，杜绝不具备执业资格的人员执业，严厉打击非法行医。要加强对乡（镇）、村各类医疗卫生机构建设的规范管理，重点对医疗操作规程、医疗安全与质量、合理用药、一次性医疗用品使用、医疗器械消毒等进行监督检查。逐步推行乡村卫生服务管理一体化，加强对乡（镇）卫生院对村卫生室的业务管理和指导，健全各种规章制度，规范村卫生室的服务行为，加强服务质量控制。农村卫生机构药品采取集中采购，也可由乡（镇）卫生院为村卫生室统一代购药品，保证药品质量。县级价格主管部门要规范农村卫生机构价格行为，加强对农村卫生机构执行药品和医疗价格政策的指导和监督检查。

三、基层医疗卫生机构监管的现状

从全国的总体情况看，2013 年全国基层医疗卫生机构共有 974398 家，资产总计约 2542.2 亿元，占同年全国各类医疗机构资产总资产的 10.14%，2013 年基层医疗卫生机构总资产较 2012 年同比增长 11.69%；流动资产 953.4 亿元，较 2012 年同比增长 10.50%；负债约 711.5 亿元，较 2012 年同比增长 5.10%，2013 年基层医疗卫生机构资产负债率为 27.99%；净资产 1830.8 亿元，较 2012 年同比增长 14.49%[1]。全年总收入 3532.5 亿元，较 2012 年同比增长 12.56%，其中，财政补助 1049.2 亿元，较 2012 年同比增长 16.38%，医疗收入 2204.1 亿元，较 2012 年同比增长 11.37%；总支出 3383.6 亿元，较 2012 年同比增长 14.08%，其中业务成本 2603.5 亿元，较 2012 年同比增长 15.25%，人员经费 1188.3 亿元，较 2012 年同比增长 20.23%[2]，数据提示对于基层医疗卫生机构经济运行情况监管任务相对较轻，且经济运营较为平稳。全国基层医疗卫生机构共计床位数 1349908 张，较 2012 年同比增长 1.94%[3]；人员数 3514193，总计诊疗 432431 万

① 国家卫生和计划生育委员会编：《2014 中国卫生和计划生育统计年鉴》，第 96 页；《2013 中国卫生和计划生育统计年鉴》，第 114 页。
② 国家卫生和计划生育委员会编：《2014 中国卫生和计划生育统计年鉴》，第 100 页。
③ 国家卫生和计划生育委员会编：《2014 中国卫生和计划生育统计年鉴》，第 83 页。

人次[①]。全国基层医疗卫生机构设备万元及以上设备总计482336台，较2012年同比增长15.4%，总价值385.8亿元。

（一）社区卫生服务机构的监管现状

1. 运行监管

（1）经营监管

2013年，全国社区卫生服务机构共有33965家，较上一年增长1.2%。总资产约683.0亿元，较上一年增长14.10%，2009年"新医改"启动后，2010年总资产减少27.96%，2011年起开始稳步增长，2011—2013年平均增长率为15.09%，且2013年资产总额超过2009年总数值。

表1-4-15 2009—2013年社区卫生服务机构总资产变动相关数据

	2009年	2010年	2011年	2012年	2013年
数值（万元）	6244320	4498143	5525966	5985868	6829656
增长率（%）	—	-27.96	22.85	8.32	14.10

数据来源：《2010年中国卫生统计年鉴》《2011年中国卫生统计年鉴》《2012年中国卫生统计年鉴》《2013年中国卫生统计年鉴》《2014年国家卫生和计划生育统计年鉴》。

2013年社区卫生服务机构流动资产290.5亿元，较上一年增长16.07%；负债约200.1亿元，较上一年增长13.92%；净资产482.9亿元，较上一年增长14.17%[②]。同时，表1-4-16数据显示，2009—2013年，社区卫生服务机构经济运行状况较为平稳。流动资产占总资产的比例保持在38.45%，却呈现逐年小幅攀升趋势。资产负债率（负债总额占总资产的比例）保持在26.61%。

表1-4-16 2009—2013年社区卫生服务机构经济运行监管相关数据

		2009年	2010年	2011年	2012年	2013年
流动资产	数值（万元）	1906547	1753093	2119992	2503309	2905604
	占总资产的比例（%）	30.53	38.97	38.36	41.82	42.54
负债	数值（万元）	1099108	1234696	1622163	1756606	2001131
	占总资产的比例（%）	17.60	27.45	29.36	29.35	29.30
净资产	数值（万元）	5145212	3263447	3903803	4229262	4828524
	占总资产的比例（%）	82.40	72.55	70.64	70.65	70.70

数据来源：《2010年中国卫生统计年鉴》《2011年中国卫生统计年鉴》《2012年中国卫生统计年鉴》《2013年中国卫生统计年鉴》《2014年国家卫生和计划生育统计年鉴》。

[①] 国家卫生和计划生育委员会编：《2014中国卫生和计划生育统计年鉴》，第173页。

[②] 国家卫生和计划生育委员会编：《2014年中国卫生和计划生育统计年鉴》，第99页；《2013年中国卫生和计划生育统计年鉴》，第114页。

（2）财务监管

2013 年，社区卫生服务机构全年总收入 927.0 亿元，较上一年增长 13.79%，较 2009 年总收入增长 121.04%，但 2009—2013 年五年时间内增长速度逐年放缓，平均增长速度为 21.93%。2013 年社区卫生服务机构全年总支出 906.9 亿元，较上一年增长 15.60%，较 2009 年总支出增长 124.68%，2009—2013 年五年时间内，增长速度逐年放缓，平均增长速度为 22.43%。

表 1-4-17　2009—2013 年社区卫生服务机构财务监管相关数据

	2009 年	2010 年	2011 年	2012 年	2013 年
总收入（万元）	4193903	5453707	6852920	8146301	9270079
增长率（%）	—	30.04	25.66	18.87	13.79
总支出（万元）	4036344	5300276	6677092	7844930	9069017
增长率（%）	—	31.31	25.98	17.49	15.60

数据来源：《2010 年中国卫生统计年鉴》《2011 年中国卫生统计年鉴》《2012 年中国卫生统计年鉴》《2013 年中国卫生统计年鉴》《2014 年国家卫生和计划生育统计年鉴》。

财政补助 299.3 亿元，较上一年增长 14.84%，医疗收入 585.6 亿元，较上一年增长 12.94%；其中业务成本 878.3 亿元，较上一年增长 17.34%，人员经费 294.0 亿元，较上一年增长 21.71%。

2. 行业监管

全国社区卫生服务机构共计床位数 194241 张，比上一年减少 4.41%，2009—2013 年五年内平均增长率为 10.29%，且增长速度逐年放缓。具体情况如图 1-4-2。

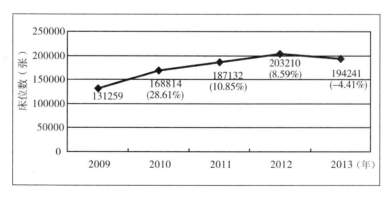

图 1-4-2　2009—2013 年社区卫生服务机构床位数变化折线图

数据来源：《2014 年国家卫生和计划生育统计年鉴》。

注释：括号内数据为当年社区卫生服务机构床位数较上年的增长率。

2013 年，社区卫生服务机构工作人员为 476073 人，人员数较 2012 年同比上涨 4.82%，2009—2013 年平均人员数增幅保持在 13.21%。虽然工作人员数成逐年上升趋势，但是增长速度逐年放缓。其中卫生技术人员 406218 人，占工作人员总数的 85.33%，2009—2013 年平均增长率为 12.85%，在总工作人员的比例保持在 85.15%。其中包括执业（助理）医师 173838 人，较 2012 年同比增长 3.84%，占所有工作人员的 36.51%；注册护士人数连续 5 年小幅上升，2013 年注册护士共计 139104 人，较 2012 年同比增长 8.12%，占所有工作人员的 29.22%。具体情况见表 1-4-18。

表 1-4-18 2009 年—2013 年社区卫生服务机构卫生技术人员数及变化情况

		2009 年	2010 年	2011 年	2012 年	2013 年
卫生技术人员	人数（人）	250435	331322	367972	386952	406218
	增长率（%）	—	32.30	11.06	5.16	4.98
	占总人数的比例（%）	84.86	85.06	85.00	85.20	85.33
其中：执业（助理）医师	人数（人）	109734	144225	158554	167414	173838
	增长率（%）	—	31.43	9.94	5.59	3.84
	占总人数的比例（%）	37.18	37.03	36.62	36.86	36.51
注册护士	人数（人）	79711	106528	119834	128652	139104
	增长率（%）	—	33.64	12.49	7.36	8.12
	占总人数的比例（%）	27.01	27.35	27.68	28.33	29.22
其他技术人员	人数（人）	11359	14879	16840	17589	18929
	增长率（%）	—	30.99	13.18	4.45	7.62
	占总人数的比例（%）	3.85	3.82	3.89	3.87	3.98
工作人员人数合计（人）		295125	389516	432923	454160	476073
增长率（%）		—	31.98	11.14	4.91	4.82

数据来源：《2014 年国家卫生和计划生育统计年鉴》。

2013 年全国社区卫生服务机构设备万元及以上设备总计 144236 台，总价值 116.4 亿元。同 2012 年全国社区卫生服务机构的设备配置情况相比，2013 年全国万元及以上设备较 2012 年同比增长了 14.07%，2009 年"新医改"政策推行后，社区卫生服务机构的万元及以上设备配备情况呈逐年增长趋势。其具体情况如图 1-4-3。

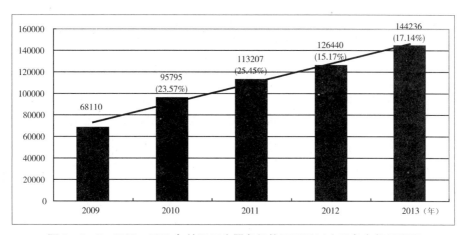

图 1 - 4 - 3　2009—2013 年社区卫生服务机构万元及以上设备台数折线图

数据来源：《2010 年中国卫生统计年鉴》《2011 年中国卫生统计年鉴》《2012 年中国卫生统计年鉴》《2013 年中国卫生统计年鉴》《2014 年国家卫生和计划生育统计年鉴》。

注释：括号内数据为当年社区卫生服务机构万元及以上设备台数较上年的增长率。

（二）乡镇卫生院

1. 运行监管

（1）经营监管

2013 年，全国乡镇卫生院共有 37015 家，较上一年下降 0.2%，总资产约 1859.1 亿元，较上一年增长 10.83%。2009 年"新医改"启动后，2010 年总资产减少 8.37%，2011 年起开始稳步增长，2011 年当年乡镇卫生院总资产即超过 2009 年总额，2011—2013 年平均增长率为 12.22%，具体情况见表 1 - 4 - 18。

表 1 - 4 - 18　2009—2013 年乡镇卫生院总资产变动相关数据

	2009 年	2010 年	2011 年	2012 年	2013 年
数值（万元）	14019509	12845847	14763424	16774053	18590598
增长率（%）	—	- 8.37	14.93	13.62	10.83

数据来源：《2010 年中国卫生统计年鉴》《2011 年中国卫生统计年鉴》《2012 年中国卫生统计年鉴》《2013 年中国卫生统计年鉴》《2014 年国家卫生和计划生育统计年鉴》。

2013 年乡镇卫生院流动资产 662.7 亿元，较上一年增长 8.21%；负债约 511.3 亿元，较上一年增长 1.99%；净资产 1347.7 亿元，较上一年增长 14.60%[1]。同时，表 1 - 4 - 19 数据显示，2009—2013 年，乡镇卫生院经济运行状况较为平稳。流动资产占总资产的比例保持在 34.32%，呈现逐年小幅攀升趋势。资产负债率（负债总额占总资产的比例）保持在 28.64%。

---

① 国家卫生和计划生育委员会编：《2014 年中国卫生和计划生育统计年鉴》，第 99 页；《2013 年中国卫生和计划生育统计年鉴》，第 114 页。

表 1 - 4 - 19　2009—2013 年社区卫生服务机构经济运行监管相关数据

		2009 年	2010 年	2011 年	2012 年	2013 年
流动资产	数值（万元）	4633412	4209114	4962615	6124557	6627171
	占总资产的比例（%）	33.05	32.77	33.61	36.51	35.65
负债	数值（万元）	3699912	3710627	4508237	5013512	5113328
	占总资产的比例（%）	26.39	28.89	30.54	29.89	27.50
净资产	数值（万元）	10319597	9135220	10255188	11760541	13477270
	占总资产的比例（%）	73.61	71.11	69.46	70.11	72.50

数据来源：《2010 年中国卫生统计年鉴》《2011 年中国卫生统计年鉴》《2012 年中国卫生统计年鉴》《2013 年中国卫生统计年鉴》《2014 年国家卫生和计划生育统计年鉴》。

（2）财务监管

2013 年，乡镇卫生院全年总收入 1858.3 亿元，较上一年增长 13.20%，较 2009 年总收入增长 179.74%，2009—2013 年平均增长速度为 15.79%。2013 年乡镇卫生院全年总支出 906.9 亿元，较上一年增长 15.05%，较 2009 年总支出增长 82.84%，2009—2013 年平均增长速度为 16.28%。

表 1 - 4 - 20　2009—2013 年乡镇卫生院财务监管相关数据

	2009 年	2010 年	2011 年	2012 年	2013 年
总收入（万元）	10339079	11589536	13372506	16416257	18583014
增长率（%）	—	12.09	15.38	22.76	13.20
总支出（万元）	9911157	11167458	13000748	15750127	18121097
增长率（%）	—	12.68	16.42	21.15	15.05

数据来源：《2010 年中国卫生统计年鉴》《2011 年中国卫生统计年鉴》《2012 年中国卫生统计年鉴》《2013 年中国卫生统计年鉴》《2014 年国家卫生和计划生育统计年鉴》。

财政补助 749.9 亿元，较上一年增长 17.00%，医疗收入 1038.0 亿元，较上一年增长 11.19%；总支出 1812.1 亿元，较上一年增长 15.05%，其中业务成本 1725.2 亿元，较上一年增长 14.22%，人员经费 622.5 亿元，较上一年增长 23.97%。[①]

2. 行业监管

2013 年全国乡镇卫生院共计床位数 1146079 张，比上一年增长 3.27%[②]。2009 年乡镇卫生院共有床位数 959889 张，2009—2013 年乡镇卫生院床位数保持逐年增长，五年平均增长率为 4.53%。具体情况如图 1 - 4 - 4。

---

① 国家卫生和计划生育委员会编：《2014 年中国卫生和计划生育统计年鉴》，第 100 页；《2013 年中国卫生和计划生育统计年鉴》，第 118 页。

② 国家卫生和计划生育委员会编：《2014 年中国卫生和计划生育统计年鉴》，第 83 页。

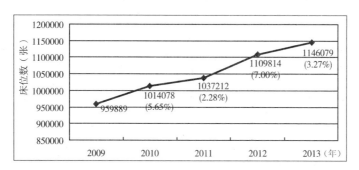

图1-4-4 2009—2013年乡镇卫生院床位数变化折线图

数据来源：《2014年国家卫生和计划生育统计年鉴》。

注释：括号内数据为当年乡镇卫生院床位数较上年的增长率。

2013年，乡镇卫生院工作人员共计1233858人，较2012年同比上涨2.40%，2009—2013年平均人员数增幅保持在2.20%。卫生技术人员1043441人，占工作人员总数的84.57%，2009—2013年平均增长率为2.38%，在总工作人员中的比例保持在84.33%。2013年乡镇卫生院共有执业（助理）医师434025人，较上一年增加2.52%，占所有工作人员的35.18%；2013年注册护士共计270210人，较2012年同比增长9.24%，占所有工作人员的21.90%。[1] 具体情况见表1-4-20。

表1-4-20 2009—2013年乡镇卫生院卫生技术人员数及变化情况

		2009年	2010年	2011年	2012年	2013年
卫生技术人员	人数（人）	949955	973059	981227	1017096	1043441
	增长率（%）	—	2.43	0.84	3.66	2.59
	占总人数的比例（%）	83.99	84.51	84.15	84.41	84.57
其中：执业（助理）医师	人数（人）	418943	422648	408587	423350	434025
	增长率（%）	—	0.88	-3.33	3.61	2.52
	占总人数的比例（%）	37.04	36.71	35.04	35.13	35.18
注册护士	人数（人）	202663	217693	230339	247355	270210
	增长率（%）	—	7.42	5.81	7.39	9.24
	占总人数的比例（%）	17.92	18.91	19.75	20.53	21.90
其他技术人员	人数（人）	56450	53508	53166	52520	54401
	增长率（%）	—	-5.21	-0.64	-1.22	3.58
	占总人数的比例（%）	4.99	4.65	4.56	4.36	4.41
工作人员人数合计（人）		1131052	1151349	1165996	1204996	1233858
增长率（%）		—	1.79	1.27	3.34	2.40

数据来源：《2014年国家卫生和计划生育统计年鉴》。

---

[1] 国家卫生和计划生育委员会编：《2014年中国卫生和计划生育统计年鉴》，第183页。

2013 年全国乡镇卫生院设备万元及以上设备总计 338091 台，总价值 269.4 亿元[1]。同 2012 年全国乡镇卫生院的设备配置情况相比，2013 年全国万元及以上设备较 2012 年同比增长了 14.66%，2009 年"新医改"政策推行后，乡镇卫生院的万元及以上设备配备情况呈逐年增长趋势。其具体情况如下图。

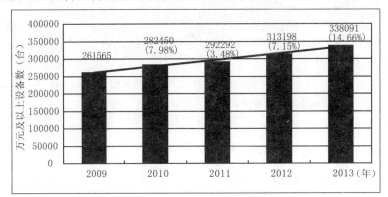

图 1 - 4 - 5　2009—2013 年乡镇卫生院万元及以上设备台数折线图

数据来源：《2010 年中国卫生统计年鉴》《2011 年中国卫生统计年鉴》《2012 年中国卫生统计年鉴》《2013 年中国卫生统计年鉴》《2014 年国家卫生和计划生育统计年鉴》。

注释：括号内数据为当年乡镇卫生院万元及以上设备台数较上年的增长率。

（三）村卫生室

2013 年，全国村卫生室共有 648619 家，较上一年减少 0.73%，全年总收入 393.3 亿元，较上一年增长 6.48%，其中，医疗收入 285.7 亿元，占总收入的 72.65%，较上一年增长 4.76%；总支出 357.7 亿元，较上一年增长 7.4%，2013 年总支出中人员经费为 139.1 亿元，占总支出的 38.90%，较上一年增长 7.16%。全国村卫生室共有人员数 1457276，较 2012 年同比增加 6.25%，其中执业医师 291291 人，同比增加 25.11%，注册护士 84922 人，较 2012 年增长 91.49%，乡村医生 1004502 人，较 2012 年减少 1.80%；累计诊疗 20.12 亿人次，较 2012 年增加 4.41%。[2]

（四）案例分析

笔者曾参与国家自然科学基金《基于激励规治与多元治理的我国公立医院监管模式及其实现机制研究》项目、国家卫生和计划生育委员会（下简称卫计委）《加强医疗服务机构监管的策略研究》项目，跟随项目组先后走访了湖北省武汉市、宜

---

① 国家卫生和计划生育委员会编：《2014 年中国卫生和计划生育统计年鉴》，第 183 页。

② 国家卫生和计划生育委员会编：《2014 年中国卫生和计划生育统计年鉴》，第 187 页；《2013 年中国卫生和计划生育统计年鉴》，第 209 页。

昌市，广东省广州市、深圳市、珠海市，广西壮族自治区南宁市、玉林市等地区。在实地调查过程中，目前对基层医疗卫生机构的监管实际情况三省各不相同。

1. 湖北地区

从对武汉市卫计委、江汉区卫计委和宜昌市卫计委的访谈来看，湖北地区对基层医疗卫生机构的监管实行的是层级管理，省级和市级卫生计生行政部门对基层卫生机构的监管工作进行统筹规划，制定相关的行业标准，而实际的管理则依托于区（县）卫计委来进行属地管理，区（县）卫计委是责任主体。各相关职能科室根据其功能定位分别负责具体的监管事项。如：卫计委医政处从医疗质量和医疗安全方面对基层医疗卫生机构进行管理、疾控处或基妇处则从基本公共卫生服务和妇幼保健服务等进行监管。监管手段方面主要是依靠卫生行政手段，具体包括：（1）在医疗机构成立之初的规划审批工作；（2）医疗机构运行过程中的检查、评审等卫生监督执法；（3）行政处罚。

发展和改革委员会（下简称发改委）对医疗机构监管方面的工作参与不多，主要是协调配合医改的工作。市发改委对于基层医疗服务机构起到的是统筹兼顾、整体布局的作用，监管作用发挥得极弱，主要是从源头、从基础、从规划上进行把握与掌控。相关负责人则认为，现在国家对于基层医疗服务机构建设的步伐太快，政策出台太密集。很多政策单独看确实好，但是实施起来没有配套政策，无法保证这一政策的可持续。

财政局主要是配合政府部门和卫生部门，按照相关政策文件对基层医疗卫生机构进行配套的资金支持，并对资金的使用情况进行监管。对基层医疗卫生机构财务状况的监管，基层监管是重头戏，主要由区财政局完成。武汉市政府对基层医疗卫生机构有专项资金支持，如房屋建设、人才培训等。市财政局主要是配合政府部门和卫生部门，按照相关政策文件对基层医疗卫生机构进行配套的资金支持。对于医保基金，社区门槛费减低、报销比例提高，以提高社区卫生服务机构的就诊率。

医保部门对医疗服务机构的监管出发点主要是维护医保基金的安全，确保医疗服务的价值和价格相符。针对医保基金的使用情况，目前主要是和卫生部门、物价部门等多部门联合确定医疗服务费用的支付比例，明确规定医疗服务费用和药品费用中，哪一部分归医保部门支付，哪一部分是患者自付或者其他机构支付。主要的监管手段：处罚及暂停服务，按照医保的相关规定，根据要求，暂停服务，取消从业资格；社会大众、舆论媒体会采取维权措施；机构内部也设有专门的专版机构；法律方面，多采取的还是上位法，根据国家和省一级的相关法律法规，市级、区县级层面更多的还是贯彻执行。

目前湖北地区的医疗机构定价，定价权限在省一级，市级及以下级别无权限，如需进行价格调整，必须上报后经过省级审批，市里只有执行权。对于医疗服务价格的监管以物价部门为主，主要监管手段：一是信息公开，阳光政务；二是社会投诉监督；三是，专项巡检。

2. 广东地区

广东省对基层医疗卫生机构的监管工作逐步重视，从无到有，陆续开展了专项督查工作。广东地区对基层医疗卫生机构的监管在卫生计生行政部门的层级管理上划分得不像湖北那样严格，针对较重要的方面，如院内感染事件，省卫计委医政处会直接对基层医疗卫生机构发生的院内感染事件进行处理。此外，卫生监督所在广东地区基层医疗卫生机构的监管工作中起到主要作用。除行政监管以外，公立的社康中心（社区卫生服务中心）都是由街道卫生院或相应医院进行日常各方面的管理，村卫生室也是由乡镇卫生院进行各方面管理与考核，进行管理的卫生院或医院都会成立专门的职能科室。监管手段方面，除常规的行政监管外，广东地区在第三方监管方面做了一定尝试，如深圳成立了社区协会负责卫生计生行政部门与社区卫生服务机构之间的协调沟通工作、珠海将护士注册委托给护理学会。

自从"三定"方案（定职能、定机构、定编制）实施以后，发改委主要担当着所有医疗服务价格政策上传下达的作用，国家、省级发布政策和拥有责权利，本部门即承担制定、转发和执行的功能。现在市级发改委没有定价权，在价格方面国家和省级全面集权，医疗收费标准没有必要如此集权，因为广东省内各地区经济发展水平、改革思路、投入机制等方面差异很大。并且省内各市财政补偿不一样，省内若完全统一，对于部分地区是限制其发展。

财政局只对公立基层医疗卫生机构进行财政支持。在监管方面，主要还是配合卫计委进行统一工作。财政部门的主要监管内容包括：（1）平均1—2年对医疗机构审计一次，基本没有发现什么问题，主要是凭证/单据方面不够详细，属规范性问题，无原则性问题，发现问题后会要求整改或者补充。（2）财政局主要是监管医疗机构的预算执行情况。也是先进行调研，再制定拨款的预算。

广东省对于医疗机构的物价监管主要表现为收费公示、明码标价以及收费情况检查。监管手段包括两方面，一个是监管方式，为日常巡查，由辖区和监管所负责，同时要对投诉案件进行处理（随着职业投诉者的介入，投诉情况增加）、开展专项检查（大规模的，由国家发改委、省或市级组织）；二是监管手段方面，主要通过行政处罚、提醒告知、责任整改。一般定价是在省一级物价部门，每4—5年根据市场变化调整一次医疗机构的定价。但是深圳作为特区略有不同，自2009年大部制改革后，深圳对工商物价部门进行调整将监督检查和定价职能分开，监督检查由市场监督局下面的价格监督检查分局行使，定价权在市发委。工商局价格监管部门主要是对价格政策宣传和监督检查。

3. 广西地区

对于基层医疗卫生机构的监管，采取分级管理的模式。市卫计委的相关科室，比如医政、妇幼、医监都会承担相应的职能，但是涉及具体的日常监督事宜，主要还是依托卫生监督所来执行。市级、县级、区级都成立了卫生监督所，主要还是在县区级，市一级主要是起一个上传下达的作用。监督所采取日常巡回监督检查，以及依靠社会监督（投诉举报）等手段作为发现和查处无证行医、违法行医行为。主要依据《执业医师法》《母婴保健法》《医疗机构管理条例》《护士条例》《乡村医生从业管理条例》《广西壮族自治区医疗机构管理办法》等涉及医疗服务监管的相关法律行政法规、地方性法规和规章对基层医疗卫生机构开展医疗服务监管执法工作。其次，卫计委会成立质控中心，组成人员来自各医疗机构及协会，主要对医疗机构的医疗质量进行监管。

财政局对基层医疗卫生机构的监管只涉及乡镇一级，村卫生室的财务状况由乡镇卫生院进行管理。对乡镇一级机构的管理，主要是一些专项资金的下拨，首先由财政局下拨到卫计委，再由卫计委下拨到各单位。对于专项资金的管理主要按上级的一些管理办法，如公共卫生经费的管理办法。每季度会督查，年终会有一次全面的检查。如存在经费使用不恰当的，会令其整改。

医保部门对于医疗机构的监管主要是市级统筹，县级定点。对于基层医疗卫生机构，主要的监管手段有：①现场抽查：抽查是不是参保人员，是否符合住院参保病人要求。查卡是不是本人，有没有挂床等违规情况。②多部门联合考核。目前只有县医院有网络结算系统，所以现在还无法对乡镇实行实时监控。只能抽查并鼓励社会监督。

四、基层医疗卫生机构监管主要存在的问题

从目前的实际情况来看，基层医疗卫生机构的监管管理体制存在极大问题。体制机制的不健全导致基层医疗卫生机构监管缺位，具体有以下几个方面的问题最为突出。

（一）对基层医疗卫生机构的定义存在争议

卫生计生行政部门认为，基层医疗卫生机构除了政府举办的社区卫生服务机构、村卫生室和乡镇卫生院，同样应该包括社会办医，民办诊所以及二级以下的民办医疗机构。这些机构规模小，服务范畴也仅限于基本医疗服务，而且经常出医疗事故，在实际工作中其实是重点的监管对象。但是，笔者在与负责基层卫生

监管的相关部门（如前文所提到的：发改委、物价局、人社局、财政局、工商局等部门）负责人的访谈过程中发现，在实际监管过程中，监管机构重点管理的基层医疗卫生机构多局限于城市的社区卫生服务机构和农村的乡镇卫生院和村卫生室。对于社会办医的诊所以及二级以下的民办医疗机构存在严重监管缺失，往往认为社会办医不属于基层医疗卫生机构的监管范畴，从而忽视了社会办医的基层医疗卫生机构在基本医疗服务中的作用，导致对基层医疗卫生机构的监管存在漏洞。

（二）基层医疗卫生机构管理标准和细则模糊，缺少法律依据

目前国家对三级医院和二级医院制定了一系列管理标准和细则，抛开这些管理标准和细则的科学性、合理性和有效性，国家对三级医院和二级医院的监管已经初步形成一套管理制度体系，但是针对基层医疗卫生机构的却没有。通过实证研究发现，目前对基层医疗卫生机构的管理，缺少完备的法律法规作为支撑，最主要的法律依据依旧是以1994年推行的医疗机构管理条例为基础，对于监管医疗机构，根本不具有任何实际操作意义。所以，对基层医疗卫生机构的管理标准，目前实际工作中采取的方法有两种，一是抽取一部分二级以上医疗机构的标准来用于评判基层医疗卫生机构，二是降低二级以上医院的标准来用于评判基层医疗卫生机构，但都存在或多或少的弊端。

（三）县（区）级对基层医疗卫生机构的监管亟待改进

县（区）级卫生计生行政部门对基层医疗卫生服务机构和一级（100张床以下）的民营综合医院、门诊部、诊所等有监管职责。虽然目前县（区）级对基层医疗卫生机构的监管现状平稳，并朝着好的方向发展，然而在实际操作过程中还是存在许多不足之处。如，准入标准不统一、全科医师人数不足、政策落实困难、民营机构散乱、监督执法人力缺乏等。县（区）级监管部门作为基层医疗卫生机构最直接、最主要的监管者，在实际监管中更多的是执行者，缺少监管自主权，无法针对本区域内的实际情况进行监管策略的主动调整。

（四）卫生监督队伍建设滞后，缺乏一套系统有效的长效监管体系

基层医疗卫生机构的监管队伍建设远滞后于基层医疗卫生机构的发展，甚至无法与国家对基层医疗服务建设要求相匹配。我国倒三角形的行政资源配置，一方面使得基层医疗卫生机构卫生监督的执行者整体素质不高，管理理念较为落后，特别是对于农村地区基层医疗卫生机构的监管尤为突出；另一方面，使得基层管理人员资金配置不足，工作量大，影响监管效果。

另外，不同于公立医院监管，对于基层医疗卫生机构，除了卫生计生行政部门作为基层医疗卫生机构最直接、最主要的监管者，其他监管部门的力度几乎微乎其微。以基层医疗卫生机构财务方面的监管为例，对于政府举办的基层医疗卫生机构，财政部门主要是配合政府部门和卫生部门，按照相关政策文件对基层医疗卫生机构进行配套的资金支持，并对资金的使用情况进行监管。但由于监管形式多属于专项专治、集中检查，缺少一套系统的长效监管体系，导致监管力度不足，存在基层医疗卫生机构资金挪用、套用的情况。同时，由于地方财政压力，存在经费拨付不到位的情况，医疗机构本身也不会去理会财政部门的监管。

对于民办医疗机构而言，目前政府对民营医疗机构的管理存在重审批、轻监督的现象，除了在政府专项拨款上面存在与公立医疗机构一样的问题外，还牵扯到营利性问题。考虑到对于民营医疗机构，非营利性的组织归属于民政部门管辖范围，而营利性组织则归属于工商管理部门，因此如何定义民办基层医疗卫生机构的盈利性质，对于民办基层医疗卫生机构的盈利问题该由谁来监管都没有明确的解答。

（五）监管缺位导致基层医疗卫生机构发展受阻

新医改以来，为保障人民群众的基本医疗服务需求和基本公共卫生需求，国家大力发展基层医疗卫生机构。但是随着改革的深入，针对基层医疗卫生机构的基本公共卫生和基本医疗服务两大功能，仍然存在严重的监管缺位现象。虽然各级监管者均设有专门针对基层医疗机构管理的管理部门，但是其管理的重点以公共卫生为主。现行的基层医疗卫生机构监管体系更注重的是公共卫生管理，但是基层医疗卫生机构更多是承担基本医疗服务的提供。由于监管体制缺陷导致现行监管体系完全不符合基层医疗卫生机构所承担的主要活动，直接导致了监管的缺位。

国家对公共卫生服务最重视，投入也最大，但在最关键的公共卫生人力资源管理中，人员编制问题、养老、退休问题都未能解决。而这些问题是基层医疗卫生机构公共卫生服务人员最为关心的问题。一旦这些问题无法得到解决，扩大基本公共卫生服务，提高服务质量基本属于空谈。

同时相比之下，对于医疗服务的监管则直接成为基层医疗机构监管的死角。一方面，为了提高资源的利用效率，提高基层医疗服务质量，各地也在尝试医疗集团、一体化建设，但是医疗资源的整合往往更多的是被动联合，甚至是大型公立医院对基层医疗服务的"蚕食"，缺乏合理的监管体系，监管缺失，导致所谓的医联体形同虚设，大医院依旧人满为患，基层医疗卫生机构的功能无法得到体现。可以说，分级诊疗制度的推行受阻与监管不到位有必然联系。另一方面，在医疗事故处理和医疗纠纷调解方面，基层医疗卫生机构所掌握的各种资源无法同大医院相比，而政府的缺位导致基层医疗卫生机构根本没有足够的实力去进行有效的调解和恰当的处理。

五、总结与展望

目前我国在进行基层医疗卫生服务领域的改革，基本公共卫生服务均等化的建设，基层医疗卫生服务体系的健全已经初见成效。但是，基层医疗卫生机构作为我国医疗卫生服务机构的组成单位，也同样面临着医疗服务资源配置不合理、资源浪费、服务效率和服务质量不高等医疗卫生服务机构所存在的"通病"。同医院的情况类似，我国绝大部分基层医疗卫生机构是由政府出资举办的，基层医疗卫生机构的监管作为医疗机构监管的分支，在监管体系建设上也有许多与医院监管类似的地方，在基层医疗卫生机构的运行中，政府同样肩负着直接办医者和监督管理者的双重角色。按照现行分崩离析的基层医疗卫生机构监管，不论是医疗资源的整合，还是分级诊疗制度的推行，都只能是昙花一现，无法得到全面而深入的推广。

基层医疗服务机构作为居民基本医疗卫生服务需求的提供者，处于医疗服务体系的"网底"，对于基层医疗卫生机构的监管直接影响到机构自身的发展，从而关系到整个医疗卫生服务体系发展的走向。因此，政府应该明确其在医疗领域的主要责任——保障居民购买医疗服务的质量，而不是局限于控制医疗机构的规模和数量。对于基层医疗卫生机构的监管，应形成以法治为基础的统一的监管体系，明确监管范围、监管的责任和权力，促进多元监管。

（一）明确基层医疗卫生机构定义，统一监管标准

统一基层医疗卫生机构的监管标准，着眼于基层的特殊性，尽快出台部分有针对性的政策与标准。明确基层医疗卫生机构的定义，将不同部门不同行业对基层医疗卫生机构的认知进行统一，出台一套完整的适用于基层医疗卫生机构各项管理的标准，方便对基层医疗卫生机构的管理。

（二）监管法律体系和职责建设

卫生监督人力的不足以及相关法律条款的不完善严重制约了监管的广度与深度，必须在国家层面上能重视这些问题，从顶层设计入手。一方面，通过立法，完善监管法律体系，做到有法可依，执法必严，违法必究。另一方面，涉及基层医疗卫生机构监管的相关科室，尽快规范其职能，明确责任与义务，理顺科室间

的协作关系，找到一条务实、高效的监管路径。

（三）促进政府与社会合作，形成多元监管模式

正如前文所提到，良好的治理要求政府与社会的互助合作、双向互动、共管共治。服务型政府的构建也要求从建立公民参与的制度平台，鼓励从社会组织的发展入手。[①] 在进行基层医疗卫生机构监管的过程中，单纯地依靠政府监管力量，不仅会导致大量的资源浪费，同时极易形成监管死角。因此，在诸如医疗纠纷处理和医疗服务质量、服务价格等监管方面，应加大社会群体的参与度。成立以政府监管为主导的，医务人员、患者、专家等社会群体理论共同参与的独立的监管组织，同时，积极鼓励专业性的非营利性组织参与到监管过程中，利用非营利性组织的第三方部门特性，保证监管的客观、独立，同时将非营利性组织引入具体专业领域的监管，以其组织成员的专业性，确保具体监管科学合理。

（四）基层医疗卫生机构本身的建设

医疗机构本身要有明确的发展规划，打破"等、靠、要"的被动发展局面。提高基层医疗卫生机构的办医自主性，必须要将医疗机构的实际运营管理权下放到机构，打破基层医疗卫生机构的人员编制束缚，并且在职称晋升、职业生涯规划中给予一定的扶持和鼓励，从提高人员积极性的角度入手，探索绩效考核模式，实现对基层医疗卫生机构人员的有效激励，以此调动基层医疗卫生服务机构工作者的积极性，提高基层医疗服务机构的服务水平及效率，使其更好地提供医疗卫生服务、造福百姓。

与此同时，考虑到基层医疗卫生机构技术力量薄弱，基层卫生人才缺乏等因素制约基层医疗卫生机构发展的关键问题，基层医疗卫生机构可以以区域内医疗资源整合为发展平台，与高级别医疗机构形成紧密的医疗联合体，借助于医院的人力、财力、物力，提高基层医疗卫生机构的医疗卫生服务能力。

（五）医疗资源整合趋势下基层医疗机构监管的发展趋势展望

从全国范围来看，以成立医疗集团的方法和路径来整合地区医疗资源，在许多地方已经有过一些初步的尝试和探索，通过成立地区性医疗集团、进行医疗资源的纵向整合并以此来辐射整个区域，有利于促进地区医疗资源的合理配置，有利于优化整个区域的卫生服务提供体系。

因此，医疗资源整合趋势下的医疗机构监管，应该适应医疗机构建设需求。

---

① 杨显君等：《我国综合医院绩效评价指标体系的研究进展》，《中国医院统计》2011 年第 2 期。

要给予机构自身充足的自主管理和经营权，推行法人治理模式，继续探索医疗联合体管理机制的转变，在运行过程中实现人、财、物的统一管辖，完善法人治理结构。同时政府要通过建立系统的统一的医疗机构监管管理体系，将基层医疗卫生机构的监管一并纳入到医疗机构监管领域，明确医政医管部门在各类医疗机构监督管理中的主导作用，强化各监管部门的职责，加强监管主体的协同性。要彻底地做到"管办"分离，基层医疗卫生机构监管同医院监管一样，由财政、发改、国资委等出资方共同成立投资机构，代表政府履行出资人角色，负责决定医疗机构的规划和投资，承担办医的职能。由卫生行政、医保、物价等监管部门和医务人员、患者、管理专家等代表组建监管机构，负责监管医疗质量和安全、服务价格，承担管理职能。同时引入第三方考评机制，组建专家考评团队，对医疗服务质量和水平进行综合评定，加强行业监管。

第二部分　专题

*　本篇研究成果来自于2013年国家自然科学基金重点项目《基于利益均衡和制度整合的我国全民医疗保险体系构建和制度安排研究》（项目批准号：713300065）项目的阶段性研究成果；国家卫生和计划生育委员会医政医管局《中国医药卫生体制改革》项目的阶段性研究成果；原卫生部项目《基层医疗机构监管模式研究》研究成果；原卫生部项目《医疗服务机构监管策略研究》研究成果；原卫生部医院管理研究所项目《全国医院综合实力评估研究》研究成果，等。

均等化视角下我国公共卫生服务体系的发展

本章主要从对公共卫生服务均等化时代内涵的理解入手，解析我国实施公共卫生服务均等化战略的价值取向和政策意义；着重从公共卫生财政投入、资源配置、服务水平和服务结果等四个方面分别考察我国各省、区域及城乡间公共卫生服务的非均等化现状并探究其影响因素；据此提出进一步推进公共卫生服务均等化战略的规范政策取向。

近年来，基本公共服务均等化已逐步成为我国一项重要的政策导向。2005年，党的十六届五中全会首次提出了"公共服务均等化"的改革命题。在党的十六届六中全会上，中央又明确提出了"完善公共财政制度，逐步实现基本公共服务均等化"的目标，以决定的形式把教育、卫生、文化等8个方面列入了公共服务范畴。其中，公共卫生服务是基本公共服务的主要内容之一。2012年，十八大报告更加具体地提出了到2020年实现"基本公共服务均等化"的目标。这一系列政府决策为我国实现公共卫生服务的均等化提供带来了机遇，但由于起步较晚，现阶段我国的公共卫生服务建设普遍存在地区差异、城乡差异等不利因素，形势不容乐观。本文将从理论、实证及政策角度分别对公共卫生服务均等化问题进行探讨，以期有力促进我国的公共卫生服务均等化进程。

一、公共卫生服务均等化的内涵、价值取向及动力争论

（一）公共卫生服务均等化的内涵

界定和理解"公共卫生服务均等化"是研究公共卫生服务均等化问题的逻辑起点。关于公共卫生（Public Health），目前学术界尚没有统一明确的定义。早在1920年，美国耶鲁大学公共卫生教授温斯乐（C. E. A. Winslow）就提出"公共卫生是防治疾病、延长寿命、改善身体健康和机能的科学和实践。公共卫生通过有

组织的社会努力改善环境卫生，控制地区性的疾病，教育人们关于个人卫生的知识，组织医护力量对疾病做出早期诊断和预防治疗，并建立一套社会体制，保障社会中的每个成员都能够享有维持身体健康的生活水准"①。这个定义也于1952年为世界卫生组织（WHO）所接受，并一直沿用至今。可以看出，在这一被奉为经典的定义中，不仅包括预防疾病、延长寿命和促进健康等内容，而且也强调了包括早期诊断与治疗疾病在内的医疗服务的相关内容。而与此不同，我国学者在界定公共卫生时，却通常习惯将其与医疗服务进行区分。例如，中华预防医学会所定义的狭义的公共卫生服务范围，包括疾病预防控制、计划免疫、健康教育、卫生监督、妇幼保健、精神卫生、卫生应急、急救、采血服务以及食品安全、职业病防治和安全饮水等12个领域。由此可以看出，目前对于公共卫生服务的内涵表述，主要有广义和狭义两种方式。广义的公共卫生服务包括基础性公共卫生服务和基本医疗服务，而狭义的公共卫生定义主要强调的是政府通过各种措施来预防疾病、促进公众健康，而未将医疗服务考虑在内。值得强调的是，从公共卫生基本元素的构成和公共卫生服务的基本任务的角度出发，不同表述方式所要达到的目的基本上是一致的。首先，公共卫生关乎每个人的卫生和健康，具有显著的外部性，所以，提高集体的公共卫生水平不可能依靠个体达到目的。其次，公共卫生是一个系统，包括从集体的基本医疗卫生服务到医疗救治，再到卫生防御，最后到卫生后备力量和服务能力的培养与提高的整个过程，忽视任何一个方面和环节，都不利于全民健康水平的提高。② 需要在此说明的是，本文所提及的公共卫生服务主要遵循其广义的内涵。

而公共卫生服务均等化，一般是指全体城乡居民，无论其性别、年龄、种族、居住地、职业、收入，都能平等获得基本公共卫生服务。对此内涵的理解，关键是要从公共服务均等化的"五W"：who（实施的主体）、whom（受益的对象）、what（实施的内容）、when（实施的时间）、where（实施的地点）等五个方面来具体分析。

首先，关于公共卫生服务均等化的主体通常有两个问题需界定清楚，一是实施主体和受益对象分别是谁。从公共卫生服务的产品属性来看，各级政府机构应当在推进公共卫生服务均等化的进程中发挥主导作用，政府主导—社会合作型模式是当前和今后一段时期我国可供选择的、比较恰当的公共卫生服务均等化的治理模式。因此，公共卫生服务均等化的主体包括政府部门、社会组织及公民自

---

① Winslow CEA, *The Untilled Fields of Public Health*, Science, Vol. 51, No. 1306（1920），pp. 23 - 33。

② 丛树海、李永友：《中国公共卫生支出综合评价及政策研究——基于1997—2002年数据的实证分析》，《上海财经大学学报》2008年第4期。

身，这与治理主体的多元化趋势是一致的。而作为一项基本公共产品，公共卫生服务均等化的受益对象则应是全体居民。二是要在谁与谁之间实现均等问题。当前，我国公共卫生服务的不均等问题主要表现为城乡间、区域间及不同阶层之间的不均等，因此国内学者也主要关注享有公共卫生服务的群体性不均等问题，特别是城乡间和区域间的公共卫生服务的不均等问题。其次是实施的内容，即公共卫生服务均等化的"客体"——纳入均等分配范围的公共卫生服务。目前卫计委已初步确定近两年公共卫生服务均等化工作的重点——即9类21项基本公共卫生服务的操作性项目。此外，相关的制度安排、法律、宏观社会经济政策等也应包含在公共卫生服务均等化的范围之内。再次是实施的时间，卫生部近年来对公共卫生服务均等化提出了阶段性目标和实现期限。另外是实施的地点，即是要基本覆盖全国城乡地区。

同时，借鉴目前已有的对公共服务均等化内涵的相关理论研究，公共卫生服务均等化的内涵还可做以下阐述：①要素论：其中二要素理论强调的是公共卫生服务的机会均等和结果均等；三要素理论不仅强调公共卫生服务的机会均等、结果均等，同时还强调尊重居民对公共卫生服务的自由选择权。②阶段论：这个理论是将公共卫生服务均等化目标按照操作实施的步骤和阶段性来建立的。如初级阶段就是要推动实现区域公共卫生服务的均等化，中级阶段就是要推动实现城乡公共卫生服务的均等化，高级阶段则是推动实现全民公共卫生服务的均等化。③制度说：均等化服务必须是政府的统一制度安排，只有通过制度才能保障人人公平享有公共卫生服务。

（二）公共卫生服务均等化包含的价值判断

1. 公共性：公共卫生服务需求是现代社会中每一位成员的基本需求。制定完善的公共卫生服务均等化战略，为全体社会成员提供基本公共卫生服务，是政府应履行的基本公共职能，需要由公共财政予以保障。公共卫生服务均等化是通过公共财政的制度安排对医疗卫生资金配置进行再分配，这种制度安排存在着一种潜在的对个人的"公共支付"行为，被抽象地表述为"公共性"。公共性从经济学角度分析是由公共产品的属性决定的。公共卫生服务属于公共产品或准公共产品范畴。基本公共卫生服务应当覆盖社会所有成员，人们能够普遍、广泛地享有和使用，并且这种享有和使用只存在有限的竞争性和排他性。而公共财政是实现基本公共卫生服务公平享有的经济保障，解决了基本公共卫生服务的经济可及性问题。

2. 公平性：公平性是公共卫生服务均等化最显性的价值理念，指所有社会成员应当公平地享有获得基本公共卫生服务的权力。这种公平不仅体现为人们具有获得机会上的公平，同时也体现为所获得服务的质量和水平应当是无差别的。基本公共卫生服务应当保证需要获得服务的人们，无论身处何时何地，也无论身份、社会地位如何，都能够享受到规范、一致的基本公共卫生服务。从卫生系统的角度来看，基本公共卫生服务公平性应该包括服务筹资、服务资源、服务水平、服务利用、服务结果等多个环节的公平实现，以实现机会公平、过程公平和结果公平。

3. 可及性：要实现基本公共卫生服务的公平享有，就必须解决享有基本公共卫生服务的现实可及性问题。这种现实可及性包括经济可及、地理可及、文化可及等多个层面。在服务承担能力上，应是一国的社会经济水平所能承受得起，并且能够充足供应的。即使公共财政保障解决了经济可及性的"托底"问题，公共卫生体系提供的服务也不仅应是成熟、有效、安全的，同时也应当是经济的——成本效益好的。

4. 差异性：公共卫生服务均等化是分层次、分阶段的动态过程，成熟的公共卫生服务均等化状态表现为区域之间、城乡之间、居民个人之间享受的基本公共卫生服务水平一致。然而，从起始到成熟，公共卫生服务均等化要经历不同的阶段，在每个阶段，其具体重点、目标及表现是不同的。当前我国公共卫生服务均等化程度还很低，应首先将工作重点定位于实现区域公共卫生服务均等化，同时加快城乡公共卫生服务均等化、兼及居民公共卫生服务均等化。由于在不同的经济社会背景下，不同的基本公共卫生服务需求的紧迫程度不同，对不同的基本公共卫生服务的供给均等程度也是有差异的，因此政府在追求社会效益最大化的前提下，应该从公众最迫切的需求出发，有选择有顺序地满足公众对基本公共卫生服务的需要，以逐步实现公共卫生服务均等化。

5. 可变性：基本公共卫生服务的界定、能力和水平会随着时间的推移而变化。总体来说，基本公共卫生服务的供给水平和保障能力会随着国民经济和社会发展水平、医疗卫生筹资水平、社会医疗保障水平、医学科学发展水平的提高和疾病谱的改变而得以提升和发生变化。

此外，弱势优先也是公共卫生服务均等化的重要价值取向之一。根据我国基本公共卫生服务的供给现状，其均等化战略应以农村为重点，关注困难群体，首先保障弱势群体的基本公共卫生服务供给。总体而言，公共卫生服务均等化政策符合公共卫生作为公共产品的基本价值取向，符合人权平等和人本理念。

（三）公共卫生服务均等化的动力争论

1. 缓解城乡差距、区域均衡发展说

均等化的实质就是针对我国城乡、地区、群体、个体之间存在的差距，通过政府的公共服务均等化策略缓解或缩小这些差距，同时促进区域发展的均衡性。从社会公平正义的价值取向来看，均等化的目标应当是促使社会公众都能公平地

享受基本公共卫生服务，缩小城乡、地区间居民享有基本公共卫生服务的差距①，以改善社会公平，促进经济与社会的协调发展。

2. 医疗卫生需求矛盾说

发展型社会的特征决定了需求矛盾说的出现，这种矛盾就是公共需求的不断增长与公共服务的有限性之间存在的矛盾。从现实情况来看，这对矛盾主要表现为城乡和区域间的医疗卫生事业发展不平衡，公共卫生和基层医疗卫生的发展相对比较薄弱。世界卫生组织认为，基本公共卫生是"人人享有健康"目标的重要组成部分，同时也是建设可持续卫生系统的基本要素。毫无疑问，通过有效的预防措施，最大限度地降低各种疾病的发生率应该是第一选择。疾病发生率的降低不仅能够全面提高社会成员的总体健康水平，还可以大幅度缓解医疗需求与服务提供之间的矛盾。而且，预防的成本要大大低于疾病发生后的治疗成本。所有这些也早已被理论和实践所证明。因此，将包括计划免疫、传染病控制、妇幼保健、职业卫生、环境卫生和健康教育等在内的公共卫生事业同医疗卫生事业保持同步发展，逐步实现基本公共卫生服务均等化已成为无可争议的选择。②

3. 利益分配说

福利经济学为公共服务均等化提供了经济学基础。福利经济学以寻求"最大化的社会经济福利"为目标，其主要研究范畴包括如何进行资源的配置以提高效率、如何进行收入分配以实现社会公平以及如何进行集体选择以增进社会福利等，这与公共服务均等化的价值取向明显存在交集。根据边际效用递减规律，向财力不足的地区转移财力用以增加公共品的供给，所产生的效用要大于投向财力充沛的地区，会出现帕累托改进，有利于增进社会福利，从而提高有限财政资源的使用效率。公共政策是在承认每一个利益主体对利益追求的合理性和自主性的基础上，解决好个人之间或团体之间利益矛盾的重要手段。戴维·伊斯顿、厄尔·莱瑟姆、詹姆斯·安德森等分别从不同角度论证了公共政策本质上是利益的分配与平衡。公共卫生服务均等化的政策取向，其一是实现社会整体福利的提升；其二是实现社会利益格局的调整，使之更为公平合理。

4. 服务型政府说

公共服务均等化的关键在于推动政府由经济建设型政府向公共服务型政府转

---

① 冯显威：《促进基本公共卫生服务逐步均等化政策分析》，《医学与社会》2009 年第 7 期。

② 葛延风：《对未来中国医疗卫生体制改革的一个框架性设计》，《中国发展评论：中文版》2005 年第 1 期。

变，强化政府在公共产品供给中的主体地位和主导作用。[①] 现代公共治理理念的核心就是政府要主导公共利益、协调社会和市场、促进公共服务。服务行政是一种行为表现，它的实质内容就是维护公共利益。在经济体制转轨和社会发展多种因素的推动下，我国传统的"经济建设型"政府正逐渐向"公共服务型"政府转型。公共服务型政府的职能就是提供满足社会公共需要的公共服务，以强化公共服务职能为契机，推进行政管理体制改革，转变政府职能。公共服务均等化是政府职能实质性转变的客观标志。

二、公共卫生服务均等化的实证分析

本研究对公共卫生服务均等化的实证考察依托卫生系统的概念框架，从服务筹资、资源配置、服务提供以及服务结果（健康结果）等角度对公共卫生服务的均等化现状进行结构性分析。目前，我国公共卫生服务的非均等化最集中和突出的表现为城乡之间及地区之间的差距。[②] 因而本研究主要从这两个方面对公共卫生服务的均等化现状进行考察和分析。在均等化的测量上，考虑到区域之间的可比性，主要采用相关人均和比例指标来进行反映。

（一）地区间公共卫生服务的均等化考察

1. 公共卫生服务投入均等化分析

从服务筹资的角度来看，公共卫生服务经费是指各级政府为了防病治病、保障人民身体健康，由国家财政预算向社会全体成员提供的卫生保健服务经费，包括卫生事业费（含对各级预防保健机构等全额预算单位的拨款，对各级医院等差额预算单位的补助）、中医事业费、计划生育事业费、高等医学教育经费、医学科研经费、预算内基本建设支出、卫生行政管理费和政府其他部门卫生支出。[③] 这同政府预算卫生支出的范围基本一致，因此考虑到数据的可得性，本研究选用政府预算卫生支出的相关数据来考察公共卫生服务投入的均等化。

首先，本研究采用综合测量指标基尼系数来进行总体公平性的描述，以省（市）为单位，把各省市按人均政府预算卫生支出从低到高排列，将政府预算卫生支出的累计百分比作为洛伦茨曲线的纵坐标，将人口的累积百分比作为横坐

---

① 中国（海南）改革发展研究院：《以基本公共服务均等化为重点的中央与地方关系——"中国公共服务体制：中央与地方关系"国际研讨会观点综述》，《经济研究参考》2007 年第 1 期。

② 徐勇、项继权：《让人人平等享有基本公共服务》，《华中师范大学学报（人文社会科学版）》2008 年第 1 期。

③ 胡善联：《卫生经济学》，复旦大学出版社 2003 年版，第 19 页。

标，以此来反映各省市人均公共卫生投入的公平程度。经计算得出，我国各省市人均政府预算卫生支出的基尼系数（用于不平均分配的百分比）为0.05，属于较为公平区间。

其次，人均政府预算卫生支出的省际离差如图2-1-1所示，进一步反映出了人均公共卫生投入省际分布的不均衡，其中北京、西藏、青海、上海、天津五个省市的公共卫生人均投入居于前五名，明显高于平均水平。北京拥有全国总人口的1.53%，占有公共卫生支出总额的4%；上海拥有全国总人口1.76%，占有公共卫生支出总额的2.76%。比较之下，黑龙江省拥有人口总量的2.83%，却仅占有公共卫生支出总量的2.27%；河北占有人口总量的5.38%，却仅占有公共卫生支出总量的4.37%。

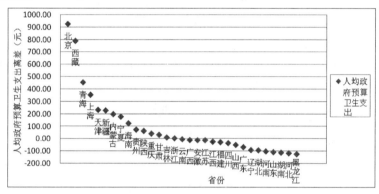

图2-1-1　各省人均政府预算卫生支出离差（2012年数据）

进一步比较东、中、西三大经济区域的人均政府预算卫生支出水平，东部地区的人均政府预算卫生支出为733.18元，中部地区为559.05元，西部地区为790.09元，全国平均水平为622.73元，中部和东部地区的差距为全国平均水平的近1/3。除此之外，西藏、青海等省份也影响了卫生分布的不公平性。湖南、河北和黑龙江三省则是影响其分布不公平的主要负面因素。

2. 公共卫生服务资源配置均等化分析

公共卫生服务资源配置的均等化主要体现为不同地区在公共卫生基础设施、人力资源、技术条件等方面的配置公平性。其中，人力资源是最重要的资源。因而本部分研究主要通过分析三大经济区域公共卫生人力资源的配置状况来反映公共卫生服务资源配置的均等化程度。表2-1-1比较了东、中、西三大经济区域之间在主要公共卫生服务机构的卫生技术人员配置数量上的差异，结果表明三个地区在公共卫生人力资源的配置上并无明显差异。

表 2－1－1　2012 年公共卫生服务机构卫生技术人员数

（单位：人／每千人口）

	疾控中心	妇幼保健机构
东　部	0.09	0.17
中　部	0.10	0.18
西　部	0.13	0.18
全　国	0.10	0.17

资料来源：中华人民共和国卫生和计划生育委员会编：《中国卫生统计年鉴（2013）》中华人民共和国国家统计局编：《中国统计年鉴（2013）》。

3. 公共卫生服务水平均等化分析

妇幼健康是反映社会基本公共卫生服务水平的一个重要方面，本研究根据中国卫生统计年鉴中可得的有关项目的分地区统计资料，分别计算了孕产妇系统管理率（图 2－1－2）、7 岁以下儿童保健管理率（图 2－1－3）的省际分布情况，从而对基本公共卫生服务水平的省际分布情况进行定量测量。首先，从基尼系数角度看孕产妇系统管理率和儿童保健管理率的省际分布情况，2011 年孕产妇系统管理率的省际分布基尼系数为 0.0819，儿童保健管理率的基尼系数为 0.0640，综合体现了孕产妇系统管理和儿童保健水平在全国范围内较为均等。其次，从不同的经济发展区域来看，在孕产妇系统管理方面，东、中、西部之间并没有明显差异，根据 2013 年数据，只有西藏、河南和安徽的孕产妇管理情况明显落后于全国平均水平；而在儿童保健管理方面，管理率高的省份基本集中于东部经济区域，管理率低的省份主要集中于中西部地区，且西藏的儿童保健指标在 70% 以下，青海、河南、贵州、新疆维吾尔自治区在 85% 以下，表现出一定程度的地区差异性。

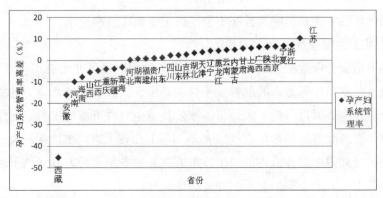

图 2－1－2　2013 年孕产妇系统管理率各省际离差图

资料来源：中华人民共和国卫生和计划生育委员会编：《中国卫生统计年鉴（2014）》。

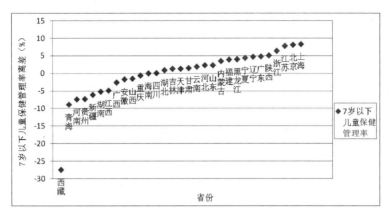

图 2-1-3 2013 年 7 岁以下儿童保健管理率各省际离差图

资料来源：中华人民共和国卫生和计划生育委员会编：《中国卫生统计年鉴（2014）》。

4. 公共卫生服务效果均等化分析

本研究选取围产儿死亡率、孕产妇死亡率、传染病发病率三项指标来进行区域间公共卫生服务结果均等化的定量分析。2013 年全国各地围产儿死亡率小于 5‰（全国平均水平）的省份依次有上海、江苏、江西、北京、河南、重庆、安徽、山东、河北、浙江、湖北、贵州，集中于东中部地区；围产儿死亡率大于 8‰（位于 8‰—19‰）的省份依次有广西、甘肃、吉林、宁夏、新疆、西藏，集中于西部地区。

各省市的孕产妇死亡率差距较大（图 2-1-4），2013 年小于 10/10 万的有江苏、浙江、辽宁、广东、天津、上海和山东，大部分省市居于 10/10 万—30/10 万之间，在全国平均水平（23.2/10 万）以上的省市有 16 个，其中西藏地区孕产妇死亡率高达 154.5/10 万，需引起关注和重视。2013 年我国孕产妇死亡率最低

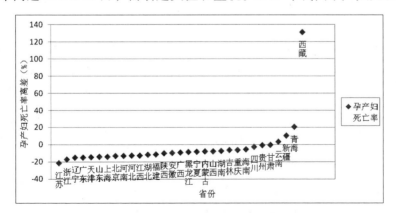

图 2-1-4 2013 年各省孕产妇死亡率离差（1/10 万）

资料来源：中华人民共和国卫生和计划生育委员会编：《中国卫生统计年鉴（2014）》。

的四个省市——江苏（1.9/10 万）、浙江（6.2/10 万）、辽宁（8.3/10 万）和广东（8.4/10 万）——已达到发达国家的水平；而最高的四个省份——云南（26.7/10 万）、新疆（33.8/10 万）、青海（44/10 万）和西藏（154.5/10 万）依然亟待改善。孕产妇死亡率最低的江苏和最高的西藏几乎相差 82 倍，存在着极大的差距。

从各省的传染病发病率看（图 2-1-5），新疆、甘肃和青海三地的甲乙类传染病发病率远高于其他省份。

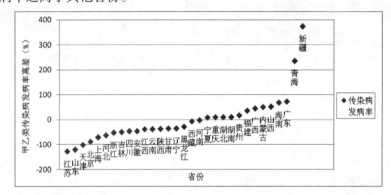

图 2-1-5　2013 年各地区甲乙类传染病发病率离差（1/10 万）

资料来源：中华人民共和国卫生和计划生育委员会编：《中国卫生统计年鉴（2014）》。

（二）城乡间公共卫生服务的均等化考察

1. 公共卫生服务投入均等化分析

长期以来，由于城乡二元结构的存在，我国政府的公共卫生投入在城乡间存在较大差异，对于公共卫生事业的财政投入明显向城市地区倾斜，而用于农村地区的公共卫生投入比例偏低。在对我国公共卫生财政投入的城乡差异进行分析时，本研究对城乡地区的主要公共卫生服务提供机构（妇幼保健机构、卫生监督机构以及疾病预防与控制机构）的人均财政投入进行了比较（图 2-1-6）。结果表明，自 2004 年至 2011 年，财政对城乡公共卫生服务机构的总体投入存在着明显的下降趋势，其中在 2007 年下降得尤为显著；从人均财政投入的城乡差别来看，财政对城市地区公共卫生服务机构的人均投入虽然一直高于农村地区，但自 2007 年起，二者的差距有逐步缩小的趋势。

2. 公共卫生服务提供水平均等化分析

本研究分别对 2013 年城乡地区的孕产妇系统管理率、7 岁以下儿童保健覆盖率（表 2-1-2）的分布情况进行了分析，其中城市地区的孕产妇系统管理率为91.2%，农村地区为 88.2%，全国平均水平是 89.5%；而城市和农村地区的 7 岁以下儿童保健覆盖率分别是 93.1% 和 88.9%，全国平均水平是 90.7%。从具体

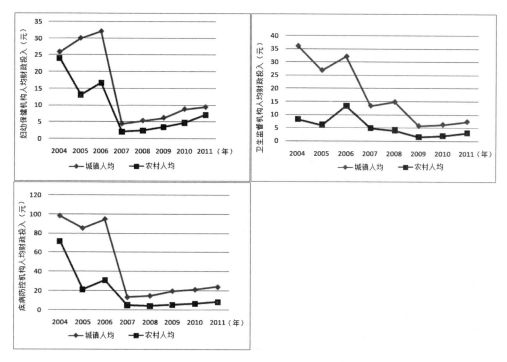

图 2 - 1 - 6　2004—2011 年城乡公共卫生机构人均财政投入（元）

资料来源：中华人民共和国卫生和计划生育委员会编：《中国卫生统计年鉴（2012）》。

的地域分布来看，城市地区 7 岁以下儿童保健覆盖率达到 90% 以上的省市有 24 个，但农村地区只有 16 个；城市地区 7 岁以下儿童保健覆盖率低于 80% 的省份只有 6 个，但与此同时农村地区却多达 14 个，由此可见公共卫生服务提供水平的城乡差距。

表 2 - 1 - 2　2013 年全国城市、农村 7 岁以下儿童保健覆盖率

保健覆盖率（%）	省、市、自治区（由高到低顺序排列）	
	城市	农村
≥90	北京　上海　江苏　浙江　陕西　宁夏　辽宁　福建　广东　黑龙江　内蒙古　海南　四川　云南　山东　天津　河北　吉林　甘肃　湖北　安徽　山西　重庆　广西（24）	上海　江苏　北京　浙江　陕西　辽宁　宁夏　福建　广东　黑龙江　内蒙古　云南　山东　河北　甘肃　湖北（16）
80—90	青海　新疆　湖南　河南　贵州　江西（6）	天津　吉林　四川　重庆　山西　安徽　广西　江西　海南　湖南　新疆　贵州　青海　河南（14）
60—80	西藏（1）	西藏（1）

资料来源：卫生部妇幼保健与社区卫生司编：《全国妇幼卫生信息分析报告（2014 年）》。

3. 公共卫生服务效果均等化分析

本研究选取新生儿死亡率、婴儿死亡率、孕产妇死亡率等三项公共卫生服务的负性结果指标来对我国城乡地区公共卫生服务结果的均等化进行定量分析（表2－1－3）。结果表明，在新生儿死亡率、婴儿死亡率和孕产妇死亡率这三项指标上，农村地区均高于城市，其中新生儿死亡率和婴儿死亡率的城乡差异较为显著，农村地区在这两项指标上分别是城市地区的1.97倍和2.17倍，在孕产妇死亡率上则是城市地区的1.05倍，差距相对较小。

表2－1－3　2013年我国城乡地区的新生儿、婴儿和孕产妇死亡率

年份	新生儿死亡率（‰）			婴儿死亡率（‰）			孕产妇死亡率（1/10万）		
	合计	城市	农村	合计	城市	农村	合计	城市	农村
2013	6.3	3.7	7.3	9.5	5.2	11.3	23.2	22.4	23.6

资料来源：中华人民共和国卫生和计划生育委员会编：《中国卫生统计年鉴（2014）》。

通过实证分析，我们可以得出以下结论：

（1）公共卫生服务的筹资不均衡：一方面人均政府预算卫生支出省际分布的不均衡反映出了公共卫生服务政府投入的地区分配结构不合理，主要表现为东部地区的公共卫生支出无论是支出总量还是人均卫生支出上都高于西部地区，出现东高西低的局面，导致东西部地区卫生保健水平差异加大。另一方面，公共卫生支出的城乡差异较大，长期的城乡二元结构安排导致公共卫生支出的城乡分配结构失衡，城市地区的公共卫生服务支出无论从绝对值还是从增长幅度上都明显高于农村地区。

（2）在公共卫生服务的资源配置方面：从公共卫生服务人力资源的区域分配来看，东中西部之间在人力资源的配置数量上并无明显差异。

（3）在公共卫生服务水平方面：从孕产妇系统管理率和7岁以下儿童保健覆盖率的区域差异来看，管理率较低的省份主要集中于中西部地区，且城市地区的管理率明显高于农村地区，折射出区域间和城乡间在公共卫生服务水平上存在差异。

（4）在公共卫生服务结果方面：比较不同省市在围产儿死亡率、孕产妇死亡率和传染病发病率上的差异发现，指标结果较好的省市多处于东部地区，部分中西部地区的省份在各个指标上均出现明显落后于全国平均水平的情况；而在公共卫生服务结果的城乡差异方面，农村地区的新生儿死亡率、婴儿死亡率和孕产妇死亡指标均明显高于城市，但与此同时也可以看出，近年来农村和城市的差距在逐渐缩小，尤其是在孕产妇死亡率方面，突出反映了农村地区孕产妇保健情况的改善，孕产妇系统管理、产前检查、产后访视、住院分娩等手段的跟进，促使农

村地区妇幼保健工作的改善。

三、导致公共卫生服务非均等化的影响因素分析

(一) 城乡二元化社会制度因素

城乡二元制度是导致城乡公共卫生服务非均等的宏观因素。按照发展经济学的理论观点，发展中国家城乡二元经济的非均衡发展具有普遍性和长期性，单纯通过使城乡经济的均衡发展难以自动实现城乡公共服务供给的均等化。[1] 城乡公共卫生服务非均等化问题主要是由长期实行的城市偏向型的公共服务供给制度造成的。长期以来，城市实行的是以政府为主导的公共服务供给制度，而农村很大程度上实行的是以农民为主的"自给自足"型的公共服务供给制度，由此造成了城乡居民在公共服务方面基本权利和发展机会的不平等，并最终体现为城乡公共服务结果的失衡。改革开放以来，由于城乡二元的公共服务供给体制尚未改变，加之地方政府尤其是乡镇政府缺乏相应的财力，因此造成了农村地区公共卫生服务供给的相对不足。

(二) 行政体制因素

我国公共服务领域存在的问题根源之一在于政府转型的滞后，由此造成了政府公共服务职能的缺位。总体上说，政府在推动经济增长中扮演了重要角色。但与此同时，由于长期忽视社会发展，基本公共产品的供给严重短缺。造成基本公共服务供给不足和结构失衡的体制原因包括：首先，没有形成公共服务可持续的财政支持体制。下文将进一步阐述该点原因。其次，公共服务供给没有形成规范的中央和地方政府间分工机制；再次，没有形成对于公共服务体系的问责机制，包括中央对于地方公共服务的问责制及干部的问责制；最后，对公共服务提供的绩效缺乏相应的评价和手段。

(三) 财政体制因素

政府财政是公共服务供给的物质基础，传统落后的财政体制是导致地区、城乡公共服务非均等的中观因素，我国区域间公共服务非均等化的主要原因在于地区间经济发展水平和自身财政能力的差距。近年来，我国政府财政体制由原来的中央统筹、统配改为分级管理，政府卫生筹资的责任也由中央政府划至各级政府，这虽然对于调动各级地方政府的积极性起到了一定作用，但却在客观上进一

---

[1] 王谦：《城乡公共服务均等化的理论思考》，《中央财经大学学报》2008 年第 8 期。

步扩大了不同经济发展地区和城乡之间的差距，因为财政责任下划以后，中央政府和卫生主管部门缺乏经济调控手段，造成不同地区（发达地区与不发达地区）间卫生发展的差距进一步扩大。同时，由于各级政府仅负担本级的卫生投入，又造成中央、省、市级过多地将资金用于城市，使卫生资源重复配置的状况更加严重。相比之下，县、乡级由于财力有限，卫生投入很少，使已经存在的城市和乡村的差距也随之进一步扩大。

与此同时，公共卫生支出的政府负担结构也不尽合理。从政府的负担结构看，我国政府预算卫生支出主要来自地方财政，而不是中央财政。我国地方财政特别是县乡财政负担了大部分的公共卫生支出，约为政府卫生预算的50%—60%。这一格局就决定了各省人均卫生事业费的高低取决于其财政实力，图2－1－7和图2－1－8清楚表明了2012年各省的人均卫生事业费与其人均财政收入高度相关。[①] 而且，经济实力越强，人均 GDP 越高的省份人均财政收入也越高，自从80年代初中国实行"分灶吃饭"的财政包干体制以后，各省政府为本地居民提供公共服务的水平就取决于本省的经济发展水平，在全国范围内缺乏一套有效的财政转移支付体制来平衡各地的公共服务财政支出水平[②]。中央财政的供给不足，直接导致中央财政在公共卫生事业相对落后地区的投入力度不够。

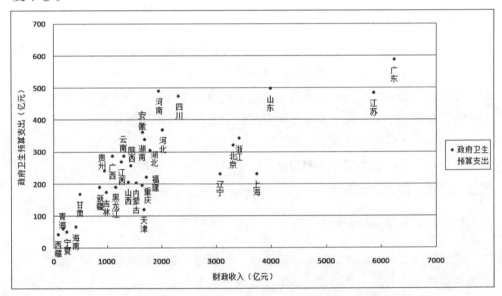

图 2－1－7　2012 年各省财政投入与政府预算卫生支出

① 夏冕：《利益集团博弈与中国医疗卫生制度变迁》，科学出版社 2013 年版，第 76 页。
② 王绍光：《中国公共卫生的危机与转机》，《比较》2003 年第 7 期。

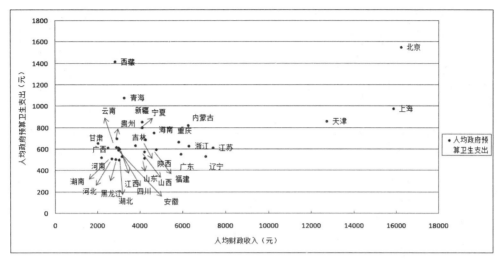

图 2 - 1 - 8　2012 年人均财政收入与人均政府预算卫生支出

资料来源：中华人民共和国卫生和计划生育委员会编：《中国卫生统计年鉴（2013）》；

中华人民共和国财政部编：《中国财政年鉴（2013）》。

（四）公共服务的供给机制因素

公共服务的多元化供给机制缺失是影响公共服务均等化实现的重要因素。当前，政府是公共服务供给的主体，而社会组织、市场力量参与供给的多中心治理格局尚不完善。

（五）经济因素

城乡区域发展不平衡是制约城乡基本公共服务均等化的重要因素。由于城乡经济发展水平的差距是客观的，即使是实行统一的城乡公共服务供给制度，城乡居民享受公共卫生服务的差距依旧明显，因为经济发展水平制约了农村居民享受公共卫生服务的水平。城乡、区域之间经济社会的均衡发展更有利于基本公共服务均等化的实现。因此，促进城乡经济的发展可以提高城乡居民享受公共卫生服务的水平，有效降低实现城乡公共卫生服务均等化的成本，是实现公共卫生服务均等化的长期的、重要路径选择。

四、政策建议与策略选择

（一）以农村为重点，实行城乡统筹的公共品供给制度

推进公共卫生服务均等化，必须着力解决城乡基本公共卫生服务不均等的问题。实现城乡公共服务均等化是构建和谐社会和统筹城乡发展的一种政策倾向，

是要使原有的城市居民分享型的公共服务体制转向城乡居民共享型的公共服务体制，从而打破二元化社会制度约束。从长期来看，城市化和户籍制度改革是打破城乡二元体制的根本出路。短期内，实现城乡公共卫生服务均等化则要以农村为重点，着重增强对农村弱势人群公共服务的供给水平。长期以来，城乡居民存在社会地位上的差异和社会资源分配方面的不平等，农村公共服务水平远远低于城市。因而在此背景下，只能再采用具有倾向性的制度手段和政策安排来实现均等化的目标。因此，实现城乡公共卫生服务均等化的重点在于增加农村公共卫生服务的供给，提高农村公共卫生服务水平，使公共资源对处境不利的农村居民进行倾斜配置和优先扶持，为其提供机会和利益补偿。针对当前公共卫生服务供给在城乡间的差距，应该把为弱势群体特别是农村妇女和儿童提供基本而有保障的基本公共卫生服务作为重点。应该改变长期存在的制约城乡社会公平的二元公共卫生服务供给体制，实行城乡统筹的公共卫生服务体制；增加中央和省市财政对农村基层财政的转移支付，加大对农村公共卫生服务的财政投入力度，强化政府在公共服务中的责任。此外，要重视农民个人、其他私人和非政府组织在公共服务供给中的作用，通过建立农村公共服务供给的多元主体模式来缓解农村公共服务供给的严重不足。

（二）推动政府转型，加快建设公共服务型政府

强化政府在公共产品供给中的主体地位和主导作用，建设服务型政府是实现基本公共服务均等化的战略选择。实现公共服务均等化，要求政府由计划经济背景下的"全能型政府"转变为与市场经济相适应的"服务型政府"。公共服务是现代市场经济对政府职能的本质界定，也是中国经济社会转型对政府职能转变的基本要求。目前，我国公共服务市场的发育程度不高，政府机构能力脆弱，各级政府应将主要人力和资源配置在弥补市场失灵、公共医疗卫生等核心职能领域中，实行有限高效政府，这才是实现财政服务均等化的关键。以迟福林为代表的改革发展研究院（海南）的学者们认为：公共服务均等化的关键在于推动政府由经济建设型政府向公共服务型政府转变，强化政府在公共产品供给中的主体地位和主导作用。为此，一要严格划分中央与地方政府在基本公共服务供给中的职责，使各级政府公共服务的职责与能力相匹配；二要建立公共服务绩效评价指标体系，实行中央对地方的公共服务问责制；三要建立以公共服务为导向的干部政绩考核制度。与此同时，转移支付制度、公共品私营与发展自主型事业组织和多元组织、税收及监督制度等相关制度的跟进和完善也很重要。

(三) 完善促进公共卫生服务均等化的公共财政制度

财政制度应从四个方面促进公共卫生服务的均等化：一是调整中央财政支出结构，减少经济建设支出比例，明显增加基本公共服务支出比例，把更多的财政资金投向教育、医疗卫生、就业和社会保障等公共服务领域，同时加大对农村和中西部基本公共卫生服务的投入力度；二是进一步明确中央和地方事权，基本卫生公共服务的非均等化实质上较多地表现为中央与地方政府的事权与财权的划分不均问题，因此，需要研究在基本公共服务均等化的导向下如何合理调节中央与地方关系，在基本公共卫生服务方面明确各级政府的事权与财权划分。目前，基本公共卫生服务的提供大多是地方政府来完成的，但地方政府的财力不足已经成为制约基本公共卫生服务均等化的"瓶颈"，因此必须研究完善我国特别是省级以下的政府财政管理体制。尤其要科学界定各级政府的公共卫生支出责任，适当调整和规范中央与地方的收入划分，健全财力与事权相匹配的财税体制；三是构建以公共卫生均等化为目标的财政转移支付制度，增加一般性转移支付规模，加强对转移支付的管理和效果评价。四是完善财政奖励补助政策和基层政府财政管理体制，增强基层政府提供公共卫生服务的能力。虽然基本公共卫生服务均等化更多表现为一种各级政府间的财政关系问题，但其真正实现还必须通过公共财政制度的运行予以保障和约束。主要包括公开透明的政府预算制度、规范的财政收入体系、财政支出的民主决策机制、公共支出绩效评价以及财政法律制度建设等方面。

(四) 构建基本公共卫生服务的多元供给机制

在强调政府在基本公共服务供给中的主导作用的同时，必须提倡基本公共卫生服务供给的多元参与，即形成基本公共服务供给的社会和市场参与机制。通过公共财政、社会组织、企业与家庭的合作，提高公共服务质量和效益。除了直接生产和供给，政府还可以在一些公共领域引入私人生产，政府则作为供给的主导者和最终责任人对基本公共服务的直接生产者进行付费、协调和监督。例如政府可以制定相关政策，鼓励和吸引各类慈善组织、基金会等民间组织和民间闲散资金以多种方式参与或提供基本公共服务，通过公共服务合同外包、公共服务购买、政府间协议、志愿服务等多种方式，在一定程度上形成竞争与合作，从而提高基本公共服务的供给效率，扩大公共产品与服务的供给能力。同时，根据公共产品与服务的不同类型，决定是由政府供给还是由政府和私人混合供给。

（五）确定公共卫生服务均等化的指标体系

当前，我国公共卫生服务均等化面临的一个基础性问题是公共卫生服务的标准不统一、不规范、不清晰。很多标准比较模糊，大部分文件或政策只说明按照当地的情况考虑，没有给出最低标准，缺乏基本公共卫生服务的人均支出标准和实物标准，使得公共卫生服务均等化缺乏基本依据，因此，确定公共卫生服务均等化的指标体系是公共卫生服务均等化实现的重要技术保障。

专题二

基层医疗卫生服务体系的可持续性发展

基层医疗服务体系是一个国家医疗卫生服务的根基，也是落实"预防为主"方针的具体执行者，关系着一个地区乃至整个国家健康水平的高低。广义的基层医疗服务体系包括社区卫生服务中心、站、乡镇卫生院、街道卫生院、村卫生室、门诊部、诊所、卫生所、医务室等。本章节所提及的基层医疗服务机构只涉及政府办基层医疗机构，大部分描述性分析以社区卫生服务机构和乡镇卫生院为主，不含门诊部、诊所、卫生所、医务室等。

一、中国基层医疗服务体系发展的历史沿革

（一）城市社区卫生服务体系的建立与发展

在中国，城市医疗服务资源相对集中，且规模档次较高，加上地理交通等便利因素，导致就医流向不合理，基层医疗机构受重视程度差，相对而言发展较慢。总体来说，城市社区卫生服务体系发展经历了萌芽阶段、发展阶段和完善阶段。

1. 萌芽阶段

20世纪80年代以来，伴随着经济体制改革，国企改制、企业主辅分离，承担城市居民基本医疗保健职能的企业医院、卫生所、卫生院等机构尤其是规模较小的机构因缺乏上级单位经费供养、竞争意识不足而难以为继，迅速退出历史舞台，城市基层卫生服务体系几近瓦解。而与此同时，规模相对较大的公立医院因公共利益导向偏离，纷纷设置经济任务指标并分解至科室，最终导致医疗费用过快增长，医疗卫生资源配置不合理，"看病贵、看病难"问题显现。

党中央和国家卫生行政部门认清形势，及时反思，于80年代初在上海、杭州等地开始了社区卫生服务的研究与探索，为后续社区卫生服务相关政策制定奠定

了一定的实践基础。

2. 发展阶段

1996 年全国卫生工作会议，国家首次正式提出要发展社区卫生服务。

1997 年，中共中央 国务院《关于卫生改革与发展的决定》标志着社区卫生服务体系建设正式启动，该决定提出：到 2010 年，在全国建立起比较完善的城镇社区卫生服务体系。自此，各相关政策陆续出台，各地相继启动试点。

1999 年，卫生部等 10 部委出台《关于发展城市社区卫生服务的若干意见》，作为发展社区卫生服务体系的纲领性文件，对其重要意义、功能定位、基本框架、发展阶段目标、基本政策等做出了规定，开始了试点扩面。

2000 年，国务院 8 部委出台《关于城镇医药卫生体制改革的指导意见》，明确指出建立健全社区卫生服务组织、综合医院和专科医院合理分工的医疗服务体系，明确社区卫生服务组织的主要职能是"从事预防、保健、健康教育、计划生育和常见病、多发病、诊断明确的慢性病的治疗和康复"。同年 12 月，卫生部制定了《城市社区卫生服务机构设置原则》《城市社区卫生服务中心设置指定标准》《城市社区卫生服务站设置指定标准》3 个规范性文件，进一步明确社区卫生服务中心和站的基本功能、基本设施、科室设置、人员配备、管理制度等。

2001 年，开始了全科医师任职资格考试。

2002 年，卫生部等 11 部委印发了《关于加快发展城市社区卫生服务的意见》，鼓励社区各方面力量共同构建以社区卫生服务为基础、合理分工的新型城市卫生服务体系，加快部分资源向社区转移，对公立一级医院和部分二级医院按照社区卫生服务的要求进行结构与功能改造，允许大、中型医疗机构举办社区卫生服务机构。同时，鼓励企业事业单位、社会团体、个人等社会力量多方举办社区卫生服务机构，健全社区卫生服务网络。鼓励部分国有中、小型医疗机构转制为民办社区卫生服务机构，或实行国有民营。自此，我国社区卫生服务机构步入快速发展期。

2003 年，启动了创建全国社区卫生服务示范区活动。

2006 年，国务院印发《关于发展城市社区卫生服务的指导意见》要求，到 2010 年，全国地级以上城市和有条件的县级市要建立比较完善的城市社区卫生服务体系，进一步明确了发展城市社区卫生服务的指导思想、基本原则和工作目标，提出了一系列行之有效的政策措施。国务院成立领导小组，召开第一次全国城市社区卫生工作会议。为切实贯彻落实《指导意见》精神，完善社区卫生服务各项政策措施，同年，中编办、发展改革委、人事部、财政部、卫生部、劳动保障部、中医药局等部门先后制订了《关于促进医疗保险参保人员充分利用社区卫生服务的指导意见》《关于在城市社区卫生服务中充分发挥中医药作用的意见》

《关于公立医院支援社区卫生服务工作的意见》《关于城市社区卫生服务补助政策的意见》《关于印发城市社区卫生服务中心、站基本标准的通知》《关于加强城市社区卫生人才队伍建设的指导意见》《关于印发〈城市社区卫生服务机构管理办法（试行）〉的通知》《关于加强城市社区卫生服务机构医疗服务和药品价格管理意见的通知》《关于印发〈城市社区卫生服务机构设置和编制标准指导意见〉的通知》等9个配套文件，进一步细化《指导意见》提出的有关政策措施，为加快推进城市社区卫生服务工作提供了有力的制度保障。全国有30个省（自治区、直辖市）印发了具体实施意见。

2007年，时任副总理吴仪主持召开领导小组会议，考察北京社区卫生服务，并将领导小组中新增中宣部、中残联，小组成员部门增加至14个。2007年6月，国务院召开第二次全国城市社区卫生工作会议。截至2007年初，全国98%的地级以上城市、93%的市辖区和一半以上的县级市都不同程度地开展了社区卫生服务。已设置社区卫生服务中心5000多个，社区卫生服务站近18000个，机构总数比2005年增加47%。

综上所述，可以看出以下趋势：一是政府重视程度逐步提高；二是政策措施逐步完善；三是网络体系初步建立；四是筹资机制初步形成。

3. 完善阶段

2009年4月，中共中央国务院印发的《关于深化医药卫生体制改革的意见》是社区卫生服务制度建设的又一个里程碑。该文件提出"整合城市卫生资源，充分利用城市现有一、二级医院及国有企事业单位所属医疗机构和社会力量举办的医疗机构等资源，发展和完善社区卫生服务网络。建立健全覆盖城乡居民的基本医疗卫生制度，到2020年，覆盖城乡居民的基本医疗卫生制度基本建立。"

这一时期各类文件进一步提出要转变基层医疗卫生机构运行机制，从服务功能、人员管理、财务管理、药品管理、绩效考核等方面提出了具体的指导意见："政府举办的城市社区卫生服务中心（站）和乡镇卫生院等基层医疗卫生机构，要严格界定服务功能，明确规定使用适宜技术、适宜设备和基本药物，为广大群众提供低成本服务，维护公益性质。要严格核定人员编制，实行人员聘用制，建立能进能出和激励有效的人力资源管理制度。要明确收支范围和标准，实行核定任务、核定收支、绩效考核补助的财务管理办法，并探索实行收支两条线、公共卫生和医疗保障经费的总额预付等多种行之有效的管理办法，严格收支预算管理，提高资金使用效益。要改革药品加成政策，实行药品零差率销售。加强和完善内部管理，建立以服务质量为核心、以岗位责任与绩效为基础的考核和激励制度，形成保障公平效率的长效机制。"

（二）农村医疗卫生服务体系的变革

中国农村医疗卫生服务体系建立之初取得了辉煌成绩，极大地改善了农村缺医少药、农民健康状况差的问题，然而，随着农村合作社解体、家庭联产承包责任制推行，农村医疗服务体系失去了经济命脉的供养及"分灶吃饭"的财政体制改革，农村卫生服务体系濒临瓦解。新型农村合作医疗制度（以下简称"新农合制度"）的实施和医药卫生体制改革掀起了农村医疗卫生服务体系发展的两次高潮，改变了因农村合作社的经济体制瓦解等变革带来的农村医疗卫生的真空状态。

1. 新农合制度

2002 年 10 月中共中央、国务院发布《关于进一步加强农村卫生工作的决定》（中发〔2002〕13 号），进一步明确新时期农村卫生工作的指导思想和目标。农村卫生发展进入第一个黄金时期。该文件提出了"逐步建立新型农村合作医疗制度。""到 2010 年，新型农村合作医疗制度要基本覆盖农村居民"，"从 2003 年起，中央财政对中西部地区除市区以外的参加新型合作医疗的农民每年按人均 10 元安排合作医疗补助资金，地方财政对参加新型合作医疗的农民补助每年不低于人均 10 元"，"农民为参加合作医疗、抵御疾病风险而履行缴费义务不能视为增加农民负担"。这是政府第一次为解决农民的基本医疗卫生问题进行大规模的投入，是农村医疗保障的制度重建，更是日后农村基层医疗机构运行的主要经费渠道，农村医疗卫生服务体系自此"起死回生"。

2. 医药卫生体制改革

2009 年 3 月，中共中央、国务院印发了《关于深化医药卫生体制改革的意见》（中发〔2009〕6 号），国务院印发了《关于医药卫生体制改革近期重点实施方案（2009—2011 年）的通知》（国发〔2009〕12 号），提出了 5 项重点改革任务，为新时期农村卫生改革与发展注入了新的内涵和活力，为农村医疗卫生服务体系发展的第二次高潮。"保基本、强基层、建机制"自此成为各项工作的主要指导原则和工作方向。新时期，农村医疗卫生服务体系在人才队伍建设、基础设施建设、规范管理等方面得到了长足发展。

为解决发展核心要素——"人"的问题，在农村卫生人才队伍培养方面，一系列文件陆续出台：卫生部等 5 部门《关于加强农村卫生人才培养和队伍建设的意见》（卫人发〔2002〕321 号）；卫生部等 6 部门《关于加强卫生人才队伍建设的意见》（卫人发〔2009〕131 号）；发改委等 5 部门《关于开展农村订单定向医学生免费培养工作的实施意见》（发改社会〔2010〕1198 号）；发改委等 6 部门《以全科医生为重点的基层医疗卫生队伍建设规划》（发改社会〔2010〕561 号）；

国务院《关于建立全科医生制度的指导意见》（国发〔2011〕23号）；卫生部《关于医药卫生中长期人才发展规划（2011—2020）》（卫人发〔2011〕15号）；2003年国务院颁布《乡村医生从业管理条例》（国务院令第386号）；卫生部、财政部《关于加强乡村医生队伍建设的意见》（卫农卫发〔2010〕3号）；国务院办公厅《关于进一步加强乡村医生队伍建设的指导意见》（国办发〔2011〕31号）。上述文件均旨在解决人才短缺、技术薄弱这一首当其冲的突出问题，在一定程度上改善和提升了农村卫生服务能力。

2009年6月，卫生部、中医药局、发改委印发《县医院、县中医院、中心乡镇卫生院、村卫生室和社区卫生服务中心等5个基层医疗卫生机构建设指导意见的通知》（卫办规财发〔2009〕98号），要求健全基层医疗卫生服务体系。

在体制机制改革方面，基本所有政府办乡镇卫生院实施了基本药物制度改革，设立了一般诊疗费，落实了稳定长效的多渠道补偿机制，安排了中央财政奖励资金、完善了分配激励机制和绩效工资制。

（三）城乡基层卫生服务统筹发展

2013年，国家卫生行政部门进行了职能调整和整合，新成立的国家卫生计生委设立了基层卫生司。从某种意义上说，这是统筹城乡基层卫生服务协调发展的一个标志性举措。新成立的基层卫生司负责统筹制定农村卫生和社区卫生政策、规划、规范并组织实施。自此，卫生行政部门逐步打破"城市、农村"的二元界限，将城市和农村的基层医疗卫生服务体系发展紧密结合起来，统一协调，综合考虑，全面步入城市社区卫生服务中心/站和农村乡镇卫生院/村卫生室统筹发展、基本公共卫生服务均等化的高速发展期。

2013年2月，发改委、卫生部印发《完善基层医疗卫生服务体系建设方案》，针对当前基层医疗卫生服务体系存在的薄弱环节，统筹考虑、突出重点，继续加强县级医院、乡镇卫生院、社区卫生服务中心和边远地区村卫生室基础设施建设。通过该方案的实施，基层医疗卫生机构基础设施条件明显改善，基层医疗卫生资源配置更加合理，功能布局更加科学，基层医疗卫生服务体系进一步完善，为实现人人享有基本医疗卫生服务奠定坚实基础。

2014年4月，国家卫生计生委召开基层卫生综合改革重点联系点启动会，再次明确基层医疗卫生机构的功能定位"预防为主、防治结合、中西医并重"。指出要强化政府责任，明确政府对基层医疗卫生机构在举办、投入和管理三方面的主体责任。

二、中国基层医疗机构现状

（一）基本情况

1. 2002—2014 年基层医疗机构数量

到 2014 年 4 月，我国基本形成功能合理、方便群众的基层卫生服务网络。全国基层医疗卫生机构 91.9 万个，占全国医疗机构总数的 93.86%。其中，社区卫生服务中心（站）由 2002 年的 0.82 万个增加至 3.41 万个，乡镇卫生院由 2002 年的 4.49 万个减少至 3.69 万个。社区卫生服务网络格局基本健全，社区服务理念初步建立，农村卫生服务体系得以巩固，基本公共卫生服务快速发展，基础设施条件得到较大改善。

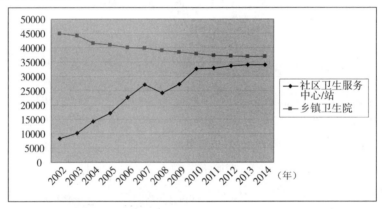

图 2 - 2 - 1 2002—2013 年基层医疗机构数量（个）

数据来源：《2014 年卫生统计年鉴》《2014 年 4 月底全国医疗卫生机构数》。

注：2008 年社区卫生服务中心（站）减少是因为江苏省 5000
家农村社区卫生服务站划归村卫生室。

2. 基层医疗机构基本情况（含床位、人员、设备等）

根据 2014 年卫生统计年鉴数据分析，全国基层医疗卫生机构平均每家社区卫生服务中心、乡镇卫生院执业医师分别为 15.4 人、11.7 人；注册护士分别为 12.3 人、7.3 人；床位数分别为 19.8 张、31 张；万元以上设备台数分别为 15.1 台、9.1 台；业务用房面积分别为 1780 平方米、1844 平方米。

从纵向来看，乡镇卫生院近 10 年来硬件条件改善明显，床位数、万元以上设备数、业务用房面积分别增长了 104%、133%、56%；社区卫生服务中心业务用房增加了 66%。

表2-2-1 2013年基层医疗机构基本情况

	机构数（个）	平均每家机构拥有人员数（人）				平均每家床位数（张）	平均每家万元设备数（台）	平均每家业务用房面积（平方米）
		人员总数	卫技人员数	执业医师（含助理）	注册护士			
基层医疗卫生机构	915368	3.8	2.3	1.1	0.6	1.5	0.5	95
社区卫生服务中心	8488	43.4	36.7	15.4	12.3	19.8	15.1	1780
社区卫生服务站	25477	4.2	3.7	1.7	1.4	1.0	0.6	124
乡镇卫生院	37015	33.3	28.2	11.7	7.3	31.0	9.1	1844
村卫生室	648619	1.9	0.2	0.2	0.0	0.0	0.0	79

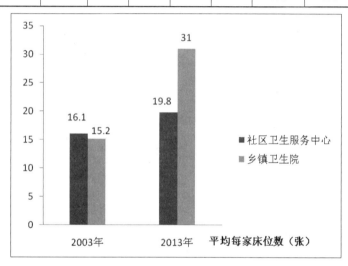

图2-2-2 社区卫生服务中心和乡镇卫生院床位数变化对比

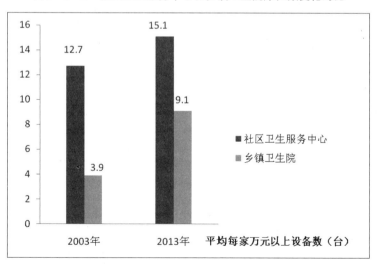

图2-2-3 社区卫生服务中心和乡镇卫生院万元以上设备数变化对比

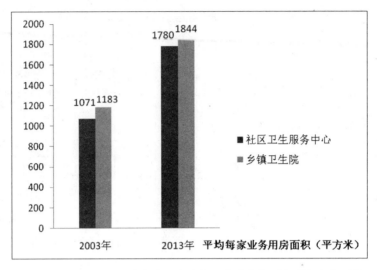

图 2-2-4　社区卫生服务中心和乡镇卫生院业务用房面积变化对比

3. 全科医生情况

数据显示，中国全科医生人数总体不足，且地区间发展不均衡，中、西部地区每万人口全科医生数仅 0.7、0.86 人。

表 2-2-2　2013 年全科医生基本情况（人）

	执业（助理）医师数	全科医生数	每万人口全科医生数	全科医生占执业医师比例（%）
总计	2794754	145511	1.07	5.2
东部	1259952	84464	1.50	6.7
中部	824551	29674	0.70	3.6
西部	710251	31373	0.86	4.4

4. 政府投入情况

从整体来看，政府财政收入占各类医疗机构业务收入的 14%，在医院尤其是综合医院中，自身医疗和药品收入是主要收入来源。在基层医疗卫生机构中，财政收入占总收入比例翻了一倍，尤其是乡镇卫生院，财政投入的力度较大，占总收入的 40% 左右。

表 2-2-3　2013 年政府投入情况（万元）

	总收入	财政收入	业务收入	财政收入占业务收入比例（%）
各类医疗机构总计	231475480	31310435	191474548	14
基层医疗卫生机构	35325472	10491951	22040655	30
社区卫生服务中心	8315572	2829856	5120013	34
乡镇卫生院	18358229	7382715	10275497	40

5. 服务量情况

近6年的统计数据显示，基层医疗机构诊疗人次占全国总诊疗人次的60%左右。

表2-2-4　2008—2013年基层医疗卫生机构服务量情况　（单位：万人次）

年份	总诊疗人次数	基层医疗卫生机构诊疗人次	基层医疗卫生机构就诊比
2008	490089.7	296276.6	60%
2009	548767.1	339236.5	62%
2010	583761.6	361155.6	62%
2011	627122.6	380559.8	61%
2012	688832.9	410920.6	60%
2013	731401.0	432431.0	59%

（二）主要成绩

1. 政府重视程度提升，相关政策逐步完善

社区卫生服务体系在20余年内快速发展，得益于政府重视。从社区卫生服务体系发展的政策演变，我们可以看出，从试点到指导意见出台，再到具体规范、标准等的细化，无一不体现了政府作为"顶层设计者"的决心。政府在发展经济的基础上，越来越关注改善民生和社会福祉，把群众的期望作为政府行动的方向和目标。

在社区卫生服务发展方面，政府主要发挥了以下作用：

第一，制定宏观政策和发展规划

自2006年以来，各级各地政府在组织专家学者调研考察的基础上，统筹规划，将社区卫生服务纳入经济和社会发展规划统筹考虑；在合理配置区域卫生资源的基础上，推进社区卫生服务体系改革，理顺社区卫生服务管理体制。

第二，确保财政投入

社区卫生服务经费投入由2004年的62.9亿元增加至2013年的299.3亿元，增长了3.8倍。基本公共卫生服务经费由2009年人均不低于15元增加至2014年人均不低于35元。另外，政府还专门出台相关政策保障社区卫生服务机构用房，为全科医生培养提供制度保障和经费保障。部分地区还出台了政府购买社区卫生服务岗位的政策，以购买服务的方式为居民提供卫生服务。

第三，履行标准制定和服务监管职能

从机构建设标准到全科医生制度，从国家基本公共卫生服务规范到村卫生室管理办法，无一不体现国家政府在标准制定和服务监管方面的主导作用，从顶层设计的高度统筹规划布局基层医疗服务体系的发展，条块结合，重点突出。

第四，协调卫生、财政、民政、物价、社保、人事等多部门工作

社区卫生服务体系是社会事业大发展的重要内容，社区卫生服务机构服务对象为社区居民，离不开其他部门的支持、参与和配合，近年来大部分政策的出台都是政府财政、民政、物价、社保、人事等多部门的密切合作的成果。

在农村卫生服务体系改革方面，政府重视主要集中在新农合、医改等关键政策上：

第一，新农合制度的建立为20世纪70年代以来几近溃崩边缘的集体经济性质为主的农村卫生服务体系起死回生。70年代末到2002年，农村卫生体系基础设施设备严重落后，卫生服务体系几近瓦解，广大农民无处看病，无钱看病。2003年国务院办公厅转发卫生部、财政部、农业部《关于建立新型农村合作医疗制度的意见》。新农合制度的建立，一方面建立了医疗费用共担的风险调节机制，减少了患者疾病经济负担；另一方面，拯救了一批因缺少财政投入而难以为继的乡镇卫生院和村卫生室。新农合制度的推广需要一套功能完善、设施完备、服务能力强、价格合理的农村医疗卫生服务体系与之相适应。

第二，继新农合制度掀起农村卫生服务体系发展的高潮后，2009年起推进的新医改在很大程度上改善了乡镇卫生院的硬件设施。《关于深化医药卫生体制改革的意见》中明确提到要加快建立健全以县级医院为龙头、乡镇卫生院为骨干、村卫生室为基础的农村三级医疗卫生服务网络。其中，乡镇卫生院负责提供公共卫生和常见病、多发病诊疗等综合服务，并承担对村卫生室的业务管理和技术指导等工作；乡镇卫生院作为农村三级医疗卫生服务体系的枢纽，是公益性、综合性的基层医疗卫生机构。农村基层医疗卫生服务体系的公益性再一次得以确认与强化。

2. 服务网络和基础设施大幅改善

目前，我国已经基本构件起农村地区"县级医院—乡镇卫生院—村卫生室"、城市地区"医院—社区卫生服务中心—社区卫生服务站"的医疗服务网络格局。

在城市地区，3.41万个社区卫生服务中心、站等基层医疗机构已实现全覆盖，使家门口的医疗保健服务具备了现实基础；在农村地区，曾经衰败的乡镇卫生院和村卫生室也因为新农合和新医改制度的实施起死回生，农村卫生服务体系的网底进一步筑牢。

2006年8月，卫生部、中医药局、发改委、财政部印发《农村卫生服务体系建设与发展规划》（卫规财发〔2006〕340号），提出2004—2009年期间安排216.84亿元，以乡镇卫生院为重点，改善农村三级医疗卫生机构基础设施条件。截至2012年底，全国78.6%的乡镇卫生院、68.9%的村卫生室实现了标准化建设，从业务用房面积、内涵管理、诊疗科目、服务功能、人员配备等方面进行了

规范。

2013 年 2 月，发改委、卫生部印发完善基层医疗卫生服务体系建设方案的通知，计划从 2012 年开始，分 5 年安排建设：投入 297.93 亿元建设县级医院 1000 所左右、投入 293.58 亿元建设乡镇卫生院 2 万所左右、投入 66.68 亿元建设村卫生室 10 万所左右、投入 25 亿元建设乡镇卫生院周转宿舍 5 万套、投入 8.35 亿元建设社区卫生服务中心 200 所左右。该方案以改善基础设施条件为重点，把大力发展基层医疗卫生作为推动医疗卫生事业发展的重要任务及重大民生工程。

3. 补偿机制逐步完善和优化

基层医疗机构运行成本主要通过服务收费和政府补助补偿。其中，基本医疗服务主要通过医疗保障付费和个人付费补偿；基本公共卫生服务通过政府购买服务的方式补偿；经常性收支差额由政府按照"核定任务、核定收支、绩效考核补助"的办法补助。通过逐步调整提高医疗服务价格，完善医疗保障政策、建立基本药物制度等多种方式合理增加医疗服务收入，降低药品加成收入在业务收入中的比例，政府办基层医疗机构的补偿机制正在逐步完善和优化。为缓解地方尤其是市县级财政支出压力，中央财政除继续按现有政策落实各项专项补助资金外，还将通过"以奖代补"方式进一步加大对困难地区实施基本药物制度的专项支持力度。

4. 人才队伍培养机制逐步建立

人才队伍是保障基层医疗机构可持续发展的核心，也是各项政策落实的执行者。加强基层医疗卫生人才队伍建设，特别是全科医生培养培训是提高基层医疗卫生机构服务水平和质量的基础。历年的政策文件无一不强调着卫生人才培养的重要性。截至 2013 年底，我国在基层医疗卫生机构执业的卫生技术人员已达 213.76 万人，占各类医疗机构卫生技术人员总数的 30%。2013 年底全科医生共 14.55 万人，仅占全国执业（助理）医师总数的 5%。

面临着全科医生紧缺的现实困境，各地都在全面推进全科医生培养，主要有以下三种方式：一是"源头设计"，从医学教育制度设计开始，建立健全全科医学生的培养制度，高等医学院校直接设置临床医学专业全科医学方向进行培养；二是"中游过渡"，全科医生转岗培训计划正在各省市落实，规范化培训多参照 1999 年卫生部制定的《全科医师规范化培训试行办法》执行、转岗培训针对在岗的基层卫生人员进行脱产或半脱产的形式统一培训；三是制定了引导大医院医生下沉到基层的相关政策、通过优先晋升、增加福利津贴等优待政策予以制度保障。

5. 服务模式初步形成

主要体现在两方面：

（1）重医轻防局面初步扭转，基本公共卫生服务广泛开展

2003 年非典事件，使得公共卫生服务得到前所未有的重视。预防保健、传染

病防控、围产期保健、老年人健康管理、儿童健康管理、慢性病管理等基本公共卫生服务项目在国家层面得到统一和规范。此外，2009 年起，国家还启动了重大公共卫生服务项目，并拨付专项资金保障其运转与实施。公共卫生服务已成为基层医疗卫生机构的重要职能之一。

（2）家庭医生签约服务。

在服务模式方面，在武汉、上海等试点城市的基础上，全国推行家庭医生签约服务，取得一定成效。从坐堂行医向主动服务转变，以社区家庭医生签约服务为基础的健康管理对改善城市贫困老人的健康状况和就医依从性有一定的效果[①]。政府出资购买包含公共卫生服务在内的家庭医生签约服务包，在一定程度上转变了"以医养防"的运作机制。

（三）存在问题

尽管我国已初步形成网络布局合理、服务职能清晰、管理规范的基层医疗卫生服务基本格局，但是其运行效果与制度设计仍有较大偏差，离群众的服务需求差距显著，主要存在全科医生总体素质不高、医疗功能发展后劲不足、公共卫生服务实效不够、补偿机制激励作用不强、部分地区领导重视协调不够等突出问题。

1. 全科医生总体素质不高

全科医生作为基层医疗机构的服务实施主体，是社区首诊的核心要素。根据《国务院关于建立全科医生制度的指导意见》，到 2020 年，要初步建立起全科医生制度，基本实现城乡每万名居民有 2—3 名合格的全科医生。根据 2014 年卫生统计年鉴，我国约有 14.55 万名全科医师，仅占执业医师总数的 5.2%，远低于国际上 30%—60% 的平均水平。也就是说，每万人只有 1.07 名全科医生，距离每万人 2—3 名的目标，仍有很大差距。

（1）现有全科医生数量少、继续教育流于形式、业务素质和技术水平难以适应当代社区卫生服务发展的需要，由于职称、待遇等政策性问题，普遍缺乏服务意识和市场竞争意识。高校培养的全科医学毕业生学习内容全面，但由于全科医学受重视程度不够，毕业生愿意下基层且安于长期留在基层服务的少；而转岗培训多受限于在岗人员素质、激励机制、培训内容安排等，培训效果不容乐观。甚至有培训者指其是医学教育资源的浪费。

（2）社区卫生服务机构缺乏吸引力，优秀的卫生技术人员往往是"下不去，

---

① 陈璟瑜等：《家庭医生签约服务对社区贫困老人健康管理的影响》，《中国全科医学》2013 年第 28 期。

留不住"。

（3）人均负担工作任务重，待遇低，且得不到群众的理解与支持，工作动力严重不足，敷衍和观望情绪大。

（4）全科医生在薪酬待遇、职称晋升、专业发展等方面政策保障不到位，现有医学毕业生和临床医生不愿意注册为全科医生。

2. 医疗功能发展后劲不足

从医改数年运行效果来看，医疗功能弱化已成为大多数群众和基层医疗机构管理者的共识。家门口的量血压、测血糖方便了，但看病却需要到路程更远、价格更贵的医院去了，基层医疗机构对"健康管理"职能的强化并不能取代群众对"医疗服务"的高层次需求。然而作为基层医疗机构的医务人员，不能做、不想做心态非常普遍。具体体现在：

不能做：值得反思的基本药物制度。"基本药物"概念设计指的是基本的、必不可少的药物，应是一种"最低要求"，可在中国制度设计中，却异化为了"最高配置"。无论是制度设计之初的100%全部配备使用基本药物还是让步式的使用70%—80%的基本药物，都不可避免地让基层医疗机构用药水平大幅退化，也成为基层医疗机构推诿病患的冠冕堂皇的理由。

不想做：南辕北辙的绩效工资制度。新医改后，绩效工资制度披上了浓厚的行政化外衣，原本为企业激发活力的绩效工资制度却助长了基层医疗机构回归计划经济时代，"等、靠、要"的思想死灰复燃，奖励性绩效工资比例不高，难以激发医务人员的积极性，平均主义也在所难免。多干少干一个样的前提下，医务人员宁愿不看病、少看病，以回避医疗风险。收支两条线的机制改革，使基层医务人员更丧失了"创收"积极性，推诿、转院病人大幅增多。

3. 公共卫生服务实效不够

公共卫生服务是体现预防为主方针，贯彻落实均等化服务的有力举措。然而，各地运行效果仍与制度设计有很大差距，家庭医生入户常吃"闭门羹"，进门难、真实信息难以收集、家庭医生不被信任，特别是在高档小区及流动人口多的小区服务工作基本无法开展。除免疫预防接种、妇幼保健等少数项目外，其他基本公共卫生服务多流于形式，在实施过程中存在各种问题，需要各级管理人员重视并采取有效改进措施。调研发现，其实效性不够的主要原因有三个层面：

（1）供方层面：基层医疗机构长期以来形成了以疾病治疗为核心的人员结构和工作方式，人均工作量大，应付思想重；家庭医生素质参差不齐，部分医生技术水平与实际需要有较大差距。

（2）需方层面：群众不理解，上门难，工作开展难。很多居民不知晓公共卫生服务的重要意义和基本政策，不理解社区卫生服务中心的工作。工作人员在上门服务过程中遇到各种阻力，进门难，工作得不到群众的配合，甚至遭受讽刺挖苦和辱骂。

（3）制度设计者层面：资金分配不合理，部分地区公共卫生服务基金是按照人均标准乘以常住人口数进行拨付，但实施过程中，往往无法也不适宜对常住人口和流动人口进行区别对待；部分服务流程欠规范，实施效果不理想，如围产保健、孕产妇管理大多在省、市级妇幼保健院进行，但后续随访均需在社区卫生服务中心完成，相关管理缺乏连续性和完整性。

4. 补偿机制激励作用不强

国务院办公厅先后发布了《关于建立健全基层医疗卫生机构补偿机制的意见》《关于巩固完善基本药物制度和基层运行新机制的意见》等文件，并启动了基层医疗卫生机构债务清理化解工作。能否成功调整并完善医疗卫生机构的补偿机制，是判断新医改是否具有可持续性的核心要素。科学合理的补偿机制是激励和约束组织和组织内部成员的有效手段。但是无论在机构层面，还是职工层面，目前均没有发挥应有的激励作用：

（1）机构层面

新医改后，医疗机构补偿机制的基本趋势是：政府投入增加，公共卫生补助增加，医疗收入减少，收支结余减少。带来的直接后果就是医疗机构自主性降低，"等、靠、要"思想死灰复燃，尤其是基建项目基本要伸手讨要。

（2）职工层面

原来为激发自主性和积极性的绩效工资制度在实践过程中演变为了平均主义的大锅饭：奖励性绩效比例过低，且发放形式易激化矛盾，影响单位稳定；取消了收入与业务量挂钩，在一定程度上影响了工作积极性与自主性。

5. 管理者重视协调不够

基层卫生服务工作在各地方政府的重视程度仍有较大提升空间。受限于地方财力，各地政府对于基层卫生服务经费、业务用房、专业技术人才引进等方面的保障程度有很大差异。

对基层卫生服务的功能定位认识不足，卫生事业在整个社会经济发展当中的重要性重视不够是大多数政府部门协调难的根本原因。

部分政府管理者关注经济发展而忽略社会民生，部分管理者仅关注锦上添花的高端医疗服务，却忽视最为基层的社区卫生服务机构和乡镇卫生院等。

转变地方政府管理者观念，树立预防为主的健康观念，在经费、人才引进、组织保障等方面要将国家基层医疗机构扶持政策落到实处。

作为基层服务的具体功能之一，社区卫生服务和农村卫生工作需要民政、老龄、财政、妇联、计生等相关部门的支持与配合，在运行过程中，各部门的协调配合不够，导致了很多工作推进不力。如老年人保健管理中的体检工作，如果没有社区和老龄办提供本底资料，并协助宣传动员，单靠卫生部门一己之力，很难在短时间内发起动员并统筹安排。再如，社区卫生服务机构业务用房，少数政府因财力或认识上的原因，不能保障其业务用房，导致其业务开展受限，布局不合理等问题。

(四) 建议

总之，面对机遇与挑战，基层医疗机构要做到：

1. 基层医疗机构要进一步理清思路，明确功能定位，不盲目与大医院比规模、比设备、不盲目攀比能做多少疑难手术，将工作重点放在常见病、多发病的预防、诊断、治疗上，真正做到群众健康的"守门人"。

2. 转变观念，高度重视社会效益，重点体现基层医疗机构公共性，合理追求经济效益。

3. 规范医疗服务行为管理。建立与完善医疗质量管理体系，始终将"医疗安全"作为工作的第一准则。严格执行职工医保、居民医保、新农合等基本医疗保障政策，合理控制医疗费用增长。合理检查、合理治疗、合理用药。

4. 建立与上级医院的联系，主动与大医院、医学院校建立各种形式的合作，如远程会诊、业务讲座、疑难病例查房等，既可以提升技术水平和诊疗能力，又为双向转诊奠定了良好的合作基础。

5. 加大社会舆论宣传与引导，转变群众在过去数十年中形成的对于基层医疗机构不良的认知图式，尤为重要。群众对基层医疗机构已形成了一个固化的图式：医疗设备差、技术水平低、环境糟糕。这种图式在短期内难以改变，尤其是在长期习惯于选择大医院就医的人群中更为明显。因此，作为基层医疗机构管理者，需要主动地密切联系各种媒体广泛宣传介绍基层医疗机构近年来的变化，展示基层医疗机构新面貌，重塑群众对基层医疗机构的信任感。

三、中国基层医疗服务体系未来展望

(一) 全科医生：能力提升的核心要素

切实加强以全科医生为重点的基层医疗卫生队伍建设。在欧美等大多数发达国家，全科医生占医生总数30%—60%以上，卫生业务量占一半以上，家庭医生基本都在硕士学历以上的层次，独立执业，而且可以服务于多家医疗机构，工资收入超过多数专科医生，社会地位很高。全科医生是家庭成员一辈子的健康保护神，是国家卫生服务支出的看门人，也是引导专科医疗的经纪人。

提升全科医生的整体素质，建议在以下环节入手：

1. 准入

在高等医学教育层面上建立与规范全科医生培养制度。在英、美、德等国，医学生分别在完成5—6年、4年（不含4年普通高等教育）和6年的高等医学院校教育后，必须经过3年的全科医师规范化培训且考试合格后才能取得全科医生资格①。法国则在高等医学院校教育范畴内培养全科医生，即医学基础教育2年、临床教育4年、全科医师培训2—2.5年，考核合格后同时取得全科博士学位和全科医生资格。澳大利亚、加拿大则分别沿用了英国和美国的培养模式。系统的高等医学教育和强化的全科规范化培训有效保证了人才培养的质量。因此，改革现行的医学教育模式，积极发展全科医学教育是未来我国基层医疗卫生服务的必然要求。

2. 执业

从制度层面巩固全科医生的执业地位。虽然国家推行基层首诊已有多年，然而由于基础条件尚未成熟，始终未从制度层面予以强制实施。医疗保障制度的经济杠杆作用效力较弱，尤其是在经济条件相对较好的地区，参保居民宁愿放弃到自付费用比例较低的基层医疗机构，而选择直接到自付费用比例高的大型医院就医。不同的是，在英国、新西兰等国家，患者只有在得到全科医生推荐后才能获得公共的二级和三级服务（急诊除外），公立医院不直接对外开放；在澳大利亚，Medicare仅向由全科医生转诊到专科医生处的患者所花费的就诊费用提供补贴；在加拿大，全科医生决定病人接受治疗的种类及地点，也决定病人获得保健的时间，病人只有经过家庭医生转诊才能进入医院接受治疗。综上所述，在发达国家，全科医生的执业地位与中国的同行有着天壤之别，真正发挥着"健康的第一位守护神"的作用。

3. 待遇

曾益新指出，瑞典专科医生所得到的报酬是社会平均报酬的2.5倍，全科医生则是2.2倍；英国专科医生报酬是社会平均报酬的4.3倍，全科医生是4.2倍；美国的专科医生报酬是社会平均报酬的4.1倍，全科医生则是3.3—3.7倍。在欧美等国，在偏远的地区工作的全科医生比在繁华都市工作的专科医生报酬要高许多。为保证能留住和吸引人才，可参照大医院医生工资标准，给从事基层卫生的全科医生同样待遇，或以政策确定其岗位工资基础上增加一定的特别补贴的稳定

---

① Schleyer T, Eaton KA, Mock D, et al. *Comparison of dental licen-sure, specialization and continuing education in five countries*, European Journal of Dental Education, 2002, 6（4），pp. 153；孟群：《国外全科医学发展与我国全科医学教育面临的问题及思考》，《中国全科医学》2001年第3期；曾国经：《英国的全科医疗与初级保健护理》，《中国农村卫生事业管理》2006年第1期。

机制。另外从职称晋升、社会保障待遇等方面给予政策性倾斜。这方面，国家已经开始了尝试。国家卫生计生委会同财政部、人社部、国家中医药管理局、国务院医改办印发《关于开展全科医生特设岗位计划试点工作的暂行办法》，提出2013年度首先在安徽、湖南、四川、云南4个中西部省份开展全科医生特设岗位试点工作，通过引导和鼓励优秀医疗卫生人才到基层医疗卫生机构从事全科医疗工作，逐步解决基层全科医生紧缺和无执业医师问题。特设岗位可以"县管乡用"、不受编制限制、提前1年晋升职称。此外，鼓励卫生专业人才到中西部基层就业，国家还可以按照一定标准进行补偿。

（二）基层首诊：就医模式的必然选择

家庭医生服务模式在欧美等西方国家已经很成熟了，家庭医生、私人医生等类似概念更已深入人心。在中国，转变医疗卫生服务模式，建立家庭医生和居民契约服务关系，基层首诊的就医观念也已成为各级政府探索推进基层医疗服务的方向。尽管群众的认可程度普遍不高，但不可否认的是，新农合制度中的逐级转诊制度是基层首诊的一个良好示范。在当前全民医保的前提下，随着基层卫生服务体系、服务制度、服务内容的不断完善，政府部门完全可以通过职工医保、居民医保、新农合等社会保险制度来强制推行基层首诊制度。

而家庭医生签约服务则是改善医患关系，树立群众对基层卫生人员信任感的一个有效手段，有利于促使更多群众到基层医疗机构就诊，推动"小病在基层、大病到医院、康复回基层"的分级诊疗、有序就医的卫生服务格局形成。

（三）医疗共同体：可持续发展的有力保障

只有采取有效手段引导病人做到基层首诊、双向转诊，才能在一定程度上缓解"大医院人满为患，小社区门可罗雀"的问题。国家卫计委近年来推行的医疗联合体，在本质上和前些年上海、北京等地成立的医疗集团有着相似之处，都是大医院与基层医疗机构形成医疗利益共同体的不同组织形式。通过医疗联合体这种组织形式，建立起优质医疗资源和管理模式的传送带，从实质上改进基层医疗机构的服务能力，才能赢得群众的信任。

从实际运行效果来看，松散型医疗联合体发挥的作用较小，不能满足群众的基本需要，地方卫生行政部门评价也不乐观，只有真正意义的优质医疗资源下沉、建立起定期的、规律的业务指导关系，实现家门口能享受三级医院的专家服务，才能让群众放心。远程医疗会诊、视频病例讨论、专家查房等借助现代互联网通讯工具和信息手段也是基层医疗机构服务能力快速提升的有力举措。

中国公立医院改革试点城市案例分析

一、中国公立医院改革试点改革概况

公立医院改革一直以来由于其涉及利益众多，操作环节复杂从而被认为是医改的深水区，从 2009 年新一轮医药卫生体制改革以来，公立医院改革如何开展一直是国内外政府、民众、舆论和学术界所关心的焦点。

2010 年 2 月 23 日《关于公立医院改革试点的指导意见》的出台，标志着医改五项重点全面启动，公立医院改革试点破冰启航。时任卫生部部长陈竺指出，推进公立医院改革，是医改各项工作中最为艰巨的任务。公立医院在我国卫生体系中地位重要、影响重大，直接涉及千家万户的切身利益，直接关系人民群众的健康福祉，其改革涉及广泛而深刻的利益格局调整，十分复杂而艰巨。他说："《指导意见》确定的公立医院改革方向，核心就是一条，坚持公立医院的公益性质和主导地位。"

国务院决定，按照先行试点、逐步推开的原则，由各省（区、市）分别选择 1 至 2 个城市或城区开展试点。目前，共有 28 个省（区、市）的 40 个城市（城区）申报了试点。国家选择辽宁鞍山等 16 个试点城市加以重点联系指导，待经验成熟、条件具备再向全国推开。根据要求，各试点城市将突出重点方面和关键环节，深入探索，大胆尝试，力求有所突破——既可以推进综合改革，也可以重点突破个别或若干关键环节；既可以在全市范围内县级（二级）以上公立医院开展试点，也可以选取部分有代表性的公立医院进行试点。

2011 年 6 月 28 日，首都医药卫生协调委员会第三次会议上，卫生部副部长马晓伟表示，北京市已被确定为第 17 个国家联系指导的公立医院改革试点城市。包括友谊医院在内的 5 家公立医院将按照管办分开、政事分开、医药分开的思路，推行试点改革。

2012 年 6 月 7 日，国务院办公厅以国办发〔2012〕33 号印发《关于县级公立医院综合改革试点意见》。标志着我国县级公立医院改革继城市公立医院改革之后也拉开序幕。该《意见》分总体要求、明确功能定位、改革补偿机制、改革人事分配制度、建立现代医院管理制度、提升基本医疗服务能力、加强上下联动、完善监管机制、积极稳妥推进改革试点9个部分。同时，卫生部从17个公立医院改革国家联系试点城市和22个省（区、市）申报的试点县中初步确定312个县作为县级公立医院改革试点医院。改革于2012年在试点县市先行推开，要求于2014年覆盖50%以上的县（市），2015年要实现县级公立医院阶段性改革目标，并全面推开。

2014年，公立医院改革继续向纵深发展，3月6日国家卫计委主任表示，公立医院改革的重中之重是推进县级公立医院的改革。因为县域广阔，覆盖了9亿人口，是医疗卫生服务中的"大头"，把县级公立医院搞好了，就能有效地缓解城市大医院的看病难问题，同时也为城市的公立医院改革创造条件、积累经验。县级公立医院的改革，要从2013年311个县扩大到1000个左右，同时也要拓展城市公立医院的改革。城市公立医院的改革由原来的17个，要拓展到至少每个省都有一个城市开展公立医院综合改革。改革的侧重点在于一是要抓好规划的布局调整，制定全国医疗卫生服务体系规划，进一步优化资源配置。要严格控制公立医院的标准和规模。二是要破除"以药补医"，理顺医药价格。这是推动公立医院改革的一个关键环节和重要抓手。要破旧立新，重在建机制，解决"以药补医"的问题，就要通过理顺医药价格，通过增加政府投入，通过医院挖潜、节约成本这些途径来建立一个新的补偿和运行机制。

公立医院改革在历时4年后，依然在不断稳步的向前推进过程中。在近4年的改革中，17个试点城市均不同程度地推进了改革的进程，涌现了一批具有典型意义的公立医院改革试点经验，本专题就这些经验开展介绍和分析。本专题的结构主要分为两个部分，第一部分为笔者参与公立医院改革国家联系试点城市调查课题的一些结果和分析，其数据来源于对改革试点城市的实地调查。第二部分为笔者对典型公立医院改革国家联系试点城市的经验分析，其数据来源于网络等各种渠道的公开资料。

二、公立医院改革国家联系试点城市改革进展——以湖南株洲与贵州遵义为例

公立医院改革2010年开始正式破冰以来，国家联系试点17个城市的改革进展受到了整个社会的广泛关注。目前来看，对于整体国家联系试点17个城市的进展所开展的实地调查，只有国家卫计委，原卫生部组织的公立医院改革国家联系试点城市公立医院改革基线和中期评估。笔者参与了对湖南株洲和贵州遵义市的调研，因此在这部分内容中，以这两所城市的调查结果作为简单展示时间截至2012年6月的公立医院改革进展情况。

1. 医疗卫生资源总体情况

遵义市结合自身情况，在试点工作开展以后加强市级公立医院服务能力建设，医疗资源增幅明显。总体上遵义市每千人口卫生技术人员数从 2007 年的 1.9 人上升到 2011 年的 2.61 人，年平均增幅 8.26%，其中每千人口执业（助理）医师人数从 0.81 人增至 0.97 人，年平均增幅为 4.61%，每千人口注册护士数从 0.56 人增至 0.98 人，年平均增幅达到 15.02%。每千人口床位数从 2007 年的 1.61 张增至 2011 年 2.68 张，年平均增幅达到 13.59%。各级医疗机构四项指标的增幅情况如附表 2-3-1 所示：

表 2-3-1　遵义市 2007—2011 年医疗资源变化情况

指标	2007 年	2008 年	2009 年	2010 年	2011 年	年平均增长率
每千人口卫生技术人员（人）	1.90	2.04	2.15	2.37	2.61	8.26%
每千人口执业（助理）医师（人）	0.81	0.86	0.88	0.93	0.97	4.61%
每千人口注册护士（人）	0.56	0.61	0.69	0.84	0.98	15.02%
每千人口床位数（张）	1.61	1.88	2.17	2.35	2.68	13.59%

2. 改革试点医院医疗资源情况

遵义市共有 35 家公立医院参加反馈调查表，对所有反馈医疗机构按照是否参加公立医院试点、参加试点公立医院级别分类，分为试点市级医院、试点县级医院、非试点医院三类。其中试点市级医院 6 家，试点县级医院 25 家，非试点医院 4 家。分别对医院床位情况、资产情况、设备情况进行比较分析[①]。

（1）试点医院床位变化情况

从医院的编制床位数和实际开放床位数来看，三类医疗机构均有不同程度的增长。从附表 2-3-2 中可以看到，试点医院的编制床位增长率为 13%，而非试点医院编制床位几乎没有变化。从实际开放床位数来看，三类医疗机构增幅分别为 8.29%、14.19% 和 7.73%。

表 2-3-2　2007—2011 年遵义市公立医院床位数变化情况

机构分类	编制床位数（张）						实际开放床位数（张）					
	2007 年	2008 年	2009 年	2010 年	2011 年	R*	2007 年	2008 年	2009 年	2010 年	2011 年	R*
试点市级医院	1730	2730	2730	2730	2907	13.85	2749	3239	3208	3199	3780	8.29
试点县级医院	2925	3202	3452	3927	4815	13.27	3826	3569	4056	5177	6506	14.19
非试点医院	759	749	759	759	777	0.59	709	732	853	867	955	7.73

注：R 代表平均增长率，单位%。

---

① 由于调查表设计中医院人力资源数据仅为 2010 年和 2011 年，故此处暂不分析人力资源情况。

（2）试点医院资产增长情况

从医院总资产来看，三类医疗机构均有不同程度的增长。附表2－3－3显示，试点市级医院的总资产年平均增长率为19.11%，达到22.37亿元，试点县级医院总资产年平均增长率为12.75%，达到20.44亿元，非试点医院年平均增长率为19.56%，达到2.78亿元。从医院净资产来看，试点市级医院的总资产年平均增长率为12.93%，达到13.08亿元，试点县级医院总资产年平均增长率为22.65%，达到7.73亿元，非试点医院年平均增长率为18.62%，达到2.02亿元。

表2－3－3 2007—2011年遵义市公立医院资产变化情况

机构分类	总资产（亿元）						净资产（万元）					
	2007	2008	2009	2010	2011	R*	2007	2008	2009	2010	2011	R*
试点市级医院	11.11	12.92	15.50	18.63	22.37	19.11	8.04	9.44	10.73	12.26	13.08	12.93
试点县级医院	12.65	15.24	7.21	9.88	20.44	12.75	3.25	3.83	4.97	6.60	7.37	22.65
非试点医院	1.37	1.54	2.35	2.31	2.78	19.56	1.02	1.17	1.36	1.64	2.02	18.62

注：R代表平均增长率，单位%。

（3）试点医院设备变化情况

三类医疗机构设备均有不同程度的增长。如附表2－3－4显示，从万元以上设备总价值来看，非试点医院增幅最明显，5年平均增长速度约25%，但其基数较小；试点市级医院和试点县级医院分别为18.75%和20.56%，市级试点医院设备资产绝对值上涨明显。从万元医院设备台数来看，试点医疗机构数量上涨较快，平均增长速度在20%左右，非试点医院的增长速度则相对较低。对于大型设备来讲，试点市级医疗机构50—99.99万元设备增幅14.23%，100万元以上设备增幅为24%，试点县级医院50—99.99万元设备增幅25.74%，100万元以上设备没有变化。而非试点医院大型设备均无明显变化。

表2－3－4 2007—2011年遵义市公立医院资产变化情况

机构分类	万元以上设备总价值（万元）						万元以上设备数（台）					
	2007年	2008年	2009年	2010年	2011年	R*	2007年	2008年	2009年	2010年	2011年	R*
试点市级医院	4441.49	5447.35	6467.97	7539.32	8831.85	18.75	337.25	434.25	519.00	586.00	666.00	18.54
试点县级医院	653.73	748.65	828.01	942.38	1381.25	20.56	54.72	67.11	79.47	99.35	131.26	24.45
非试点医院	363.43	388.66	426.57	446.40	885.59	24.94	36.50	54.00	65.60	59.00	59.00	12.76

注：R代表平均增长率，单位%。

3. 医疗服务提供情况

（1）总体门急诊医疗服务提供增长情况

2007 年至 2011 年，遵义市门诊总人次数年平均增长率为 6.83%，其中三级医院增幅最大，达到了 18.72%，二级医院增幅为 11.40%；而一级医院门急诊总人次数出现了负增长。

表 2-3-5　2007—2011 年试点地区门急诊人次数　（单位：人次）

机构类型	2007 年	2008 年	2009 年	2010 年	2011 年	年平均增长率
门急诊总人次数	8922508	9346323	10275231	10589289	11621049	6.83%
医院	3400272	3721173	4211921	4164691	5328010	11.88%
三级医院	—	1077471	1241854	1305857	1803097	18.72%
二级医院	—	1949715	2359398	2583964	2695402	11.40%
一级医院	—	151092	69357	16731	89187	-16.11%
社区卫生中心（站）	723353	817374	942352	939301	887014	5.23%
乡镇卫生院	2943328	2843231	3147474	3179564	3100481	1.31%

（2）总体住院服务提供增长情况

2007 年至 2011 年，遵义市出院总人次数也出现了较大增幅，年平均增长率达到了 22.12%。三级医院和社区卫生服务中心的住院年出院增幅较大，分别达到了 23.21% 和 89.35%，而一级医院出现了负增长。

表 2-3-6　2007—2011 年试点地区出院人数　（单位：人）

机构类型	2007 年	2008 年	2009 年	2010 年	2011 年	年平均增长率
出院总人次数	422647	577081	838571	866694	939953	22.12%
医院出院总人次数	230448	286682	356293	392900	470600	19.54%
三级医院	—	73614	84828	92154	137676	23.21%
二级医院	—	173613	228054	250000	262506	14.78%
一级医院	—	11337	1949	1519	7226	-13.94%
社区卫生服务中心	3904	17104	55061	51353	50184	89.35%
乡镇卫生院	171717	255024	388098	378403	372129	21.33%

（3）试点机构门急诊医疗服务提供增长情况

2007 年至 2011 年，三类医疗机构门急诊总人次数也出现了较大增幅，试点市级医院增幅 9.32%，试点县级医院增幅 11.91%，非试点医院增幅 7.76%。

表 2-3-7　2007—2011 年试点医疗机构门急诊服务提供情况　（单位：人次）

机构类型	2007 年	2008 年	2009 年	2010 年	2011 年	年平均增长率
试点市级医院	1210716	1306529	1463952	1523452	1729459	9.32%
试点县级医院	1423340	1482509	1699686	2006440	2232645	11.91%
非试点医院	299624	213581	274078	341481	403983	7.76%

（4）试点机构住院服务提供增长情况

2007 至 2011 年，三类医疗机构出院总人次数也出现了较大增幅，试点市级医院增幅 12.02%，试点县级医院增幅 17.91%，非试点医院增幅 17.02%。

表 2 - 3 - 8　2007—2011 年试点医疗机构住院服务提供情况　（单位：人次）

机构类型	2007 年	2008 年	2009 年	2010 年	2011 年	年平均增长率（%）
试点市级医院	81515	90263	101925	108888	128364	12.02
试点县级医院	128032	151598	188721	217697	247474	17.91
非试点医院	16047	20006	25017	27604	30093	17.02

（5）试点机构住院病人手术服务增长情况

2007 至 2011 年，三类医疗机构出院总人次数也出现了较大增幅，试点市级医院增幅 20.83%，试点县级医院增幅 18.57%，非试点医院增幅 13.85%。

表 2 - 3 - 9　2007—2011 年试点医疗机构手术服务提供情况　（单位：人次）

机构类型	2007 年	2008 年	2009 年	2010 年	2011 年	年平均增长率（%）
试点市级医院	28918	34085	43638	51034	61633	20.83
试点县级医院	27099	32924	40843	46450	53563	18.57
非试点医院	5723	6372	7761	9117	9615	13.85

4. 试点地区医疗服务效率情况

（1）平均住院日下降和病床使用率上升

2007 年至 2011 年，遵义市医疗服务效率不断提高，医疗机构的总体平均住院日从 10.5 天下降到 6.6 天。其中，三级医院平均住院日从 2008 年的 13.6 天下降到 2011 年的 12 天，二级医院的平均住院日稳定在 8.5 天。医疗机构的总体病床使用率 2007 年不足 100%，仅为 88.6%，至 2011 年增至 103.58%，年平均增幅为 3.98%。其中，三级医院年平均增幅达到 8.88%，至 2011 年三级医院的病床使用率为 143.72%。

表 2 - 3 - 10　2007—2011 年试点地区医疗机构平均住院日　（单位：天）

机构类型	2007 年	2008 年	2009 年	2010 年	2011 年	平均降低率（%）
总体	10.5	6.8	5.9	6.4	6.6	-10.96
三级医院	—	13.6	12.8	12.9	12	-4.09
二级医院	—	8.7	8.6	9	8.5	-0.77
一级医院	—	5.4	5.4	7.4	4.4	-6.60
社区卫生服务中心（站）	6	5	1.7	2.3	1.7	-27.04
乡镇卫生院	3.9	3.6	3.5	3.8	4	0.63

表2-3-11　2007—2011年试点地区医疗机构病床使用率　　（单位：%）

机构类型	2007年	2008年	2009年	2010年	2011年	平均降低率
总体	88.6	92.76	102.03	104.21	103.58	3.98
三级医院	—	111.36	127.82	127.05	143.72	8.88
二级医院	—	89.21	100.68	105.23	92.42	1.19
一级医院	—	88.06	48.34	51.49	74.06	-5.61
社区卫生服务中心（站）	42.07	69.04	67.77	76.18	77.3	16.43
乡镇卫生院	60.18	72.15	79.53	76.04	75.39	5.80

（2）医师日均担负诊疗人次数

医师日均担负诊疗人次数反映医生每日的工作强度。从附表2-3-12中可以看出，2007年至2011年，遵义市除了一级医院以外的各级医疗机构的医师日均担负诊疗人次数起伏波动不大。一级医院2009年医师日均担负诊疗人次数为13.99人，至2010年大幅下降到3.37人。

表2-3-12　2007—2011年试点地区医师日均担负诊疗人次数　（单位：人次）

机构类型	2007年	2008年	2009年	2010年	2011年
总体	5.67	5.60	5.96	5.71	5.92
三级医院	—	5.00	5.20	4.19	4.63
二级医院	—	4.59	4.93	4.97	5.05
一级医院	—	6.81	13.99	3.37	5.51
社区卫生服务中心（站）	9.12	8.35	8.46	7.96	8.63
乡镇卫生院	7.12	6.84	7.45	7.34	7.05

（3）试点医院医疗服务效率

从附表2-3-13来看，遵义市公立医院服务提供效率普遍上升。试点市级医院平均住院日从18.66天下降到12.89天，年平均降幅为8.83%，非试点医院平均住院日从37.53天下降到13.99天，年平均降幅达到21.86%。

表2-3-13　2007—2011年遵义市公立医院服务效率

机构分类	平均住院日（天）						病床使用率（%）					
	2007年	2008年	2009年	2010年	2011年	R*	2007年	2008年	2009年	2010年	2011年	R*
试点市级医院	18.66	15.84	14.34	13.64	12.89	-8.83	102.56	163.56	99.75	99.05	89.32	-3.40
试点县级医院	6.7	6.87	7.25	7.23	6.88	0.66	88.8	101.69	104.89	102.47	104.26	4.09
非试点医院	37.53	10.7	17.09	14.54	13.99	-21.86	94.14	95.41	102.6	108.03	100.73	1.71

注：R代表平均增长率，单位%。

5. 医疗费用情况

（1）试点地区次均门诊费用

试点地区所有医疗机构的次均门诊费用呈上升趋势，总体来看，次均门诊费用从 2007 年的 52.76 元，上升到 2011 年的 92.75 元，年平均增长率为 15.15%。其中，三级医院和一级医院年平均增长率维持在 5.5%，而二级医院的涨幅达到 11.70%，乡镇卫生院涨幅达到 14.55%。

表 2-3-14　2007—2011 年试点地区次均门诊费用　　（单位：元）

医疗机构	2007 年	2008 年	2009 年	2010 年	2011 年	平均增长率
总体	52.76	61.9	71.02	78.19	92.75	15.15%
三级医院	—	234.2	250.95	280.27	275.46	5.56%
二级医院	—	85.8	95.07	92.21	119.57	11.70%
一级医院	—	70.18	50.33	131.07	82.41	5.50%
社区卫生服务中心（站）	44.75	46.82	55.92	58.05	46.66	1.05%
乡镇卫生院	25.03	29.88	33.19	36.59	43.1	14.55%

（2）试点地区人均住院费用

2007 年至 2011 年，试点地区所有医疗机构的人均住院费用呈小幅上升趋势。总体来看，人均住院费用从 2007 年的 2218.87 元，上升到 2011 年的 2519.19 元，年平均增长率为 3.22%。其中，三级医院涨幅 2.58%，二级医院涨幅 7.08%，乡镇卫生院涨幅 5.42%。而一级医院和社区卫生服务中心费用呈下降趋势，其中一级医院下降 34.54%，社区卫生服务中心（站）下降 24.20%。

表 2-3-15　2007—2011 年试点地区人均住院费用　　（单位：元）

医疗机构	2007 年	2008 年	2009 年	2010 年	2011 年	平均增长率
总体	2218.87	2184.84	1991.44	2147.76	2519.19	3.22%
三级医院	—	7897.74	8405.43	9118.88	8525.93	2.58%
二级医院	—	2405.87	2623.39	2531.51	2954.04	7.08%
一级医院	—	2631.21	2434.07	1993.42	738.03	-34.54%
社区卫生服务中心（站）	868.85	736.03	319.28	476.99	286.85	-24.20%
乡镇卫生院	521.09	595.74	602.64	616.39	643.48	5.42%

（3）试点医院收入与支出增长率和结构

遵义市三类医疗机构总收入增长幅度较大，均在 20% 以上。其中试点市级医院年平均增幅为 24%，试点县级医院年平均增幅为 31%，非试点医院年平均增幅为 25%。

表 2 - 3 - 16　2007—2011 年试点医院总收入　　（单位：万元）

医疗机构	2007 年	2008 年	2009 年	2010 年	2011 年	平均增长率
试点市级医院	78050	95183	116117	137554	183623	24%
试点县级医院	38370	50519	68521	86711	113952	31%
非试点医院	10510	14275	17776	21708	25690	25%

（4）试点医院财政补助和药品收入比重

试点医院相对于非试点医院财政投入占医院总收入的比重逐年加大，且 2011 年相比 2010 年增幅较大，其中试点市级医院 2011 年财政补助占医院总收入的 28.6%，试点县级医院占 17.03%。而非试点医院财政投入比重没有明显变化。

另一方面，试点医院的药品收入占医院总收入的比重逐年降低。2011 年，试点市级医院和县级医院占比分别为 28.68% 和 33.21%。非试点医院药品收入占医院总收入没有什么变化，基本上维持在 30% 左右。

表 2 - 3 - 17　2007—2011 年财政补助、药品收入占总收入比重　　（单位：%）

机构类型	财政补助占比					药品占比				
	2007	2008	2009	2010	2011	2007	2008	2009	2010	2011
试点市级医院	10.28	11.42	10.38	13.98	28.6	34.1	37.3	38.8	33.6	28.7
试点县级医院	16.71	13.91	11.16	12.29	17.03	45	33.6	35.7	35.8	33.2
非试点医院	7.75	6.22	5.91	5.15	7.83	28.2	29.7	32	30.7	31.8

（5）工资福利支出占总支出的比重及社会公益支出

试点医院相对于非试点医院工资福利支出占医院总支出的比重较小。试点市级医院人员工资服务支出占总支出的比重在 35% 上下波动，试点县级医院呈现先下降后上升的趋势，2011 年比重为 33.03%，而非试点医院人员工资服务支出一直在下降，至 2011 年降为 41.92%。

另一方面，试点医院社会公益支出逐年增加。

表 2 - 3 - 18　2007—2011 年试点医院支出情况

机构类型	工资福利支出占比（%）					社会公益支出（万元）				
	2007 年	2008 年	2009 年	2010 年	2011 年	2007 年	2008 年	2009 年	2010 年	2011 年
试点市级医院	37.51	31.45	31.32	39.39	33.6	0	136	187	318	472
试点县级医院	37.29	35.27	33.22	32.46	33.03	25	162	50	47	114
非试点医院	53.89	50.31	46.08	49.72	41.92	0	0	0	0	0

6. 试点医院资产与负债情况

2007 至 2011 年，三类医疗机构总资产、流动资产、固定资产、负债、净资产如表所示。

表 2 – 3 – 19　2007—2011 年试点医院资产与负债情况　　　（单位：万元）

试点市级医院	总资产			负债	净资产	资产负债率（%）
		流动资产	固定资产			
2007 年	111192	39195	71112	30717	80475	27.63
2008 年	129260	46019	82273	34813	94447	26.93
2009 年	155064	58062	95292	47669	107396	30.74
2010 年	186341	69574	115087	63675	122666	34.17
2011 年	223767	83533	148517	92894	130873	41.51
试点县级医院						
2007	126512	13395	31455	13186	32578	10.42
2008 年	152442	18322	36053	16972	38388	11.13
2009 年	72124	29145	41027	24958	49717	34.60
2010 年	98806	41442	53930	35382	66025	35.81
2011 年	204487	55662	65533	55577	73721	27.18
非试点医院						
2007 年	13609	3894	9296	3404	10206	25.01
2008 年	15447	4675	10558	3675	11772	23.79
2009 年	23556	11776	11564	9527	13680	40.44
2010 年	23180	10355	12296	6283	16446	27.11
2011 年	27811	12324	15169	7253	20203	26.08

7. 试点公立医院医疗安全状况

2011 年试点公立医院医疗安全状况，包括入院出院诊断符合率、住院手术前后诊断符合率、病理检查与手术后符合率，医院感染率，无菌手术（Ⅰ级伤口）甲级愈合率，急危重病人抢救成功率和分级护理合格率。

表 2 – 3 – 20　2011 年试点医院医疗安全状况

机构类型	诊断符合率（%）			医院感染率（%）	无菌手术（Ⅰ级切口）甲级愈合率	急重症病人抢救成功率（%）	分级护理合格率（%）
	入院与出院	住院手术前后	病理检查				
试点市级医院	98.94	94.81	96.66	0.77	92.90	86.80	58.74
试点县级医院	91.19	92.60	88.40	0.38	88.61	88.86	54.07
非试点医院	98.74	69.31	95.92	0.23	96.72	—	75.88

（二）株洲市公立医院改革效果分析

1. 医疗资源配置情况

（1）卫生资源总量增长速度远高于人口增长速度

经过近3年的改革，株洲市22家公立医院的卫生资源有了快速增长，其中卫生技术人员年均增长12.15%，医生数年均增长10.85%，护士数年均增长15.58%，医技人员数年均增长15.27%，管理人员数年均增长7.08%，实有床位数年均增长14.05%，万元以上设备数年均增长23.70%，50—99.99万元设备数年均增长25.07%，100万元及以上设备数年均增长18.70%。而株洲市常住人口在此期间的年均增长率仅为1.42%。

表2-3-21 株洲市22家公立医院卫生资源合计

指标/单位	2008年	2011年	2008—2011年均增长率（%）
株洲市常住人口（万人）	369.60	385.56	1.42
编制内卫生技术人员（人）	5483	6702	6.92
在岗卫生技术人员（人）	6671	9410	12.15
编制内医生数（人）	2117	2548	6.37
在岗医生数（人）	2109	2873	10.85
编制内护士数（人）	2487	2730	3.16
在岗护士数（人）	3094	4777	15.58
编制内医技人员数（人）	651	814	7.73
在岗医技人员数（人）	711	1089	15.27
编制内管理人员数（人）	384	760	25.55
在岗管理人员（人）	637	782	7.08
编制床位数（张）	6615	8987	10.75
实有床位数（张）	6418	9521	14.05
万元以上设备总价值（万元）	36000	61117	19.29
万元以上设备数（台）	2444	4626	23.70
50—99.99万元设备数（台）	92	180	25.07
100万元及以上设备数（台）	58	97	18.70

（2）资源分配地区差异较大

医院分布方面，全市共有22家公立医院，其中市区集中了13家公立医院，包括3家三级医院和7家二级医院。另外，位于城区附近的醴陵市有一所三级医院。株洲县只有一所公立医院，其他三县各有2所二级医院。

表2－3－22　公立医院地区分布汇总

		三级医院数	二级医院数	一级医院数	合计
市区	荷塘区	0	2	0	2
	芦淞区	2	3	3	8
	石峰区	1	1	0	2
	天元区	0	1	0	1
县区	株洲县	0	1	0	1
	攸县	0	2	0	2
	茶陵县	0	2	0	2
	炎陵县	0	2	0	2
	醴陵市	1	1	0	2
合计		4	15	3	22

人均卫生资源方面，城区高于郊县，北部郊县高于南部郊县。芦淞区最高，炎陵县最低。

表2－3－23　株洲市各县（区）2010—2011年每千人公立医院卫生资源及其变化

指标	常住人口（人）		每千人医师数（人）		每千人护士数（人）		每千人床位数（张）		每千人万元以上设备总价值（万元）	
	2010	2011	2010	2011	2010	2011	2010	2011	2010	2011
荷塘区	309006	309008	0.78	0.79	1.17	1.30	2.98	3.53	15.19	18.69
芦淞区	248021	248055	4.52	4.97	7.35	8.35	14.20	15.70	117.65	127.46
石峰区	282975	283161	0.64	0.66	0.96	1.02	2.90	3.11	0.72	0.95
天元区	215371	215650	0.60	0.62	0.81	0.97	1.75	1.75	—	13.69
株洲县	383570	383849	0.19	0.26	0.27	0.33	0.63	0.64	0.25	0.28
攸县	693178	693629	0.41	0.44	0.66	0.79	1.22	1.36	5.12	8.30
茶陵县	575303	575581	0.34	0.33	0.46	0.53	0.94	0.96	6.45	8.29
炎陵县	201692	201762	0.55	0.57	0.67	0.71	1.46	1.61	0.69	1.79
醴陵市	946493	947085	0.38	0.39	0.65	0.72	1.15	1.28	8.11	10.04

（3）城乡资源配置结构有所优化

2008年，株洲市区（荷塘区、石峰区、天元区和芦淞区）的常住人口仅占全市的四分之一，却集中了大部分的卫生资源。经过三年的改革，城乡卫生资源机构发生了一些变化。虽然部分卫生资源总量在市区的比例在上升，市区卫生资源的人均量是下降的。换言之，乡村地区公立医院的人均医疗资源是相对在增长的。卫生资源过度集中于城区的趋势正逐步得到矫正。

表 2-3-24　株洲市市区公立医院卫生资源所占比例　　（单位：%）

指标	2008 年	2011 年	总量比例变化	人均变化
常住人口	24.56	27.37	↑	—
在岗卫生技术人员	62.48	62.93	↑	↓
在岗医生数	63.58	63.87	↑	↓
在岗护士数	63.30	62.91	↓	↓
在岗医技人员数	57.33	58.49	↑	↓
实有床位数	64.99	66.74	↑	↓
万元以上设备总价值	71.85	67.04	↓	↓
万元以上设备数	59.12	54.02	↓	↓
50—99.99 万元设备数	54.35	44.44	↓	↓
100 万元及以上设备数	70.69	68.04	↓	↓

2. 医疗服务提供情况

（1）医疗服务数量高速增长

从 2008 年到 2011 年，株洲市 22 家公立医院的诊疗人次数、出院人数的年均增长率分别为 12.12% 和 15.71%，门诊总处方数年均增长 10.32%，住院病人手术人次数年均增长 13.82%。

表 2-3-25　株洲市 22 家公立医院医疗服务指标汇总

指标/单位	2008 年	2011 年	2008—2011 年均增长率（%）
总诊疗人次（人次）	2645170	3728410	12.12
门诊人次（人次）	2262700	3188724	12.11
急诊人次（人次）	279681	436826	16.02
门诊总处方数（张）	1750279	2349994	10.32
出院人数（人）	168160	260518	15.71
住院病人手术人次数（人次）	34440	50786	13.82

（2）医疗服务质量有所好转

从入院与出院诊断符合率、住院手术前后诊断符合率、医院感染率和急危重症抢救成功率来看，株洲市公立医院医疗安全情况与全国基本一致，2008—2011 年间变化不明显。

表 2-3-26　医疗服务质量指标变化情况　　（单位：%）

	入院与出院诊断符合率	住院手术前后诊断符合率	医院感染率	急危重症抢救成功率
2009 年全国	98.5	99.2	1.2	95.2
2008 年株洲	97.1	98.6	1.7	97.1
2011 年株洲	95.9	98.7	1.0	95.7
变化	-1.2	0.1	-0.7	-1.4

3. 公立医院运行效率情况

2008—2011 年间，除了病床使用率略有下降外，其他各项指标均显示公立医院运行效率在提高。如：出院者平均住院日从 11.41 天缩短到 10.57 天，病床周转次数、医师日均担负诊疗人次和医师日均担负住院床日均有增长。

表 2 - 3 - 27　运行效率变化情况汇总

	平均住院日（天）	病床使用率（%）	病床周转次数（次）	医师日均担负诊疗（人次）	医师日均担负住院床日（天）
2008 年	11.41	89.63	27.02	5.00	2.64
2011 年	10.57	87.96	28.46	5.17	2.80
增长	-2.52	-0.62	1.75	1.12	1.98

4. 医疗服务费用情况

（1）次均门诊费和人均住院费均有上涨

2008—2011 年间，22 家公立医院的次均门诊费用和人均住院费用都在上涨，涨幅在 5% 以上。

表 2 - 3 - 28　总体次均费用情况　　　　　（单位：元）

	次均门诊费用	人均住院费用
2008 年（元）	233.28	4557.35
2011 年（元）	283.61	5300.06
年均增长率（%）	6.73	5.16

（2）不同级别医院费用增长速度不同

次均门诊费用增长速度，三级医院＞二级医院＞一级医院；

人均住院费用增长速度：一级医院＞二级医院＞三级医院。

表 2 - 3 - 29　不同级别医院次均费用情况

	次均门诊费用（元）			人均住院费用（元）		
	2008 年	2011 年	年均增长率（%）	2008 年	2011 年	年均增长率（%）
三级医院	146.5	181.4	7.38	5849.43	6203.52	1.98
二级医院	121.56	138.74	4.50	3745.48	4774.62	8.43
一级医院	113.96	118.33	1.26	1812.46	2979.34	18.02

5. 公立医院的经济运行情况

（1）总收入与收入结构变化

横向看，2011 年，22 家公立医院总医疗收入比重高于药品收入比重，分别占 51.95% 和 40.27%。

纵向看，22 家公立医院总收入年均增长 23.94%，财政补助收入所占比例有所上升，药品收入所占比例下降了 1.45 个百分点。

表 2-3-30　收入构成情况比较

	总收入（万元）	财政补助（%）	医疗（%）	药品（%）	其他（%）
2008 年	117121	4.49	52.69	41.72	1.11
2011 年	222962	6.05	51.95	40.27	1.73
变化	年均 +23.94%	+1.57	-0.73	-1.45	+0.62

（2）医疗和药品收支情况

横向看，2011 年，22 家公立医院合计医疗收支和结余都高于药品，纵向看，2008—2011 年间，医疗支出增长迅速，医疗结余减少，药品扭亏为赚，出现结余。

表 2-3-31　医疗和药品收支情况

	医疗（万元）			药品（万元）		
	收入	支出	结余	收入	支出	结余
2008 年	61709	58499	3210	48858	51208	-2350
2011 年	115838	115086	752	89783	89539	244
年均增长率（%）	23.36	25.30	-38.35	22.49	20.47	—

（3）医院资产运行状况

总资产、负债、净资产都在增长，负债增长较快，年均 42.31%。负债率有所上升，达 59.31%。流动比率和速动比率也明显上升，资产安全性较好。

表 2-3-32　医院资产与负债情况

	总资产（万元）	负债（万元）	净资产（万元）	负债率（%）	流动比率（%）	速动比率（%）
2008 年	171419	74175	97244	43.27	94.72	73.23
2011 年	360488	213797	146691	59.31	129.96	95.80
增长	28.12%	42.31%	14.69%	+16.04	+35.24	+22.57

（三）对公立医院改革国家联系试点城市进展调查的总结

与改革前相比，遵义市和株洲市在改革初始阶段改革的动力较足，出台了改革部署文件和配套方案。各个改革试点城市根据自身的不同特点，拟定了公立医院改革的核心目标和关键措施，并开展落实情况。包括，优化布局，体系建设；推进四个分开，体制机制突破；实施便民措施，提供优质服务；以及加强内部管理和改善运行机制；完善配套改革，建立新型补偿机制等。

但目前来看，改革地区的总体推进速度有待加强，有以下几个方面的关键内容：一是需加快完善财政投入机制，保障投入的可持续性。目前对卫生的投入尚未形成固定的机制，投入的多少很大程度上取决于领导的意志。然而，公立医院改革将是一个长期的过程，特别是近年来政府通过抵押贷款兴建了许多医疗机构，如果将来政府的投入减少，将直接危及到这些医疗机构的正常运行和资产安全。二是需加快调整医药价格形成机制，推进医药分开。医药价格形成机制关系公立医院改革方方面面，应该继续深入推进医药价格形成机制改革，使医务人员的价值得到客观反映，使虚高的药品价格得到切实降低，为实现"医药分开"奠定基础。三是需加快管办分开和政事分开，强化公立医院监管。

三、优化公立医院资源配置与结构布局——以上海市为例

（一）概述

上海市一直以来是我国医疗资源较丰富的地区之一。在新一轮医药卫生体制改革以前，上海已基本形成了布局覆盖城乡、功能比较齐全的医疗服务网络，医疗资源整体上较为丰富，能够满足本市居民的基本医疗服务需求。2009 年末，上海市共有各级各类医疗机构 2926 所，平均每 2.2 平方公里范围内就有一所医疗机构，基本达到世界卫生组织提出的居民步行 15 分钟可到达最近的医疗机构的标准。上海市千人口床位数 5.19 张，千人口医师数 2.66 人，千人口护士数 2.72 人，居全国前列。

上海市存在的资源配置问题和结构布局薄弱环节包括以下几个方面：一是各区县之间、城乡之间医疗资源布局不均衡。二是资源结构不平衡，存在康复、护理、精神卫生、妇幼卫生等"短板"情况。三是虽然微观层面医疗机构内部运行效率较高，但宏观层面各级医疗机构的功能定位不清晰，资源的宏观配置效率有待提高。根据上海市卫生计生委的统计数据显示：上海市郊区常住人口占全市的65%，区域面积占全市的96%，而总床位数仅占全市的45%。优质医疗资源，郊区的缺口则更大：全市 33 家三级医院中仅有 9 家位于郊区，三级医院 2.59 万张床位中，郊区仅有 0.44 万张，占 17%。

因此作为十七个国家联系试点城市之一的上海，其优化公立医院资源配置与调整结构布局，是其公立医院改革的三项核心措施之一（另外两项即住院医师规范化培训和医疗服务信息化建设）。这一工作是上海市近年来规模最大、力度最强、投入最多的新一轮医疗资源调整。

（二）上海市优化资源配置与结构，调整思路和做法

上海优化医疗资源的规划和配置的主要考量集中在以下几个方面：一是坚持

非营利性医疗机构为主体、营利性医疗机构为补充，公立医疗机构为主导、非公立医疗机构共同发展的办医原则，形成多种所有制并存、功能分工明确、医疗、康复、护理等门类齐全的医疗服务体系。

二是根据城市总体规划调整和人口分布变化，完善医疗机构设置规划，实施"5+3+1"工程，在郊区新城、人口导入区域引进优质医疗资源，提升郊区的医疗服务水平。

三是按照规划设置社区卫生服务机构和农村基层医疗卫生机构，方便居民就近就医。

四是加强康复、老年护理、精神卫生、妇幼卫生等短缺医疗资源的配置。政府对社会举办的康复、护理机构给予政策扶持，鼓励部分二级医院转型为康复、护理医院；进一步建设市精神卫生中心，完成18个区县的精神卫生中心标准化改造，加强社区精神卫生防治工作。

五是完善规划、准入、土地、医保、人事等政策，营造公平的政策环境，引导社会资金进入医疗服务领域。

六是强化中医资源配置，新建隶属三级中医院的中医门诊部，加强政府举办的二级中医医院建设。以本市的国家中医临床研究基地为龙头，以国家中医药发展综合试验区为平台，整合市和区县两级中医医疗、教育、科研资源，健全中医服务体系。

归集起来，上海市公立医院改革在优化资源配置和结构调整方面，有三个核心的措施，即"5+3+1"工程代表的区域内横向资源配置措施，以及以医疗联合体为代表的区域内纵向结构调整策略，以及康复护理机构的结构调整，以实现体系的补充。

1. "5+3+1"工程为郊区三级医院建设项目

为优化公立医院资源配置与结构布局，提高郊区居民享受优质医疗服务的可及性，上海市的改革方案启动以"5+3+1"工程为核心的措施，"5"即在浦东、闵行、原南汇、宝山、嘉定5个区分别引入长征与仁济、六院、华山、瑞金等5家三级医院优质医疗资源，六医院在浦东临港新城、长征医院在浦东曹路镇、仁济医院在闵行浦江镇、华山医院在宝山顾村、瑞金医院在嘉定新城，分别新建三级医院，床位规模初步核定为600张每院；"3"是对崇明、青浦、奉贤3个区（县）的中心医院，规划定位于三级医院，全方位加强医院人员配置、技术水平、硬件设施的建设，并按照三级医院等级评审标准进行评审，评审通过后医院明确为三级医院，床位规模1000张；"1"是迁建金山区1所三级医院，金山医院迁建海滨新城区，床位规模为700张。

"5+3+1"工程在严格控制上海市中心城区医疗资源增量的情况下进行，其实施将进一步优化全市公立医疗机构结构布局，达到每个郊区县都有一所三级综合医院的目标，郊区居民乘车 1 小时内均可到达三级医院就诊。

通过这一措施调整优化公立医疗机构结构布局，使上海市优质医疗资源布局更加均衡，使郊区居民享有优质医疗服务的可及性明显提高。

2. 区域性医疗联合体

区域医疗联合体是由三、二级综合医院和社区卫生服务中心组成的跨行政隶属关系、跨资产所属关系的医疗机构联合体。作为上海市公立医院改革优化资源配合和结构调整的一项重要举措，其目的在于推进医疗资源纵向整合、完善城市医疗服务体系。

医疗联合体的基本模式是由一所三级医院，联合区县的若干所医院、社区卫生服务中心，组成以联合体章程为共同规范的紧密型非独立法人组织。所属医疗机构为联合体的成员单位，接受联合体的领导，遵照其功能定位开展相关的医疗卫生服务。联合体的上级主管单位是区县政府、三级医院的办医主体和有关大学，联合体的行为对共管的上级单位负责。并鼓励试点区县因地制宜，探索组建适合其区域实际情况的不同模式的医疗联合体。

联合体内部人员实行柔性流动，财务统一管理，探索组建统一的后勤服务平台和医用物资采购平台，同时统一资源调配，联合体内以信息化为基础，探索开展检验检查结果共享互认、预约诊疗、双向转诊等院际协作服务，探索建立统一的检验检查中心和影像诊断中心，统筹规划各医疗机构的功能定位和学科布局，统一调配床位资源。在服务模式方面将力求，全专结合、全程连续，建立涵盖治疗、康复和护理功能的连续、全程的服务链。

（三）进展情况

1. "5 + 3 + 1" 项目进展

2012 年 10 月 26 日，位于临港地区的市六医院东院正式开诊，成为上海市郊首个投入使用的新建三级医院。临港地区毗邻洋山深水港，原上海市南汇区，15 平方公里范围内现已有 30 多万人口，根据其发展规划，到 2020 年人口将达到 80 万。

2012 年 12 月 12 日，位于闵行区浦江镇的仁济医院南院开业，该院核定床位 600 张，是目前闵行区唯一一所三级甲等综合性医院，其服务范围覆盖奉贤、闵行、浦东 80 万至 100 万人口。该院 30 余位科主任均由仁济总院科主任担任，所有科主任和执行主任的高级职称比例达到 98%。

2012 年 12 月 18 日，位于嘉定新城的上海交通大学医学院附属瑞金医院北院和位于宝山区顾村公园北侧的复旦大学附属华山医院北院开院试运营。两院建筑面积均为 7.2 万平方米，核定床位 600 张。瑞金医院消化内科、内分泌科、神经内科、普通外科等 18 个国家卫生部临床重点专科都将在瑞金医院北院得到延伸，40% 以上员工将来自于瑞金医院。华山医院北院拥有门诊楼、医技楼、住院楼、传染病楼和综合楼等 5 幢主体建筑，预开设内、外、妇、儿等 35 个临床和医技科室。华山医院拥有的神经外科、神经内科、心内科、皮肤科等 9 个国家教育部重点学科和 13 个卫生部临床重点专科，均在北院开设门诊或病房。

2013 年起始，上海 5 家新建郊区三级医院，已经有 4 所建成，并投入运行。剩余一所医院，即长征医院浦东新院拟定与 2013 年 6 月动工建设，涉及规模为 600 张病床，11 万平方米，预计完工时间为三至三年半时间。

与此同时，按三级乙等医院标准建设的上海市奉贤区中心医院新院也已全面试运行，他们已通过上海市教委高等医学教育评审专家组评估，成为了上海交通大学医学院教学医院。在青浦、崇明，复旦大学附属中山医院青浦分院、上海交通大学医学院附属新华医院崇明分院不仅优化硬件配置，而且在医疗质量、人才培养、管理上狠下工夫，朝着三级乙等的目标冲刺。

2012 年 2 月，整体迁建至金山新城西北的复旦大学附属金山医院全面投入使用。新院开诊短短的半年，便实现"开门红"：门急诊总量达 55 万人次，日均门诊量 4000 人次、日均急诊量 800 人次。满足了上海西南远郊居民的医疗卫生需求，同时吸引部分浙江患者就诊。

2. 医联体工作进展

上海开展的医联体工作，分不同的层级，在上海市一级的试点上，有瑞金—卢湾、新华—崇明两个，其他区（县）也分别开展医联体的尝试和试点。

市级：瑞金—卢湾医联体

2011 年 1 月，经上海市政府牵线，瑞金医院和原卢湾区下设的 2 家二级医院、4 家社区卫生服务中心联合，组建了上海第一个市级医联体试点——瑞金—卢湾医联体。2012 年 9 月，原卢湾区 4 个街道共 100 户居民成为医联体首批签约居民，瑞金医院每个科室每个工作日给 4 家社区卫生中心的签约居民分别提供 2 个专家门诊号源。

2013 年 3 月，设在瑞金医院卢湾分院的医联体影像诊断中心成立，后续还将逐步成立放射中心和检验中心。2013 年 6 月，医联体内部拟将打通信息化平台。届时，一级医疗机构不必再配备相应的诊断设备，诊断中心会将检查报告实时传递到社区卫生服务中心。由于诊断医生都经过瑞金医院的规范化培训，因此诊断结果在医联体内可以互认。医联体内的二级医院东南医院正在转型为康复医院，以进一步分流医联体内的非急性期病人。

瑞金—卢湾医联体经和上海市医保局协商，在支付方式方面将采取医保总额预付，且对医联体实行打包付费，即将医联体内各级医疗机构的医保总额统一预付给医联体理事会，由理事会统一调配。对医联体内的社区中心，适当放开用药限制，签约居民可以在社区拿到上级医院开出的药品。

区级：宝山区医联体

宝山区地处郊区，有200多万人口，区内没有知名的大型医院。为应对日益增大的医疗服务压力，2008年，宝山区按照区域划分，分别与上海市第一人民医院、交大三院、华山医院和曙光医院签订了医联体合作协议书，组建了对应的4个医联体。其医联体模式是具有松散型医联体特点的尝试。

与紧密型的医联体相区别，宝山区医联体的重点不在于区域内资源整合，而在于由二级、三级医院向社区派驻首席医生。首席医生固定在社区工作，每半年轮换一次，费用由区卫生局支付。通过首席医生带教、社区医生到二级和三级医院轮岗进修、举办学习培训班等形式，进一步提升社区医务人员，特别是全科医生的业务水平。同时，二级医院还为社区开通转诊绿色通道。

（四）上海案例的分析

上海市在新一轮医改中对公立医院资源配置的优化以及现有结构布局的调整虽然具有上海独特的历史和区域特点作为背景，对其他地区来说可复制性不高，但其调整的力度和幅度在上海是前所未有的，在国内也极为少见。

上海市之所以在优化资源配置和结构布局调整方面作为公立医院改革中的典型案例，有三方面的经验值得借鉴、深入思考和分析。

首先，系统的计划和布局；

上海市的资源优化和结构布局调整是在整体大卫生框架下的，公立医院的资源调整是其中一个重要的枢纽部分。在上海市的思路中，一方面通过在全市郊区布点（新建三级医院）使得区域横向的资源进行重新布局，另一方面通过在区域内推行医联体以及公立综合性医院向康复和护理型专科医院转变职能等，进而对结构和资源进行纵向的调整和配置。这在设计上具有整体性，将公立医院和基层医疗卫生服务体系结合起来，体现了上海市在医改方案设计上的体系性思路。

其次，政府的定位和作用；

在上海市公立医院优化资源配置和结构布局调整中，明确了政府的主导角色和作用，同时在实际的改革过程中政府（包括上海市一级政府和相关区政府）均提供了必要的支持，比如建设医院的资金、医院的运行经费和财政补助等。体现了上海市医改中政府责任和投入的变化。

最后，改革策略和改革中的问题。

没有问题的改革并不存在，上海市医改也面临一些问题和困难，表现为硬件建设方面的增量改革较为容易，而设计体制机制的改革也会面临困难。从时间线来看，2013 年上海市"5+3+1"项目除去长征医院相对滞后外，其余医院均已经建成并投入使用，标志着"5+3+1"项目已经基本完成其建设目标，而同样的医联体改革策略则依然在试点之中，并且除老牌的瑞金—卢湾医联体以外，医联体的试点并没有在广义上形成有价值的经验共识，这是上海市尚需要面临的一个重要的改革阻碍，没有纵向的结构调整和资源整合，上海市医改在资源优化配置和结构布局调整方面的整体目标将难以实现。

虽然面临改革问题，但上海市所表现出来的改革策略依然值得肯定，新建成的三级医院虽然在服务能力上不如上海市中心的老牌三级医院，但其出现不仅给郊区带来了高水平的服务提供，同时也为上海市的医改提供了新型的实验场地，一方面新医院采用新的建设标准，这使得新型的电子化信息系统覆盖程度较高，一定程度上转变了诊疗模式，另一方面新医院的出现为上海市的住院医师规范化培训提供了更多的培训资源和就业缺口。而在新的院区开展改革的试点，也成为各个医院避免在改革取得切实效果以前，由于对原有利益触及从而导致阻力和挫败的可能性，体现了充分的改革智慧。

四、公立医院法人治理变革——以深圳市为例

在新一轮的医药卫生体制改革中，公立医院改革作为五项重点工作任务之一得到政府的普遍重视，公立医院法人治理机构的改革也在公立医院改革试点城市逐步开展。前面章节已经叙述了公立医院法人治理结构的几种普遍模式，本章的内容在于结合目前的国家公立医院改革进展，对国家联系的 17 个公立医院改革试点城市，其法人治理改革创新研究进行典型案例的叙述和分析。

本章涉及的典型法人治理的创新研究案例包括：深圳市以"管办分开"为基础的法人治理模式。这部分内容来源于笔者参与的教育部重点项目《公立医院法人治理与监管研究》的研究产出。通过研究发现，目前我国的公立医院法人治理结构改革创新，并不是单纯依靠某一种法人治理结构，而是以某一种治理结构为基础的多种法人治理结构的复合使用改革，这样的方式成为公立医院改革的主流，其进展和成效值得学术界的进一步跟踪、评价和研究。

本章的资料来源于笔者参与的教育部哲学社会科学研究重大课题攻关项目《我国公立医院治理与监管问题研究》关键知情人的访谈，以及部分来源于原卫生部公立医院改革内部简报资料和互联网公开信息资料等。

（一）概要

深圳是位于中国东南沿海地区广东省境内的一个中等规模经济发达城市，2008 年常住人口数量为 876.83 万人，财政收入 2830 亿元，其中地方财政收入 800.36 亿元。共有二级以上公立医院 73 家，其中三级公立医院 4 家。

深圳是我国较早开展事业单位法人治理改革的城市之一，早在 2007 年深圳市就出台了《建立和完善事业单位法人治理结构实施意见》，旨在进一步深化事业单位组织机构和管理体制改革，推动政府职能转变，满足社会公众日益增长的公共服务需求。2009 年深圳市高技能人才公共实训管理服务中心（以下简称高训中心）理事会的成立，成为深圳市首家试点法人治理结构的事业单位，4 名当然理事与 5 名社会理事组成的理事会代替政府部门成为决策机构，对高训中心的工作具有决策权和监督权。

深圳市公立医院法人治理的改革也被纳入在《建立和完善事业单位法人治理结构实施意见》之中。目前来看，深圳市公立医院法人治理结构改革经历了两个阶段，其形式也与一般的理事会模式存在区别。

（二）深圳公立医院法人治理结构的设计与进展

根据深圳市的公立医院改革相关方案，在公立医院运行监管的制度设计上，深圳市拟建立公立医院管理委员会，由市政府分管领导牵头，编办、发改、财政、卫生、人力资源社会保障等有关部门的参加，统筹各部门履行有关公立医院改革、发展的重大决策职能，作为对公立医院产权所有者政府层面内的议事机构。同时拟在市级层面全面推行公立医院理事会制度，实行理事会领导下的院长负责制。

因此以深圳市正式成立医院管理中心为界，公立医院法人治理结构的建立经历了两个阶段。

1. 阶段一：卫计委初步履行出资人阶段

在深圳市医院管理中心成立以前，公立医院法人治理的实际操作中，深圳市卫生与人口计划生育委员会（卫计委，即卫生行政部门）已经开展了履行出资人职责的具体工作，表现为明晰划分卫生行政部门办医职责与公立医院运行自主权，通过与公立医院签订合同的方式加以确定，并以此作为出资人（政府）考核代理人（公立医院院长）的依据。

由深圳市的现实情况来看，公立医院管理委员会与公立医院理事会均没有建立，卫生行政部门实际上正在积极扮演履行出资人职责的角色，对公立医院运行情况进行监管，并以《公立医院综合管理目标责任书》作为具体的监管方式加以体现。

履行出资人职责与公立医院经营权的具体分配情况：

根据深圳市卫生行政部门设计的与公立医院签订的《公立医院综合管理目标责任书》可以得到以下基本信息，首先合同所规定的有效期限为5年，签订的双方分别是卫生行政部门和公立医院的法人代表。

合同中明确了卫生行政部门关于履行出资人职责有：

第一，关于规划、政策支持权力，包括制定公立医院设置与发展规划，明确公立医院的规模、资源配置等标准，建立公立医院联网运行、集团化管理和结对帮扶等制度；协调财政等部门完善公立医院政府投入机制和财政补偿标准，建立与工作数量和质量挂钩的财政投入机制，缩小公立医院之间因服务项目、收费政策造成的收入分配差距；协调社保等部门完善基本医疗保险偿付机制和偿付标准，建立"定额、预付、包干"和"按病种付费"等偿付机制。协调民政等有关部门完善社会医疗救助办法；建立医疗器械集中品牌招标、定点限价采购的制度。

第二，行使政府对公立医院的所有权，包括任命医院领导班子成员，考核医院领导班子绩效和薪酬；制定各级各类公立医院的人员编制配置标准、岗位设置标准。制定公立医院岗位绩效工资制度，指导医院合理确定医务人员的薪酬待遇；对医院财务和资产实行动态管理，向医院派驻总会计师；听取医院运行重大问题、年度工作和专项工作报告。

公立医院运行自主权包括：

实行院长负责制，院长为事业单位法人代表，领导班子成员协助院长工作。院长按重大问题议事规则决策并接受决策失误责任追究制度约束；组建与其业务范围、功能定位相适应的医院组织管理架构和管理团队、专业技术人员梯队，配置相应的诊疗设备，建立和维持良好的院内医疗服务环境；按照管理权限和有关制度安排，确定医院岗位设置方案，内部分配实施办法、年度预算方案；聘用工作人员和实施岗位绩效考核；在准入执业范围内，组织开展医疗卫生业务，创新医疗服务模式等。

2. 阶段二：成立医院管理中心阶段

2013年5月，深圳市医院管理中心挂牌成立，深圳市公立医院法人治理的实际操作取得标志性的进展，深圳市卫生与人口计划生育委员会将出资人职责完全剥离出来，并将全深圳市级14家公立医院的具体运行监管工作交付给新成立的深圳市医院管理中心承担，后者也将采用新的法人治理方式来管理深圳市公立医院，实现政府行政管理职能与公共事业运作功能分开、公立医院行业监管与举办职能分开。

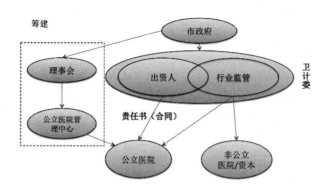

图 2 - 3 - 1　深圳市公立医院法人治理结构阶段一示意图

医院管理中心的具体职能包括，代表市政府统一履行举办公立医院的职责，监管公立医院人、财、物等运行，推进公立医院体制机制创新，提升医疗服务质量和水平。

在法人治理结构上，与国内其他专门公立医院管理机构不同，医院管理中心探索法定机构管理运行模式和理事会法人治理机制。

（1）中心建立法人治理结构

成立由市政府及相关部门代表、社会知名人士代表组成的理事会，负责中心重大事项的决策权；市医管中心领导班子执行理事会的决议，向理事会负责。目前理事会成员共15名，市政府委派副市长吴以环担任理事长；其他理事包括市政府及市编办、发展改革委、财政委、卫生人口计生委、人力资源保障局、医管中心代表及5名社会知名人士。

理事会负责市医管中心重大事项决策，监督其规范运作。包括：

· 审议市医管中心年度工作报告等重大事项；

· 在政府确定的政策标准和资源总规模内，审议所辖公立医院资源优化配置方案、改革发展计划、基本管理制度、年度预算、运营管理目标、绩效评估结果等事项；

· 审议市医管中心直属公立医院领导班子成员任职条件和主要负责人人选；

· 法律法规规定的其他职责。

医院管理中心理事会的成立为各有关部门履行公立医院管理职能搭建了议事理政的平台，有利于政府相关部门协调、统一、高效地为公立医院提供政策等公共服务；吸收不同专业、不同界别的社会知名人士参与理事会，有利于提高市医管中心重大决策的科学性、透明度，使公立医院的运行管理更好地体现政府、医院管理者、社会公众等各个方面的意志。

（2）政府将制定《深圳市公立医院管理中心管理办法》

这一文件作为市医管中心履职的法律依据，明确了市医管中心的基本职能、管理体制、运行机制；界定其与政府相关部门的关系，以及与公立医院之间的管理关系。

具体确定的内容包括：

a. 医管中心对医院履行如下管理责任：

· 协调政府相关部门制定和落实对公立医院的发展规划、财政补助、人事编制、收入分配、社会保险、收费和医药价格等政策措施；

· 聘任医院领导班子，对其进行日常管理；

· 监督、指导医院建立和实施医院基本管理制度、工作规范；

· 制定和组织实施医院发展目标、规划，配置整合资源，对既定发展任务完成情况进行检查督促；

· 制定和组织实施综合目标管理责任制，对医院实现政府确定的运行管理目标的情况进行监督检查；

· 对医院人力资源、财务和资产管理情况进行监督检查；

· 对医务人员廉洁从业和规范执业的情况进行监督检查。

b. 医院领导班子依法履行如下权利和义务：

· 贯彻落实卫生法律、法规、规章、政策、标准，执行市医管中心的工作部署；

· 在有关政策和标准范围内，具有岗位设置、人员聘用、工资薪酬以及内部资源调配等方面的自主权；

· 依法运行和管理医院，为市民群众提供安全、优质、高效、价廉的基本医疗卫生服务；

· 保障国有资产的安全与完整；

· 负责本单位党群、精神文明和行风建设，以及医疗纠纷处理、信访维稳、安全生产、计划生育等工作；

· 实现医院运行管理目标。

c. 医院院长履行下列管理责任：

· 主持本单位全面工作；

· 召集和主持党政联席会议、院长办公会议，检查各项工作部署的实施情况；

· 代表本单位签署有关文件；

· 发布或授权发布本单位相关信息；

· 按照有关规定，承担本单位党风廉政建设、纠风、信访、综治维稳、安全生产、计划生育、保密等工作责任；

· 法律、法规、规章、规范、标准等文件规定的其他权利。

d. 规定医院需要向医院管理中心请示和报告的具体项目：

·以下事项，医院应向市医管中心请示：

——医院主要负责人请假、休假、离开深圳以及出国境；

——人员编制、床位编制的调整；

——人事和工资分配制度改革方案；

·人事部门和财务部门负责人的聘任：

——年度预算、决算，以及国有资产处置；

——政府投资项目和集中招标采购计划；甲、乙类大型医用设备的购置事项；

——其他需要上级部门协调或解决的事项。

·以下事项，医院应按规定时间向市医管中心报告：

——发展规划、年度计划、年度总结，以及重要工作的进展或完成情况；

——重大问题会议纪要以及单位运行管理中的重大问题；

——领导班子成员的分工安排、年度述职述廉报告；领导班子个人执行廉洁自律有关规定的事项；

——突发公共事件、安全生产事故、重大医疗事故和医疗纠纷，以及其他敏感性强、社会影响面大的事件；

——属于二级以上保健对象的领导干部住院的；

——单位干部、职工涉嫌违纪违法受到纪检监察或司法机关查处的；

——重要的涉外活动和事件；

——需要报告的其他事项。

（3）推进市医管中心自身的运行机制、监管机制改革，搞活其用人机制、薪酬分配制度，增强其运行管理活力。

深圳市公立医院管理中心同样承接与公立医院开展合同绩效管理的管理手段，并明确提出改革公立医院的5个抓手即：

a. 改革公立医院补偿机制，创新医疗收付费制度，强化技术服务的价值导向作用，形成促进公立医院保证质量、合理诊疗、合理控费的激励机制。

b. 改革公立医院人事管理制度，创新薪酬分配机制，强化岗位管理，形成有激励、有约束、可量化、可持续的管理模式。

c. 改革公立医院运行监管模式，创新医务人员的考核评价方式，强化公益性核心目标，形成促进公立医院实现公共服务最大化的引导机制。

d. 改革公立医院资源配置方式，创新开放式办医模式，强化合作多赢发展，形成市医管中心系统的深圳质量新标杆。

e. 改革公立医院物资招标采购机制，创新招用分离制度，强化带量采购、量价挂钩，形成保障需求、保障质量、廉洁从业、控制成本的物资采购机制。

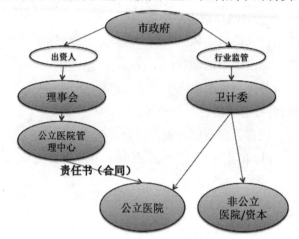

图 2 - 3 - 2　深圳市公立医院法人治理结构阶段二示意图

（三）深圳案例的分析

深圳市医院管理中心的成立，标志着政府对公立医院履行出资人机构的明确，并建立了公立医院法人治理的新型结构，即市政府、理事会、医院管理中心、公立医院的法人治理结构。深圳市公立医院法人治理结构的借鉴之处在于：

建立了协调、统一、高效的公立医院管理体制，促进了公立医院的健康发展；

与卫生行政部门的分离，有利于加强医疗卫生全行业管理，规范医疗服务市场；

单独的公立医院管理权分立，有利于调动社会各方面的积极性，构建多元化的办医格局，完善与城市发展水平相适应的现代医疗卫生体系；

专门的管理机构，有利于强化对公立医院的精细化、专业化管理。探索法定机构管理运行模式，有利于为事业单位的改革探索经验，有利于促进政府职能向法定机构和社会组织转移。

同时采用统一制式的合同，与不同公立医院管理者进行权责利的划分，明确了出资人与公立医院管理者的权利义务以及激励与约束机制，是我国以明确和可操作性的方式进行公立医院运行监管的典型案例。对公立医院运行设立的可测量、可考核的指标体系，通过签订合同管理机构与公立医院管理者之间就公立医院运行的目标进行确认。公立医院管理者在医院运行中的目标明确，并实现在激励和约束机制下的运行环境。

深圳市公立医院法人治理的可能问题：

深圳市采用了建立全新的法人治理结构来管理公立医院，将原先由卫计委初步行使的出资人权利及公立医院具体管理权限，包括人、财、物，均剥离出来交由公立医院管理中心行使。因此在短期内中心与卫计委之间、公立医院与卫计委之间存在大量需要沟通和交接的事务。一方面深圳市出台的公立医院管理办法等文件明确了中心和公立医院的责权利，但与卫计委的交接工作依然存在具体细节方面的繁琐事宜，长期阶段下，代表出资人和行业监管两方的中心和卫计委之间的关系也需要进一步的协调，否则依然无法改变公立医院的管理者多一个"婆婆"的局面。

五、推进多元化办医格局——以云南昆明市为例

（一）概述

昆明市地处中国西南内陆地区，为云南省省会。2010 年 4 月以来，昆明市作为国内第一批公立医院改革国家联系试点城市在公立医院改革方面寻求了一条不同一般的改革道路。

昆明市 720 万人口，占云南省 4500 万人口的约 16%，而从服务需求来看，云南省近 1/3 的医疗服务需求集中在昆明市。为解决服务需求问题，2008 年到 2011 年，昆明市对医疗卫生的投入增加了 80%，增加的床位约为 15000 多张，其中省级医院增加 9000 多张，而这样的增长并没有实际上解决昆明市所面临的问题，与全国情况类似，昆明市三甲医院病床使用率高达 110%—120%，意味着至少有 10%—20% 的病人不得不住在走廊里甚至压根无法及时入院。而并不富裕的财政，倒逼昆明市做出了多元化办医的选择。

（二）昆明市多元化办医格局思路

2010 年 5 月，昆明市印发了《昆明市公立医院改革（国家联系试点城市）实施方案（2010—2012 年）》（下称《公立医院改革方案》），明确了多元化办医的路径。

总结来看，昆明市多元化办医的思路可以表述为：突破公立医院产权制度的改革，鼓励各类社会资本以多种方式参与公立医院的改制重组。按照保留存量、引进增量、增资扩股的模式，实行股份制办院，建立自主经营自主管理、自我发展、自负盈亏的独立法人模式。

吸引民间资本来参与公立医院的改制，昆明在公立医院改制建设中，拟从九所公立医院中拿出三所医院来吸引国有企业民营企业的资金，通过改制试图突破一种体制，来推动医改的进程。

（三）昆明市改革进展

昆明市最初开展社会资本引入，进行多元化办医改革尝试的三所公立医院分别是：昆明市第一人民医院、昆明市口腔医院和昆明市儿童医院。

昆明市第一人民医院[①]

2008 年，昆明市第一人民医院向社会发出寻求合作伙伴的通告；2009 年 5 月 16 日，与云南省城市建设投资有限公司（城投公司）签订了出资人协议；2010 年 6 月 29 日，双方共同成立的甘美医疗投资管理有限公司（甘美公司）正式挂牌，甘美公司注册资本金 7.5 亿元，其中城投公司现金出资 4.5 亿元，医院以实物资产作价 3 亿元入股，双方股权比例为城投公司占 60%，医院占 40%。2010 年 10 月，经由职代会表决，正式通过了《昆明市第一人民医院改制方案》并上报市政府，从而成为昆明市第一家完成股改的三甲医院。

昆明市口腔医院[②]

昆明市口腔医院选择上市公司通策医疗投资股份有限公司作为其合作伙伴，主要是寄望于后者先进的管理经验能够改变市口腔医院落后的发展面貌。2009 年，昆明市口腔医院的业务收入为 685 万，在市属 9 家医院中排名倒数。因为业务量小，14 层的医院大楼中，共有 10 层处于闲置状态。

2010 年底，昆明市国资委下属的昆明市医疗投资有限公司与通策医疗签署了增资扩股协议。随后，双方成立了昆明市口腔医院有限公司，由通策医疗通过其子公司浙江通泰投资有限公司控股，经营性质定为营利性医疗机构。

2011 年 3 月，新公司正式开始运营，在新公司的董事会中，通策方占据了董事会五席中的三席。改制之后，昆明市口腔医院 2011 年的业务收入超过 900 万，增幅达 20%—30%。

从昆明市口腔医院的网站主页发现，其机构介绍依然沿用原有的内容，表示其隶属于昆明市卫生局，仅在网页最底部出现"© 2010—2013 浙江通策集团版权所有　浙 ICP 备 10031000 号 -2"字样。

2013 年 3 月，口腔医院于昆明市西山区设立口腔医院希望院区，开设口腔综合科、老年病科、牙周黏膜病科、特约门诊、体检中心、正畸科、VIP 特诊室、儿科几个科室，院区拥有独立的中心供应室。

---

① 刘平安、鲁东：《昆明医改：社会资本参与公立医院改制重组》，《健康报》2011 年 9 月 16 日。
② 陈纪英：《昆明多元化办医尝试：改制医院业务量未大幅提高》，《中国新闻周刊》2012 年 4 月 11 日。

昆明市儿童医院[1]

在已确定的多家改制医院中，昆明市儿童医院最为牵动市民和业界的神经，因为对于这家医院来说，争论的焦点不是如何改制，而是到底该不该改制。在进展方面，昆明市儿童医院的速度要滞后于其他两家医院，从能够搜集到的资料来看，昆明市儿童医院在 2012 年 4 月以前尚未有明确的改制合作伙伴。

2011 年的报道中，其合作伙伴初步明确为建银国际医疗产业股权投资有限公司，拟定的医院股权比例分别是 43% 和 40%。根据公开资料显示，建银国际医疗健康股权投资基金（"建银医疗基金"）由中国建设银行下属全资子公司建银国际（控股）有限公司主导设立，是中国第一家专注于医疗健康产业投资的股权投资基金，也是建设银行旗下的第一支人民币股权投资基金，并于 2009 年 10 月 12 日正式设立。建银医疗基金首期募集规模为 26 亿元人民币，存续期为七年。建银医疗基金的投资股东包括：建银国际财富管理有限公司、中国建银投资有限责任公司、中国长江电力股份有限公司、爱康创业投资有限公司、北京兆通置地房地产股份有限公司等。

但这一消息未有进一步的实质进展。2012 年 4 月以前，昆明市儿童医院一直处于股份制改革停步阶段，与此同时在政府没有资金投入、社会资本吸引不来的情况下，儿童医院通过自筹资金 1 亿元、贷款近 4 亿元、每月还贷 200 万元的方式，已基本完成了南市区儿童医院新院基础建设，该新院拟于 2012 年 10 月正式投入使用。

随后股份制改革出现逆转，2012 年 4 月 12 日，昆明市卫生局和华润医疗集团签订了昆明市儿童医院股份制合作协议。根据协议，双方将注册成立华润昆明儿童医院有限公司，合资经营华润昆明儿童医院。医院性质初期为非营利性质，华润与卫生局分别持股 66% 和 34%。并购后治理机制则是实行董事会领导下的总经理负责制，总经理领导下的院长负责制。华润医疗 CEO 张海鹏目前担任董事会的董事长，董事会设 5 席，华润医疗总共占据三席，另外两席则是医院院长和卫生局副局长（副董事长）。

其他多元化办医案例

2014 年 1 月 6 日，昆明跨体制合作的昆明三博脑科医院正式成立。三博脑科医院由昆明市西山区人民医院与北京三博脑科医院联合成立。两家医院此次"试水"跨体制合作中，共同使用部分科室、互认检查结果，并引进北京医师为神经科、脑科患者进行大型相关手术。昆明三博脑科医院按照三级专科医院标准建设，设置床位 150 张，诊疗方向为脑科疾病如颅脑肿瘤、脑血管疾病、功能神经

---

① 孔令明：《昆明儿童医院改制质疑　与国家项目经费失之交臂》，《健康报》2012 年 8 月 20 日；张海鹏：《我们有七大收益方式》，《健康报》2014 年 2 月 14 日。

性疾病、癫痫、疼痛等疾病①。

云南省第一人民医院地处昆明，近年来也枳极加强对外交流，与优质医疗资源洽商合作，引进社会资本，不断探索多元化办医模式。包括②：

·与云投集团、昆钢集团、云天化集团等国有企业，合资建设股份制新昆华医院，有3300床位，于2014年中一期工程已封顶断水，正进行内外装修，预计2015年投入使用；

·引进社会资本建设股份制医院，经省卫生厅批准，与云南仁泽房地产开发有限公司合作建设800床的世纪金源医院，今年1月8日已开工；

·接受万达集团捐赠500床规模的西双版纳医院，占地75亩，预计2015年6月投入使用；

·与昆明经开区洽商并达成合作意向，建设股份制经开区医院，改变该区域156.6平方公里范围内无大型综合医院的现状；

·与云投集团达成意向，托管800床的瑞丽国际医院等。

（四）昆明案例的分析

昆明市鼓励和引导社会资本举办医疗机构的改革方式在公立医院改革进展中是旗帜鲜明的，且改革以来步履稳定。

从措施来看，昆明的多元化办医模式彻底从产权角度改变了公立医院的资产归属，从而实现了引入社会资本、调整结构等多方面的目标。从目前的进展来看，昆明市的公立医院改革，其多元化的办医主体已经不仅仅局限于昆明市这一层级的机构，昆明市辖区和驻昆明市的省属医疗机构均参与到吸引和引导社会资本的改革模式中来。

但昆明的多元化办医模式，依然无法避免地存在有待解决的问题，总体来看一方面表现为资产重组以后对于国有资产的处理问题，如何保障国有资产的安全成为每一次公立医院改制重组的一个关键点；另一个方面是对原有事业单位机制的重建问题，即人力资源的由事业人到企业人的身份转变，医院内部法人治理机制的改革，甚至是改制后医院的学科发展与国家支持等均需要受到足够的重视，并在后续的改革中寻求政策和解决方案。

在已经转制医院的运行情况方面，目前尚没有公开和成型的研究结果和数据以供分析，在后续的跟踪中这一问题将逐步得到解决。

---

① 《昆明一公立医院与民营医院"试水"跨体制办医院》，新华网，2014年1月7日，见 http：//news.163.com/14/0107/11/9I00TFVH00014JB5.html。

② 王劲松：回访《云南省医疗机构管理条例》，我省公立医院探索多元化办医模式，云南网，2014年5月6日，见 http：//yn.yunnan.cn/html/2014－05/06/content_3199636.htm。

六、公立医院补偿机制变革——以福建三明市为例

(一) 概述

三明市是福建省的一座新兴中小型工业城市，然而三明市的财政能力并不突出，在福建省内部，三明市可以被划归为欠发达地区。在医改以前，与全国最为普遍的情况一样，由于政府对公立医院的承担办医责任不明确、不到位，导致三明市公立医院背离了公益性、追逐经济利益最大化，长期靠卖药、卖耗材和大检查、大化验来创收，百姓看病负担年年加重，反应强烈。

2008年，三明市22家县级以上医院医疗费用支出8.56亿元，2009年9.88亿元，增长15.42%，到2011年为16.90亿元，增长48%，且医保基金收不抵支。职工医保基金2010年亏损14396.52万元，2011年本应亏损20835万元，因财政无力兜底，基金累计欠付医院的医药费1748.64万元[①]。

严峻的形势倒逼不属于公立医院改革国家联系试点城市的三明市于2012年2月启动公立医院改革。2013年2月三明市22家（含4家地市级医院和18家县级公立医院）公立医院全面取消药品（含器械、耗材）加成为新台阶，由此三明市由于其独特的改革组合措施，使其在公立医院补偿机制改革方面成为目前改革最为彻底的典型地区之一。

(二) 三明市公立医院补偿机制改革思路

三明市在公立医院补偿机制方面的改革，其最为突出的措施是2013年2月全面取消药品（中药饮片、耗材）加成，实行县级以上医院药品零差率销售，同时医院由此而减少的差价收入，通过调整服务价格、政府补助、加强医院内部管理消化等措施进行弥补。同时，政府建立专项基金用于弥补实施药品零差率销售价格无法平移的部分。

总体来看，三明的补偿机制改革思路的设计是严格按照了国家对于医院补偿机制调整的设计，即由政府财政补助、药品加成收入、服务收入，转变为政府财政补助和医疗服务收入两个方面。

(三) 改革实施和进展

1. 取消药品加成与规范检查

---

① 马晓华：《三明公立医院改革或将推向全国》，《第一财经日报》，2014年7月2日，见 http://finance.sina.com.cn/roll/20140702/015919578615.shtml。

2013 年 2 月 1 日，三明全面取消药品、耗材加成，实行县级以上医院药品零差率销售，从根本上彻底消除医院靠药逐利的动机。在实行药品零差率后，三明根据医院上报的需用药品品种的通用名确定药品采购目录，对 1565 个品种的药品实行限价采购。同时三明市在福建省第八批药品集中采购中标药品目录中，筛选出 129 个品规的可能涉及回扣、营养性药品，将这些价格高、临床可用可不用的药品，列入全市第一批重点跟踪监控品规（厂家）目录。进一步地挤压了药品流通环节的水分，压低了药品价格。

同时为了防止"按下葫芦浮起瓢"，遏制药品加成取消后的大检查现象，三明市要求二级以上医院大型设备检查阳性率控制在 70% 以上，三级医院控制在 75% 以上；三级医院全年大型医疗设备检查费用占医疗总费用控制在 5.8% 以内，二级医院控制在 3.5% 以内。同时，根据不同等级医院设置了检查、化验收入占比不同指标进行考核。

以上举措，触动了药品价格虚高的根本原因，为大幅度调整医疗服务项目收费标准腾出了空间，其意义不仅仅在于总体上控制了医药费用的快速增长，更在于优化了医药费用结构，医院实际可分配收入增加，医务人员收入提高有了来源，为各项改革系统推进奠定了基础。

2. 调整服务价格

在县级以上公立医院取消药品加成后，医院的收入势必受到影响，政府必须承担起办医责任，全面负责公立医疗机构基础建设和大型设备购置。更重要的是医院需要通过其服务来补偿医院的运行成本，因此医疗服务价格的调整势在必行。

三明市目前先后两次调整了医疗服务项目的价格，2013 年 2 月 1 日调整了 80 项医疗服务项目价格，以补偿医院因实施零差率改革减少的合理收入，如调高医疗医生诊疗费（主任医师从 7 元提高到 25 元，主治医生从 2 元提高到 15 元，纳入医保报销），此外，31 个治疗项目、33 个手术项目收费标准也相应调高。

2014 年 6 月 1 日，再次对全市 22 家县级以上公立医院的部分医疗服务价格项目进行结构性调整，此次价格调整共涉及项目 392 项，其中调减 136 项，包括大型医用设备检查治疗项目及部分检验类项目价格，平均降幅 22.5%，共调减金额约 8000 万元，在总量控制的原则下提高了手术类、治疗类和其他体现医务人员技术劳务价值的医疗服务项目价格共 256 项，平均增幅在 30% 左右。

根据卫生部卫生发展研究中心的研究报告显示，价格调整体现了引导医务人员服务行为规范化，更好地实现医务人员劳动价值的"双重"政策意图。调价测算则是基于收入总水平基本不变，收入结构优化的原则，即把物耗（药品＋卫生材料）降低的部分，替换为医务性收入，以此测算技术劳务性项目收费可提升的空间，实现医务性收入占比和物耗占比倒置。由此，医务人员收入水平提高也有了来源。其运行结果是，药占比大幅下降和医务性收入大幅提升，这"一升一降"，使医务性收入"含金量"大大提高。

2013 年，22 家公立医院药占比仅为 28.2%，比 2011 年下降了 18.6 个百分点，改变了近年来药占比高位运行的状况。比全国公立医院 42.8% 的平均水平，低了 14.6 个百分点。2013 年，医务性收入占比从 2011 年的 39.9% 上升至 61.7%，增加 21.8 个百分点。同期，医务性收入增加 5.68 亿元。与福建全省、全国公立医院医务性收入占比相比，差异明显。这一增量，对医院运行的实际财务效应已经远远超过药品加成收入，对规范服务行为的积极意义更彰显其政策价值。

（四）三明公立医院补偿机制改革的分析

对于三明市来说，其改革成效的突出体现切入点在于补偿机制的改革，首先切断了以药品、耗材以及检查养医的收入来源，其次通过调整医疗服务项目价格，提升了医务人员的劳动报酬，使得医疗机构整体补偿水平没有降低，其次政府对基础设施和大型设备的兜底，极大地减轻了医院的发展负担。

补偿机制的改革措施同时伴随的是医务人员薪酬制度的改革，由于医务性收入（来源于医务人员的劳动付出）的数量和结构的增加，形成了医务人员收入增加的基础，为实行年薪制改革提供了天然的条件。年薪制的措施一定程度上改善了医务人员对于补偿机制改革的依从性，从而在一定程度上对调整诊疗模式，减少不合理的医疗服务提供产生作用，减小了改革的阻力。医保的合并管理也为给予医疗机构充分的医疗服务费用补偿提供了管理基础。

但三明的改革同样面临一定的未来风险。三明改革的基础措施来源于对药品中间环节的利益挤压，因此可能出现药品流通环节的倒逼压力，表现为减低或放弃三明的药品市场，从而使得三明区域内出现特定或普遍的药品短缺现象，正如北京市卫生计生委副主任钟东波所建议的，需要福建省整体加速改革从而对三明的改革产生支持。

同时三明需要进一步加强改革的精细化管理，卫生系统的改革一向以其复杂性著称，三明的补偿机制改革牵动了医改的整体形势，虽然目前已经配套了一系列的辅助政策措施，但需要认识到三明的改革并非已经成功，对目前典型的补偿机制改革的地区，其改革的成绩得到广泛的肯定，但改革的前景依然存在风险，如何让三明的改革具有可持续性，一方面需要来自外部的支持力量，依赖于全省甚至全国的公立医院补偿机制改革加速推进，另一方则需要三明市继续加强对改革的精细化管理，从方向性的大刀阔斧转而对于改革细节的精细监测和干预，同时政府对于医改的支持也是其改革持续稳定发展的一个重要保障。

七、中国公立医院改革展望

目前公立医院改革在全国范围内持续地开展，城市公立医院改革不断涌现新的经验，各个地区的改革也都在任务的广度和深度上不断地推进。城市公立医院改革也拓展到县级公立医院综合改革。公立医院改革已经在多个层次、任务上并行发展，逐渐实现由点到线到面的扩展。

目前来看公立医院改革虽然已经采取了很多措施，但公立医院面临的核心困境并没有得到解决，第一，公立医院作为服务能力最强的医疗机构，依然在产生虹吸作用；第二，由于公立医院改革本身不涉及支付方式和药品流通体制的改革，公立医院的趋利性没有得到缓解；第三，虽然在部分欠发达的公立医院改革地区，增加其优质的医疗资源可以作为一个改革目标，但更多的表现是，公立医院的扩张动机没有得到遏制，甚至通过公立医院改革，城市公立医院和县级公立医院再一次寻找到进行扩张的理由。面临以上问题，未来的公立医院改革必然会伴随着更加棘手的阻碍和困难。

可以肯定的是，未来中国公立医院改革将必然会取得更多的切实的经验和模式。未来的改革需要更精细化的改革设计和更为仔细系统的改革监测，公立医院改革4年来将逐渐走完较为容易的硬件建设部分，未来的改革涉及更多的是软件的提升、机制的调整和管理的增强。我们期待：未来中国公立医院改革必然能够取得更加瞩目的成绩，在整个医药卫生体制改革中发挥显著的核心作用。

全民健康覆盖目标下中国医疗保障制度的发展

　　医疗保障制度是国家社会保障体系的重要组成部分。我国医疗保障制度在经历了一系列改革后发展成为今天以城镇职工基本医疗保险、城镇居民基本医疗保险、新型农村合作医疗为主体的基本医疗保障体系，也构成我国全民医保体系的基础，这为更好实现 WHO 的全民健康覆盖理念不断迈进提供了保障。但是，目前我国的全民医保体系仍存在许多问题。覆盖面有待不断扩大；公平性还没有很好解决；筹资压力大，医保基金难以收支平衡；付费机制不完善，医疗机构改革推进阻力重重等。建立公平、可持续的全民医疗保障制度已成为当前"新医改"的一项重要内容。

一、我国全民健康覆盖的理念和内涵

（一）相关概念的演进

1. 全民健康

1977 年联合国大会提出"全民健康（Health for all，我国也译为"人人享有卫生保健"）"，成为各国政府致力于改善公民福祉、促进社会公平的重要目标。会议强调所有政府、所有卫生及发展工作者及世界大家庭为保障并增进世界所有人民的健康而立即行动的必要性，也强调了促进人民健康，无论对于人们生活的安定还是对于国家社会经济的发展都是基础性的保障。1979 年，联合国大会将实现"2000 年人人享有卫生保健"列入全球经济社会发展新战略。

　　人人享有卫生保健，包含两方面核心因素：第一，提供基本卫生保健；第二，覆盖全体人口。其中，"基本卫生保健"阐明了与社会经济水平相适应的基本服务内容，"人人享有"明确了全体民众都享有平等的健康权益。人人享有卫生保健战略的提出，明确了健康是每一个公民的基本权利，使得社会成员健康权利的实现有了明确的指导思想；强调了基本卫生服务的公平均等，保障全体公民得到基本卫生服务是各国政府的责任，政府必须采取行动予以保障。"人人享有卫生保健"既是志向性目标，又是一个不断实现的过程。所谓"过程"就意味着实现"人人享有卫生保健"不是时点的概念，而是涵盖不同层面、不同阶段的连续过程。"人人享有卫生保健"目标适用于不同社会制度、不同经济发展水平的国家和地区。虽然因社会经济发展水平和优先要解决的卫生问题不同，不同时期所要达到的阶段性卫生目标不尽一致，但"人人享有卫生保健"战略将发挥其现实和深远的指导作用①。

2. 初级卫生保健

1978 年世界卫生组织在阿拉木图召开的国际初级卫生保健大会上通过了《阿拉木图宣言》，明确了初级卫生保健是实现"Health for all"的千年发展目标的途径和方法。八项千年发展目标均会对健康产生影响，其中有三项将健康置于首位和中心———儿童健康（目标 4）、孕产妇健康（目标 5）和控制艾滋病毒/艾滋病、疟疾、结核病及其他主要传染性疾病（目标 6）。

宣言指出，初级卫生保健（primary health care）是一种基本的卫生保健，它依靠切实可行、学术上可靠又受社会欢迎的方式和技术，是社区中的个人和家庭通过积极参与能够普遍享受且负担得起的卫生服务；是个人、家庭和社区同国家系统保持接触，使卫生保健深入居民生活与劳动的第一环节。

我国对初级卫生保健的定义为：最基本的、人人都能得到的，体现社会平等权利的、人民群众和政府都能负担得起的、与经济社会发展相适应的基本卫生保健服务②。初级卫生保健的基本原则是：大卫生观念、以基层为重点、预防为主、采用适宜技术、提供综合服务。初级卫生保健的基本服务包括四大领域：促进健康、预防保健、合理治疗和社区康复。

初级卫生保健的基本服务内容与一个国家或地区影响健康的主要问题、社会经济状况和医学科技水平相一致。世界卫生组织提出的内容包括：对当前主要卫生问题及其预防和控制方法的健康教育，改善食品供应和合理营养，供应足够的安全卫生水平和基本环境卫生设施，妇幼保健和计划生育，主要传染病的预防接种，预防和控制地方病，常见病和外伤的合理治疗，提供基本药物，预防和控制非传染疾病和促进精神卫生。

从《阿拉木图宣言》的提出至今已 30 多年，虽然全世界的每个国家都致力于保障其国民的健康需要，但是由于社会经济发展水平的差异，以及卫生方面以

① 张朝阳：《试评人人健康战略思想的深远意义》，《中国农村卫生事业管理》1997 年第 12 期。
② 张朝阳、诸宏明：《我国农村实施初级卫生保健的回顾和展望》，《中国初级卫生保健》2004 年第 8 期。

外各种因素（如教育、食品、住房、就业等各类外部环境因素）的制约，"Health for all"的目标并没有彻底实现。

3. 全民健康覆盖

实现"Health for all"的基础是要保证当人们出现了健康方面的需求时，能及时获得医疗保健的服务，包括预防、治疗、康复等一系列的健康促进服务，也即经常被提及的卫生服务可及性。要保证卫生服务可及性，必须使人们在使用卫生服务时能够负担得起，不会因为经济上无法承受而放弃卫生服务从而影响健康。因此要做到这一点，每个国家必须建立起一个良好的卫生筹资系统，通过多方位的筹资渠道保证人们在有卫生服务需求时能够负担起所需的服务。为此 WHO 在 2000 年世界卫生报告中第一次提出了"全民覆盖"（Universal Coverage，UC）的概念，即"对所有居民有效的健康保护和分担筹资风险；对每个人按照需要和优先选择提供基本的和可提供的健康保健服务包；不管其收入、社会地位或居住地；即对所有人的基本卫生保健的覆盖，而不是覆盖所有人所有的保健服务。"

2005 年第 58 届世界卫生大会中，世界卫生组织正式把实现"全民健康覆盖"（Universal Health Coverage，UHC）作为卫生系统的目标，要求各成员国承诺于 2005 年建立本国的卫生筹资体系，从而保证其国民能够获取卫生服务，同时不会因为支付这些卫生服务费用而遭受经济困难。这次会议确定全民健康覆盖为"以可提供的成本，实现所有公民健康的促进、预防、治疗和康复等卫生干预措施的可及性，实现可及性的公平。筹资风险分担保护的原则将确保保健的成本，从而使患大病的人不会面临筹资风险。"即每个国家通过建立良好筹资的保障体系，保证所有公民能够在可负担的水平上获得必要的卫生服务。

之后，世界卫生组织将 2010 年世界卫生报告的主题确定为"卫生系统筹资：实现全民覆盖的道路"。报告中再次重申各成员国要实现全民覆盖的目标，同时提出"全民健康覆盖"应是各国政策制定的优先目标。报告要求成员国为自己制定发展其卫生筹资的目标，以确保所有人都能利用卫生服务，同时也要确保不能因为他们为这些服务交费而遭受经济困难。

（二）全民健康覆盖内涵的深化

"全民健康覆盖"这一理念由来已久，全民健康护理（universal health care）、全民健康路径（universal health access）、全民健康保护（universal health protection）等概念反复出现在国内外文献和政策之中。而世界卫生组织对全民健康覆盖的倡导更极大地促进了其概念内涵的深化。从 2005 年提出"全民覆盖"为卫生系统目标、2010 年世界卫生报告《卫生系统筹资：实现全民覆盖的道路》到

2012年世界卫生大会的主题"走向全民健康覆盖"、2013年世界卫生报告《全民健康覆盖研究》等，各国人们逐渐关注并不断拓展对其的理解。目前全球各国视"全民健康覆盖"为卫生系统发展和人类发展的一个指导原则。

1. 全民健康覆盖是"人人享有卫生保健"的延伸

回顾近代对健康概念的升华、服务模式的转变、制度影响因素的判断，可以清晰地看到全民健康覆盖理念形成和发展的轨迹。可以说，时隔近三十年，从"人人享有"到"初级卫生保健"再到"全民健康覆盖"，是事物发展具体深化的认识过程①。全民健康覆盖的提出不是孤立的："人人享有卫生保健"提出了在未来一定时期内将要实现的发展目标；"初级卫生保健"则提出了实现人人享有卫生保健目标的途径和方法，其服务的具体内涵和任务根据本地区的社会经济发展水平及主要卫生挑战而设定，并随着社会经济发展和主要卫生问题的变化而调整；"全民健康覆盖"则更关注实现这一目标和任务的关键影响因素和应对措施，重点是制度保障。三者之间从纵向看是承接深化关系，从横向看也有交叉重叠。比如，对一些地区，在一个时期卫生筹资可能是实现全民健康覆盖的首要的、绝对的、根本的掣肘，故而卫生筹资体系成为其优先要考虑的关键。

因此，从人人享有卫生保健，到初级卫生保健，再到全民健康覆盖，卫生筹资都是一个永恒挑战。然而，一项政策和制度实施的影响因素是多方面的。实现全民健康覆盖的经济可负担，医疗保险制度全覆盖虽然非常关键，但也仅仅是实现全民健康覆盖的重要素之一。经济可负担不等于卫生机构能提供服务；经济可负担和服务可提供不等于人人能平等获得服务；经济可负担、服务可提供和可获得不等于服务有效果。从我国深化医改的实践来看，在考虑卫生筹资的同时，还必须考虑卫生服务提供，以及实现人人享有基本医疗卫生服务目标所需要的相关体制、机制等制度性安排。不论从公共卫生服务系统，还是卫生筹资体系等角度看，实现全民健康覆盖深层次的矛盾是体制机制问题，最终必须通过制度性的安排，来实现基本医疗卫生的全覆盖。因此，全民健康覆盖应是多维度的概念。

因此，全民健康覆盖是指围绕"人人享有"卫生战略目标，采用"初级卫生保健"策略，以制度、体制、机制作为保障，为全体公众提供公平的、全面的、有效的基本医疗卫生服务，并降低费用风险，最终达到改善公众健康的目的。全民健康覆盖要点：一是"全民"，指全体国民公平享有基本健康权益。二是"健康"，指全民健康覆盖是以健康改善为最终目的，医疗卫生服务与风险保护都是为这个目的服务。三是"覆盖"，指不仅应关注费用问题，还应关注服务能力问题，更要关注体制、机制问题，以保证卫生体系能持续有效运转。不仅应关注基

① 张朝阳、孙磊：《全民健康覆盖的内涵界定与测量框架》，《中国卫生政策研究》2014年第1期。

本公共卫生服务的均等化，还应关注服务质量、效率，更重要的是必须关注服务效果，即对健康的影响。

2. 平等获取和经济风险保护是全民健康覆盖的重要特征

全民健康覆盖的目标是确保所有人都可以获得所需的卫生服务而不会有大的经济风险或陷入贫困的危险。因此，平等获取和经济风险保护是全民健康覆盖的两大特征。

2012年5月，第65届世界卫生大会的主题为"走向全民健康覆盖"，会议指出"全民健康覆盖与每个人相关，是一个强有力的平衡机制，能够消除穷人和富人、特权者和边缘人、年轻人和老年人、不同种族、男人和女人之间的差距[1]。"目前，关于全民健康覆盖的核心问题之一——公平，国际社会达成的共识包括：卫生资源公平享有、卫生服务公平享有、保障制度公平享有。要实现公平，关键是要实现"全民的"（universal）。如果连全体都做不到，就不可能有公平。在全球视角上，实现"全民健康覆盖"的主要任务是提升欠发达国家卫生服务可及性水平、减轻因病致贫的程度；在国家水平上，主要是在整体卫生服务水平提升的情况下，如何缩小地区间和人群间卫生服务可及性和质量等方面的差距。在许多国家特别是欠发达国家，低收入人群缺乏基本的社会保障，偏远地区缺乏基本的医疗卫生条件，他们作为"全民"的一部分，应当是公民健康覆盖工作的核心[2]。其次，服务质量是衡量卫生服务公平可及的另一重要指标。全民健康覆盖不仅仅是服务可及性，而且是对有质量的卫生服务的可及性。如果服务质量不好，卫生服务利用就没有实质意义。

经济风险保护是指人们在获得促进健康、维护健康、恢复健康所需的基本医疗卫生服务时，不会有难以承受的经济风险或有陷入贫困的危险。一般来说，当自付费用超过了除去生存需要后的家庭收入的40%时将可能引起经济灾难。若自付费用下降到卫生总支出的15%—20%时，经济灾难的发生率就可以忽略不计了。要实现人群在获得所需要的高质量卫生服务的同时不会因为利用服务而面临贫穷或破产等经济风险这一目标，普遍的策略是设计和推行医疗保障制度的全民覆盖来降低居民的自付费用水平。为体现公平性，在风险保护政策设计上应充分考虑地域间、城乡间经济发展水平差异、不同人群的经济负担能力，并设计适用于所有人群经济可承担的医疗卫生服务。风险保护覆盖反映的是制度所覆盖的范围、项目和补偿程度。

平等获取和经济风险保护是全民健康覆盖的重要特征。为实现这一目标，涉

---

[1] 相海泉：《第65届世界卫生大会聚焦医疗全面覆盖》，《中国信息界》2012年第6期。
[2] 孟庆跃：《全民健康覆盖：从理念到行动》，《中国卫生政策研究》2014年第2期。

及四方面的要素：第一，有力、高效、运转良好、能够提供综合保健服务（包括为艾滋病、结核病、疟疾、非传染性疾病、孕产妇和儿童健康提供的服务）、满足重点卫生需求的公共卫生系统。这一系统可以为人们提供信息，并鼓励人们保持健康、预防疾病；及早发现健康方面的问题；有能力治疗疾病；帮助患者康复。第二，卫生筹资体系，确保人们在利用卫生服务时不经历财务困难（这可以通过多种方式实现）。第三，基本药物制度和诊断技术，便于诊断并处理医疗问题。第四，良好的医疗卫生人才队伍。同时，实现全民健康覆盖需要各政府部门的沟通合作。

3. 全民健康覆盖的测量

《2010 年世界卫生报告》从三个方面描述了全民健康覆盖的概念：所需的卫生服务、需要卫生服务的人数和需要支付的费用。见图 2-4-1。

图 2-4-1 中大盒的总体积表示特定时间内覆盖所有人所有卫生服务所需的费用。黑色小盒的体积表示由预付费和统筹基金覆盖的卫生服务及其费用。全民覆盖的目标是使所有人能够以其自身和国家都可承受的费用获得所需的卫生服务。因此，各国政府需要确定所需的卫生服务以及怎样确保这些服务普遍可及、可负担、有效和具有高质量。此三维度成为目前最常用的全民健

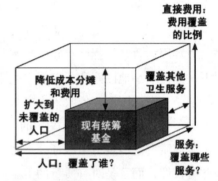

来源：世界卫生组织（1）和 Busse, Schreyögg & Gericke（13）

图 2-4-1　全民健康覆盖三维度

康覆盖测量框架，即人口覆盖、服务覆盖和费用覆盖。

人口覆盖指服务项目（如公共卫生项目）、筹资制度（如社会医疗保险）等覆盖的人口比例。在服务范围和费用覆盖不变的情况下，人口覆盖的比例越高，全民健康覆盖实现的程度就越高。

服务覆盖是指服务的范围和质量。卫生服务范围包括预防、促进、治疗、康复和姑息治疗等服务。这些服务必须在质量和数量上都满足卫生需求，同时也要为自然灾害、化学或核能源意外、疾病大流行等预料之外的情况做好准备。在其他两个维度不变的情况下，服务覆盖的范围越广、质量越高，全民健康覆盖实现的程度就越高。

费用覆盖是指医疗服务费用通过预付制筹资体系（税收、社会医疗保险等）支付的程度（反向指标是直接自付费用）。同理，其他两个维度不变，提高费用覆盖水平，可以提高全民健康覆盖实现的程度。各国政府，尤其是低收入国家政

府，通常无法筹集到足够的预付费资金来消除人们需要的所有卫生服务的过度自付费用。因此，如何用有限的预算更好地支持健康是一个挑战。

图 2－4－1 显示了使用资金的三个选择：尽可能扩大现有卫生服务覆盖的人群比例、增加现有卫生服务的种类和经济补偿以减少卫生服务的个人支付费用。在推进全民健康覆盖过程中，由于资源和其他条件的制约，决策者面临如何选择优先重点的问题，即决定在哪个（些）维度上分配资源和聚焦工作重点。比如中国在新型农村合作医疗建立初期，把扩大人口覆盖作为优先重点，此后逐步拓宽服务范围和提高补偿比例。无论哪种选择，全民健康覆盖意味着在一定的经济社会条件下，每一个维度都实现了最佳状态。

4. 全民健康覆盖是促进人类发展的重要途径

进入 21 世纪后，随着人口老龄化、疾病流行的全球化以及人类疾病谱的变化等，人们的卫生服务需求不断变化发展，慢性病、健康改善所带来的卫生服务需求越来越多，因此"全民健康覆盖"的需要愈发突出。"全民健康覆盖"的实现需要满足两个条件：一是人们能够及时获得卫生服务，二是在获得服务的同时不会有财务上的风险。就全世界范围来说，实现"全民健康保障"仍然需要很长时间的努力。从医疗服务的可及性来说，国家与国家之间的差异非常大。以新生儿接生为例，由专业卫生人员接生的比例在发达国家可以达到 100%，并且孕妇死亡率也最低，但在一些不发达国家，这一比例只有 10%。在国家内部，不同收入群体获得医疗服务的差距也会非常明显，仍以新生儿接生为例，前 20% 高收入群体的妇女获得专业卫生人员接生的比例比贫困人群高出 20 倍。研究表明，如果在 49 个低收入国家中缩小富裕人群和贫困人群的这一差距，到 2015 年将能挽救 70 多万妇女的生命。收入水平已成为影响医疗服务可及性的主要因素。

除此以外，一些国家还存在其他弱势群体，如移民、少数民族、土著居民等，都可能面临卫生服务可及性较差的问题。从使用卫生服务时可能发生的财务风险来说，"因病致贫"的现象仍然存在。全世界每年仍约有 1.5 亿的人因疾病发生灾难性的财务支出。因为疾病产生的医疗卫生服务除了导致直接的经济负担外，因病导致的生产力损失所带来的收入损失也是威胁家庭经济状况的另一重要原因。根据国际劳工组织（ILO）的报告，全世界只有五分之一的人群有补偿疾病期间所损失工资的社会保障，半数以上的人缺乏正式的社会保障以弥补生病期间的收入损失。

为满足"全民健康保障"的这两个条件，不同发展水平的国家都正在作出各自的行动。发达国家中以美国为例，其原有的以商业保险为主的筹资方式受到越来越多的诟病，到 2010 年为止，约有 4500 万人没有医疗保险（主要是 65 岁以下既不符合穷人医疗报销标准，也没有雇主提供商业医疗保险的人），因此政府提出的医改中筹资改革成为主要内容之一，根据最终的医改方案，超过 3200 万没有医保的人将在 2019 年底拥有医疗保险，这意味着美国的医疗保险覆盖率将达到95%[①]。同时其他的各类保障措施，如私人保险公司不能再因投保人的健康状况而拒绝低收入的居民可以获得保险费补贴等也将配套实施。许多中低收入国家同样在全民健康保障方面开展了大量工作，比如亚洲的老挝、菲律宾、越南等国家通过不同的预付手段、不同的风险分摊方式，合理保护了贫困人群的财务风险，取得了显著成效。

实现全民健康覆盖，确保每个公民获得公平、可及、质量可靠的卫生服务和保障，对政治稳定、构建社会安全网和提升社会公平性具有重要积极作用。全民健康覆盖是对公平性和对尊重所有人健康权利的关注，是人们期望的社会的个人选择和道德选择，使全民覆盖超出了卫生筹资、公共卫生和临床护理的专业范畴。通向全民健康覆盖的道路被称为继人口学和流行病学转变后的"第三次全球健康转变"。目前，全民健康覆盖是所有发展中国家的一个共同追求。世界银行行长金墉呼吁各国努力建设人人拥有、可以负担且高质量的全民健康覆盖，以此促进全球实现 2030 年前消除绝对贫困的目标。他提出在推进全民健康覆盖进程中的两大目标：确保没有一个家庭因医疗费而陷入贫困、缩小各国最贫困的 40% 人口在获得医疗卫生服务和公共卫生保护方面的差距。全民健康覆盖已被视为实现更好健康结果的关键并且是促进卫生系统发展的一个统一目标。

2013 年第 66 届世界卫生大会全面总结了 2000 年确立的千年发展目标的最新进展，其中婴幼儿死亡率、孕产妇死亡率以及控制重大疾病等卫生方面的指标取得显著进步；同时确定了 2015 年之后全球发展议程，其中一个重要目标就是实现全民健康覆盖，这是实现人人公平享有最高可得健康水平这一 WHO 根本宗旨的基础和前提。全民健康覆盖被纳入人类后千年发展目标的理由是：全民健康覆盖是一个动态过程，无论贫穷国家还是富裕国家都需要为之努力；它要求建立一个卫生系统，从筹资、基本药物、卫生治理、卫生人力、卫生信息系统方面都得到完善；它又与减贫、就业、教育等密切相关，是可持续发展的重要组成部分；还可以从卫生筹资上持续支持实现千年发展目标；也可以积极应对慢性病、精神疾病等新的健康挑战；更重要的是，它是对健康公平和健康权的一种具有实践意义的表达[②]。

目前各国在实现全民健康覆盖方面依然面临许多挑战：人力资源短缺，卫生人员数量在城乡之间、贫困与相对富裕地区之间分布不均；如何实现卫生服务的

---

① 张宁、曹怀琨、李士雪：《浅析美国医改的效益及借鉴意义》，《中国卫生政策研究》2010 年第 9 期。

② 石光：《概念、政策与策略：我国如何实现全民健康覆盖的目标》，《卫生经济研究》2013 年第 10 期。

可及性与政府可负担得起的卫生支出之间的平衡依然是各国面临的严峻问题。要解决以上问题，需要获得最高决策层对全民健康覆盖的政治承诺，改进信息系统并且使政府和卫生保健提供者对健康结果更加负责。同时，应对全民健康覆盖进展情况进行监测，并充分发挥研究人员、民间社会团体和国际机构的重要作用。为响应各国需求，世界卫生组织和世界银行已经开始拟订监督框架，帮助各国跟踪其在实现全民健康覆盖方面取得的进展①。

对于发展中国家，持续的政治支持是实现全民健康覆盖最重要的保证，增加卫生筹资和提高资源使用公平和效率是实现全民健康覆盖最重要的条件。成功地接受和扩大全民健康覆盖的必要条件包括：①强有力的政治领导力和长期承诺；②公平覆盖；③全民健康覆盖的财政可持续性；④卫生保健工作者队伍规模化；⑤投资建立健全初级卫生保健体系。

（三）我国全民健康覆盖的成效

我国卫生改革与发展对国际上推动全面健康覆盖作出了重要贡献。我国20世纪50—60年代卫生体系发展的经验为世界卫生组织提出初级卫生保健战略提供了借鉴。2009年《关于深化医药卫生体制改革的意见》发布，新一轮的医改将实现全民健康覆盖作为重要目标。党的十七大提出"建立覆盖城乡居民的基本医疗卫生制度，实现人人享有基本医疗卫生服务"的总体目标。十八大报告进一步明确指出要"统筹推进城乡社会保障体系建设，要坚持全覆盖、保基本、多层次、可持续方针，以增强公平性、适应流动性、保证可持续性为重点，全面建设覆盖城乡居民的社会保障体系。"我国目前的医疗保障体系是以社会基本医疗保险为核心、多层次的医疗保障体系。主要包括：城镇职工基本医疗保险、城镇居民基本医疗保险、新型农村合作医疗合作制度、城乡医疗福利、城乡医疗救助、商业医疗保险以及互助医疗等。目前，我国已实现了医疗保障体系的基本全覆盖。经过一系列改革策略的稳步推进，目前在保障医疗卫生资源可得性、医疗卫生服务可及性以及提高保障水平上取得了巨大进展。

1. 基本医疗保障体系的人口覆盖不断扩大

我国分别于1994年、2003年和2007年开始推行城镇职工基本医疗保险、新型农村合作医疗和城镇居民基本医疗保险。特别是2009年新医改的启动，"全民医保"更作为改革的重要内容之一在全国范围内推进。2012年我国三大基本医疗保险制度已覆盖了95%的人口，我国宣布进入了全民医保时代，这也意味着我国整个医疗保障体系正朝着全民健康覆盖的方向发展。

---

① 世界卫生组织：《实现全民健康覆盖的最佳实践》，《中国卫生政策研究》2013年第3期。

截至2013年，三项基本医疗保险参保人数超过13亿，由图2-4-2可见，相比于2008年，我国无医疗保险制度覆盖的人口比例由2008年的7.5%降至2011年的3.1%。图2-4-3显示，至2013年底，全国参加城镇基本医疗保险人数为57073万人，比上年末增加3432万人。其中，参加城镇职工基本医疗保险人数27443万人，比上年末增加958万人；参加城镇居民基本医疗保险人数为29629万人，比上年末增加2474万人。在职工基本医疗保险参保人数中，参保职工20501万人，参保退休人员6942万人，分别比上年末增加640万人和318万人。年末参加医疗保险的农民工人数为5018万人，比上年末增加22万人。2013年末，2489个县（市、区）实施了新型农村合作医疗制度，新型农村合作医疗参合率99.0%。通过不断扩面，2013年我国基本医疗保险覆盖率超过了95%，其中居民社会医疗保障制度的构成如图2-4-4所示。虽然我国的保障体系当前保障的内容有限，但首先在制度上为居民提供了一个保障。

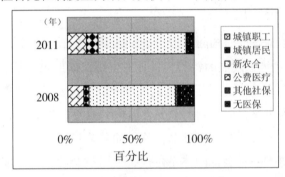

图2-4-2 我国医疗保险的构成

资料来源：中华人民共和国卫生和计划生育委员会《2013年卫生统计年鉴》。

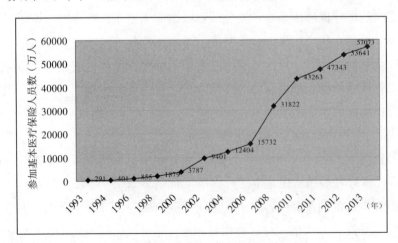

图2-4-3 历年我国参加城镇基本医疗保险人员情况

资料来源：相关数据。

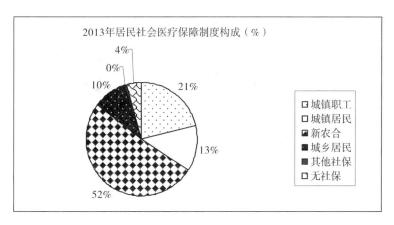

图2-4-4 2013年我国居民社会医疗保障制度构成

资料来源：中华人民共和国卫生和计划生育委员会《2013年卫生统计年鉴》。

2. 基本医疗保险的保障范围和补偿比例不断提高

保障内容上各改革试点地区正从报销住院费用向门诊服务延伸，从基本医疗服务向预防、康复、长期护理等服务延伸，服务内容不断增加。

从补偿比例看，补偿比例从最初20%左右增加至2012年底的50%左右。个人卫生支出占比继续下降。由图2-4-5可见，2013年，全国卫生总费用中，政府、社会和个人卫生支出分别占30.1%、36.0%和33.9%。个人卫生支出占卫生总费用比重较2012年下降0.4个百分点，比2001年下降了26.07个百分点，公平性有所改善，但距离世界卫生组织提出的10%—15%的公平的筹资体系还有一定距离。

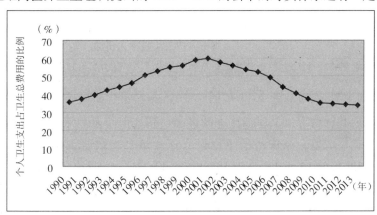

图2-4-5 全国各年度个人卫生支出占比

资料来源：《2013中国卫生总费用研究报告》和《2013年卫生计生统计公报》。

3. 卫生投入不断增加，卫生服务利用改善

新一轮医改的四年中，中央和地方政府共投资了2.2万亿元，用于卫生资源的扩大和医保制度建设。图2-4-6和图2-4-7显示，我国每千人口医疗机构床位数从2008年的3.05张增加到2013年的4.55张；每千人口卫生技术人员数

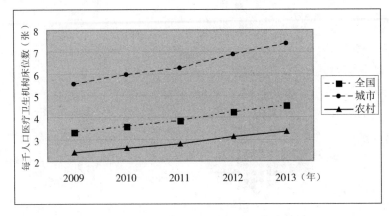

图 2 - 4 - 6　我国每千人口医疗机构床位数

资料来源：中华人民共和国卫生和计划生育委员会《2014 年卫生统计年鉴》。

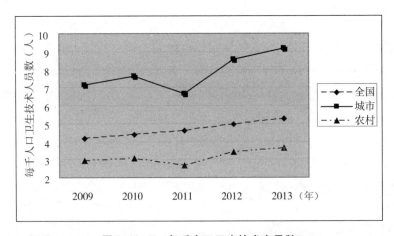

图 2 - 4 - 7　每千人口卫生技术人员数

资料来源：中华人民共和国卫生和计划生育委员会《2014 年卫生统计年鉴》。

从 2009 年的 4.15 人增加到 2013 年的 5.27 人。在卫生筹资方面，图 2 - 4 - 8 显示近年来政府和社会卫生支出占比不断提高，相比改革开放之初，我国卫生筹资政策的调整初见成效，其中政府卫生投入逐年增加，政府卫生支出占比明显提高，即由 2000 年的 15.5% 提高到 2013 年的 30.1%，同时社会卫生支出占比也由 2000 年的 25.6% 提高到 2013 年的 36.0%，与之相应个人卫生支出比例逐渐下降，由 2000 年的 59% 下降到 2013 年的 33.9%。这反映了我国卫生筹资结构逐步转向以公共筹资为主，卫生支出结构正趋于合理，卫生服务的公平性不断提高，现初步达到世界卫生组织所提出的实现全民健康覆盖的卫生筹资监测指标（个人现金卫生支出占卫生总费用比重不超过 30% —40%）。

随着我国 2003 年新农合制度的建立，2007 年城镇居民医保制度的建立，全民基本医疗保障制度在体制上逐步建立后，卫生服务利用显著改善。图 2 - 4 - 9 和图 2 - 4 - 10 显示，医疗卫生机构的总诊疗人次数由 2005 年的 409725.9（万人）增加到 2013 年的 731401.0（万人）。病床使用率在 20 世纪经历了明显的下降趋势后于 2004 年开始逐步提升，至 2013 年病床使用率达 89%。

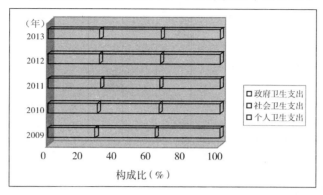

图 2 - 4 - 8　我国卫生总费用构成

资料来源：中华人民共和国卫生和计划生育委员会编：《2014 年卫生统计年鉴》。

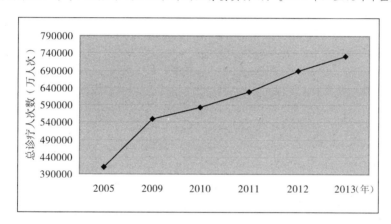

图 2 - 4 - 9　全国医疗卫生机构诊疗人次数

资料来源：中华人民共和国卫生和计划生育委员会编：《2014 年卫生统计年鉴》。

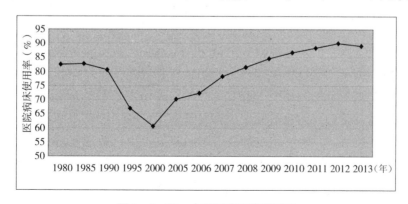

图 2 - 4 - 10　全国医院病床使用率

资料来源：中华人民共和国卫生和计划生育委员会编：《2014 年卫生统计年鉴》。

4. 居民健康状况进一步改善

婴儿死亡率、孕产妇死亡率是衡量一个国家居民健康的重要指标。图2－4－11显示，全国婴儿死亡率由1991年的50.2‰下降到2013年的9.5‰；孕产妇死亡率由80.0/10万下降到23.2/10万，目前我国妇幼健康水平处于发展中国家前列。

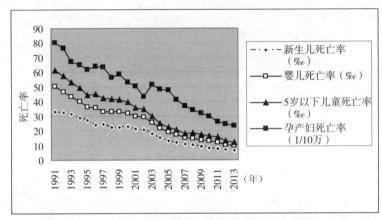

图2－4－11　全国婴儿死亡率

资料来源：中华人民共和国卫生和计划生育委员会编：《2014年卫生统计年鉴》。

（四）面临的挑战与存在的问题

目前，我国基本医疗保障制度已实现了制度上的"全覆盖"，但距离WHO倡导的全民健康覆盖理念，我国还有相当大的差距。在中国迈向全民覆盖的进程中，正确的理解全民覆盖目标的深刻含义和政策导向具有重要的理论价值和实践意义。中国既需要认真回顾和评估在实现全民覆盖目标进程中各地的经验与差距，也需要汲取国际经验与教训，借助我国医药卫生体制改革的机遇，促使这一目标在我国尽早实现。

1. 医疗保障制度多元分割有损公平和效率

目前我国的基本医疗保障体系主要由3个保障水平、保障内容、报销比例各不相同且是城乡分割的制度构成，这样的保障体系并不是真正意义上的全民医保制度。目前这种分割化的制度设计已暴露出许多问题：不同制度的筹资和保障水平差异巨大，且缺乏稳定的筹资增长机制；由于各地经济发展水平差异巨大，加之统筹层次低且统筹单位多，即使同种基本医保制度的地区之间差异也十分巨大；新农合与城居保80%的筹资由各级政府承担，具有很强的福利保障性质，但是二者按照社会保障制度而不是福利制度进行管理，增加了筹资和管理成本，影响制度的效率和可持续性；新农合、城居保和医疗救助等基本医保制度分属卫生、人保和民政等不同部门管理，不能适应我国快速工业化和城镇化带来的人口大规模转移的形势。而图 2 - 4 - 12 也显示，作为健康产出指标之一的预期寿命在全国呈现较大的分布差别，其中预期寿命最低的西藏比预期寿命最高的上海少 12.09 岁，可见在健康水平上目前我国仍存在明显的地区差异。这些均表明，对于实现公平、高效、可持续的全民健康覆盖，当前我国还需在全民医保体系构建与完善、卫生资源配置优化等方面做出更多的改革和探索。

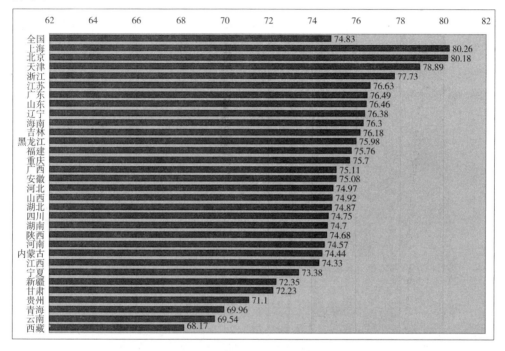

图 2 - 4 - 12　2010 年全国各地区预期寿命（岁）

资料来源：中华人民共和国卫生和计划生育委员会编：《2014 年卫生统计年鉴》。

2. 政府卫生支出仍有待进一步提高

图 2 - 4 - 13 显示，我国政府卫生支出（GHE）占 GDP 比例虽在近年来不断提高，特别是 2007 年后随着新农合制度的开展，该比例更提高显著，但距离WHO 提出了"全民健康覆盖"中经济风险保护指标之一的 GHE/GDP 比值应在5% 以上的目标仍有很大差距。WHO 认为，当这一比例 <5% 时，贫困人口将很难全部被覆盖。

另外，虽然 2003 年以来农村新农合制度和城镇居民医保制度建设步伐有所加快，医疗保障制度的覆盖面扩大，但整个医疗保障制度的保障程度依然偏低，不断上涨的医疗费用仍主要由居民个人承担，"因病致贫""因病返贫"现象仍然存在。城镇职工基本医疗保险虽然覆盖了门诊和住院两部分医疗费用，但保障水平不高，个人自付比例仍偏高，居民个人因"看病贵"而不愿看病的现象仍未消除。新农合和城镇居民医保在制度设计上又均为有限的大病统筹。图 2 - 4 - 14 显示，至 2013 年底，我国卫生费用总构成中个人卫生支出为 33.9%，为近 20 年的最低水平，但其下降趋势已明显减缓，下降幅度为 2000 年以后最小的一年。且与世界卫生组织（WHO）提出的医疗费用由社会医疗保险基金支付 70%、个人自付 30% 的标准仍有差距，也与"十二五"末将个人卫生支出占比降到 30% 以下的目标存在一定的距离。

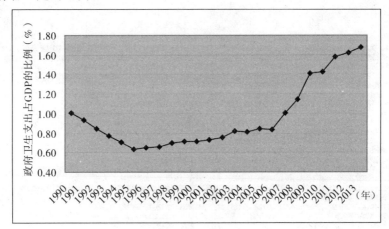

图 2 - 4 - 13　我国政府卫生支出占 GDP 比例

资料来源：中华人民共和国卫生和计划生育委员会编：《2014 年卫生统计年鉴》。

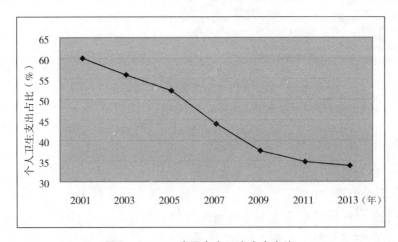

图 2 - 4 - 14　我国个人卫生支出占比

资料来源：中华人民共和国卫生和计划生育委员会编：《2014 年卫生统计年鉴》。

3. 卫生资源配置不合理影响服务可及性

当前，我国优势医疗资源、高技术医疗装备及高素质医疗服务人员都过度集中于经济发达地区的城市，落后的农村地区和边远地区则普遍存在"缺医少药"的困境。偏远山区和落后农村地区的居民因为距离医疗服务机构太远，或当地医疗服务水平不理想而不能及时就医。不仅如此，城乡医疗机构分布的密集程度的差异仍在加大，城市集中了优质医疗服务资源，农村的人均医疗卫生资源却很低，如图 2 - 4 - 6 和图 2 - 4 - 7 显示，虽然近年来我国加大了卫生投入，进一步加强了卫生资源配置，但从城乡每千人口床位数以及每千人口卫生技术人员数比较发现，城乡在资源配置上的差距却正在扩大。在人均卫生费用上，图 2 - 4 - 15 显示，城乡居民仍有显著差距。2012 年全国城镇居民人均卫生费用 2605.47 元，农村居民人均卫生费用 1499.90 元，城镇居民人均卫生费用水平约为全国人均水平的 1.25 倍，是农村居民的 1.74 倍。农村居民人均卫生费用仅相当于全国平均水平的 72.23%。近年来，城乡之间和区域之间的医疗卫生资源配置不公平，不同级别医院的医疗技术装备和人员配备不合理，人均卫生费用上的差距等问题都直接影响了医疗卫生服务的可及性。

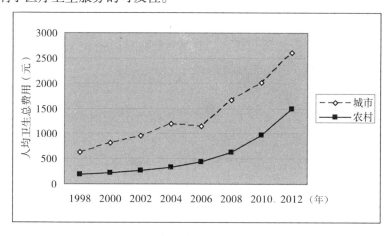

图 2 - 4 - 15　我国城乡居民人均卫生总费用

资料来源：《2013 中国卫生总费用研究报告》。

二、中国基本医疗保障制度的现状

（一）中国城镇职工医疗保险制度

1. 中国城镇职工医疗保险制度的形成背景

新中国成立初期，我国医疗保障制度主要由公费医疗制度和劳保制度组成。1952 年，政务院颁布了《关于全国人民政府、党派、团体及所属事业单位的国家工作人员实行公费医疗预防的指示》。按《指示》规定，公费医疗的保障对象包括：国家机关、事业单位工作人员、离退休人员；伤残军人；高校学生。经费来源于各级财政拨款，享受公费医疗人员在指定医疗机构就诊、住院，产生的医疗费用从公费医疗经费中报销。1951 年，政府颁布了《劳动保险条例》、劳动部颁布了《劳动保险条例实施细则修正草案》，劳保制度由此确立。劳保医疗制度属于强制性的雇主责任制度，由企业直接支付医疗费用。劳保制度保障的主要对象为国有企业职工，集体企业可参照实行。劳动保险经费来源于一定比例的企业及职工工资总额，由企业自行管理。享受劳保医疗的职工，在本企业自办医疗机构或指定的社会医疗机构就医产生的医疗费用由劳保医疗报销，且职工直系亲属可享受半费医疗待遇。

随着两种制度覆盖面的不断扩宽，享受公费医疗和劳保医疗的人数不断增加，社会医疗费用支出逐渐上升，两种医疗保险制度效率低下且公平缺失的问题日益凸显。主要问题包括，第一，国家和单位对职工医疗费用包揽过多，造成财政和企业不堪重负。第二，对医患双方缺乏有效的制约机制，造成医疗费用增长过快，其增长速度甚至大大超过财政收入的增长速度。第三，劳动保障制度以单位自保为主，新老企业之间、不同行业之间职工医疗费缺乏互济，职工医疗待遇悬殊。四是，保障面窄，改革开放后，出现的外商投资企业、股份制企业、私营企业的职工和工商个体户基本没纳入到医疗保险范围来。[①]

为解决公费医疗和劳保医疗中存在的问题，我国在80年代开始对医疗保障制度进行改革。1978—1992年改革重点放在以控制费用为中心，对公费医疗、劳保制度进行修补完善式改革。期间虽然采取了各种措施，但效果并不明显，因而改革的重点开始转向公费医疗和劳保医疗制度及体制本身。

1992年，广东省深圳市在全国率先开展了职工医疗保障制度改革，随后1994年，国家体改委、财政部、劳动部、原卫生部共同制定了《关于职工医疗制度改革的试点意见》，经国务院批准，在镇江市、九江市进行了试点，俗称"两江试点"。1996年，国务院办公厅转发了国家体改委等四部委《关于职工医疗保障制度改革扩大试点的意见》，进行更大范围的试点。

1998年12月，国务院召开了全国医疗保障制度改革工作会议，会议发布了《国务院关于建立城镇职工医疗保障制度的决定》，明确了医疗保障制度改革的目标任务、基本原则和政策框架，要求在全国建立覆盖全体城镇职工的医疗保障制度。自此，我国城镇职工医疗保险制度正式确立，我国医疗保障制度的建立进入了全面发展的阶段。

2. 中国城镇职工医疗保险制度的现状

（1）覆盖范围

城镇职工医疗保险制度是我国目前医疗保障体系的基础。其覆盖范围包括城镇所有用人单位，企业（国有企业、集体企业、外商投资企业、私营企业等）、机关、事业单位、社会团体、民办非企业单位及其职工。乡镇企业及其职工、城

---

① 蔡仁华：《中国医疗保险制度改革大全》，中国人事出版社1996年版，第86页。

镇个体经济组织业主及其从业人员是否参加基本医疗保险，由各省、自治区、直辖市人民政府决定。图2-4-16显示，至2013年，全国共27443万人参加城镇职工基本医疗保险。历年全国参加城镇职工基本医疗保险人员情况及2013年参加城镇职工基本医疗保险的人员构成见表2-4-1。

表2-4-2和图2-4-17显示，从2004年开始，我国城镇职工基本医疗保险的参保总人数的同比增长率开始显著下降，到2013年参保人数的同比增长率仅为3.62%，说明随着城镇职工医保的基本覆盖，未来参保总人数难以大幅度提升，依靠扩面来增加基金收入的效果将难以维持。

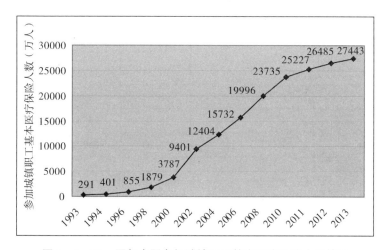

图2-4-16　历年全国参加城镇职工基本医疗保险人员情况

资料来源：相关数据。

表2-4-1　2013年参加城镇职工基本医疗保险的人员构成及人数

分类	类型	职工人数	退休人员人数	合计
经济类型	企业	143386268	45192744	188579012
	机关事业	40632448	15375112	56007560
	其他人员	20994215	8850626	29844841
统筹类型	统账结合	182723193	65111697	247834890
	单建统筹基金	22289738	4306785	26596523
合计		205012931	69418482	274431413

表 2-4-2　历年全国参加城镇职工基本医疗保险人数及增长情况

年度	职工参保人数（万人）	职工同比增长率（%）	退休人员参保人数（万人）	退休人员同比增长率（%）	职工医保合计参保人数（万人）	职工医保合计参保人数同比增长率（%）
1993	268	—	23	—	291	—
1994	375	39.93	26	13.04	401	37.80
1996	791	110.93	64	146.15	855	113.22
1998	1510	90.90	369	476.56	1879	119.77
2000	2863	89.60	924	150.41	3787	101.54
2002	6926	141.91	2475	167.86	9401	148.24
2004	9045	30.59	3359	35.72	12404	31.94
2006	11580	28.03	4152	23.61	15732	26.83
2008	14988	29.43	5008	20.62	19996	27.10
2010	17791	18.70	5944	18.69	23735	18.70
2011	18948	6.50	6279	5.64	25227	6.29
2012	19861	4.82	6624	5.49	26485	4.99
2013	20501	3.22	6942	4.80	27443	3.62

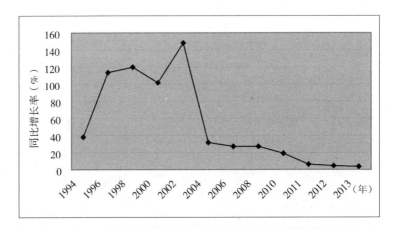

图 2-4-17　历年全国参加城镇职工基本医疗保险人员的同比增长率

（2）筹资、支付与基金结余

城镇职工医疗保险原则上以地级以上行政区（包括地、市、州、盟）为统筹单位，也可以县（市）为统筹单位。医疗保险费由用人单位和职工共同缴纳。用人单位缴费率应控制在职工工资总额的 6% 左右，职工缴费率一般为本人工资收入的 2%。总的保险费分为统筹基金和个人账户两个部分，职工个人缴纳的基本医疗保险费，全部计入个人账户。用人单位缴纳的基本医疗保险费分为两部分，一部分用于建立统筹基金，一部分划入个人账户。划入个人账户的比例一般为用人单位缴费的30%左右，具体比例由统筹地区根据个人账户的支付范围和职工年龄等因素确定。以调研的湖北某市为例，其政策规定在职职工个人账户划入标准为：职工年龄在35岁（含35岁）以下的，按本人缴费基数的1.1%划入；职工年龄在35岁至45岁（含45岁）的，按本人缴费基数的1.4%划入；职工年龄在45岁以上的，按本人缴费基数的1.7%划入；退休人员年龄在70岁（含70岁）以下的，以本人上年度月平均退休费为基数，按4.8%划入；退休人员年龄在70岁以上的，以本人上年度月平均退休费为基数，按5.1%划入。

统筹基金和个人账户要划定各自的支付范围，分别核算，不得互相挤占。要确定统筹基金的起付标准和最高支付限额，起付标准原则上控制在当地职工年平均工资的10%左右，并结合医疗机构的不同等级确定。最高支付限额原则上控制在当地职工年平均工资的4倍左右。起付标准以下的医疗费用，从个人账户中支付或由个人自付。起付标准以上、最高支付限额以下的医疗费用，主要从统筹基金中支付，个人也要负担一定比例。超过最高支付限额的医疗费用，可以通过商业医疗保险等途径解决。

具体历年全国城镇职工基本医疗保险的基金收支余情况见图2－4－18。2013年全国职工基本医疗保险基金总收入7062亿元，总支出5830亿元，累计结余8129亿元，其中个人账户的结余达3323亿元，占累计结余的40.88%。

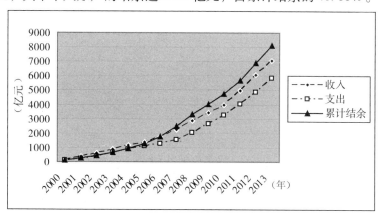

图2－4－18 全国城镇职工基本医疗保险基金收支余

资料来源：相关数据。

3. 存在的问题

（1）基金运行风险增加

由表2－4－3可见，从2000年至2013年，基金收入的增幅基本小于同期支出增幅，从2000年至2013年，基金收入的年平均增幅为33.20%，而支出的年平均增幅为34.39%。支出增幅大于收入增幅，这意味着基金的运行具有较大风险。

表 2 - 4 - 3　全国城镇职工基本医疗保险基金收入和支出情况

年度	收入 （亿元）	支出 （亿元）	累计结余 （亿元）	收入增幅 （%）	支出增幅 （%）
2000	170	125	110	—	—
2001	384	244	253	125.88	130.00
2002	608	409	451	58.33	78.26
2003	891	655	672	46.55	49.00
2004	1141	862	958	28.06	42.56
2005	1405	1079	1278	23.14	33.40
2006	1747	1277	1752	24.34	37.09
2007	2257	1562	2477	29.19	41.38
2008	2886	2020	3304	27.87	33.39
2009	3420	2630	4055	18.50	22.73
2010	3955	3272	4741	15.64	16.92
2011	4945	4018	5683	25.03	19.87
2012	6062	4868	6884	22.59	21.13
2013	7062	5830	8129	16.50	18.09

以调研地区湖北省城镇职工基本医疗保险基金运行数据为例，该省2013年人均基金缴费2056元，较上年增长17.48%，而人均基金支出1992元，较上年增长18.55%，其支出增幅高于缴费增幅。尤其是基金当期结余59248万元，较上年增幅为 -8.2%。具体见图2-4-19、图2-4-20和图2-4-21，提示近年来基金运行风险持续增加，为确保城镇职工基本医疗保险制度的正常运行，需关注基金的支撑能力及发展趋势。

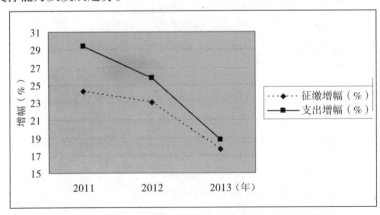

图 2 - 4 - 19　湖北省城镇职工基本医疗保险基金征缴及支出增幅

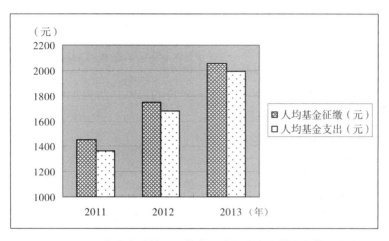

图 2－4－20　湖北省城镇职工基本医疗保险人均基金征缴及支出

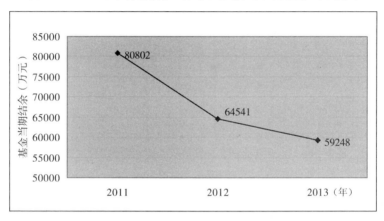

图 2－4－21　湖北省城镇职工基本医疗保险基金当期结余

（2）退休人员的缴费政策对基金的可持续发展形成巨大压力

对于退休人员，《中华人民共和国社会保险法》第二十七条规定："参加职工基本医疗保险的个人，达到法定退休年龄时累计缴费达到国家规定 20 年年限的，退休后不再缴纳基本医疗保险费，按照国家规定享受基本医疗保险待遇。"随着我国社会人口老龄化的加速，退休人员在参加城镇职工基本医疗保险的人员中的占比将随之逐年增加，截至 2013 年，城镇职工基本医疗保险参保总人数达到 27443 万人，其中在岗职工 20501 万人，退休人数 6941 万人。图 2－4－22 显示，退休人员的同比增长率总体上高于在岗职工。由于按照国家政策规定，退休人员不缴纳城镇职工基本医疗保险费用，而退休人员的医疗需求和卫生服务利用却远高于在岗职工。表 2－4－3 和图 2－4－23 及城镇职工医疗保险基金支出帕累托图 2－4－24 显示，2013 年占参保总人数 25.30% 的退休人员的医疗费用支出为城镇职工基本医疗保险基金总支出的 59.08%，其中退休人员住院费用是城镇职工基本医疗保险基金总支出的最大支出构成，即 38.79%，比在岗职工住院费用占基金总支出的构成比高出16.10%，退休人员的住院及门诊医疗费用支出已成为影响基金收支平衡的重要因素。图2-4-25显示，全国职退比为2.95，而全国32个地区中有23个地区的职退比高于全国平均水平。以调研的湖北省为例，图2-4-26显示，该省职退比低于全国水平，退休人员占比的增加将给该省基金带来更大压力。因此，各地应充分考虑到退休人员在未来占职工基本医疗保险的参保人员比例增加的趋势，以及退休人员客观存在的卫生需要和卫生服务利用等，建立与老龄化社会加速发展相适应的科学合理的职工基本医疗保险筹资政策已成为关系职工基本医疗保险基金可持续发展的关键因素。

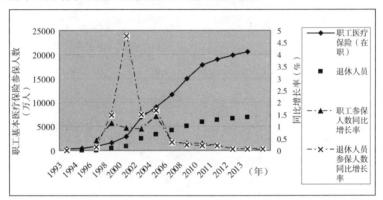

图2-4-22　历年全国参加城镇职工基本医疗保险人员情况

资料来源：相关数据。

表2-4-4　2013年全国城镇职工基本医疗保险基金支出

	类别	人次	次均费用	合计（万元）	基金支出构成比（%）
职工门诊	普通门（急）诊	673655229	137	9229077	15.01
	门诊大病	36028800	549	1977981	3.22
退休人员门诊	普通门（急）诊	504485320	172	8677148	14.11
	门诊大病	88702669	428	3796474	6.18
职工住院	—	15892956	8775	13946069	22.69
退休住院	—	23099903	10324	23848340	38.79
基金支出合计	—	—	—	61475088	100

资料来源：相关数据。

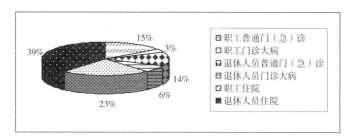

图 2 - 4 - 23　2013 年全国城镇职工医疗保险基金支出构成

资料来源：相关数据。

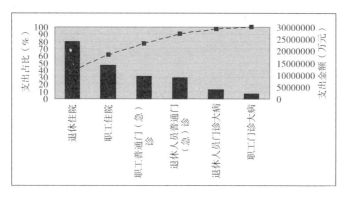

图 2 - 4 - 24　2013 年全国城镇职工医疗保险基金支出帕累托图

资料来源：相关数据。

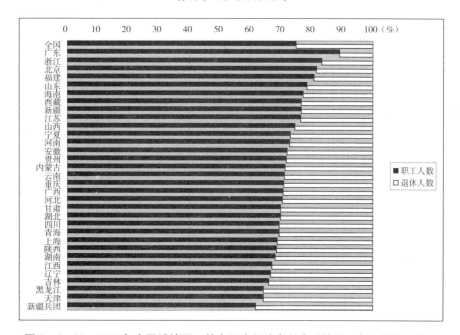

图 2 - 4 - 25　2013 年全国城镇职工基本医疗保险参保人群的职工与退休人员构成

资料来源：相关数据。

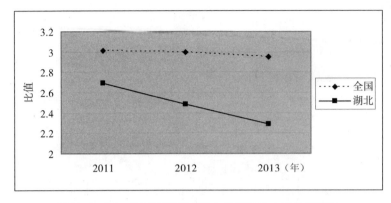

图 2 - 4 - 26 参加城镇职工基本医疗保险人员的职退比

资料来源：相关数据。

（3）个人账户制度严重影响了基金的效率

表 2 - 4 - 5 和图 2 - 4 - 27 可见，全国城镇职工基本医疗保险的个人账户累计结余在基金累计结余的占比有不断加大的趋势。2013 年累计结余量达 8129 亿元，而其中个人账户的结余占到 40.88%。运用线性拟合近年来的个人账户占比情况，得到公式 $y = 1.5595x + 33.141$，$R^2 = 0.9868$。以此预测个人账户占比的趋势，可见到 2020 年，个人账户结余占比将达到 51.86%，这意味着基金的共济能力将持续下降，严重影响到整个基金的效率。

表 2 - 4 - 5 全国城镇职工基本医疗保险个人账户结余在基金累计结余中的占比

年度	统筹基金累计结余（亿元）	个人账户累计结余（亿元）	累计结余（亿元）	个人账户占比（%）	预测个人账户占比（%）
2009	2661	1394	4055	34.38	—
2010	3007	1734	4741	36.57	—
2011	3518	2165	5683	38.10	—
2012	4187	2697	6884	39.18	—
2013	4807	3323	8130	40.87	—
2014	—	—	—	—	42.50
2015	—	—	—	—	44.06
2016	—	—	—	—	45.62
2017	—	—	—	—	47.18
2018	—	—	—	—	48.74
2019	—	—	—	—	50.30
2020	—	—	—	—	51.86

资料来源：相关数据。

以调研的湖北省城镇职工基本医疗保险基金运行数据为例，2013年湖北省城镇职工基本医疗保险基金累计结余1892212万元，较上年增长6.35%。而统筹基金累计结余452582万元，较上年增长 -11.44%。如图2-4-28所示，在基金累计结余不断增加的同时，统筹基金累计结余却持续减少，说明个人账户累计结余已成为基金结余最重要因素。在我国目前的统账结合模式下，医保个人账户资金归个人管理，无法在所有参保人之间互济使用，无法起到分散风险的作用，将严重影响城镇职工基本医疗保险制度的运行效率。图2-4-29显示，在住院率不断提升的同时，职工医保门诊人次占总门诊人次的占比却不断下降，这提示当前个人账户制度已制约了卫生服务利用，甚至引起了"门诊挤住院"的现象，进一步造成了统筹基金支出的浪费增加，给基金总体的收支平衡增加了风险。

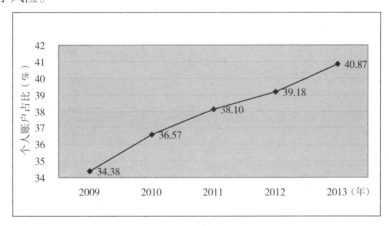

图2-4-27　全国城镇职工基本医疗保险个人账户累计结余在基金累计结余中的占比

资料来源：相关数据。

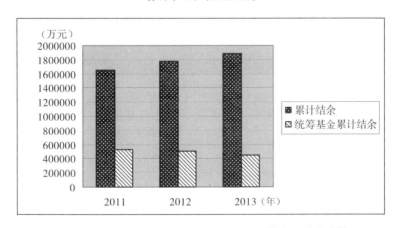

图2-4-28　湖北省城镇职工基本医疗保险基金累计结余情况

资料来源：相关数据。

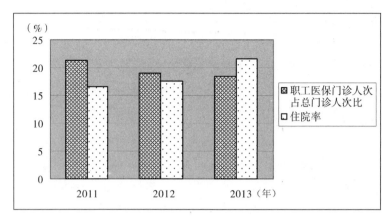

图 2 - 4 - 29　湖北省城镇职工基本医疗保险卫生服务利用

资料来源：相关数据。

（二）中国城镇居民医疗保险制度

1. 中国城镇居民医疗保险制度的形成背景

1998 年确立的城镇职工基本医疗保险主要针对城镇用人单位职工，一些低收入者尤其是学生、少年儿童及其他非从业城镇居民被排除在制度之外。在 2003 年的全国第三次卫生服务调查表明，在地级以上城市，43% 的被调查者参加社会医疗保障，其中 30.4% 参加基本医疗保险，8.6% 享有公费医疗或劳保医疗，4% 参加了其他社会医疗保障。结果表明，有将近一半的人未能加入基本医疗保险，参保者主要是一些单位经济效益比较好的职工。为此 2007 年年底，中国开启了"城镇居民医疗保险"的新探索。

2007 年城镇居民医疗保险的试点工作的开展在一定程度上了弥补了我国医疗卫生体制覆盖不健全的制度缺陷，真正意义上的全民覆盖，有效地保证了所有居民病有所医。首批试点城市，如沈阳、厦门、郑州、成都等大城市，以及无锡、洛阳等部分中等城市纷纷开展城镇居民基本医疗保险，试点覆盖范围包括不属于城镇职工基本医疗保险的学生、儿童和非从业人员。

2009 年 4 月 6 日，中共中央、国务院《关于深化医药卫生体制改革的意见》出台，意见指出："建立覆盖城乡居民的基本医疗保障体系。城镇职工基本医疗保险、城镇居民基本医疗保险、新型农村合作医疗和城乡医疗救助共同组成基本医疗保障体系，分别覆盖城镇就业人口、城镇非就业人口、农村人口和城乡困难人群。2009 年全面推开城镇居民基本医疗保险，重视解决老人、残疾人和儿童的基本医疗保险问题。"

2. 中国城镇居民医疗保险制度的现状

（1）覆盖范围

根据《国务院关于开展城镇居民基本医疗保险试点的指导意见》规定，我国城镇居民基本医疗保险的参保范围为：不属于城镇职工基本医疗保险制度覆盖范围的中小学阶段的学生（包括职业高中、中专、技校学生）、少年儿童和其他非从业城镇居民都可自愿参加城镇居民基本医疗保险。图 2 - 4 - 30 显示自 2007 年以来，全国参加城镇居民基本医疗保险的人数不断增加，到 2013 年已达 29629 万人。

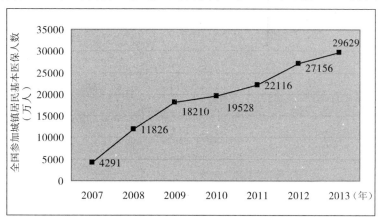

图 2 - 4 - 30　历年全国参加城镇居民基本医疗保险人员情况

资料来源：相关数据。

（2）筹资、支付与基金结余

我国的城镇居民基本医疗保险制度是在个人缴费的基础上，政府给予适当财政补助。根据《国务院关于开展城镇居民基本医疗保险试点的指导意见》，参保居民按规定缴纳基本医疗保险费，享受相应的医疗保险待遇，有条件的用人单位可以对职工家属参保缴费给予补助。国家对个人缴费和单位补助资金制定税收鼓励政策。图 2 - 4 - 31 显示，2013 年全国城镇居民基本医疗保险人均筹资水平为 360 元/人，与新农合筹资水平（371 元/人）相当，其中个人缴费 78 元/人，财政补助 281 元/人，即对于城镇居民基本医疗保险而言，财政补助为最重要的筹资渠道，占总筹资水平的 78.1%，该筹资模式也与新农合类似（2013 年新农合各级财政补助占总筹资额的 82%）。与 2012 年相比，人均筹资、个人缴费及财政补助分别增加了 76 元、16 元和 59 元，增长率分别是 26.76%、25.81% 和 26.58%，其中财政补助增加是城镇居民基本医疗保险人均筹资水平提高的最主要因素，财政补助逐年增加，已由 2008 年的 80 元/人增加到 2013 年的 281 元/人。而各地区因其财政能力的不同使得城镇居民基本医疗保险的总体筹资水平有较大差异，图 2 - 4 - 32 显示人均筹资水平最高的上海其城镇居民基本医疗保险的人均财政补助达到 772 元/人，是人均财政补助最低的河北（168 元/人）的 4.6 倍。图 2 - 4 - 33 和表 2 - 4 - 6 可见，城镇居民基本医疗保险的人均筹资、个人缴费、财政补助均在东部地区最高，西部地区次之，而中部地区最低。

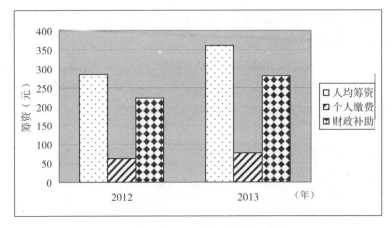

图 2 - 4 - 31　2012 及 2013 年度我国城镇居民基本医疗保险筹资构成

资料来源：相关数据。

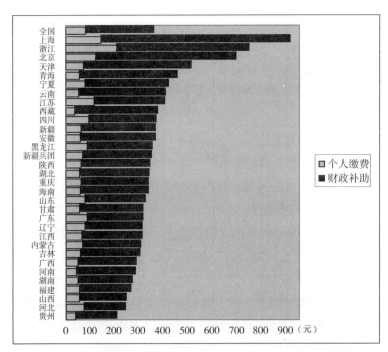

图 2 - 4 - 32　2013 年全国城镇居民基本医疗保险筹资情况

资料来源：相关数据。

表 2 - 4 - 6　各地区城镇居民基本医疗保险筹资情况

地区	人均筹资（元）	个人缴费（元）	财政补助（元）
东部	459.55	97.55	361.91
中部	308.38	57.25	251.13
西部	348.31	58.38	290

资料来源：相关数据。

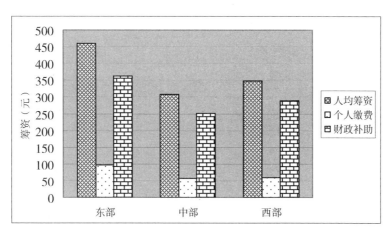

图2－4－33　各地区城镇居民基本医疗保险筹资情况

资料来源：相关数据。

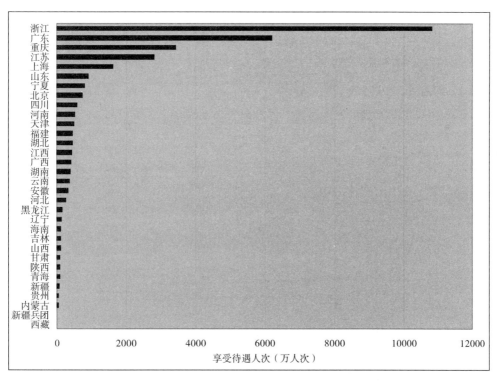

图2－4－34　2013年全国参加城镇居民基本医疗保险医疗服务利用情况

资料来源：相关数据。

根据《国务院关于开展城镇居民基本医疗保险试点的指导意见》，城镇居民基本医疗保险基金重点用于参保居民的住院和门诊大病医疗支出，有条件的地区可以逐步试行门诊医疗费用统筹。图2－4－34显示了2013年全国参加城镇居民基本医疗保险医疗服务利用情况，其中浙江省享受待遇的人次最多，达10816万人次，是享受待遇人次最少的西藏（2万人次）的5408倍。可见对于城镇居民基本医疗保险，其服务利用情况有较大地区差异。

图 2 - 4 - 35 显示，近年来全国居民基本医疗保险基金的收支结余总体上较恒定，以 2013 年为例，基金收入 1186.63 亿元，基金支出 971.11 亿元，当期结余率为 18.16%。但累计结余增幅减缓，提示随着居民基本医疗保险利用增加，基金收支平衡的风险值得关注。图 2 - 4 - 36 显示，2013 年全国 32 个地区中已有北

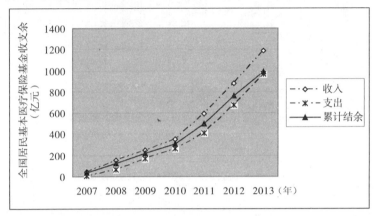

图 2 - 4 - 35　历年全国居民基本医疗保险基金收支余

资料来源：相关数据。

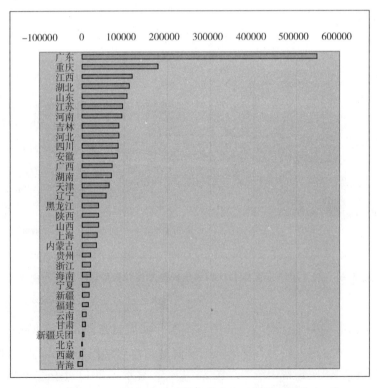

图 2 - 4 - 36　2013 年全国各地区居民基本医疗保险当期结余（万元）

京、西藏、青海 3 个省的城镇居民基本医疗保险的基金出现当期结余为负的情况，即当期基金出现收不抵支的问题。图 2－4－37 显示，当期结余率最高的 5 个地区分别是广西、江西、吉林、河北、湖北。其中广西壮族自治区的城镇居民基本医疗保险基金 2013 年的当期结余率高达 41.71%，其次，江西、吉林、河北、湖北、山西、海南、河南、辽宁、贵州等地区的当期结余率也高于 25%，说明这些地区的城镇居民基本医疗保险的利用明显不足，需进一步扩大收益面，提高报销比例，增加基金的利用效率。

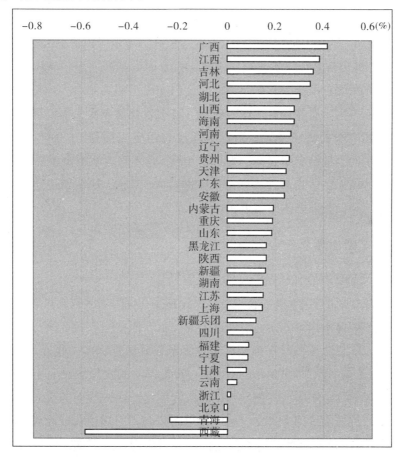

图 2－4－37　2013 年全国各地区居民基本医疗保险当期结余率

3. 存在的问题

（1）基金筹资过度依赖财政，严重影响居民医保的可持续性和公平性

目前城镇居民基本医疗保险基金对财政补贴的依赖程度很高，基金收入的增长模式几乎全部来自于财政补贴规模扩张。而财政投入的增速低于卫生总费用的增速。《2013 中国卫生总费用研究报告》指出，2012 年政府卫生投入增速已趋缓。政府卫生支出由 2011 年的 7464.18 亿元增加到 2012 年的 8431.98 亿元，增长速度为 10.76%，远低于医改前三年政府卫生支出增长速度（22.06%）。而

2012 年的卫生总费用增长速度为 13.24%，基本延续了新医改以来的总体增长趋势，且增速高于近 10 年来的平均增长速度（11.65%），也高于政府卫生支出。而城镇居民基本医疗保险筹资近年来 78% 依靠财政补助，当财政补助的增幅小于卫生总费用的增幅时，城镇居民基本医疗保险制度的可持续发展将面临巨大挑战。另外，由于各地区经济发展不均衡，致使其地方财政的支付能力差异大，从而直接影响到城镇居民基本医疗保险的筹资和利用有较显著的地区差异，影响到我国城镇居民的健康公平性。

（2）基金收不抵支与保障水平较低的现象并存

图 2 - 4 - 36 显示，北京、青海、西藏等地区的城镇居民基本医疗保险当期结余率小于 0，即出现基金收不抵支的情况。且全国数据表明城镇居民医保基金的累计结余增幅减缓，即全国总体趋势上基金的支出增幅高于收入增幅。这主要与医疗费用控制不当、医保释放参保人的就医需求后就诊人次大幅度增长以及居民医保待遇标准不断提高后个人筹资标准却没有相应调整有关。而与此现象相反的，部分地区的当期结余率过高，全国有 10 个地区的当期结余率高于 25%，特别是广西的城镇居民医疗基金当期结余率高达 41.71%，说明城镇居民医疗保障制度的利用不足，其保障水平较低。

（三）中国新型农村合作医疗制度

1. 中国新型农村合作医疗制度的形成背景

新中国成立后的 30 年里，农村合作医疗制度在保障大多数农村居民的卫生服务，提高农民的健康水平方面作出了巨大的贡献。但中国农村在实行家庭联产承包责任制后，农村合作医疗保障制度迅速瓦解，其医疗保障的覆盖率由 20 世纪 70 年代的 92.9% 下降到 1990 年的 6.1%，90% 以上的农村居民完全自付医疗费用，自费医疗成为中国农村占主导地位的医疗制度。在医疗服务费用快速增长的时代背景下，许多农民因无力支付医疗费用而陷入了因病致贫、因病返贫的困境成为突出的社会问题。严峻的农村卫生问题使得政府越来越关注重新建立农村医疗保障制度方面的探索，新型农村合作医疗制度的建立成为必然。

2002 年 10 月中共中央、国务院颁布《关于进一步加强农村卫生工作的决定》，该《决定》指出到 2010 年，在全国农村基本建立起适应社会主义市场经济体制要求和农村经济社会发展水平的农村卫生服务体系和农村合作医疗制度，建立以大病统筹为主的"新型"合作医疗制度和医疗救助制度。2002 年 12 月通过的《中华人民共和国农业法（修订草案）》也明确规定：国家鼓励支持农民巩固和发展农村合作医疗和其他医疗保障形式，提高农民健康水平。

2003 年 1 月 23 日，国务院办公厅转发了原卫生部、财政部和农业部《关于建立新型农村合作医疗制度的意见》，明确要求从 2003 年起各省、自治区、直辖市至少要选择 2—3 个县（市）先行试点，取得经验后逐步推开。到 2010 年，在全国建立基本覆盖农村居民的"新型"合作医疗制度，减轻农民因疾病带来的经济负担。2003 年 7 月，新型农村合作医疗制度试点工作在全国展开。

2006 年原卫生部下发《关于加快推进新型农村合作医疗试点工作的通知》，强调要解决看病难、就医难的问题，需要加快农村医疗卫生体系建设，建立健全农村合作医疗制度。2007 年 1 月在陕西省西安市召开的第四次全国新农合工作会议标志着新农合制度建设进入全面推进阶段。财政补助政策进一步完善，中央和地方财政补助标准逐年提高，统筹补偿政策继续规范，定点医疗机构监管不断加强，信息化建设持续提速，基金管理制度逐步健全。2008 年 6 月底，我国提前两年实现了新农合制度全面覆盖的目标，中国在 8 亿农民中建立了以政府投入为主的新农合制度。为提高全民健康水平，更好地实现全民健康覆盖的目标，2009 年新医改对新农合制度提出了新的更高要求，从而最大程度地提高农村居民的医疗保障水平。我国新农合制度建设以来的发展情况见表 2 - 4 - 7。

表 2 - 4 - 7　全国新型农村合作医疗制度发展情况

年度	开展新农合县（市、区）（个）	参加新农合人数（亿人）	参合率（%）	人均筹资（元）	当年基金支出（亿元）	补偿受益人次（亿人次）
2005	678	1.79	75.66	42.1	61.75	1.22
2009	2716	8.33	94.19	113.36	922.92	7.59
2010	2678	8.36	96	156.57	1187.84	10.87
2011	2637	8.32	97.48	246.21	1710.19	13.15
2012	2566	8.05	98.26	308.5	2408	17.45
2013	2489	8.02	98.7	370.59	2909.2	19.42

2. 中国新型农村合作医疗制度的现状

（1）覆盖范围

自 2003 年试点以来，新农合工作稳步推进。到 2008 年，新农合制度已全国覆盖，参合人数和参合率逐年提高。图 2 - 4 - 38 显示，2005—2013 年，全国新农合参合率由 75.66% 增加到 98.7%。

（2）筹资、支出与基金结余

图 2 - 4 - 39 显示，2005—2013 年，全国新农合人均筹资水平由 42.1 元增加到 370.59 元，筹资增长速度快，且为定额增长方式，这主要是由于中央每隔一年或逐年提出中、西部地区的筹资标准，明确筹资增长的额度，东部地区则由各省（市）自行确定筹资增长水平。表 2 - 4 - 8 显示，到 2013 年，我国新农合的筹资总额已达 2972.48 亿元。图 2 - 4 - 40 显示，各地新农合人均筹资水平除东部地区

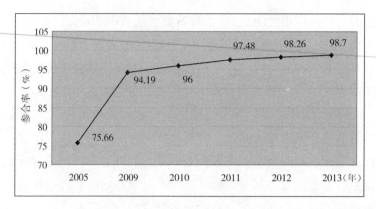

图 2-4-38　全国新农合参合率情况

资料来源：中华人民共和国卫生和计划生育委员会编：《2014 年卫生统计年鉴》。

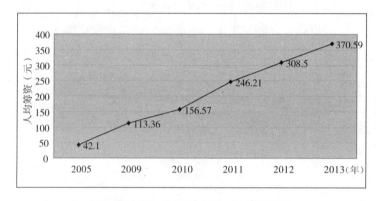

图 2-4-39　全国新农合人均筹资情况

资料来源：中华人民共和国卫生和计划生育委员会编：《2014 年卫生统计年鉴》。

中的上海、北京、浙江 3 地的筹资水平远高于其他地区外，其余各地的筹资水平相当。图 2-4-41 和图 2-4-42 显示现行新农合的筹资模式是以财政补助为主，各级财政承担了 82% 的筹资责任。筹资总额的地区排序主要由中央财政投入排序因素决定。中央财政对中部和西部地区实行无差别筹资标准，而对东部地区的投入明显低于中部和西部。这种中央财政的补助方式有利于缩小由于区域间经济发展水平的差异导致的农村健康水平的差异，更好地促进了健康公平。而地方财政方面，中部地区较西部地区的投入大，而与东部地区水平相当。

表 2-4-8　2013 年我国新农合筹资情况

	筹资总额（亿元）	中央财政（亿元）	地方财政（亿元）	农民个人缴纳（亿元）
东部	735.64	102.26	465.67	154.94
中部	1274.19	615.6	424.57	219.44
西部	962.66	514.79	275.91	163.44
全国	2972.48	1232.65	1166.15	537.82

资料来源：《新型农村合作医疗信息统计手册（2013）》。

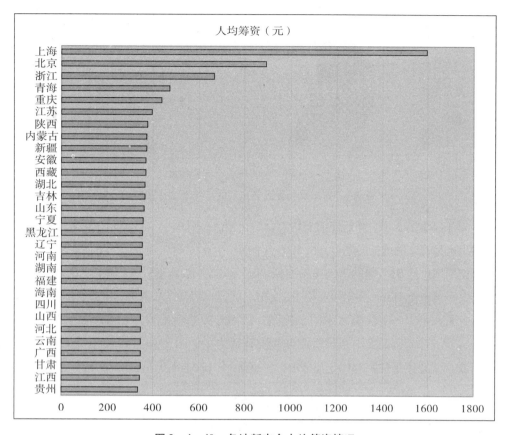

图 2 - 4 - 40　各地新农合人均筹资情况

资料来源：中华人民共和国卫生和计划生育委员会编：《2014 年卫生统计年鉴》。

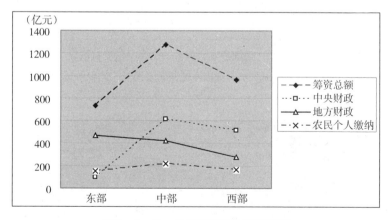

图 2 - 4 - 41　各地区新农合筹资情况

资料来源：《新型农村合作医疗信息统计手册（2013）》。

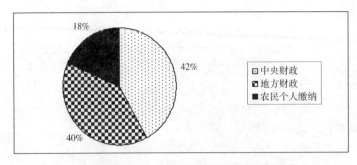

图 2 - 4 - 42　全国新农合筹资构成

资料来源：《新型农村合作医疗信息统计手册（2013）》。

对于基金的支出，与历年的人均筹资增长相似，图 2 - 4 - 43 显示全国新农合基金的支出也呈现定额增长的趋势，由 2005 年的 61.75 亿元增加到 2013 年的 2909.2 亿元。基金使用率也从 2004 年的 70.8% 增加到 2013 年的 97.8%。图 2 - 4 - 44 显示东部地区的新农合基金使用率远高于西部和中部地区，高达 102.9%，提示东部地区新农合制度的筹资水平未与其保障水平同步提高，从而导致基金出现当期收不抵支的情况。另外，新农合基金的支出金额构成以住院补偿为主。图 2 - 4 - 45 显示 2013 年，全国新农合基金用于住院补偿支出 2324.21 亿元，占基金支出总额的 79.92%。

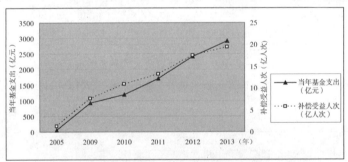

图 2 - 4 - 43　全国新农合基金支出及补偿受益情况

资料来源：中华人民共和国卫生和计划生育委员会编：《2014 年卫生统计年鉴》。

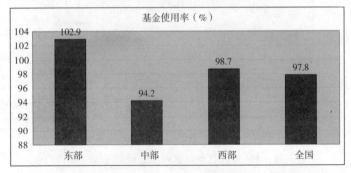

图 2 - 4 - 44　全国及东、中、西部地区的新农合基金使用率

资料来源：中华人民共和国卫生和计划生育委员会编：《2014 年卫生统计年鉴》。

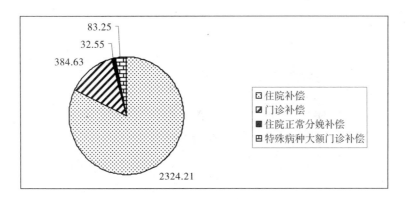

图2-4-45　全国新农合基金补偿情况（亿元）

资料来源:《新型农村合作医疗信息统计手册（2013）》。

　　随着新农合制度的不断推进，参加农民受益总人次不断增加，图2-4-43显示补偿受益人次由2005年的1.22亿人次增加至2013年的19.42亿人次。图2-4-46和图2-4-47显示全国新农合补偿受益人次存在地区差异，这与其人均筹资水平的地区趋同现象不一致，提示各地新农合的补偿政策存在地区差异，其中东部和中部地区补偿受益人次相当，而西部地区补偿受益人次明显低于二者。图2-4-48提示新农合受益人次构成以住院补偿和门诊补偿为主。

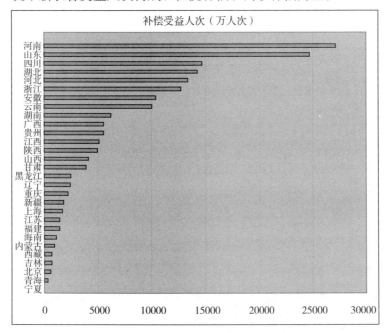

图2-4-46　各地新农合补偿受益人次情况

资料来源:中华人民共和国卫生和计划生育委员会编:《2014年卫生统计年鉴》。

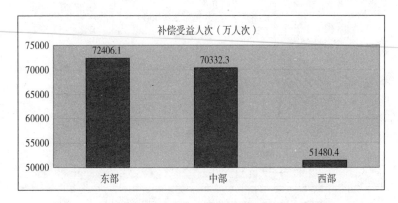

图 2 - 4 - 47　东、中、西部新农合补偿受益人次情况

资料来源：中华人民共和国卫生和计划生育委员会编：《2014 年卫生统计年鉴》。

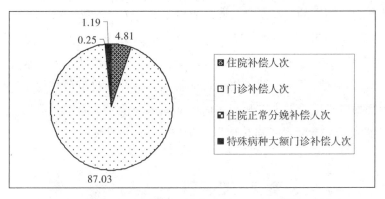

图 2 - 4 - 48　全国新农合受益人次构成情况

资料来源：《新型农村合作医疗信息统计手册（2013）》。

3. 存在的问题

（1）收不抵支已成为威胁新农合制度可持续性的最重要因素

图 2 - 4 - 49 显示，目前新农合基金的筹资总额增速已明显小于基金的支出增

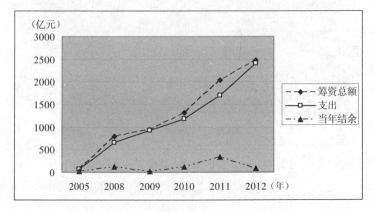

图 2 - 4 - 49　全国新农合基金收支情况

资料来源：中华人民共和国卫生和计划生育委员会编：《2013 年卫生统计年鉴》。

速，多地新农合基金的当年结余已趋近于 0，2013 年东部地区新农合基金使用率更高达 102.9%，表明新农合基金收不抵支已成为全国新农合制度可持续发展的最大隐患。通过历年新农合基金的收支进行趋势预测，特别是新医改推进过程中，各地卫生部门"有效减轻居民就医费用负担，切实缓解'看病难、看病贵'"为其既定的近期目标，不断提高新农合报销比例、下调起付标准、提高最高支付限额、拓宽重大疾病保障范围（例如将儿童白血病等 20 种疾病纳入农村居民重大疾病医疗保障水平试点范围）、推行门诊统筹等，显著降低了农民看病的自付费用比例，但同时也增加了新农合基金的支出。近年来，随着新医改的深入，多地试行取消药品加成，由此导致医院减少的合理收入则通过调整医疗技术服务价格和增加政府投入等途径补偿。而在实践中，为不增加农民看病的负担，提高的医疗技术服务价格，例如增收的一般诊疗费等实则由新农合基金支付。由于这些政策的实施并非与确定新农合筹资标准及补偿方案同步，这无疑增加了原有的新农合基金支出计划，给基金平衡造成了较大的风险。

另外，2012 年 8 月 30 日，六部委联合下发《关于开展城乡居民大病保险工作的指导意见》（发改社会〔2012〕2605 号），提出要在不增加医保筹资负担的情况下，建立覆盖城乡的大病保障制度。2014 年初大病保险试点作为新农合的一项重要工作在湖北省内展开，其保险筹资由现有医保基金结余解决，即从新农合基金中划出结余基金，向商业保险机构购买大病保险。大病保险筹资未增加农民缴费负担，对提高参合农民的健康保障起到了积极的意义，但同时也促使居民医疗服务需求大量释放，医保费用负担也将随之加大。比如，对于肿瘤患者、血透患者这些特殊病种进行大病保障，将会降低患病死亡率，延长患者生存周期；但是，反复多次的治疗花费、病人存活数量的增加都将消耗大量的大病保障补偿资金，加大医保基金运营风险。

以调研的湖北省为例，2013 年全省共有 3925 万人参加新农合，同比增长约 48 万人，平均参合率达 99.2%。筹集新农合基金共约 143.1 亿元，核定支出新农合基金 142.8 亿元，基金使用率为 99.8%，其中为 510 万人次参合患者补助住院医疗费用为 114.6 亿元，政策范围内住院费用补偿比例为 75.3%，实际住院费用补偿比为 58.5%（不含二次补偿），共有 66 个县（市、区）实际补偿比超过 55%；为 13438 万人次的参合患者实际补偿门诊医疗费用 17.9 亿元，门诊统筹平均实际补偿比达到 50.2%。2013 年全省共救治大病患者 6.2 万人，实际发生医药总费用 6.4 亿元，新农合基金补偿费用 4.7 亿元，实际费用补偿比例达到 73.8%，参合农民的补偿受益面进一步扩大；门诊慢性病重症补偿报销比例提高到 60% 以上。各地依据《湖北省 2013 年新农合统筹补偿方案调整指导意见》，科学制定新农合补偿方案，适当提高基层医疗机构的住院起付线，要求将参合患者住院政策范围内补偿比稳定在 75% 以上，平均实际补偿比力争达到 60%，补偿封顶线提高到 10 万元以上,门诊统筹补偿比提高到 50% 以上。

（2）新农合报销制度的僵化影响外出农民参合的积极性

现行农村合作医疗制度对外出农户就医政策缺乏灵活性,如果外出农民一旦患病,需要回本地定点医疗机构接受治疗才可能报销医疗费用,或者需要回本地相关部门办理有关手续后,方可在外地治疗、报销有关费用。因此,外出农民参加新型合作医疗后,如果直接在外地就医,则无法享受到补偿带来的好处,而回到当地定点医院就医或办理相关手续,则要花费不菲的路费,甚至有可能耽误病情,常常陷入两难困境而不知所措。调查中一些举家外出的农民表示根本就不参加合作医疗,还有部分农民由于打算外出务工,明确表示将不再继续参加农村合作医疗。

三、基于我国全民健康覆盖的医疗保障制度展望

（一）问题聚焦：职工医保和新农合基金将于 2024 年和 2017 年穿底

对于职工基本医疗保险,在我国经济进入新常态发展阶段后,国民经济增长放缓,职工工资增长也将减速,因此按工资比例收取的基金收入增幅也将下降。同时,由于我国已进入全民医保时代,医保的扩面已无空间,由扩面牵动的基金收入的增长效应也将微乎其微。结合以上因素,预测未来的基金收入增幅将进入10% 左右的中高速增长时代。而基金支出由于继续上涨的医疗费用、进一步释放的医疗服务需求、人口老龄化加速等因素的影响,预计短时期内其增幅将不低于以往。由此按收入年平均增幅 15%、支出年平均增幅 20% 推算,表 2 - 4 - 9 显示,2017 年城镇职工基本医疗保险基金就将出现当期收不抵支的现象,到 2024年就出现基金累计结余亏空 7353 亿的严重赤字。

表 2 - 4 - 9　全国城镇职工基本医疗保险基金收入和支出情况预测

年度	收入（亿元）	支出（亿元）	累计结余（亿元）
2014	8121.3	6996	9361
2015	9339.495	8395.2	10486.3
2016	10740.42	10074.24	11430.6
2017	12351.48	12089.09	12096.77
2018	14204.2	14506.91	12359.17
2019	16334.84	17408.29	12056.47
2020	18785.06	20889.94	10983.02
2021	21602.82	25067.93	8878.132
2022	24843.24	30081.52	5413.019
2023	28569.73	36097.82	174.7415
2024	32855.19	43317.39	−7353.35

对于新农合基金，通过对历年新农合基金的筹资和支出数据进行趋势预测，通过曲线拟合，以多项式拟合的 R^2 最大，得到筹资曲线为 $y = 34.514x^2 + 223.99x + 449.58$，$R^2 = 0.9849$。支出曲线为 $y = 52.377x^2 + 96.611x + 500.83$，$R^2 = 0.9942$。说明曲线拟合较好。以此曲线预测2014年至2020年的基金收支趋势，数据及趋势图见表2-4-10及图2-4-50。可见由于新农合基金近年来支出增幅高于筹资增幅，以2013年为例，筹资增幅为19.62%，而支出增幅达29.34%。以此趋势发展，2014年全国即出现基金收不抵支的情况，预计在2017年时新农合的累计结余为负数，至2020年，支出将比当年筹资超支15.38%。具体预测见表2-4-10和图2-4-50。可见新农合基金的收不抵支已成为严重威胁到制度可持续的最重要因素。

表2-4-10 全国新农合筹资及支出情况及预测

年度	当年筹资（亿元）	当年支出（亿元）	预测筹资（亿元）	预测支出（亿元）
2008	785	662	708.1	649.8
2009	944.4	922.9	1035.6	903.6
2010	1308.3	1187.8	1432.2	1262.1
2011	2047.6	1710.2	1897.8	1725.3
2012	2484.7	2408	2432.4	2293.3
2013	2972.1	2909.2	3036.0	2966.1
2014	—	—	3708.7	3743.6
2015	—	—	4450.4	4625.8
2016	—	—	5261.1	5612.9
2017	—	—	6140.9	6704.6
2018	—	—	7089.7	7901.2
2019	—	—	8107.5	9202.5
2020	—	—	9194.3	10608.5

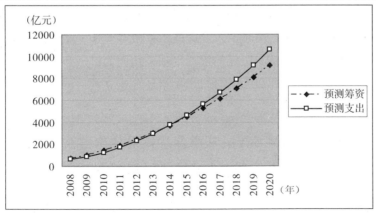

图2-4-50 全国新农合基金筹资及支出趋势预测

资料来源：中华人民共和国卫生和计划生育委员会编：《2014年卫生统计年鉴》。

（二）分三步最终实现一体化的全民医疗保险制度

当前我国全民健康覆盖发展的首要目标即消除因制度设计导致的不公平。新农合与城镇职工基本医疗保险的筹资水平差距高达 10—20 倍，而两者的医疗消费水平只有 4 倍左右，由此必然带来补偿水平的差距，从而造成由于制度设计的不公平引起的健康水平的不公平。为消除制度引起的不公平，将现有的以身份为划分依据的三个基本医保制度整合，建立起城乡统一的基本医疗保障制度，真正实现全民健康覆盖以及公平与效率的统一，保障我国居民无论就业状况还是住在城乡，均根据医疗卫生服务需要而不是身份差别以及经济能力的不同享有基本医疗卫生服务。

目前，国家虽还未出台基本医疗保险整合的指导方针，但 1/3 的省已经开展整合的改革探索，其中现阶段比较可行的做法是先将城镇居民医疗保险与新农合制度进行整合。因为城镇居民基本医疗保险制度与新型农村合作医疗制度在政策框架和筹资水平方面基本一致，整合起来相对阻力小、易操作、见效快。其并轨的主要措施包括：筹资一体化、管理一体化、医疗保障待遇一体化、医疗服务一体化。其中管理一体化是突破口。

为实现一体化的全民医疗保险制度，现阶段可分 3 步走：第一步，到 2020 年前在全国范围内完成城镇居民基本医疗保险制度和新农合制度的整合。目前全国已有天津、青海、山东、重庆、广东、宁夏、浙江、新疆生产建设兵团 8 个省以及 35 个地级市和 40 多个县展开试点，但尚需进一步在全国范围内进行有效的城乡医疗保险制度的整合。第二步，即 2020 年到 2035 年以逐步实现城乡居民和城镇职工大病保障待遇的统一目标，使患大病的人群无论参加哪种医疗保险都可以获得大致相同的保障待遇。在此期间，建议政府对新农合和城居保的补助水平提高到年均增加 80—100 元，同时个人筹资每年增加 20—40 元，使得城乡医保的筹资水平可以接近城镇职工基本医保的筹资水平，从而为进一步整合基本医保制度奠定坚实基础。第三步，即 2035 年到 2050 年最终建立统一的覆盖全体国民的一体化的基本医疗保障制度。

（三）不断提高保障水平，实现基本医疗保险制度向健康保险制度的转变

随着经济水平的发展，政府要通过科学测算，结合居民的医疗卫生服务需求，合理确定基本医疗保障的筹资水平和医疗费用报销的范围。通过不断加大财政投入力度，提高个人筹资水平，提高保障水平。同时以全民健康覆盖理念为指

导，合理制定起付线和封顶线。其中起付线不应影响病人的就医行为，封顶线不应是为了防止医保基金透支而设置的最高限额，而应是保证参保家庭避免因病致贫或影响正常生活的最高限额。在医保筹资水平提高的同时，其报销范围也需根据居民的健康需求不断扩大。其报销范围将涵盖住院医疗费和门诊医药费，并逐步扩展到健康促进、疾病预防、重点人群保健、康复、老年长期护理和临终关怀等，激励医疗机构由治疗为主向预防、治疗和康复并重的健康保障转变。

（四）构建省级统筹的统筹层次

由于目前中国的基本医疗保险基金主要在市级和县级进行统筹，卫生筹资体系中包含了3000多个医疗保险"基金池"。基金池分散的状态对保险者、服务提供者和患者都有负面作用，这包括卫生服务利用的不公平、防范家庭发生灾难性卫生支出的能力不足、购买服务中缺乏商业医疗保险公司的参与以及医疗保险未覆盖流动人口等。为改善这一现状，有必要在更高层面如省级层面上进行资金统筹，同时各省之间建立合理的财政转移支付制度，这可以为个人提供有力的风险保护，促进医疗保险资金在地区间合理流动，增强医疗保障的互助共济功能。同时，还有利于在更大范围实现各地区缴费基数、缴费比例和享受待遇标准的统一，减少地区间的不平等，从而消除劳动力和人员跨地区流动的障碍。另外，提高统筹层次还能有效减少管理环节和管理层次，降低管理成本。因此，不断提高医疗保障基金的统筹层次是医疗保障制度发展的必然趋势。

当然，确定合理的医疗保险基金统筹层次必须考虑多方面因素，例如基金抵御风险的能力、医疗保险管理水平等。因为统筹区域的扩大必然会造成管理机构信息不对称问题的加剧。目前全国医疗保险的管理水平不高，因此在统筹层次上应量力而行，所以将基本医疗保险定位于省级统筹是兼顾了医疗保险发展趋势和我国目前管理水平实际而提出的合理目标。通过制订全省统一的基本医疗保险政策、实施全省统一的基本医疗保险信息管理系统并处理好现行统筹层次下基本医疗保险基金的债权和债务来逐步实施基本医疗保险基金的省级统筹。

（五）医保机构加大监管力度，更有效控制医疗服务费用

由于医学技术的进步、人口老龄化进程的加速、信息不对称下的医疗服务诱导需求增加等因素使得医疗服务费用快速上涨。2007年到2013年我国医疗费用的平均增长在38%—50%之间，远较基本医疗保险基金的年均增长率20%—30%高。且从2008年以后，医疗费用的增速也明显快于社会平均工资增速。这导致虽然基本医疗保险筹资水平不断提高，特别是城镇居民基本医疗保险和新农合的财政补助不断提高，但个人自付费用的比例却没有相应比例的下降。以2011年次均

住院费用为例，其费用为8780元，较2010年增长10.3%，其中次均住院统筹基金支出6112元，增长8.2%，高于次均住院费用上涨。而次均住院费用个人自付2375元，比2010年减少了47元，降幅仅为1.94%。所以住院费用的上涨在一定程度上消减了个人自付比例降低的效应。

因此，为确保医疗保障制度的可持续性，让政府加大的卫生投入能真正惠及百姓，必须充分发挥医保机构对医疗服务机构的监管效果，通过改革支付方式引导医疗服务机构减少违规行为，合理使用医保基金。此外，鼓励患者更有效地利用卫生资源，推广符合成本效益的门诊治疗方法。另外，利用成本核算系统、精算模型和科学方法合理设计基本医疗服务包，同时考虑不同地方财政的承受能力。同时，在顶层设计上通过推行基本医疗服务制度来引导合理的医疗服务需求，从而降低医疗成本。通过完善基本医疗服务包，扩大门诊覆盖范围，积极应对慢性非传染性疾病不断增加的趋势。

（六）通过精细化内涵式发展构建适应"新常态"的医保体制

2012年我国基本医疗保险的参保人数达13.5亿后，我国宣布进入全民医保阶段。靠以往大规模、粗放式扩面增加基金收入已无空间。同时由于全国经济增长放缓，企业经营普遍比较困难，且我国人均社会保障的缴费比例已高达40%以上，因此靠继续提高缴费比例增加基金收入也并不可行。目前医保基金收入已进入10%左右的中高速增长时代，无法继续前阶段20%的增速。在此背景下，若不加强内涵建设，面对持续高速上涨的医疗费用及人口老龄化的调整，整个医疗保障制度将岌岌可危。

精细化内涵式发展必须重视基金的效率。因此必须调整个人账户的规模。通过逐步减少个人账户资金划入的比例，增强提高统筹基金的支付能力。另外，借鉴商业保险的成功经验，实行医保的精算管理，合理制定医疗保险的待遇标准。其次，完善医疗保险行政管理制度。改革定点医疗机构和定点药店的行政审批制度，将其行政审批制改为备案制，让参保人根据服务质量选择其定点医疗机构，从而有利于医疗机构脱离行政保护，迫使他们通过改善服务、提高质量吸引患者就医、购药。医疗保险经办机构把精力更多用于和医疗机构的协议管理上来。同时整合各类药品目录，并且完善医疗保险的药品定价和招标机制。唯有通过加强内涵建设，才能更好实现公平、可持续的医疗保障制度的新常态发展。

中国基本药物制度的发展

药品，是用于预防、治疗、诊断人的疾病，有目的地调节人的生理机能并规定有适应症或者功能主治、用法和用量的物质，是一种用于治病救人，改善人民生命健康水平的特殊商品。由于药品与人生命的相关性、高质量性、使用的专属性、信息的不对称性和公共的福利性等特性，使得国家的药品政策在促进新药创制，保障药品的生产和供应，提高合理使用水平上发挥着不可或缺的重要作用。对一个发展中国家而言，建立并实施国家基本药物制度对确保基本药品的质量安全、有效、可获得和可负担性具有重要的现实意义。我国实施基本药物制度四年多以来，基层医疗卫生机构基本药物的价格由于零差率销售等措施的实施取得明显降低，大大提高了基本药物的可及性；其次，也在一定程度上改善了基层医疗机构合理用药情况。但我国基本药物制度实施过程中仍凸显出许多问题，所以迫切需要系统回顾我国基本药物制度政策发展概况，总结现阶段国家基本药物制度取得的成果和存在的问题，从而理清思路，为推动基本药物制度可持续发展提供经验借鉴。

一、我国的药品市场与药物政策概况

（一）我国的药品市场概况

2005—2010 年，中国药品市场的复合增长率超过20％。[①] 截至2012 年底，中国已成为除美国和日本外的全球第三大药品市场，医药工业总产值达到 18147.9 亿元。全国药品原料药和制剂生产企业达到 4747 家。全国持有《药品经营许可

---

① 程锦锥、朱恒鹏：医药蓝皮书《中国药品市场报告》2012 年，见 http：//politics. gmw. cn/ 2012－12/28/content_6184051. htm。

证》的药品经营企业 443125 家，其中，药品批发企业 16295 家，零售药店 423723 家①。各类医疗卫生机构 950297 家。2012 年，全国的药品费用达到 11860.45 亿元，其中，门诊药品费用 4082.72 亿元（34.42%），住院药品费用 4171.31 亿元（35.17%），零售药品费用 3606.4 亿元（30.41%），我国的药品销售市场以医院为主体，市场份额约占 70%。其中，二、三级医院又是医院药品市场中的最重要组成部分。唐祝昭的研究表明：2013 年，24 个城市的 400 多家样本医院药品市场额 1271.58 亿元，增长率达 10.7%；400 家样本医院使用金额占比最高的药品为抗感染药，心血管系统用药，血液和造血系统用药，抗肿瘤药，消化系统用药。② 目前，我国生产的药品已满足了人们用药的基本需求，覆盖了常见病、慢性病、多发病、重大疾病和适应疾病防治需要的药品。

（二）国家药物政策概述

1975 年，在第 20 届世界卫生大会的报告中（WHA28.66）首次提出了国家药物政策（National Medicine Policy，NMP）的概念，并将推动各成员国制定与发展 NMP 作为 WHO 今后工作的重点方向之一。NMP 是一个国家在药品领域的行动纲领，包括政府在药品领域构建的中长期政策目标以及解决药品领域诸多问题的总体政策框架，用以指导药品研发、生产、流通和使用等具体政策，促进国民健康水平的提升和医药产业的健康发展。③

NMP 是政府制定的各项目标、行为准则、工作策略和方法的指导性文件，用于统一政府各部门及社会各界对药事管理目标与策略的认识，以便协调行动，实现政府目标。WHO 倡导的 NMP 的总目标主要包括提高药物的可获得性、费用的可承受性以及实现与之相对应的对药品安全、有效、经济和合理使用的要求，关注以最少资源投入获得最大卫生效果，提高医药经济效率。

WHO 国家药物政策的构成包括：药品法律、法规和指南，药品选择，药品的供应，合理用药，药物经济战略，政策的监测和评价，药品的研究，人力资源开发，国际之间的交流与合作。具体而言，包括基本药物遴选，药品筹资（资金筹措），经济可负担性，供应系统，药品监管，合理使用，人力资源，相关研究，监测评估。

WHO 建议 NMP 中 7 大政策需要通过法律来保障，分别为：①基本药物的选择：国家基本药物的应用，传统药物的选择与应用；②提高患者的可负担性：基

---

① 国家食品药品监督管理总局编：《2012 年度统计年报》，见 http://www.sda.gov.cn/WS01/CL0108/93454.html。

② 唐祝昭：《中国医院用药市场格局解析》，见 http://blog.sina.com.cn/s/blog_7df74c1d0102v4ds.html。

③ 郑宏：《国家药物政策的发展和完善》，《中国机构改革与管理》2014 年第 1 期。

本药物进口关税的免除，资源分配边界的确定原则，定价政策，通用药替代政策，公平定价，平行进口，强制性注册；③药品财政支持：增大需优先考虑的患病人群和穷人等弱势人群的政府投入，使用者的药品费用支付和分担机制，健康保险和社会安全，药品捐赠；④供应系统：基于基本药物目录的公共药品供应，药品供应和流通上的公私合作，扶持国家的制药工业，退货或失效药品处置；⑤质量保证：建立药品质量管理机构，实施 GMP 和其他的质量管理标准，药品审批、事前许可和人力资源资格审批，监督检查，质量控制，传统药和草药的管理；⑥合理用药：药品目录的制定，专业培训的最小需要量，基本药物培训项目，非正式药物销售员的培训，运用处方医师的经济激励措施，处方与调剂功能的分离，药品促销；⑦研究：临床试验。[①] 截至 2011 年，已有 132 个国家制定或部分制定国家药物政策；西太平洋地区 33 个国家中已有 26 个正式出台的国家药物政策文件。

我国目前尚未出台正式的 NMP，2004 年我国召开了"国家药物政策研讨会"，NMP 开始受到我国政府的重视。2012 年 8 月 20 日，完善国家药物政策座谈会在天津召开，旨在完善现行的国家基本药物制度。我国现行的国家药物政策基本框架体系见图 2 - 5 - 1。

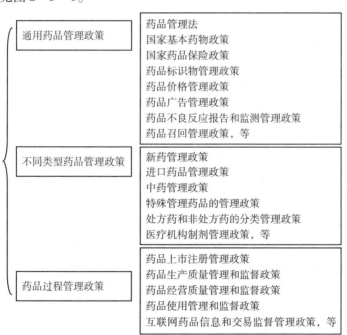

图 2 - 5 - 1 中国现行的国家药物政策框架体系

① 龚时薇、詹学锋：《国家药物政策体系与类型分析》，《中国药事》2009 年第 1 期。

尽管我国的国家药物政策基本覆盖了 WHO 国家药物政策体系的内容，但是在现行的药物政策系统中，我国的医药人力资源开发政策、药品公平定价原则与供应效率政策和合理用药的收集、监测和评价政策的设计还未明确。

（三）我国综合性医院住院患者的医药花费概况

根据我国卫生统计年鉴和国家统计年鉴的数据，计算获得我国综合性医院住院患者的医药花费情况见表 2－5－1。

表 2－5－1　我国综合性医院住院患者的医药花费

年份	住院病人人均医疗费用（元）	药费（元）	城镇居民人均可支配收入（元）	农村居民家庭人均纯收入（元）	住院病人人均医疗费用占城镇居民人均可支配收入的比例（%）	药费占城镇居民人均可支配收入的比例（%）	住院病人人均医疗费用占农村居民家庭人均纯收入的比例（%）	药费占农村居民家庭人均纯收入的比例（%）
2003	3910.7	1748.3	8472	2622	46.2	20.6	149.1	66.7
2004	4284.8	1872.9	9422	2936	45.5	19.9	145.9	63.8
2005	4661.5	2045.6	10493	3255	44.4	19.5	143.2	62.8
2006	4668.9	1992.0	11759	3587	39.7	16.9	130.2	55.5
2007	4973.8	2148.9	13786	4140	36.1	15.6	120.1	51.9
2008	5463.8	2400.4	15781	4761	34.6	15.2	114.8	50.4
2009	5951.8	2619.8	17175	5153	34.7	15.3	115.5	50.8
2010	6525.6	2834.4	19109	5919	34.1	14.8	110.2	47.9
2011	7027.7	2939.7	21810	6977	32.2	13.5	100.7	42.1
2012	7403.5	3033.1	24565	7917	30.1	12.3	93.5	38.3
中位值	5218.8	2274.7	14783.5	4450.5	35.4	15.5	117.8	51.4

从表 2－5－1 可见，2003—2012 年间，对于城乡居民而言，住院病人人均医疗费用或是药费占城镇居民人均可支配收入或农村居民家庭人均纯收入的比例呈逐年下降趋势。但是，住院病人人均医疗费用占城镇居民人均可支配收入比例接近 WHO 定义的灾难性卫生支出的比例（40%）；对农村居民家庭而言，这一比例远远超过灾难性卫生支出的比例，而且药费占农村居民家庭人均纯收入的比例也接近灾难性卫生支出的比例。因此，我国的国家药物政策中推行基本药物制度，尤其是在基层医院推行这一制度，对帮助我国的弱势人群和促进医药卫生事业的发展具有重要现实意义。

二、国家基本药物制度与实施必要性

国家基本药物制度是国家药物政策的重要内容，是为了维护人民群众的基本用药权益，保障最广泛人群获得最低成本的最佳药物治疗健康产出的最佳药物政策设计。

（一）基本药物的概念

1975 年，为解决许多贫困国家缺乏一些具有质量保证的现代药品的问题，第 28 届世界卫生大会（WHA）首次提出各成员国根据其国家卫生需要，在合理的费用下，选择和适当采购质量可靠的基本药物（Essential drugs）。[①]

1977 年世界卫生组织（WHO）在第 615 号技术报告中正式提出了基本药物的概念：基本药物是能满足大部分人口卫生保健需要的药物。基本药物概念的提出不仅提供了一个在国家水平上购买药物的合理基础，而且提供了一个在卫生保健系统不同层次上建立药物需求的合理基础。同年，WHO 制定了全球第一部《基本药物示范目录》。

1978 年的阿拉木图宣言中又将"提供基本药物"（包括基本药物的可及性、质量保证和合理使用）确定为初级卫生保健的八项内容之一。WHO 还将基本药物的正常供应作为"2000 年全民健康目标（Health for All by the Year 2000）"的一项关键指标，以评估其进展。

1981 年，WHO 又建立了基本药物和疫苗行动纲领（Action Program on Essential Drugs and Vaccines）。其后，WHO 以此为契机，致力于改善卫生条件（特别是贫困国家），强调平等和健康，正式拉开了以基本药物战略解决贫困国家卫生保健中药品保障问题的序幕，并将基本药物概念融入贫困国家医疗保健系统的各个方面。此时，WHO 定义基本药物为能保证绝大多数人口的基本医疗保健所必需的安全有效的药物。

1985 年，WHO 在内罗毕会议上扩展了基本药物的概念，基本药物不仅是能够满足大多数人口卫生保健需要的药物，国家应保证生产和供应，还应高度重视合理用药，即基本药物还必须与合理用药相结合，并推荐把基本药物的遴选同处方集和标准治疗指南的制定相结合。

2002 年，WHO 又进一步明确基本药物的定义：基本药物是满足人民群众重点卫生保健需要的药物。基本药物的选择要考虑到公共卫生实用性、效率和安全

[①]　陈鸣等：《基本药物制度的相关研究进展》，《中国药房》2013 年第 12 期。

方面的依据以及相对的成本效益。在运转良好的卫生系统中，应当能随时获取足够数量、适当剂型、质量有保证并具有充分信息的基本药物，其价格能够被个人和社会接受。

1979 年我国开始引入"基本药物"概念。2009 年卫生部发布的《关于建立国家基本药物制度的实施意见》中定义我国的基本药物：是适应基本医疗卫生需求，剂型适宜，价格合理，能够保障供应，公众可公平获得的药品。

（二）基本药物制度的概念

1975 年，WHO 开始向各国推荐制定基本药物政策的做法，以使其成员国，尤其是发展中国家大部分人口获得基本的药物供应，降低医疗费用，促进合理用药，从而实现人人享有初级卫生保健的目标。

基本药物制度是全球化的概念，是政府为满足人民群众的重点卫生保健需要，合理利用有限的医药卫生资源，保障人民群众用药安全、有效、合理而推行的国家药物政策。基本药物制度涉及药品的生产、供应和使用的每一个环节，是国家药物政策的核心内容。

WHO 推行基本药物制度的方式主要是制订"基本药物目录"、"标准处方集"或"标准治疗指南"。

1. WHO 的基本药物目录（Essential Medicines List）

该目录收载重点针对引起最大公共卫生威胁的常见感染和慢性疾病症状的治疗药物，分为核心目录和补充目录。核心目录是指为基本卫生保健系统所必需的最起码的药物目录，目录优先列入疗效显著、安全、具成本效益的药物。补充目录列出治疗重点疾病的基本药物，这些重点疾病需要专科诊断或监测设施或专家的医疗服务等。自 1977 年开始，WHO 平均每两年就会对其基本药物示范目录进行一次修订。2013 年 4 月，WHO 发布最新成人版基本药物目录 EML2013 第 18 版，包括 374 种药品和儿童基本药物目录第 4 版包括 276 种药物。

2. "标准处方集"（WHO Model Formulary）

WHO 专家委员会建议制定标准处方，作为以基本药物目录的补充内容。WHO 标准处方集是各国制定国家处方集的有用参考资源。WHO 标准处方集首次发表于 2002 年 8 月，该标准处方集列出 325 个基本药物的用法、用量、不良反应、禁忌症和警告，及各种条件下选择合适的药物为辅的指导信息。WHO 的标准处方集已成为世界各地医药政策制定者和开处方者获得基本药物信息的独立来源。目前是 2008 版的 WHO 标准处方集。随着基本药物政策的推行，"标准处方集"逐渐成为推广基本药物在各国使用的有效工具。

3. "标准治疗指南"（Standard Treatment Guidelines，STG）

"标准治疗指南"是对某一疾病或某一类疾病的治疗及用药方案提出的标准性指导。制订指南不仅要考虑疗效、用药合理性等问题，也要将医药费用问题纳入了其考虑范围。WHO 已制订了 120 多种"标准治疗指南"。内容包括：治疗目标、起始评估、疾病活动评估、药物及非药物治疗、各级医师在治疗中所承担的责任以及费用考虑等。

到 2008 年，193 个成员国中 156 个国家发布了官方的基本药物目录，有 100 多个国家已制定或正在制定国家基本药物政策。在 2012—2013 两年间，WHO 已经协助超过 100 个国家制定和实施相关的国家药物政策和战略以提高他们对基本药物基于证据的选择和合理使用水平。[①]

我国的国家基本药物制度是对基本药物的遴选、生产、流通、使用、定价、报销、监测评价等环节实施有效管理的制度，是与公共卫生、医疗服务、医疗保障体系相衔接的制度。

（三）国家基本药物制度的必要性

正如 WHO 总干事陈冯富珍所言："自 30 多年前提出基本药物概念以来，基本药物概念即成为 WHO 历史上一项重大公共卫生成就。"中国人口众多，幅员辽阔，地区、城乡经济发展水平差异大，为了维护人民群众的基本医疗卫生权益，促进社会公平、公正，选择最具成本效益的基本药物，建立国家基本药物制度，是保障最广泛人群获得健康的最佳选择。[②]

建立基本药物制度的目的包括了以下四个主要方面：

1. 保证药品的可及性，维护全民的用药权益

我国是最大的发展中国家，药价高、看病贵、因病致贫，是我国目前卫生事业面临的突出问题。药品的花费可能是贫困家庭最大的开支之一。在发展中国家考虑疾病的患病率、药物疗效、安全性并比较成本效益的原则遴选基本药物，并将其纳入采购和报销目录，将有助于实现最小政府开支的全民最佳健康产出。

近年来，发达国家医疗卫生费用日益增长，研究表明引进新药是驱动的最重要因素之一。然而，事实上临床上很难比较新药的疗效是否比原有药物好，在新疗法的费用远高于原有治疗费用时尤其如此。有些情况下，新药的确物有所值；但也有一些情况是，新药的价格比原有药品高很多，带来的健康效果没有更好，

① WHO, *Essential Medicines and Health Products-Biennial Report* 2012－2013，见 http：//www.who.int/medicines/en/。

② Saral L Barber，黄宝斌等：《中国基本药物改革：为实现最佳健康产出的选择》，《中国卫生政策研究》2012 年第 7 期。

甚至没有效果。因此，任何一个国家的政府都必须决定资助生产何种药物以及提供何种服务，以达到最佳健康效果，从而推动卫生事业的发展。基本药物这一概念起源于低收入国家，但 WHO 已将基本药物延伸为一个全球性的概念，可适用于任何国家、私人和公共部门及不同层次的保健系统。[①]

因此，实施基本药物制度，建立基本药物的生产供应和质量保障体系，保证治疗常见病、多发病和危害公众健康的主要疾病基本药物的生产供应，满足广大人民群众包括贫困人群的防病治病的需求。国家建立保证基本药物的使用和流通配送的政策体系，有利于保证了基本药物的可及性，促进全民健康水平的提高。

2. 保证药品的可支付性和可负担性

通过建立国家基本药物制度，建立基本药物的价格体系，保证基本药物价格的合理性，并使价格控制在人民群众可承受的范围之内。同时，通过完善医疗保险体系的基本药物支付报销机制，保障人民群众基本药物的应用，整体上提高居民对药品的可负担性。

3. 促进合理用药，降低医疗费用

目前，在世界范围内，都存在着具有成本效益的药物未得到充分使用而不必要的药物却被过度使用的问题。国家基本药物的遴选，基于临床循证医学和药物经济学的原则，选择"临床必需、安全有效、价格合理、使用方便"特点的药物。

使用这样的基本药物，规范医疗行为，让患者获得合理的价格、适当剂量的正确治疗药物，避免不必要的药费开支，降低医疗费用，有效地促进合理用药。

通过建立国家基本药物制度，完善医疗机构基本药物配备和使用制度，加强对医药人员的培训和指导，促进安全有效、质量可靠、价格合理的基本药物使用，并通过《处方集》与《标准治疗指南》规范临床用药行为，提高合理用药水平。

4. 规范药品生产流通秩序，保证药品的质量和安全性

建立国家基本药物制度，促进医院使用价格低廉，疗效确定的基本药物，将有利于转变我国目前医疗机构"以药补医"的补偿机制，促进药品生产流通企业资源优化整合，规范药品生产流通秩序。基本药物政策的建立，也加强了对基本药物的生产、供应、使用等领域的监督管理，保障了群众使用质量可靠和安全性的基本药物。

因此，建立国家基本药物制度既要满足广大人民群众防病治病的需要，保障

---

① Saral L Barber，黄宝斌等：《中国基本药物改革：为实现最佳健康产出的选择》，《中国卫生政策研究》2012 年第 7 期。

居民基本医疗卫生权益，又要使国家有限的卫生资源得到有效的利用，达到最佳的社会效益和经济效益，促进人人享有基本卫生保健为总体目标。我国建立国家基本药物制度有利于维护人民群众的基本医疗卫生权益，促进公平、公正，对于推动卫生事业良性发展，也具有十分重要的意义。

三、我国国家基本药物制度的政策体系

（一）我国基本药物管理的发展历程

1979年，我国政府响应 WHO 的倡导，成立了"国家基本药物筛选小组"。

1981年，我国公布了第一个《国家基本药物目录》，该目录以原料药为主，共选出28类278个品种，随后1996年、1998年、2002年和2004年进行了四次调整。2002年调整后的基本药物目录中，中药部分包括11类1242个品种，西药部分包括23类759个品种。2004年的《国家基本药物目录》，中成药为1260个品种，化学药品、生物制品为773个品种，总计2033个品种。

1991年9月，我国被指定为基本药物行动委员会西太区（西太平洋地区）代表，任期为1992年1月至1994年12月。

1992年，为配合公费医疗和医疗保障制度改革，我国成立了由卫生部、财政部、原国家医药管理局、国家中医药管理局、解放军总后卫生部领导组成的"国家基本药物领导小组"，组织领导国家基本药物遴选和国家基本药物制度的推行工作。

1992年2月，卫生部发布《制定国家基本药物工作方案》（卫药发〔1992〕第11号），明确国家基本药物系指从我国目前临床应用的各类药物中经过科学评价而遴选出的在同类药品中具有代表性的药品，其特点是疗效肯定、不良反应小、质量稳定、价格合理、使用方便等；列入基本药物的品种，国家要按需求保证生产和供应，并在此范围内制定公费医疗报销药品目录；要求国家基本药物应包括预防、诊断、治疗各类疾病的药物，品种数约占现有上市品种数的40%—50%，随着药物的发展和防病治病的需要，不断补充和修订。

1997年1月15日，《中共中央关于卫生改革与发展的决定》中明确提出："国家建立并完善基本药物制度"。

1998年4月16日，国家药品监督管理局成立，负责制定国家基本药物目录。

2007年，党的十七大报告提出"建立国家基本药物制度，保证群众基本用药"的要求。

由于多方面的原因，在这一阶段我国的国家基本药物制度一直没有真正建立起来，主要的工作围绕基本药物的遴选和调整，对基本药物的生产、销售、临床

使用、医疗保险的支付都没有明确的制度安排，同时《国家基本药物目录》本身收载的药物数量过多，没有突出"基本"，整体上基本药物制度没有发挥应有的功能。

2008年4月24日，根据第十一届全国人民代表大会第一次会议批准的国务院机构改革方案和《国务院关于机构设置的通知》（国发〔2008〕11号）规定，设立卫生部为国务院组成部门。卫生部新增的职责包括：推进医药卫生体制改革，拟订卫生改革与发展战略目标、规划和方针政策。负责建立国家基本药物制度并组织实施，组织制定药品法典和国家基本药物目录。

2008年7月10日，卫生部成立药物政策与基本药物制度司，承担建立国家基本药物制度并组织实施的工作，组织拟订国家基本药物目录，拟订国家基本药物的采购、配送、使用的政策措施，会同有关方面提出国家基本药物目录内药品生产的鼓励扶持政策，提出国家基本药物价格政策的建议。

2009年3月17日，《中共中央国务院关于深化医药卫生体制改革的意见》（中发〔2009〕6号）明确提出我国建立国家基本药物制度。城乡基层医疗卫生机构应全部配备、使用基本药物，其他各类医疗机构也要将基本药物作为首选药物并确定使用比例。基本药物全部纳入基本医疗保障药物报销目录，报销比例明显高于非基本药物。至此，基本药物将开始满足广大群众的卫生保健用药需求，并切实开始发挥其作用。自此，我国开始全面加强基本药物制度政策体系的建设。

2009年3月18日，《医药卫生体制改革近期重点实施方案（2009—2011年)》（国发〔2009〕12号）提出"初步建立国家基本药物制度"的具体内容，包括建立国家基本药物目录遴选调整管理机制，初步建立基本药物供应保障体系，国家制定基本药物零售指导价格，建立基本药物优先选择和合理使用制度。

2009年5月11日，成立国家基本药物工作委员会。该委员会负责协调解决建立国家基本药物制度过程中各个环节的相关政策问题，以加快国家基本药物制度的建立和实施。工作委员会办公室设在卫生部，承担工作委员会的日常组织工作。

2009年8月18日，我国国家基本药物制度正式启动。

2009年9月21日，《国家基本药物目录（基层医疗卫生机构配备使用部分)》实施。

2011年7月，我国初步建立国家基本药物制度。

2013年3月，国务院组建国家食品药品监督管理总局，负责参与制定国家基本药物目录，配合有关部门实施国家基本药物制度。

（二）我国基本药物制度的政策体系

自 2009 年我国建立基本药物制度以来，中共中央，国务院，国家卫生和计划生育委员会，国家发展改革委，国家食品药品监督管理局，工业和信息化部和人力资源社会保障部等部门共发布基本药物制度 10 大方面的 24 项主要政策，4 项配套政策。我国国家基本药物制度政策体系和相关政策一览表分别见表 2 - 5 - 2 和表 2 - 5 - 3。

表 2 - 5 - 2　我国国家基本药物制度相关政策体系一览表

制度内容	主要基本药物政策名称	发布机构/公文编号	发布时间
总体安排	1. 中共中央国务院关于深化医药卫生体制改革的意见	中共中央/中发〔2009〕6 号	2009 年
	2. 医药卫生体制改革近期重点实施方案（2009—2011 年）	国务院/国发〔2009〕12 号	2009 年
	3. 关于建立国家基本药物制度的实施意见	卫生部/卫药政发〔2009〕78 号	2009 年
	4. 关于巩固完善基本药物制度和基层运行新机制的意见	国务院办公厅/国办发〔2013〕14 号	2013 年
目录遴选	1. 国家基本药物目录遴选管理办法（暂行）	卫生部/卫药政发〔2009〕79 号	2009 年
	2. 国家基本药物目录（基层医疗卫生机构配备使用部分）（2009 版）	卫生部/卫生部令第 69 号	2009 年
	3. 国家基本药物目录（2012 年版）	卫生部/卫生部令第 93 号	2013 年
生产供应	1. 关于做好基本药物生产供应工作的通知	工业和信息化部/工信部消费〔2009〕472 号	2009 年
	2. 关于做好传染病治疗药品和急救药品类基本药物供应保障工作的意见	卫生部/卫办药政发〔2011〕139 号	2011 年
	3. 关于开展用量小临床必需的基本药物品种定点生产试点的通知	工业和信息化部/工信部联消费〔2012〕512 号	2012 年
采购配送	建立和规范政府办基层医疗卫生机构基本药物采购机制的指导意见	国务院办公厅/国办发〔2010〕56 号	2010 年
配备使用	1. 建立国家基本药物制度的实施意见	卫生部/卫药政发〔2009〕78 号	2009 年
	2. 国家基本药物临床应用指南和处方集（基层部分）	卫生部、国家中医药管理局	2009 年
	3. 2012 年版国家基本药物临床应用指南和处方集	国家卫计委	2012 年
	4. 加强基层医疗卫生机构药品配备使用管理工作的意见	国家卫计委/国卫药政发〔2014〕50 号	2014 年

制度内容	主要基本药物政策名称	发布机构/公文编号	发布时间
价格管理	国家基本药物零售指导价格的通知	国家发展改革委/发改价格〔2009〕2489号	2009年
支付报销	推进医疗保险付费方式改革的意见	人力资源和社会保障部/人社部发〔2011〕63号	2011年
质量监管	1. 加强基本药物质量监督管理的规定	国家食品药品监督管理局/国食药监发〔2009〕632号	2009年
	2. 加强基本药物生产及质量监管工作的意见	国家食品药品监督管理局/国食药监安〔2009〕771号	2009年
	3. 基本药物进行全品种电子监管工作的通知	国家食品药品监督管理局/国食药监办〔2010〕194号	2010年
	4. 进一步做好基本药物标准提高工作的通知	国家食品药品监督管理局/食药监办注〔2010〕96号	2010年
监测评价	国家基本药物制度监测评价工作的通知	卫生部药政司/卫药政管理便函〔2010〕47号	2010年
教育培训	关于做好2013年国家基本药物临床应用指南和处方集培训工作的通知	国家卫计委/国卫办药政函〔2013〕317号	2013年

表2-5-3 我国国家基本药物制度的配套政策一览表

制度内容	配套政策名称	发布机构/公文编号	发布时间
配备使用	1. 关于建立健全基层医疗卫生机构补偿机制的意见	国务院办公厅/国办发〔2010〕62号	2010年
	2. 关于建立全科医生制度的指导意见	国务院/国发〔2011〕23号	2011年
	3. 关于进一步加强乡村医生队伍建设的指导意见	国务院办公厅/国办发〔2011〕31号	2011年
	4. 关于清理化解基层医疗卫生机构债务意见	国务院办公厅/国办发〔2011〕32号	2011年

（三）我国基本药物制度的主要内容

2009年8月18日，《关于建立国家基本药物制度的实施意见》，明确了基本药物和国家基本药物制度的概念，建立国家基本药物制度的具体目标，阐述了基本药物制度的政策框架，包括对基本药物的遴选调整、招标采购、配送使用、定价报销、零差率销售、投标的生产经营企业资格条件、购销合同管理以及基层增加使用非目录药品（民族药）。

2009年8月18日，《国家基本药物目录管理办法（暂行）》对基本药物目录的构成、组织管理、遴选调整的原则、范围、程序、工作方案、调整周期、监督评价等方面做出了规定。国家基本药物遴选按照防治必需、安全有效、价格合理、使用方便、中西药并重、基本保障、临床首选和基层能够配备的原则，结合我国用药特点，参照国际经验，合理确定品种（剂型）和数量。

2009 年 9 月 22 日，《关于加强基本药物质量监督管理的规定》要求：基本药物生产企业应当根据基层医疗卫生机构和其他不同层级医疗机构的用药特点，在确保基本药物质量的前提下，采用适宜包装，方便使用。国家对基本药物实行全品种覆盖抽查检验，并及时向社会公布抽验结果。国家逐步将基本药物品种纳入药品电子监管。

2009 年 9 月 24 日，《关于做好基本药物生产供应工作的通知》指出：促进企业积极参加招标采购，支持中标企业及时生产保证供应，建立基本药物储备，完善医药储备制度，完善医药产业政策和行业发展规划等。

2009 年 10 月 2 日，为配合国家基本药物制度的实施，国家发展改革委发布《关于公布国家基本药物零售指导价格的通知》，公布了国家基本药物的零售指导价格，共涉及 2349 个具体剂型规格品。调整后的价格从 10 月 22 日起执行。与现行规定价格比，有 45% 的药品降价，平均降幅 12% 左右；有 49% 的药品价格未做调整；有 6% 的短缺药品价格有所提高。《通知》规定，国家基本药物零售指导价格是按照药品通用名称制定的，不区别具体生产经营企业，各级各类医疗卫生机构、社会零售药店及相关药品生产经营单位经营基本药物，可依据市场供求情况，在不超过零售指导价的前提下，自主确定价格。

2010 年 11 月 19 日，国务院办公厅发布《关于建立和规范政府办基层医疗卫生机构基本药物采购机制的指导意见》，按照招标生产企业、量价挂钩、招采合一、双信封制、集中支付、全程监控的要求，以省为单位统一招标采购基本药物。2011 年，31 个省（区、市）已广泛建立了以政府主导的省级非营利性药品集中招标平台。

2011 年 5 月 31 日，人力资源和社会保障部发布《关于进一步推进医疗保险付费方式改革的意见》，对门诊医疗费用的支付，探索实行以按人头付费为主的付费方式。实行按人头付费必须明确门诊统筹基本医疗服务包，首先保障参保人员基本医疗保险甲类药品、一般诊疗费和其他必需的基层医疗服务费用的支付。对住院及门诊大病医疗费用的支付，探索实行以按病种付费为主的付费方式。

2011 年 10 月 31 日，原卫生部、工业和信息化部联合发布《关于做好传染病治疗药品和急救药品类基本药物供应保障工作的意见》。该《意见》分别汇总供应短缺药品信息、建立短缺药品信息平台、调整优化医疗机构药品库存、加快研究建立常态化短缺药品储备、探索短缺药品定点生产和省际联合采购、加强生产供应监测和协调、加大组织实施力度七个部分的内容。

2012 年 11 月 7 日，原卫生部发布《关于开展用量小临床必需的基本药物品种定点生产试点的通知》。《通知》确定了基本药物定点生产试点协调机制，对试点的用量小、临床必需的化学药品开展定点生产企业统一招标方式，对定点生产品种采用统一采购价格。先期选择 5—10 个，对定点生产品种各地不再单独进行基本药物招标。每个试点品种的定点生产企业原则上为 2 家，定点生产企业招标每 2 年 1 次。各地公立医院采购定点生产范围内的基本药物品种时，优先按照国家发展和改革委员会确定的统一价格采购定点生产企业生产的品种。

2013 年 2 月 23 日，国务院办公厅发布《关于巩固完善基本药物制度和基层运行新机制的意见》，该《意见》提出：稳固基本药物集中采购机制，对经多次采购价格基本稳定的基本药物试行国家统一定价；对独家品种试行国家统一定价，也可探索以省（区、市）为单位，根据采购数量、区域配送条件等，直接与生产企业议定采购数量和采购价格；对少数基层必需但用量小、市场供应短缺的基本药物，采取招标定点生产等方式确保供应。保障基本药物供应配送和资金支付，支持邮政等物流行业在符合规定的条件下参与药品配送，基本药物采购机构对基层医疗卫生机构基本药物货款采取统一支付。国家基本药物目录原则上每三年调整一次。引导基层医务人员规范使用基本药物，鼓励非政府办基层医疗卫生机构使用基本药物，深化基层医疗卫生机构管理体制、补偿机制、药品供应、人事分配等方面的综合改革；完善绩效考核办法，创新监管方式，强化监督管理等内容。

2013 年 3 月 15 日，原卫生部正式发布 2012 版《国家基本药物目录》，于 2013 年 5 月 1 日起施行。2012 年《国家基本药物目录》包括中成药为 203 个品种，化学药品、生物制品为 317 个品种，总计 520 个品种，涉及剂型 850 余个、规格 1400 余个。此版《目录》，补充了抗肿瘤和血液病用药等药品类别和终末期肾病、白血病等重大疾病治疗药物，还充实了儿童专用药品、剂型和规格，可用于儿童的药物近 200 种。

2014 年 9 月 5 日，国家卫生计生委发布《关于进一步加强基层医疗卫生机构药品配备使用管理工作的意见》和《加强基层医疗卫生机构药品配备使用管理工作的相关说明》，为深化医改，巩固完善基本药物制度和基层运行新机制，满足群众基本用药需求，适应基层医疗卫生机构基本医疗服务新要求、新特点，促进药品合理使用，提出继续巩固和扩大基本药物制度实施成果，坚持政府办基层医疗卫生机构全部配备使用基本药物，所有政府办基层医疗卫生机构应当依据自身功能定位和服务能力，合理选择配备使用基本药物。推进村卫生室实施基本药物制度，采取购买服务的方式将非政府办基层医疗卫生机构纳入基本药物制度实施范围，鼓励县级公立医院和城市公立医院优先使用基本药物，逐步实现各级各类医疗机构全面配备并优先使用基本药物。2012 年版国家基本药物目录基本适应基层用药需求，不鼓励以省（区、市）为单位增补非目录药品进行新的增补。要不断提高基本药物使用量，强化基本药物配备使用的主导地位。积极推进合理用药宣传培训，以推广基本药物应用为重点，利用多种形式持续深入传播基本药物合理使用理念，引导群众转变不良用药习惯，增强社会对基本药物的认知和信任，营造良好的社会氛围。部分大中城市社区卫生服务中心和农村乡镇卫生院服务功能和能力增强，临床用药需求增加。因此，《意见》强调在坚持基本药物在基层主导地位的前提下，可按照省级卫生计生行政部门规定和要求，从医保（新农合）药品报销目录中，配备使用一定数量或比例的药品，满足患者用药需求，严格落实零差率销售，以适应基层医改的新变化、新形势、新要求。

为了有效实施制度内容，充分调动基层医疗机构与医务人员的积极性，国务院办公厅于 2010 年 12 月 14 日发布了《关于建立健全基层医疗卫生机构补偿机制的意见》，要求落实政府对基层医疗卫生机构的专项补助经费，完善人事分配、考核和激励机制，多渠道加大对乡村医生的补助力度等措施。随后，为促进基层医疗卫生机构正常运行和持续健康发展，稳定基层医生队伍，加强基层基本药物使用合理使用水平，2011 年 7 月，国务院办公厅先后出台《关于清理化解基层医疗卫生机构债务的意见》《关于建立全科医生制度的指导意见》和《关于加强乡村医生队伍建设的意见》。2013 年，国家卫计委发布的《关于做好 2013 年国家基本药物临床应用指南和处方集培训工作的通知》，促进各地组建基本药物合理使用省级师资培训队伍，提高各级医疗卫生人员的合理用药水平。

四、我国基本药物制度推行概况与实施绩效分析

（一）我国基本药物制度的推行情况

早在 1979 年，我国政府积极响应并参与 WHO 基本药物行动计划，在原卫生部、原国家医药管理总局的组织下成立了"国家基本药物遴选小组"，开始着手国家基本药物的制定工作。

2009 年 3 月 17 日，《中共中央 国务院关于深化医药卫生体制改革的意见》（中发〔2009〕6 号）明确提出建立国家基本药物制度的目标，建立以国家基本药物制度为基础的药品供应保障体系，保障人民群众安全用药。

2009 年 8 月，我国正式启动国家基本药物制度，之后原卫生部先后印发了《关于建立国家基本药物制度的实施意见》《国家基本药物目录（2009 年版）》《国家基本药物目录管理办法（暂行）》《国家基本药物临床应用指南》《国家基

本药物处方集》等有关文件，相关部门出台了国家基本药物定价、报销、采购、质量监管以及基层医疗卫生机构补偿、化解债务、乡村医生队伍建设等配套文件。

总之，我国国家基本药物制度是对基本药物的遴选、生产、流通、使用、定价、报销、监测评价等环节实施有效管理的制度，是与公共卫生、医疗服务、医疗保障体系相衔接的制度。

2010年，原卫生部对基本药物制度推行工作的重点是：加快推进国家基本药物制度实施，切实减轻群众基本用药费用负担。具体的推进措施包括：建立完善基本药物目录遴选调整工作机制，加强对各地增补非目录药品的监督检查。完善基本药物生产供应保障机制的政策措施，积极推行以省级为单位的集中网上招标采购和统一配送工作，指导、规范各地基本药物采购配送行为。推进政府办基层医疗卫生机构配备使用国家基本药物，实行零差率销售。指导基层按照《国家基本药物临床应用指南》和《国家基本药物处方集》规范合理使用基本药物，加强基本药物使用管理。制定基本药物制度实施监测评价指标体系，建立基本药物监测点，做好监测和评价。

2011年，原卫生部对基本药物制度推行工作的要点为：巩固和扩大国家基本药物制度实施范围。到2011年底，初步建立国家基本药物制度，基本覆盖政府办基层医疗卫生机构，实行零差率销售。具体推进措施包括：鼓励有条件的地方将村卫生室和非政府举办的基层医疗卫生机构纳入基本药物制度实施范围。其他各类医疗机构也按规定使用基本药物。调整完善国家基本药物目录（基层使用部分），更好地适应基层用药需求，适时启动制定新版国家基本药物目录工作。建立健全国家基本药物采购机制，规范采购配送工作，建立药品价格信息库。加强基本药物配备使用管理。开展国家基本药物临床应用指南和处方集培训。推动完善基本药物报销和医疗保障支付政策，落实基本药物报销比例高于非基本药物的政策，推进同种药品等额报销工作。设立基层医疗卫生机构基本药物制度监测点，对制度实施情况进行监测评估。提高基本药物监管能力，全面推行国家基本药物质量新标准，对基本药物进行全品种覆盖抽验和电子监管，提升对基本药物实现从生产、流通到使用全过程追溯的能力。

2012年，原卫生部对基本药物制度推行工作的重点是：巩固完善国家基本药物制度，确保群众基本用药。推进措施包括：巩固基层医疗卫生机构实施国家基本药物制度。扩大国家基本药物制度实施范围，推动村卫生室实施国家基本药物制度，鼓励各地采取购买服务等方式，逐步将非政府办基层医疗卫生机构纳入实施范围。完成适用于各级医疗卫生机构的国家基本药物目录（2012年版）的制订工作，规范地方增补非目录药品。推动其他医疗卫生机构逐步全面配备并优先使用基本药物。继续规范基本药物采购，坚持批量采购、量价挂钩、招采合一，重点做好农村和边远地区基本药物配送工作。进一步完善医药企业及药品质量综合评价指标体系。对基本药物中独家品种、紧缺品种以及儿童适宜剂型试行国家统一定价、定点生产。鼓励有条件的地区开展电子交易。制订医疗机构基本药物使用管理办法，修订《国家基本药物临床应用指南》和《国家基本药物处方集》。分析评估前一阶段基本药物采购情况，研究提出基本药物优先使用的鼓励政策。开展基本药物临床使用综合评价，逐步规范基本药物剂型、规格和包装。充实和增加基本药物制度监测点，不断完善监测评价体系。

2013 年，国家卫生和计划生育委员会（简称"卫计委"）对基本药物制度推行工作的重点变为：巩固完善基本药物制度，保障群众基本用药。具体的推进措施有：政府办基层医疗卫生机构全部配备使用、零差率销售基本药物，逐步向村卫生室、非政府办基层医疗卫生机构有序推进。推动其他医疗卫生机构全面配备并优先使用基本药物。完善基本药物目录管理办法，逐步健全基本药物遴选调整机制。规范各地药品增补。规范基本药物剂型、规格和包装，探索建立基本药物统一标识。稳固基本药物采购新机制，坚持基本药物以省为单位网上集中采购，落实招采合一、量价挂钩、双信封制、集中支付、全程监管等采购政策。确保重大疾病基本药物质量安全和供应保障。对于独家品种和经多次采购价格基本稳定的基本药物试行国家统一定价。对于独家品种，也可以省为单位直接与药品生产企业议定采购数量和价格。少数基层必需但用量小、市场供应短缺的基本药物，采取招标定点生产等方式确保供应。逐步规范基本中药饮片管理。

2014 年，国家卫计委对基本药物制度推行工作的重点上升为：巩固完善基本药物制度和基层运行新机制。推行措施包括：贯彻国务院办公厅《关于巩固完善基本药物制度和基层运行新机制的意见》，有序推进非政府办基层医疗卫生机构和村卫生室实施基本药物制度。规范处方行为，引导合理用药。开展临床必需但用量少、市场供应短缺药物定点生产试点，建立健全低价、短缺药品供应保障机制。做好药物采购、配送、使用等环节监测和临床综合评价工作。建立药物政策协调机制，发布国家药物政策相关文件。落实基层医疗卫生机构稳定长效的多渠道补偿政策，完善绩效考核和人事分配制度，提高奖励性绩效工资比例，合理拉开收入差距。完善基层医疗卫生服务模式，开展乡村医生签约服务，将符合条件的村卫生室纳入新农合定点单位。规范基层医疗卫生机构管理，推进乡村卫生服务一体化管理。全面落实乡村医生多渠道补偿政策，完善乡村医生养老政策。

（二）我国基本药物制度实施绩效分析

2009 年 8 月，我国正式启动了基本药物制度。到 2010 年 2 月，全国 28 个省份30%政府办基层医疗卫生机构实施国家基本药物制度。2010年底，全国57%的政府办基层医疗卫生机构实施了基本药物制度[1]。2011年7月，31个省（区、市）和新疆生产建设兵团均实现了在所有政府办基层医疗卫生机构配备使用基本药物，并实行零差率销售，国家基本药物制度初步建立。31个省（区、市）也广泛建立了以政府主导的省级非营利性药品集中招标平台。

截至2011年9月底，共有29个省份出台了新的基本药物采购机制文件，26个省份启动了新一轮采购。同年，卫生部在东、中、西部18个省份设立了80个基层基本药物制度监测点。在中西部地区22个省（区、市）和新疆生产建设兵团的3.05万个乡镇卫生院还开展了药学人员的培训工作，以提高农村卫生机构服务能力，促进合理使用国家基本药物。

1. 我国基层医疗卫生机构实施基本药物制度后的效果分析

通过对上述的2010年到2014年我国卫计委（原卫生部）推行基本药物制度工作要点内容的分析可以看到，现阶段，我国基本药物制度要实现的重要目标是：确保基层医疗卫生机构实施基本药物制度，配备基本药物；规范基层医疗卫生机构的处方行为，引导合理用药。目前，全国已实现国家基本药物制度基层的全覆盖。因此，我们对我国目前的基本药物制度实施效果评价，主要衡量两个方面：一是各地基层医疗卫生机构基本药物的配备和使用率；二是各地基层医疗卫生机构处方合理用药的程度。

（1）我国基本药物制度实施后政府办基层医疗卫生机构基本药物的配备和使用率情况分析

通过中文文献数据库的检索，获得2010年到2014年期间发表关于"我国各地区政府办基层医疗卫生机构基本药物配备和使用情况调查研究"的有效论文共计5篇[2]，汇总的数据显示如下表2-5-4。

---

[1] 张新平等：《国家基本药物制度政策回顾研究》，《医学与社会》2012年第9期。

[2] 陈子豪等：《我国部分地区基层医疗卫生机构基本药物配备使用情况调研》，《中国药房》2013年第8期；王怡等：《广东省基层医疗卫生机构基本药物配备使用情况调研》，《中国药房》2013年第8期；王春胜等：《天津市14家基层医疗卫生机构基本药物使用情况调研》，《现代药物与临床》2013年第3期；王芳等：《重庆市基层医疗卫生机构基本药物制度实施效果》，《中国卫生政策研究》2013年第4期；林腾飞等：《四川省农村基层医疗机构基本药物制度实施效果研究》，《中国卫生政策研究》2013年第10期。

表 2-5-4 基本药物制度实施后各地区基层医疗卫生机构基本药物配备使用情况

调查地区	调查机构数量	选取样本的时间	样本类型与数量	基本药物机构平均配备率（%）（参照国家基药目录2009年版）				基本药物平均处方使用率（%）（国际标准86%—88%）			
				2009	2010	2011	2012	2009	2010	2011	2012
东中西部3个省45个县	760家	2009—2010年（3、7和11月）	88393张处方	—	—	—	—	66.9	79.5	—	—
广东省9个地级市	54家	2009.7—2011.7	3240张门诊处方	—	—	46.2*	—	64.5*	—	73.5*	—
天津市3个区	14家	2010.1—2010.12	5304张处方	—	—	—	—	—	83.0	—	—
重庆市3个区	67家	2010—2011年（3、7和11月）	1800张处方	—	58.6*	63.1*	—	—	80.3*	97.4*	—
四川省	168家	2009—2010年（3、7和11月）	20160张门诊处方	—	50.8	—	—	—	68.4	87.9	—

*有文献数据计算平均值获得。

从表 2-5-4 可见，在基本药物制度实施以后，基本药物在基层医疗机构中药品的配备率大约在50%—60%之间；处方中基本药物使用率呈上升趋势。把重庆市九龙坡、武隆、黔江3个区（县）作为抽样地区，于2011年12月调查辖区内所有社区卫生服务中心和乡镇卫生院67家基层医疗机构的1800张处方的调查研究结果显示：2011年的处方使用率接近100%。

（2）基本药物制度实施前后我国各地区基层医疗卫生机构合理用药情况分析

通过对中文文献数据库的检索，获得2010年到2014年期间发表关于"我国各地区政府办基层医疗卫生机构基本药物合理使用调查研究"的有效论文共计4篇[1]，汇总的数据显示如下表 2-5-5：

---

① 汪胜等：《浙江省基本药物制度对社区卫生服务中心合理用药的影响》，《中国农村卫生事业管理》2011年10月；宋燕等：《基本药物制度对基层医疗卫生机构合理用药的影响》，《卫生经济研究》2012年09月；武宁、杨洪伟：《医改3年来基本药物制度实施成效的回顾评价》，《中国执业药师》2013年10月；李文香：《基层医疗卫生机构在基本药物制度实施中存在的问题分析及建议》，《中国医药指南》2013年12月。

表 2-5-5　基本药物制度实施前后各地区基层医疗卫生机构合理用药情况

调查地区	调查机构数量	选取样本的时间	样本类型与数量	抗菌药物处方平均使用率（%）（国际标准：20.0%—26.8%）（国内标准43.6%—48.1%）				注射剂处方平均使用率（%）（国际标准：13.4%—24.1%）（国内标准：35.1%—43.3%）			
				2009	2010	2011	2012	2009	2010	2011	2012
东中西部3个省45个县	760家	2009—2010年（3、7和11月）	88393张处方	22.1	22	—	—	45.1	42.8	—	—
广东省9个地级市	54家	2009.7—2011.7	3240张门诊处方	75.5*	—	74*	—	61.7*	—	50.7*	—
重庆市	67家	2010—2011年（3、7和11月）	1800张处方	—	45	50	—	—	21.9	21.8	
浙江省	9家	2009—2010年（3、7和11月）	1080张处方	58.3	57.8	—	—	42.8	37.6	—	—
安徽省	2个城市三个区	2009—2010年（8月21—30日）	5145张门诊处方	67.8	70.4	—	—	51.1	50.4	—	—
浙江省	2个城市三个区	2009—2010年（8月21—30日）	17126张门诊处方	59.9	55.5	—	—	43.7	40.3	—	—
山东省	21	2009—2011年（1—6月）	2028张门诊处方	51.4	—	47.2	—	30.6	—	26.7	—
宁夏三个县市	16	2009—2011年（1—6月）	2142张门诊处方	53.2		54.2		28.4		22.4	
18个省	90	2009—2011年（6月）	15374张处方	50.8	—	49.1	—	41.5	—	35.0	—
四川省	168家	2009—2010年（3、7和11月）	20160张门诊处方	71.1	68.4	—	—	32.3	29.7	—	—

　　从表 2-5-5 可以看出，基本药物政策实施后，抗菌药物的处方使用率总体呈下降趋势，但是有部分地区有微弱的上升。处方中注射剂的使用率总体呈下降趋势。

　　2. 我国基本药物制度实施的效率分析

　　如何判断一项制度是否有效率？郑兴山等人研究表明[1]，制度的效率评价可以通过制度带来的净收益与制度投入的净成本比例计算的增量分析法来评价，设

---

① 郑兴山等：《产权制度和企业绩效》，《经济体制改革》2001年1月。

R1 为企业实施某一制度带来的收益，R2 为制度实施前的收益，制度带来的净收益为 NR ＝（R1－R2），C1 为实施某一制度后的企业总成本，C2 为在该制度实施前的企业总成本，NC ＝（C1－C2）表示实施该制度的净成本（即制度投入成本），E1 代表制度效率，则 E1 ＝（R1－R2）／（C1－C2）＝ NR／NC，显然，制度效率与制度带来的净收益成正比，与制度投入净成本成反比，再通过这种增量分析法来比较政策实施前后哪一种制度形式更优。2009 年，我国基本药物制度在政府办基层医疗卫生机构开始实施。我们通过制度实施前后给政府办基层医疗卫生机构带来的边际收益与制度投入的边际成本的比例来评价这一制度的效率。基本药物制度实施前后我国基层医疗卫生机构的基本情况见表 2－5－6，基本药物制度对我国基层医疗卫生机构药品收入影响的效率评价值见表 2－5－7，基本药物制度对我国基层医疗卫生机构病人药品花费影响的效率评价值，见表 2－5－8。

表 2－5－6　基本药物制度实施前后我国基层医疗卫生机构的基本情况

项目名称	2007 年	2008 年	2009 年	2010 年	2011 年	2012 年	2013 年
社区卫生服务中心机构数（个）	3160	4036	4261	5903	6832	7315	7553
政府办乡镇卫生院数（个）	39876	38426	37785	37386	36785	36554	36421
政府办社区卫生服务中心诊疗人次（亿人次）	1.27	1.50	2.05	3.22	3.71	4.03	4.22
乡镇卫生院诊疗人次（亿人次）	7.59	8.27	8.59	8.62	8.56	9.60	10.0
社区卫生服务中心国家平均的财政补助金额（万元）	108.6	174.4	169.4	185.2	269.9	340.2	374.7
乡镇卫生院国家平均的财政补助金额（万元）	83.6	36.4	48.9	76	131.4	174	202.7
社区卫生服务中心药品收入（万元）	—	441.8	408.5	388.1	367.5	404.7	443.3
乡镇卫生院药品收入（万元）	—	90.8	115.2	118.7	105.5	130.2	143.1
社区卫生服务中心门诊药费所占比重（%）	70.5	72.2	71.5	70.8	67.4	69.1	68.7
乡镇卫生院门诊药费所占比重（%）	60	60.7	62.3	60.4	53.3	54.8	54.4
社区卫生服务中心住院药费所占比重（%）	47.3	47.9	49.0	49.3	45.8	46.5	45.5
乡镇卫生院住院药费所占比重（%）	47.6	51.1	53.5	52.9	46.8	48.2	46.8
社区卫生服务中心门诊病人次均药费（元）	61.3	63	60.0	58.7	54.9	58.5	59.4
社区卫生服务中心住院病人次均药费（元）	1160.0	1204.5	1136.2	1162.4	1061.4	1125.0	1130.6
乡镇卫生院门诊病人次均药费（元）	23.7	25.8	28.8	28.7	25.3	27.0	28.7
乡镇卫生院住院病人次均药费（元）	691.6	403.9	479.6	531.1	492.3	550.0	592.9

数据来源：《中国卫生统计年鉴2008》《中国卫生统计年鉴2011》《中国卫生和计划生育统计年鉴2013》《中国卫生和计划生育统计年鉴2014》。

从表 2 - 5 - 6 可见，2009 年基本药物政策实施后，国家对社区卫生服务中心和乡镇卫生院的财政补助明显增加，在这两个机构的病人诊疗人次也呈明显的上升趋势，但社区卫生服务中心和乡镇卫生院的药品收入、药费所占医疗费用的比重，门诊病人次均药费和住院病人次均药费下降趋势不稳定，呈现先下降后上升的趋势。

表 2 - 5 - 7　基本药物制度对我国基层医疗卫生机构诊疗人次和药占比影响的效率情况

制度收益与成本值	2007 年	2008 年	2009 年	2010 年	2011 年	2012 年	2013 年
R1：社区卫生服务中心诊疗人次差值（亿人次）	—	0.23	0.55	1.17	0.49	0.32	0.19
C1：社区卫生服务中心国家平均的财政补助金额差值（万元）	—	65.8	−5	15.8	84.7	70.3	34.5
E1 值 = R1/C1	—	0.0035	−0.11	0.074	0.0058	0.0046	0.0055
R2：乡镇卫生院诊疗人次差值（亿人次）	—	0.68	0.32	0.03	−0.06	1.04	0.4
C2：乡镇卫生院国家平均的财政补助金额差值（万元）	—	−47.2	12.5	27.1	55.4	42.6	28.7
E2 值 = R2/C2	—	−0.014	0.0256	0.0011	−0.0011	0.0244	0.014
R3：社区卫生服务中心门诊药费所占比重差值（%）	—	1.7	−0.7	−0.7	−3.4	1.7	−0.4
C1：社区卫生服务中心国家平均的财政补助金额差值（万元）	—	65.8	−5	15.8	84.7	70.3	34.5
E3 值 = R3/C1	—	0.0258	0.14	−0.0443	−0.0401	0.0242	−0.0116
R4：社区卫生服务中心住院药费所占比重差值（%）	—	0.6	1.1	0.3	−3.5	0.7	−1
C1：社区卫生服务中心国家平均的财政补助金额差值（万元）	—	65.8	−5	15.8	84.7	70.3	34.5
E4 值 = R5/C1	—	0.0091	−0.22	0.0190	−0.0413	0.0099	−0.029
R5：乡镇卫生院门诊药费所占比重差值（%）	—	0.7	1.6	−1.9	−7.1	1.5	−0.4
C2：乡镇卫生院国家平均的财政补助金额差值（万元）	—	−47.2	12.5	27.1	55.4	42.6	28.7
E5 值 = R5/C2	—	−0.0148	0.128	−0.0701	−0.1282	0.0352	−0.0140
R6：乡镇卫生院住院药费所占比重差值（%）	—	3.5	2.4	−0.6	−6.1	1.4	−1.4
C2：乡镇卫生院国家平均的财政补助金额差值（万元）	—	−47.2	12.5	27.1	55.4	42.6	28.7
E6 值 = R6/C2	—	−0.0741	0.192	−0.0221	−0.1101	0.0329	−0.0488

采用制度成本收益的增量分析方法，将国家的财政补助作为制度成本，将基层医疗卫生机构诊疗人次和药占比分别作为制度收益，计算诊疗人次的制度效率值 E1、E2，药占比的制度效率值 E3 和 E6，具体见表 2 - 5 - 7。结果 E1 和 E2 的值显示：在基本药物制度实施之后，每增加一个单元成本的财政补助金额，社区卫生服务中心和乡镇卫生院诊疗人次，在 2009 年之后呈起伏的上升趋势，其中 2010 年增量值最为显著。E3 和 E6 的值显示：社区卫生服务中心和乡镇卫生院门诊和住院的药品比增加值在 2009 年实施基本药物制度前后的变化趋势不明显，2011 年全部呈现下降值，在 2012 年略有上升，2013 年又开始呈现负增长，总体上，2009 年以后社区卫生服务中心和乡镇卫生院门诊、住院的药占比的增加呈现负增长。

表 2 - 5 - 8　基本药物制度对我国基层医疗卫生机构病人药品花费影响的效率情况

制度收益与成本值	2007 年	2008 年	2009 年	2010 年	2011 年	2012 年	2013 年
R7：社区卫生服务中心门诊病人次均药费差值（元）	—	1.7	-3	-1.3	-3.8	3.6	0.9
C1：社区卫生服务中心国家平均的财政补助金额差值（万元）	—	65.8	-5	15.8	84.7	70.3	34.5
E7 值 = R5/C1	—	0.026	0.6	-0.082	-0.045	0.051	0.026
R8：社区卫生服务中心住院病人次均药费差值（元）	—	44.5	-68.3	26.2	-101	63.6	5.6
C1：社区卫生服务中心国家平均的财政补助金额差值（万元）	—	65.8	-5	15.8	84.7	70.3	34.5
E8 值 = R8/C1	—	0.676	13.66	1.658	-1.192	0.905	0.162
R9：乡镇卫生院门诊病人次均药费差值（元）	—	2.1	3	-0.1	-3.4	1.7	1.7
C2：乡镇卫生院国家平均的财政补助金额差值（万元）	—	-47.2	12.5	27.1	55.4	42.6	28.7
E9 值 = R9/C2	—	-0.04	0.24	-0.004	-0.061	0.04	0.059
R10：乡镇卫生院住院病人次均药费差值（元）	—	-287.7	75.7	51.5	-38.8	57.7	42.9
C2：乡镇卫生院国家平均的财政补助金额差值（万元）	—	-47.2	12.5	27.1	55.4	42.6	28.7
E10 值 = R10/C2	—	6.095	6.056	1.9004	-0.7	1.354	1.495

将国家的财政补助作为制度成本，将基层医疗卫生机构的门诊和住院病人药品花费作为制度收益，制度对社区卫生服务中心和乡镇卫生院病人药品花费产生

的效率值分别为 E7 – E10，见表 3 – 5。E7 和 E8 的值显示：在基本药物制度实施之后，每增加一个单元成本的财政补助金额，社区卫生服务中心门诊和住院病人的药品花费增加值在 2010 和 2011 年呈明显下降趋势，在 2012 年略有上升，2013 年又呈现下降趋势。E9 和 E10 的值显示：对于乡镇卫生院门诊和住院病人的药品花费增加值也在 2010 和 2011 年呈明显下降趋势，在 2012 年和 2013 年略有上升但是仍远远低于实施之前的增量值。2011 年是基本药物制度实施后，对病人药品花费降低最为明显的一年，也是对患者而言最具有政策效率的一年。

廖文，胡明等应用 DEA 方法，选取投入指标（基本药物专项资金补助金额、基本药物品种数量、配送企业数量）和产出指标（次均门诊费用、次均住院费用、门急诊人次、出院人次），对四川省 7 个市州，15 个县区，284 家基层医疗机构 2010 年和 2011 年两年基本药物制度效率的数据评价显示：四川省基本药物制度实施两年整体效率较高，且 2011 年基层医疗机构的效率略有下降，但变化不明显。[1]

因此，总体上，我国在实施基本药物制度后，基层医疗卫生机构处方中基本药物的配备率呈上升趋势，抗菌药物的处方使用率和注射剂的处方使用率总体呈下降趋势。基层医疗卫生机构的药占比和患者的药品花费增量值在 2010 和 2011 年呈明显的下降趋势，尤其是在 2011 年，基层医疗机构的药占比增加值和机构就诊病人的药品花费增加值均表现为最低值，且全部为负增长，但 2012 年后开始上升。我们的研究表明：一味依靠国家财政投入，实行零差率的基本药物供应制度对降低就诊病人用药花费和降低医院药占比仍然表现出不可持续的状态，这也意味着还有其他的因素影响着病人用药花费和医院药占比的降低，比如药品的流通成本增加、药品价格增加、医生的不合理的处方行为或基本药物制度的执行力和监督力下降等因素。

五、国家基本药物制度值得探讨的问题

（一）基本药物生产品种单一和产能激励不足

由于基本药物被定义为基层医疗机构常用的廉价药品，因此基本药物就具有价格低、品种少、市场适应性低等特性。目前我国的基本药物在儿科、妇科以及中成药品上品种单一，这就导致基本药物需要进行品种的整合和调整[2]。另一方面，由于基本药物市场适应性低，导致基本药物的生产出现两极化的局面，一来

---

① 廖文等：《基于 DEA 的四川省基本药物制度绩效评价》，《中国卫生事业管理》2014 年 7 月。

② 冒群：《当前基本药物物流配送体系对医院的影响分析》，《中国基层医药》2013 年 5 月。

部分药品无企业竞标，导致无法生产。二来中标的企业生产积极性低，并不愿意增加成本来对基本药物生产线进行优化，更不愿意增加研发成本研发新的廉价药品，这也导致了生产环节的恶性循环[①]，然而技术强和服务好的大型企业多数不愿意参与投标，中小型企业中标后却无法按时按量完成药品生产，这都是导致基本药物的供给不足的关键因素之一。

（二）基本药物配送机制缺陷，政府职能缺位

1. 基本药物配送机制缺陷，配送质量低

目前我国基本药物配送的模式主要有四种，第一，由生产企业直接配送，但是由于基本药物价格成本的控制，生产企业仅能靠更多的压低配送成本来获取利润，这样不仅降低了配送服务质量，也大大弱化了生产企业的基本职能；第二，由具有物流能力的企业（主要是药品经营企业）或者省内招标的统一物流企业来进行配送，但是这样不仅存在转配送的现象，也会由于地方保护而导致竞争无序[②]；第三，多家企业进行配送接力，然而由于基层药品物流网的薄弱，基本药物急需的农村边远地区对于基本药物的可及性反而远远低于经济发展良好的地区。这些不完整的配送模式都会严重影响基本药品的流通和配送质量。

企业的药品配送能力直接影响了基本药物配送的质量，目前我国小型企业不仅配送能力低，且配送效率也存在问题。首先，具有药品配送资格的企业较少，基本药物物流市场缺乏正常的竞争机制[③]；其次，具有药品配送资格的企业往往基于盈利目的，倾向于配送高回报的药品，而将基本药物转为快递配送；最后，由于现代物流仍处于建设的阶段，配送企业并没有将配送完全现代化、信息化，大部分环节仍依靠人工操作，效率低，准确度也不高[④]。总之，由于我国目前基本药物配送模式的不完整以及配送企业的配送能力弱，严重影响了基本药物的市场流通，在一定程度上阻碍基本药物的发展。

2. 政府职能缺位，政策制定和监管不力

在供应链中，基本药物的物流、商流、信息流和资金流均缺乏相关制度的约束，因此，基本药物流通风险大。一来基本药物制度并未在流通环节对企业进行监控管理，政府也未对配送企业的招标选择标准进行定义。二来药品流通监管环节的人力资源和设备严重不足，导致配送企业的执行力低，行为也不规范。三来对于基本药物配送的财政补贴不到位，不仅导致配送企业的积极性降低，而且贫

① 叶露等：《我国基本药物生产流通使用中存在问题和成因分析》，《中国卫生资源》2008 年 11 月。
② 张丽青、黄术生：《基本药物配送中的问题与对策》，《中医药管理杂志》2011 年 6 月。
③ 王素珍：《适合新医改目标的基本药物流通模式研究》，《中国卫生经济》2011 年 6 月。
④ 孔祥金：《国家基本药物制度的建立与药品生产流通领域的变革》，《中国药业》2009 年 6 月。

穷边远地区不能得到政府的保障。

（三）基本药物招标存在问题

1. 招标评价标准不统一

由于各省的基本药物招标实施存在着差异，因此招标情况存在明显的地方保护[1]。此外，由于对企业的招标标准设定不完善，仅仅基于企业的销售额等指标对竞标企业进行筛选，而未将重点放在药品可靠、临床疗效等因素上，导致了许多具有生产优势的小企业被拒绝，评价体系的制定也造成评标结果的不公平。

2. 招标制度无法适应企业成本的波动

由于市场的动态性，企业的生产成本一直处于不断的波动状态中，然而招标后，屡屡出现中标企业停止基本药物生产的情况，这直接反映了"最低价者中标"的招标制度无法适应企业成本的波动[2]，不仅严重背离市场规律，不承认企业应该拥有合理利润，影响企业的健康发展和持续创新能力，导致企业积极性下降，而且阻碍医药产业可持续发展。

（四）基本药物的使用存在问题

1. 基层医疗机构基本药物配备率不高

我国各地区基层医疗机构国家基本药物配备率占机构总药品种数比率均未达到100%，造成这一现象有多个原因：一是基本药物目录中某些药品品种不能满足基层医疗机构需求，或者有些药品的剂型和单位包装不符合临床使用，因此配备使用较少。二是基本药物的配送能力不足，导致某些基层医疗机构需要的基本药物品种往往处于缺乏状态。一些中标价格较低的常用基本药物经常不能及时配送或缺货，特别是在农村地区，导致基层医疗卫生机构临床诊疗用药的需求得不到有力保障。

2. 基层医疗机构依然存在不合理用药情况

基本药物制度实施后，我国各地区基层医疗机构合理用药指标中的含抗菌药物的处方比率和含注射剂的处方比率总体呈现下降趋势，说明基本药物制度实施在一定程度上改善了不合理用药状况。但是这两个指标的处方比率等指标仍超出WHO推荐的参考值范围。主要原因包括：基层医疗机构的诊疗水平和技术力量相对薄弱，医疗服务水平还不能满足群众的需求，低价格的基本药物不足以吸引患者前往基层医疗卫生机构就医用药，也影响了医生的使用积极性，从而导致基

---

[1] 宁博等：《关于基本药物流通环节的制度策略研究》，《中国卫生经济》2012年2月。
[2] 韩喆、干荣富：《基本药物招标采购模式的完善》，《中国医药工业杂志》2012年1月。

本药物不能发挥促进合理用药的作用；其次，部分医生没有转变用药习惯，存在抗生素滥用和大处方等不合理用药的现象。

（五）基本药物制度的政策存在缺陷

首先，我国基本药物制度在政策设计层面存在的突出问题是还没有建立基本药物的临床循证的遴选程序和医疗机构使用基本药物的激励机制，这就导致基本药物遴选低效以及基本药物生产和销售企业的消极状态。其次，现行的法律未完善，基本药物生产企业停产、基本药物配送不畅和各级医疗卫生机构使用基本药物的监督惩罚机制，致使基本药物可及性障碍不能得到改善。

六、建议与展望

由上述可知，我国基本药物制度实施以来还存在诸多不足，优化国家基本药物制度，更好地实现人人享有基本医疗服务可及性，是保障基本药物可持续发展的关键举措。

（一）完善基本药物招标采购机制，提高基本药物可及性

我国目前的基本药物制度每年在基本药物的生产企业和配送企业的遴选环节上采取过于复杂的招标程序，不仅增加了基本药物的交易成本和价格，还降低其利润，最终导致中标生产企业和配送企业失去积极性。为了简化基本药物招标采购程序以及提高药品生产和配送企业的积极性，本研究认为可以引入特许生产经营权的监管方式：采取5年一个周期，每个省指定少量的药品生产企业和配送企业专门负责生产和配送，5年后进行评价，如果药品的质量不合格以及供应低效时则引入企业的退出机制，反之，企业可以继续持有基药特许生产经营权，在此基础上可以考虑给予基本药物特许经营权的厂家更高的药品定价，以此来激励其他企业的生产经营积极性。通过这样的方式，既能减少政府投入，也能稳定地建立一批有一定利润的、保证质量的基本药物生产和供应保障型企业，使得低价基本药物重新回到市场，从而保障基本药物的可获得性。此外，政府的主要职责也由目前的招标职能转变为监管职能，从而发挥政府和市场的不同作用，以实现最优的资源配置。还有很多学者推荐其他的基本药物招标采购配送模式，对完善基本药物招标采购机制提供了借鉴意义。

（二）落实基本药物制度相关配套措施

为了促进基层医疗机构提高基本药物可及性和合理用药水平，全国各地应积

极落实《关于巩固完善基本药物制度和基层运行新机制的意见》中提出的各项措施。完善我国在基本药物的循证遴选标准与程序、基层医疗机构多渠道补偿机制、人员激励机制、合理用药教育和基本药物制度监测评价等配套措施，特别是要结合我国国家药物政策体系，建立我国细化的医药人力资源开发政策、药品公平定价原则与供应效率政策和合理用药的收集、监测和评价政策，以保障我国全体人民都能用得上药，用得起药，用得好药，最终推动基本药物制度的可持续发展。

（三）确定基本药物制度的法律地位

加强国家基本药物制度的立法工作，提高国家基本药物制度的强制执行力，是保障人人享有基本医疗保障的前提，是贯彻落实国家卫生政策的关键措施。相关卫生行政部门以保障制度可持续发展为目标，明确国家基本药物制度在我国的法律地位及权责，从基本药物的遴选、目录制定、生产、流通和合理使用等方面制定相适应的法律，从而保证基本药物制度更加完善，更好地满足人民的基本健康需求。

综上所述，我国已初步建立了国家基本药物制度体系，取得了一定的成效但也凸显了许多问题，而完善国家基本药物制度政策是一项长期的系统工程，需要从生产供应、采购配送、合理使用、价格管理、支付报销、质量监管、监测评价等多个环节实施有效管理，从而实现基本药品的可及性、安全有效和公平性。最终保障基本药物制度的可持续发展。

中国民营医疗机构：问题、反思和展望

民营医疗机构是经济体制与医疗卫生体制改革的产物，20 世纪 80 年代，在国家实行改革开放、建立社会主义市场经济体制及全球化竞争等国内外整体环境的带动下，医疗卫生政策也逐渐发生变化，社会资本办医就开始进入医疗服务领域，成为一股新生力量，在一定程度上打破了公立医疗机构一统天下的垄断局面，为我国的公共医疗市场引进了竞争机制。时至今日，虽然民营医疗机构的发展仍面临诸多问题，但随着我国经济结构的调整与医药卫生体制改革的不断深入，国家逐渐将健康服务业纳入国民经济发展的方方面面，各类鼓励社会办医政策的不断出台，民营医疗机构正在逐渐步入快速发展轨道，成为我国医疗卫生服务体系中的重要组成部分。

一、新中国成立后中国民营医疗机构的发展历程和政策述评

中国民营医疗机构在卫生事业发展中的作用发挥及其作用大小，都与卫生政策的变化有着密切关系，而每一阶段的卫生政策又都与当时的国家宏观政策背景密切相关。自新中国成立以来，我国关于民营医疗机构的发展历程主要经过了以下五个阶段。

（一）开始肯定民营医疗机构合法性的阶段（1949—1957 年）

中华人民共和国成立初期，由于我国人口众多、经济基础较为薄弱，国有医疗机构不可能短期之内建立起来。为解决百姓的看病就医问题，政府一直允许少数私人开业行医，并制定了相关卫生政策。

这一阶段的主要特点有：①确立私人开业和联合诊所的性质及合法地位；②明确了私人开业和联合诊所分工协作及执业范围问题；③确立私人开业设置原

则、优惠政策及价格管制；④确立政策在未来一定时期内会长期存在，明确了政策的时效问题。

综上所述，这一时期的政策框架已基本形成，具备了引导与支持社会资本投入的基本条件。

表 2－6－1　我国民营医疗机构相关政策（1949—1957 年）

颁布时间	政策名称及主要内容	政策影响
1950 年 8 月	《关于调整医药卫生事业中公私关系的决定》，提出公私兼顾的原则，指出对私立性医疗机构不能歧视。	（1）客观上促成了全民、集体和个体 3 种所有制性质的医疗机构并存的局面，有利于减轻政府财政负担，也在一定程度上缓解了百姓看病难的问题。 （2）促使社会资本对卫生事业的投入获得了初步发展。
1951 年	《医院诊所暂行管理条例》，规定了私立医院建立、设置与开业的相关条件。	
1957 年 5 月	《关于改进划区医疗服务工作的指示》，认为个体开业医务人员仍有潜力，应保持他们便利病人、联系群体的特点，采用适当形式发挥其作用。	
1957 年 8 月	《关于加强基层卫生组织领导的指示》，进一步明确"个体开业医生是独立的脑力劳动者，是我国社会主义建设中不可缺少的力量，个体开业行医的方式今后长时期内存在"。	

（二）限制甚至取消民营医疗机构的阶段（1958—1977 年）

1956 年，伴随私营企业社会主义改造的浪潮，政府对私人开业的态度产生明显变化，对私立医疗机构的开办进行了一定限制，许多私营医疗机构开始转变属性，逐步转向"公办"或者"公私联办"。

这一阶段的主要特点是：由于片面强调国家责任，抑制社会和个人举办医疗机构，因此对当时甚至很长一段时间内的卫生事业发展未产生贡献性价值，卫生体制在很长一段时期内保持着单一化的办医格局。到 20 世纪 60 年代末，个体行医和个体诊所几乎消失[①]。

---

① 耿爱生、王树文：《社会资本投入卫生领域的政策演变历程及其影响》，《中华医院管理杂志》2011 年第 3 期。

表 2-6-2 我国民营医疗机构相关政策（1958—1977 年）

颁布时间	政策名称及主要内容	政策影响
1962 年	《农村联合医疗机构和开业医生暂行管理办法》，规定："应该允许一部分适合开业的医生个人开业"。	（1）由于政策的调整，使得私立医疗机构和个体开业人员数量呈锐减趋势； （2）集体所有制医疗机构向全民所有制过渡，形成了公立医疗机构一统天下的局面，吃大锅饭、吃财政饭，使得医务人员缺乏工作积极性； （3）由于片面强调国家举办卫生事业，加重了财政负担。
1963 年	《农村医生集体办的医疗机构和开业医生暂行管理办法》，规定："可以有领导、有控制地允许极少数适合开业的医生个人开业"。	

（三）开始鼓励举办民营医疗机构的阶段（1978—1996 年）

1978 年，十一届三中全会后，我国确定实施改革开放。在社会经济体制改革的推动下，国家卫生部门分析了计划经济体制下卫生事业发展的不足与缺陷，在总结经验、吸取教训的基础上启动了医疗卫生改革。接着国家又颁布并实施了一系列卫生政策，这些政策共同构成了鼓励、支持、规范与引导社会力量投入卫生事业发展的重要内容，初步形成了发展集体医疗卫生机构，支持个体开业行医的基础条件，如 1984 年的广州益寿医院，1988 年的吉林市创伤医院等，这些民营医疗机构大多由私人诊所发展壮大或民间资本参与公立医院改制而来，民营医疗机构重新开始萌芽发展[①]。

这一阶段卫生政策的主要特点有：①认为个体开业行医是对国家和集体投入不足的重要补充，对其所发挥的作用给予了充分肯定。个体开业医生既可以合法开业，也可举办联合诊所或相应医疗机构，鼓励和支持卫生的社会多元投入；②对开业医师资格、技术及药品使用、执业管理等进行了严格限制，形成了医师准入管理的基本内容；③对举办医疗机构的申请条件、开业程序和执业要求、收费管理等都进行了详细规定，形成了医疗机构准入管理的基本内容。

---

① 耿爱生、王树文：《社会资本投入卫生领域的政策演变历程及其影响》，《中华医院管理杂志》2011 年第 3 期。

表 2 – 6 – 3　我国民营医疗机构相关政策（1978—1996 年）

颁布时间	政策名称及主要内容	政策影响
1980 年 8 月	《关于允许个体医生开业行医问题的请示报告》，允许医生个体开业，加强对开业医生的申办资格、开业条件的审核与管理。	一方面，由于政策目标明确、内容较为合理，既明确了社会投入的合法性，又确立了开业医师准入、医疗机构准入和价格管制等管理依据，起到适度鼓励和支持个体开业行医的作用，符合当时社会发展的实际情况。但另一方面，在政策中也有不尽合理的内容，如开业资格中关于户口的限制、个体开业者无法自主定价等，都有其一定的局限性。
1985 年 4 月	《关于卫生工作改革若干政策问题的报告》，多方筹资，开阔发展卫生事业的路子，鼓励和支持发展集体卫生机构，支持个体开业行医。	
1988 年 11 月	《医师、中医师个体开业暂行管理办法》，对个体开业医师资格、执业管理、奖惩等做了具体规定	
1992 年 9 月	《关于深化卫生改革的几点意见》，鼓励采取部门和企业投资、单位自筹、个人集资、银行贷款、社团捐赠、社会基金等多种形式，多渠道筹集社会资金。	
1994 年 2 月	《医疗机构管理条例》，鼓励多种形式兴办医疗机构；明确开办医疗机构的申请条件、开业程序和执业要求等。	

但是，由于当时我国对医疗机构实行国有管理，而民营医疗机构的建立必须经当地卫生部门批准。虽然政策没有限制民营医疗机构的建立，但卫生行政部门出于对公立医疗机构的保护，对民营医疗机构的审批很严，在这样的环境下，民营医疗机构很难得到真正的发展[①]。

（四）相关政策进一步明确具体的阶段（1997—2000 年）

1992 年，党的十四大提出了建立社会主义市场经济体制的目标。为了与这一目标相适应，卫生部门启动了新一轮的卫生体制深化改革。以 1997 年中共中央、国务院《关于卫生改革与发展的决定》为起点，先后发布了一系列政策，共同构成了这一阶段的政策体系，进一步改善了民营医疗机构的政策环境并拓宽了市场空间，开始促使我国医疗卫生服务逐渐向着多元化格局发展。

这一阶段的卫生政策一方面再次重申了民营医疗机构的重要性，另一方面，从政策体系来看，延续了上个阶段目标明确、内容较为全面的特点，特别是在具体的管理环节上则呈现出新的亮点。如实行医疗机构分类管理、放开营利性

---

① 鲁虹、金兴：《上海市民营医院现状和发展研究》，《中国医院管理》2006 年第 12 期。

医疗服务价格、两次调整税收政策等，都反映出整个政策体系日益健全与科学。

表 2 - 6 - 5　我国民营医疗机构相关政策（2001 年至今）

年份	政策名称及主要内容	政策影响
1997 年	《关于卫生改革和发展的决定》，积极拓宽卫生渠道，广泛动员和筹集社会各方面的资金，举办医疗机构要以国家、集体为主，其他社会力量和个人为补充。	（1）关于社会资本投入的作用和性质的界定，为社会投入的发展提供了足够充分的政策依据，激发了社会投入的热情，使得民营医疗机构在数量上有了较快增加。
2000 年	《关于城镇医疗卫生体制改革的指导意见》，将医疗机构划分为非营利性和营利性两类，实施不同的财税、价格政策。《关于医疗机构分类管理的实施意见》，城镇个体诊所、股份制、股份合作制和中外合资合作医疗机构定为营利性医疗机构。《关于改革医疗服务价格管理的意见的通知》，对营利性医疗机构提供的医疗服务实行市场调节价，医疗机构根据实际服务成本和市场供求情况自主定价。	（2）民营医疗机构的兴起对医疗机构体制改革也产生了深远的影响，打破了公立医院一统天下的局面，促进了医疗市场的有序竞争，满足了不同群体的医疗保健需求。（3）由于部分政策内容的适宜性问题，也对社会投入特别是民营医疗机构的发展起到了一定的抑制作用。（4）在民营医疗机构数量增长、服务能力不断扩大的同时，也暴露出诸如服务水平低、收费高、虚假宣传等问题。

但是，由于行业的特殊性和种种限制，这一阶段仍然很难吸引民间资本进入医疗市场。从数量和规模上，民营医疗机构发展较慢，而且最初大多都是以康复门诊、个体诊所、性病门诊、疑难杂症专科医院等形式存在，在我国的医疗卫生改革进程中还未达到举足轻重的地步，而且由于这些民营医疗机构存在严重的生存困难，一部分民营医疗机构只得靠一些非常手段来获取生存空间，给老百姓留下了不良的印象，造成了一定的负面影响。

（五）大力推进多元化办医格局的阶段（2001 年至今）

进入 21 世纪，由于公共财政投入有限，医疗卫生事业的发展速度与社会需求仍存在较大差距，因此，国家提出了"政事分开、管办分开、医药分开、营利性与非营利性分开"等医疗卫生体制改革思路，许多地方政府开始改革医疗卫生体制，允许公立医疗机构通过委托经营、股份合作、股份制等形式，或整体出让的方法引进社会资本。与此同时，境外资本也开始进入我国医疗市场。医疗市场的开放度明显增高，社会资本开始大量进入医疗服务领域，非公立医疗机构迅速涌现并迅速增长，民营医疗机构迎来了第一个快速增长期。

表 2 - 6 - 4　我国民营医疗机构相关政策（1997—2000 年）

年份	政策名称及主要内容	政策影响
2009	《国务院关于印发医药卫生体制改革近期重点实施方案（2009—2011 年）的通知》，鼓励民营资本举办非营利性医院，民营医疗机构在医保定点、科研立项、职称评定和继续教育等方面，与公立医院享受同等待遇；对其在服务准入、监督管理等方面一视同仁。 《中共中央　国务院关于深化医药卫生体制改革的意见》，鼓励民营资本举办非营利性医院，鼓励和引导社会资本发展医疗卫生事业，积极促进非公立医疗卫生机构发展，形成投资主体多元化、投资方式多样化的办医体制。	（1）国家颁布的一系列政策可吸引分散的社会资本集中起来建立民营医疗机构。 （2）鼓励社会办医政策在一定程度上可以打破公立医疗机构一统天下的局面，民营医疗机构与公立医疗机构的差距，有利于营造公立医院机构与民营医疗机构公平的竞争环境，促进民营医疗机构的健康可持续发展。 （3）国家出台的政策合力引导了社会资本办医，指明了社会资本办医的方向，且为社会资本举办非营利性医疗机构提供了法律支持，不仅有利于我国医疗卫生事业的发展，而且提高了私人资本的慈善意识，促进我国慈善事业的发展进步。
2010	《关于进一步鼓励和引导社会资本举办医疗机构的意见》，"坚持公立医疗机构为主导、非公立医疗机构共同发展，加快形成多元化办医格局，是医药卫生体制改革的基本原则和方向。" 《国务院办公厅关于印发医药卫生体制五项重点改革2010 年度主要工作安排的通知》，放宽社会资本举办医疗机构的准入范围，改善执业环境，围绕机构设立、经营性质、执业范围、外资办医、税收价格政策、医保定点、用人和学术环境、设备配置等突出问题，制定了有针对性的政策措施。	
2011	《国务院办公厅关于印发医药卫生体制五项重点改革2011 年度主要工作安排的通知》，在符合准入标准的条件下优先考虑社会资本，鼓励社会资本举办普通医疗机构，支持社会资本举办高端医疗机构。	
2012	《"十二五"期间深化医药卫生体制改革规划暨实施方案》，放宽社会资本举办医疗机构的准入范围，提出到2015 年，非公立医疗机构床位数和服务量达到总量的20% 左右。 《深化医药卫生体制改革 2012 年主要工作安排》，鼓励具有资质的人员依法开办私人诊所，引导社会资本以多种方式参与包括国有企业所办医院在内的部分公立医院改制重组。	
2014	《国务院办公厅关于印发深化医药卫生体制改革 2014 年重点工作任务的通知》，优先支持社会资本举办非营利性医疗机构，努力形成以非营利性医疗机构为主体、营利性医疗机构为补充的社会办医体系。	

但与此同时，由于政策的不平衡，公立医疗机构仍然占据主要的医疗市场份额。据统计，2006 年底我国有各级各类医疗机构 30 多万家，其中非公有制医疗机构 13 万多家，有一定规模的民营医院大约只有 1500 多家①。它们大部分是由私人诊所发展起来的，也有一部分是通过对濒临倒闭的一级医疗机构改制分离出来的，还有少部分是由国内大财团投资创建的。但尽管如此，民营医疗机构在医疗市场上所占的营业份额仍旧微不足道，据权威部门统计，在全国各级民营医疗机构总数量已占半壁江山的情况下，其诊疗人次数却仅占全国医疗机构总诊疗人次数的 2.7%，入院人数占全国医疗机构入院人数的 2.5%，在每年超过万亿元人民币的中国医疗市场这块大蛋糕中，民营医疗机构仅占不到 3%。

由于民营医疗机构受政策制约，规模较小，数量有限，问题频出，发展脚步变缓。为进一步鼓励和支持民营医疗机构的发展，形成多元化的办医格局，针对我国的医疗市场存在的问题，国家开启了新一轮医改，中央出台了一系列鼓励社会资本办医的政策，调整相关政策，促进民营医疗机构的健康发展。

这一阶段的政策特点是对民营医疗机构的认识进一步深化，改变了过去民营资本只能办营利性医疗机构的看法，开始提出并鼓励民营资本举办民办非营利性医疗机构。同时，社会办医的政策环境进一步改善，国家从准入条件、税收政策、医保定点等方面出台相关优惠政策，积极鼓励社会资本办医，努力构建多元化、多层次协调发展的办医格局。

梳理以上政策脉络，可以发现，我国的民营医疗机构起起伏伏、历经风雨，从无到有、从小到大，从不允许到允许，再到鼓励、支持，挺拔地发展起来，从新中国成立以来的个体私人诊所，逐步发展为今天具有自身专科特色和一定数量的医疗机构，经过了几十年的历程，见证了我国社会主义特色市场经济的发展和对"公"与"私"意识形态的变化。但是，与其他民营工商业相比，民营医疗机构的成长依然稍显缓慢。在过去的几十年成长发展历程中，民营医疗机构每走一步都显得十分艰难，夹缝中求生存依然是众多民营医疗机构现状的真实写照。

二、中国民营医疗机构概念、内涵与分类

长期以来，学术界并未对"民营医疗机构"这个概念做一明确规范的界定，导致实务中的理解五花八门，因此，要正确理解"民营医疗机构"，需结合我国各个阶段的历史背景。

---

① 鲁虹、金兴：《上海市民营医院现状和发展研究》，《中国医院管理》2006 年第 12 期。

（一）民营医疗机构的概念

"民"的含义。"民"在汉语中有多重含义，可作人民、公民、市民解，既可以是一个集合范畴，也可以是个体概念。随着市场经济的发展，法律上平等的人成为社会经济的基本要素，"民"的概念进一步延伸，泛指与政府机构相对应的，具有法律人格的个人或由这种个人构成的整体。

"民营"的含义。根据《现代汉语词典》（商务印书馆 2002 年出版）解释："民营"是指人民群众投资经营，私人经营。如果一个医疗机构是政府经营，就是政府或官方医疗机构，反之就是民营医疗机构[①]。也就是说，民营医疗机构是相对于政府或国营医疗机构而言的。从这个层面上来说，"民营医疗机构"是从所有制角度对医疗机构的一种分类。

"医疗机构"的含义。医疗机构是指依法定程序设立的从事疾病诊断、治疗活动的卫生机构的总称[②]。医院是以诊治病人、照护病人为主要目的，具备一定数量的病床与设施，通过医务人员的集体协作，对病人及特定人群进行治病防病、健康促进的场所。因此，医疗机构的范围比医院广，医院是具备一定规模和床位的医疗机构。

综上所述，民营医疗机构是由非官方的民间个人或个人联合经营，依法定程序设立的从事疾病诊断、治疗活动的卫生机构的总称。

（二）民营医疗机构的内涵

从我国民营医疗机构的发展脉络可以看出，早期的民营医疗机构基本是个体或个体联合投资举办的诊所或联合诊所，个体既负责投入又负责经营，所以，对民营医疗机构最初的认识是民营资本投入举办并经营的医疗机构。但是，随着我国多元化办医的形式多样化，我国民营医疗机构的内涵也逐渐发生变化，主要表现为以下两个方面：

1. 出现境外投资的民营医疗机构

自 2009 年 4 月深化医药卫生体制改革启动实施以来，我国提出大力发展非公立医疗机构，出台鼓励有实力的社会力量以及境外投资者举办医疗机构，鼓励具有资质的人员（包括港、澳、台地区）依法开办私人诊所等政策。2014 年，国家卫计委和商务部联合下发《关于开展设立外资独资医院试点工作的通知》（下称《通知》），允许境外投资者通过新设或并购的方式在北京、天津、上海、江苏、

---

① 周良荣：《论民营医院之性质》，《卫生经济研究》2003 年第 2 期。
② 姜柏生、田侃著：《医事法学》，东南大学出版社 2003 年第 1 版。

福建、广东、海南设立外资独资医院，至此，境外投资举办的民营医疗机构的数量逐渐增多。

2. 出现民办非营利性质的医疗机构

2000 年，为促进医疗机构之间公平、有序的竞争，我国出台了《关于城镇医疗机构分类管理的实施意见》的通知 关于印发《关于城镇医疗机构分类管理的实施意见》的通知（卫医发〔2000〕233 号），医疗机构的分类一改过去那种从所有制角度加以分类的方法，开始按照非营利性和营利性医疗机构按机构整体划分，划分的主要依据是医疗机构的经营目的、服务任务，以及执行不同的财政、税收、价格政策和财务会计制度。自此，民办医院不再简单地等同于营利性医院，民办非营利性医疗机构这一新的医疗机构类型也开始萌芽和发展。

综上所述，根据近年来我国卫生政策的调整脉络和对医疗机构的分类情况来看，从所有制和资本结构的角度划分，我国医疗机构可以分为公办（立）医疗机构和民办（私立）医疗机构；从经营目的角度划分，我国医疗机构可以分为营利性医疗机构和非营利性医疗机构；从经营者角度划分，我国医疗机构可以分为公营医疗机构和私营医疗机构。

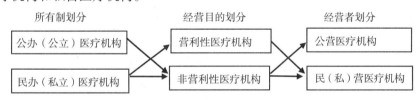

图 2－6－1　我国医疗机构分类逻辑图

目前，我国民营医疗机构主要有以下两种类型：

第一种：民办民营营利性医疗机构。即医疗机构完全由社会资本投资举办，或是公立医疗机构转制后社会资本占 51％以上股权的医疗机构，由社会资本的出资人或董事会任命医疗机构负责人，医疗机构是营利性机构，在工商部门登记注册，并按章纳税，有价格定价权。医疗机构主要按照现代企业制度管理运行，大多数此类型的医疗机构都建立了法人治理结构或董事会。

第二种：民办民营非营利性医疗机构。即医疗机构完全由社会资本投资举办，或是公立医疗机构转制后社会资本占 51％以上股权的医疗机构，由社会资本的出资人或董事会任命医疗机构负责人，医疗机构是非营利性机构，在民政部门登记注册，享受民办非企业单位的相关免税待遇。此种类型的医疗机构大多产生于 2000 年我国医疗机构分类改革之后，目前数量比较少，大多按照现代企业制度管理运行，大多数此类型的医疗机构都建立了法人治理结构或董事会。

（三）几个相近的概念

1. 社会资本办医与社会办医疗机构

社会资本是指遵循经典社会资本理论的内涵，除政府资本以外的所有人力资本、物质资本和社会行动（人们之间的理解、尊重、合作和信任等因素）的总和。社会资本的概念从主体上排除了政府资本，从内容上并不仅仅局限于实物或金融资本，涵盖了人力、物力和社会行动等诸多内容。

目前，我国对社会资本举办医疗机构并无统一定义。查阅现有的文献资料和政策文件，对社会资本举办医疗机构的表述主要有：非国有医疗机构、民营医疗机构、民间资本办医，其主要内涵是指由国有资本、集体资本等公有资本之外的国内民营资本和国（境）外资本等，以独资、合资或合作等投资形式，在我国举办的营利性医疗机构或非营利性医疗机构，包括医院、门诊部、个体诊所等。

综合以上定义，社会资本举办的医疗机构可以分为两种：国内民营医疗机构和境外资本投入的医疗机构。个人投资或股份投资的医疗机构均属于社会资本办医，而现有的国有医疗机构、国有企业举办的医疗机构和集体所有制等公有资本举办的医疗机构均不属于社会资本办医的范畴。按照《中国卫生与计划生育统计年鉴》分类标准，民营医院指经济类型为国有和集体以外的医院，包括联营、股份合作、私营、台港澳投资和外国投资等医院，也即非公立医疗机构。因此，我国民营医疗机构的内涵基本等同于社会资本举办的医疗机构。

但是，社会办医疗机构与社会资本办医的内涵不同。根据《中国卫生和计划生育统计年鉴》（2014）的分类，医疗机构按照主办单位可分为政府办、社会办、私人办。其中，社会办医疗机构指的是企业、事业单位、社会团体和其他社会组织办的医疗机构，而社会资本办的医疗机构是从资本结构来进行定义的，是指联营、股份合作、私营、台港澳投资和外国投资等医疗机构，因此，两个概念有完全不同的内涵。本文中的民营医疗机构是指社会办医疗机构中的社会团体和其他社会组织办的医疗机构以及个人办的医疗机构。

2. 私立医疗机构与民营医疗机构

"私立"是与"公立"相对的概念，其区别在于其投资来源不同，"公立"的投资来源是国家政府或集体，而"私立"的投资来源是国家政府外的社会资本或民间资本。

国外没有民营医疗机构的说法。国际上的惯例是称为私立医疗机构[①]。国际上一般将医疗机构划分为公立医疗机构和私立医疗机构。公立医疗机构也就是政

---

① 徐占民：《浅议营利性和非营利性医疗机构的界定》，《中国医院管理》2001年第3期。

府医疗机构。私立医疗机构分为营利性医疗机构和非营利性医疗机构[1]。但是，我国的习惯是称为民营医疗机构。因为由于意识形态的影响，作为社会主义国家的中国，在改革开放之初，民营医疗机构出现之初，在"公立"一统天下的情况下，还不敢讲"私立"这个敏感的字眼，私立医疗机构便以"民营"的称谓出现，最多只敢在经营层面上讲，所以我国一直沿用至今。

因此，我国"民营医疗机构"实质上与国际上通用的"私立医疗机构"的内涵一致，都是从所有制的角度对医疗机构进行的分类，公办民营等没有改变所有制只是进行两权分离类改革的医疗机构，在本文中均不属于民营医疗机构的范畴。

3. 非公立医疗机构与民营医疗机构

《中国卫生和计划生育统计年鉴》（2014）的指标解释中，医疗机构按登记注册类型分为"公立"和"非公立"两种，其中，"公立"指经济类型为国有和集体的医疗机构，"非公立"指经济类型为联营和私营的医疗机构。目前，我国"联营医疗机构"和"私营医疗机构"尚未有权威定义，参照国务院颁布的《中华人民共和国私营企业暂行条例》中私营企业和联营企业的定义，联营医疗机构应该是指两个及两个以上相同或不同所有制性质的企业法人或事业单位法人，按自愿、平等、互利的原则，共同投资组成的医疗机构。包括国有联营医疗机构、集体联营医疗机构、国有与集体联营医疗机构和其他联营医疗机构。私营医疗机构是指资产属于私人所有的医疗机构，包括独资医疗机构、合伙医疗机构和股份制医疗机构三种形式。

综合以上分析，"非公立医疗机构"中的"联营医疗机构"涉及两个及两个以上相同或不同所有制性质的企业法人或事业单位法人，因此不能等同于本文中的"民营医疗机构"内涵。严格意义上来说，"民营医疗机构"与"非公立医疗机构"中的"私营医疗机构"以及"个人办"医疗机构的内涵基本一致。

（四）民营医疗机构的性质

2000年2月由国务院体改办、国家计委、国家经贸委、财政部、劳动保障部、卫生部、药品监管局、中医药局公布的《关于城镇医疗机构分类管理若干问题的意见》（国办发〔2000〕16号）上，文件明确国家建立医疗机构分类管理制度，将医疗机构分为非营利性和营利性两类，两类医疗机构同为我国医疗卫生事业的重要组成部分，都以保护和增进人民群众的健康水平，体现社会公平，推动社会进步为目的，其不同之处主要体现在其盈利用途方面。

---

[1] 卫经文：《医疗机构分类管理若干问题探讨》，《卫生经济研究》2000年第4期。

从主体性质上看，民办非营利性医疗机构属于民办非企业单位法人，民政部门是其主管部门，卫生行政部门是其行业指导部门，民办非营利性医疗机构受《民办非企业单位登记管理暂行条例（1998 年 10 月 25 日国务院令第 251 号发布）》的法律规制，机构盈利只能用于医疗机构自身的扩大再生产或回报社会，医疗机构的所有者和工作人员不得从盈利中分红。

民办营利性医疗机构属于企业法人，工商部门是其主管部门，卫生行政部门是其行业指导部门，民办营利性医疗机构受《中华人民共和国公司法（2014）》的法律规制，营利性民办医疗机构的利润属于投资者或股东所有，可以用来分红。

两种性质的民办医疗机构均要遵守《医疗机构管理条例》及其实施细则等法规和相关规定。从两种性质民办医疗机构的法律基础来看，民办营利性医疗机构的法律基础（中华人民共和国公司法（2014））更为完善，其中明确规定了民办营利性医疗机构的法人权利和义务，以及机构的法人治理结构等相关制度，且比较新（2014 年修订）。相比之下，民办非营利性医疗机构的法律基础较为陈旧，自 1998 年后再未更新，规制内容仅限于对民办非企业单位的登记、年检和注销等方面，对民办非营利性医疗机构法人的权利、义务、治理结构方面尚未有明确规定，在一定程度上阻碍了民办非营利医疗机构的发展。

（五）民营医疗机构的法律地位

法律地位主要是指法律主体在法律关系中的地位以及在法律关系中的权利义务关系。

1. 行政法律关系中民营医疗机构的权利义务

在行政法律关系中，行政法主体双方的法律地位具有不平等性，国家卫生行政机关处于主导和决定性地位，民营医疗机构则处于行政管理相对人的法律地位，在行政管辖领域内接受行政机关的行政管理。

行政法律关系中，民营医疗机构享有的权利主要有：享有维权保障机制的权利；享有保障安全正常执业的权利。

行政法律关系中，民营医疗机构承担的义务主要有：守法律法规的义务；服从有关行政机关的监督管理的义务；承担社会责任的义务。

2. 经济法律关系中民营医疗机构的权利义务

经济法律关系，是指国家协调经济运行过程中由经济法律调整而形成的经济权利义务关系。

（1）税收法律关系中民营医疗机构的权利义务

税收法律关系，是经税收法律确认与调整之后形成的具有权利与义务内容的社会关系。在税收法律关系中，民营医疗机构民营医疗机构作为纳税主体承担纳税的义务，服从征税机关的税款征收、税务管理、税务检查、税务违法处罚等管理的义务；同时也享有知情权，即依据什么法律、什么样的标准缴纳税费。

（2）劳动法律关系中民营医疗机构的权利义务

劳动法是调整劳动关系以及与劳动关系密切联系的其他社会关系的法律规范的总称。在劳动法律关系中，劳动者有接受职业培训和提高劳动技能的权利。据此，在民营医疗机构中的劳动者，即卫生技术人员也应享有一系列保障其执业的权利。

（3）民事法律关系中民营医疗机构的权利义务

民事法律关系是在具体民事主体之间发生的，具有民事权利义务内容的民事关系。民营医疗机构与患者的法律关系是医疗服务合同关系，是民事法律关系，而非行政法律关系，亦非经营者和消费者的关系，亦不完全是民事合同关系。在这个民事法律关系中，医疗机构需承担防病治病的义务，同时享有获得医疗服务费用的权利。

（六）民营医疗机构的现行政策

1. 规划政策

鼓励社会资本举办非营利性医疗机构以及高水平、规模化的大型医疗机构或向医院集团化发展；鼓励社会资本举办康复医院、老年病医院、护理院、临终关怀医院、中医医疗机构等。各地在制订和调整区域卫生规划、医疗机构设置规划和其他医疗卫生资源配置规划时，将社会办医统一纳入规划，留出足够空间；在配置、调整和新增医疗卫生资源时，在符合准入标准的条件下优先考虑由社会资本举办。

2. 准入政策

凡是法律法规没有明令禁入的领域，都要向社会办医开放，并不断扩大开放领域；凡是对本地资本开放的领域，都要向外地资本开放。

（1）在投资额度方面，我国对境内社会资本举办医疗机构没有明确的投资额限定，但要求中外合资合作医疗机构投资总额不得低于2000万元人民币，港澳资本则不得低于1000万元人民币，且中方所占股权比例或权益不得低于30%。

（2）在机构准入方面，对于不设床位或床位不满100张的医疗机构，由所在地县级政府卫生行政部门审批；床位在100张以上的医疗机构和专科医院按照省级政府卫生行政部门的规定审批。中外合资合作医疗机构由省级卫生部门和商务部门审批，外商独资医疗机构由卫生部和商务部审批，港澳台资本在内地设置独资医疗机构由省级卫生部门审批。

（3）在设备准入方面，申请大型医用设备由医疗机构向所在地卫生行政部门提出，甲、乙类设备分别由国务院卫生行政部门和省级卫生行政部门审批。社会办医在申请大型医用设备配置及其利用管理方面，享受与公立医疗机构同等待遇，由相应层级的卫生部门实行统一规划、统一准入、统一监管。

（4）在医疗技术准入方面，实行医疗技术分类管理政策，第二、三类医疗技术分别由省级和国家级卫生行政部门负责临床应用能力技术审核。社会办医在医疗技术准入方面享受与公立医疗机构同等待遇，符合质量和安全准入标准者均可予以许可。

3. 财政投入政策

社会资本办医一般不享受政策财政补助，但鼓励各级政府采取招标采购等方法，选择符合条件的非公立医疗机构承担公共卫生服务以及政府下达的医疗卫生支农、支边、对口支援等任务，支持社会资本举办的社区卫生服务机构、个体诊所等非公立医疗机构在基层医疗卫生服务体系中发挥积极作用；非公立医疗机构在发生突发公共卫生事件时，应执行政府下达的指令性任务，并按规定获得政府补偿。

4. 监管政策

我国实行医疗机构分类管理政策，根据机构性质不同，采取不同的监管措施。

（1）机构注册登记方面，非营利性社会办医必须由民政部门进行社会版非企业单位登记，而社会办营利性医疗机构则在工商部门登记。

（2）资产和所有权方面，社会办非营利性医疗机构的投资者不享有医疗机构的所有权，其国有资产未经卫生行政部门和财政部门同意，不得自行处置、转移、出租或变更用途；社会办营利性医疗机构拥有资产所有权，但从营利性医疗机构中退出的国有资产必须经卫生行政部门、商务部门和财政部门批准后方可继续用于发展卫生事业，社会办医的土地、房产等财产不得抵押。

（3）经营管理和收入分配方面，非营利性社会办医的收入用于弥补医疗服务成本，实际运营中的收支结余只能用于自身的发展，不能用于分红；营利性社会办医参照执行企业的财务、会计制度和有关政策，医疗服务所得收益可用于投资者经济回报。

（4）价格和税收方面，非营利性社会办医按国家规定价格取得的医疗服务收入和自产自用制剂免征各项税收，非医疗服务收入按规定征收各项税收，但其中直接用于改善医疗卫生服务条件的部分可抵扣其应纳税所得额；对其自用房产、土地、车船免征房产税、城镇土地使用税和车船使用税。营利性社会办医实行医疗服务价格放开，照章纳税；但对于其收入直接用于改善医疗卫生条件的，3年内享受同上税收减免政策，3年后恢复征税。

（5）评审评价方面，由专家组成评审委员会按照医疗机构评审办法和评审标准，对医疗机构的执业活动、医疗服务质量等进行综合评价。我国部分省市已将社会办医疗机构纳入等级评审范围。

（6）广告监管方面，工商行政管理部门负责医疗广告的监督管理，省级卫生部门、中医药管理部门负责医疗广告的审查，并对医疗机构进行监督管理。

5. 扶持和优惠政策

近年来，国家出台了《关于进一步鼓励和引导社会资本举办医疗机构意见的通知》（国办发〔2010〕58号）等多个政策文件，从放宽准入、优化融资、加大财政扶持、落实医保定点、强化价格和税收支持、完善用人政策、优化学术环境和畅通信息获取渠道等方面提出了一系列扶持和优惠政策，以加快社会办医发展[1]。

三、中国民营医疗机构的发展现状

（一）民营医疗机构的数量与结构

截至2013年底，我国各类民营医疗机构共计439351所，占总医疗机构（974398所）数量的45%左右。

1. 民营医院的数量与结构

如图2-6-2所示，2005年至2013年末期间，中国医院总数呈现缓慢增长趋势，医院总数比2005年增长了32%。同期民营医院呈现蓬勃发展趋势，以每年千所左右的速度保持增长，截至2013年末，民营医院总数（11313所）比2005年（3220所）增长了251%，民营医院数量占医院总数的比例已达到45.8%。但是，同期公立医院数量却在缓慢下降，2013年末公立医院数量比2005年减少了13.5%。数据显示，单从机构数量上看，国家控制公立医院规模、鼓励民营医院发展的政策已经初具成效。

但是，虽然截至2013年末，民营医院数量已达到医院总数的45.8%，但是民营医院的床位数（713216张）仅为医院总床位数（4578601张）的15.6%左右，且大部分民营医院规模都比较小，如图2-6-3所示，65%左右的民营医院为100张床位以下规模的医院，800张床位以上规模的民营医院仅有28家。民营医院以综合医院为主，约占总数的62.2%，专科医院仅占28.5%。

---

① 施莉莉等：《我国社会办医政策沿革及现行政策总结》，《卫生政策研究进展》2014年第3期。

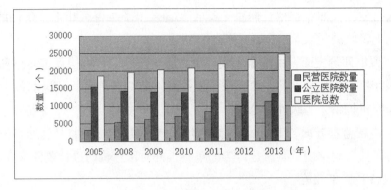

图 2 - 6 - 2　各类医院数量比较（2005—2013 年）

数据来源：《中国卫生和计划生育统计年鉴（2014）》。

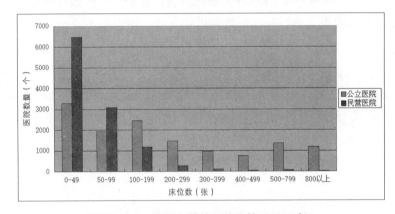

图 2 - 6 - 3　不同规模的医院比较（2013 年）

数据来源：《中国卫生和计划生育统计年鉴（2014）》。

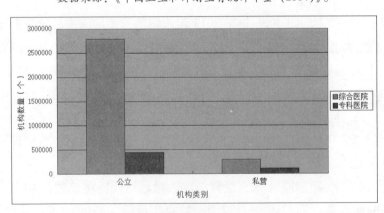

图 2 - 6 - 4　民营医院的构成（2013 年）

数据来源：《中国卫生和计划生育统计年鉴（2014）》。

2. 民营基层医疗机构的数量

截至 2013 年底，我国基层医疗机构总计 915368 所，其中：民营基层医疗机构 427566 所，占总基层医疗机构数量的 46.7%。

如图 2 - 6 - 5 所示，2005 年至 2013 年末期间，中国基层医疗机构总数呈现缓慢增长趋势，基层医疗机构总数比 2005 年增长了 7.8%。其中，公立基层医疗机构的增长率不到 1%，非公立基层医疗机构增长了 17.3%，但是，个人办的民营基层医疗机构数量却下降了 1.8%。数据提示，2005 年至 2013 年期间，中国基层医疗机构总体增长速度较慢，公立基层医疗机构增长速度远远低于非公立基层医疗机构，但个人办的基层医疗机构呈现萎缩趋势。

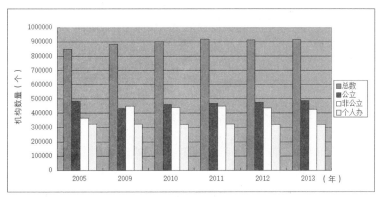

图 2 - 6 - 5　中国基层医疗机构数量（2005—2013 年）

数据来源：《中国卫生和计划生育统计年鉴（2014）》。

截至 2013 年末，在 915368 所基层医疗卫生机构中，村卫生室所占比例最高，为 70.8%；其次为诊所，占 16.4%；卫生院占 4.1%；社区卫生服务中心（站）所占比例最低，为 3.7%。

在民营基层医疗卫生机构中，62.1% 的为村卫生室，其次为诊所，占民营基层医疗卫生机构总数的 35.8%；社区卫生服务中心（站）和卫生院的比例最低，分别占民营基层医疗卫生机构总数的 1.90% 和 0.20%。

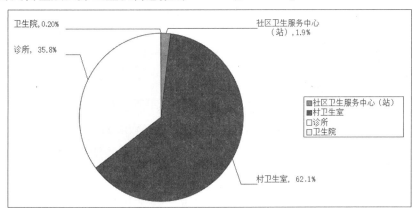

图 2 - 6 - 6　民营基层医疗机构的构成（2013 年）

数据来源：《中国卫生和计划生育统计年鉴（2014）》。

尽管目前60%的民营基层医疗卫生机构为村卫生室，但与历史数据相比较，近年来私人办村卫生室的总数在下降。数据显示，自1985年以来，私人办的村卫生室数量呈现直线下降趋势，到2005年下降趋势稍缓，至2013年，私人办的村卫生室仅占村卫生室总数的24.5%。同期乡镇卫生院的设点村卫生室自2010年后缓慢增长，截至2013年末，已达到村卫生室总数的60.3%。

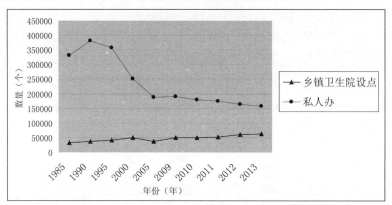

图2-6-7 私人办村卫生室的数量变化（1985—2013年）

数据来源：《中国卫生和计划生育统计年鉴（2014）》。

综上所述，2005年至2013年末，我国医疗机构中，医院的数量增长最快，尤其是民营医院的数量成倍增长。但是，基层医疗卫生机构总体数量增长不明显，并且构成在不断调整。其中：民营的村卫生室呈现明显下降趋势，取而代之的是乡镇卫生院的设点村卫生室；诊所数量增加不明显，个体诊所数量仍占诊所总数的大部分；公立的社区卫生服务中心（站）仍然占大部分比例，仅有22.6%的为非公立社区卫生服务中心（站）。因此，民营的基层医疗卫生机构主要集中在诊所和村卫生室，且近几年数量均呈明显下降趋势。

（二）民营医疗机构的床位数

1. 民营医院的床位数

截至2013年末，中国民营医院床位数为501220张，较前些年有了较大增长，但总体而言，公立医院床位数依然占绝对优势，总床位数的88%；非公立医院床位数占总量的12%，民营医院床位数仅占医院总量的8%左右，仍有较大的市场发展空间。

2. 民营基层医疗机构的床位数

与民营医院床位数相比，中国民营基层医疗机构不仅数量增长不多，床位数所占总量比也更低。截至2013年末，公立基层医疗机构床位数依然占绝对优势，占总量的97%；非公立基层医疗机构床位数占总量的3%，其中，私营基层医疗机构床位数仅占总量的2%。

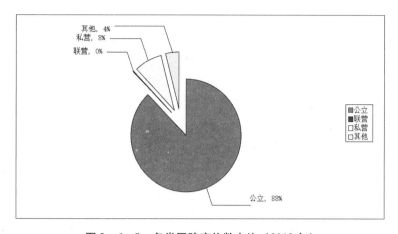

图2-6-8 各类医院床位数占比（2013年）

数据来源：《中国卫生和计划生育统计年鉴（2014）》。

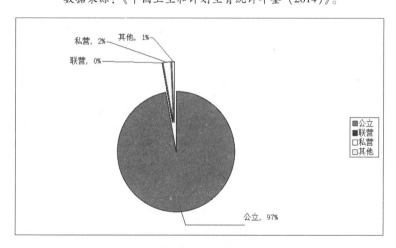

图2-6-9 各类医疗机构床位数占比（2013年）

数据来源：《中国卫生和计划生育统计年鉴（2014）》。

综上所述，尽管近年来我国民营医院数量增长了2—3倍，民营医院数量占医院总数的比例已达到45.8%，但是，床位数并没有保持相应的增速，提示我国民营医院依然是处于小规模的发展阶段。按照我国《"十二五"期间深化医药卫生体制改革规划暨实施方案》，到2015年，非公立医疗机构床位数和服务量要达到总量的20%左右，目前我国民营医疗机构的床位数只达到总量的10%左右，离20%这个目标仍然有较大差距。

（三）民营医疗机构的服务量

1. 民营医院的服务量

（1）民营医院诊疗人次数

民营医院诊疗人次近年来一直保持10%—20%左右的增速，诊疗人次数占总诊疗人次的比例从 2005 年的 4.8% 增长到了 2013 年末的 10.5%。但是，总体而言，民营医院的诊疗人次增速低于公立医院，截至 2013 年末，公立医院的诊疗人次数依然占总量的 90% 左右。

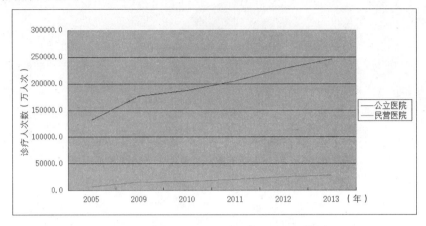

图 2 – 6 – 10　民营医院与公立医院的诊疗人次数（2005—2013 年）

数据来源：《中国卫生和计划生育统计年鉴（2014）》。

（2）民营医院入院人次数

与诊疗人次数一样，民营医院入院人次数近年来保持一定的增速，但增速远低于公立医院入院人次数的增长，截至 2013 年末，民营医院的入院人次数占总量的比例依然只到 12%。

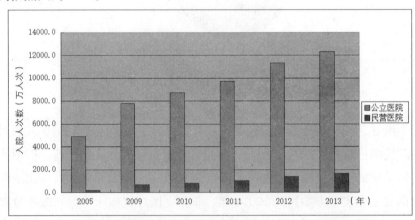

图 2 – 6 – 11　民营医院与公立医院的入院人次数（2005—2013 年）

数据来源：《中国卫生和计划生育统计年鉴（2014）》。

与入院人次数占比低相伴随的是，民营医院的病床使用率也不高。如图 2 – 6 – 12 所示，公立医院的病床使用率近年来保持在 95% 左右，而民营医院的病床使用率只能勉强达到 65% 左右，说明民营医院的病床空置率较高，经营成本上升。

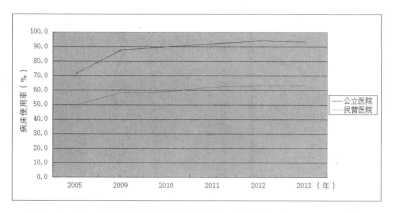

图2-6-12　民营医院与公立医院的病床使用率（2005—2013年）

数据来源：《中国卫生和计划生育统计年鉴（2014）》。

2. 民营基层医疗机构的服务量

如前所述，2005年至2013年期间，个人办民营基层医疗机构数量呈现明显的下降趋势，截至2013年末，民营基层医疗机构床位数仅占医疗机构床位总量的2%，因此，可以推断，民营基层医疗机构的诊疗人次占总量的比例非常低，公立基层医疗机构承担了大部分的基层诊疗工作。

综上所述，民营医疗机构的服务量增长主要体现在民营医院的服务量增长方面。2005至2013年末，民营医院的服务量占总量的比例已经达到10%左右，但同时，民营医院的病床使用率只有65%左右，从目前的数据来看，民营医院与公立医院之间尚未形成真正的竞争格局。

（四）民营医院的地区分布

我国幅员辽阔，受各地经济发展水平的影响，民营医院的分布存在一定的地区差异。从图2-6-13可以看出，截至2013年末，东部地区民营医院比例最高，占总量的40%，其次是西部地区，占总量的34%，最后是中部地区，占总量的26%。数据提示相对东、西部地区，中部地区的民营医院发展稍显缓慢。

从各地区民营医院的定级情况来看，东、中西部地区三级民营医院比例均较低，大部分民营医院是未定级状态，这可能与近年来民营医院数量增长较快以及我国医院等级评审周期有关。

（五）民营医疗机构的人员状况

截至2013年末，我国民营医疗机构的卫生人员数（1739109人）占全国卫生人员总量（9790483人）的17.8%左右，仅是公立医疗机构卫生人员数的1/5左右。其中，民营卫生技术人员数占全国卫生技术人员总数的15.8%。

如图2-6-15所示，除民营乡村医生和卫生员数量占乡村医生和卫生员总数

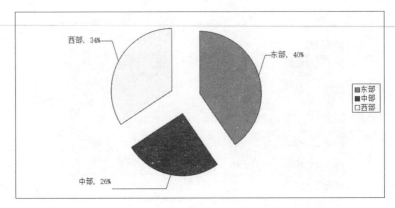

图2-6-13 民营医院的地区分布（2013年）

数据来源：《中国卫生和计划生育统计年鉴（2014）》。

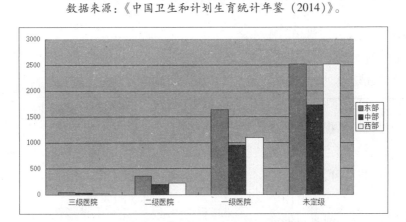

图2-6-14 各地区民营医院的定级情况（2005—2013年）

数据来源：《中国卫生和计划生育统计年鉴（2014）》。

的比例达到35%以上，其他的如（助理）执业医师、注册护士、技师等卫生人员，民营机构中的人员数量均未达到相应人员类别总量的20%。

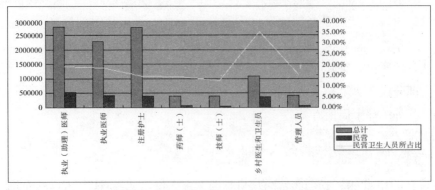

图2-6-15 民营医疗机构的人员情况（2013年）

数据来源：《中国卫生和计划生育统计年鉴（2014）》。

（六）民营医疗机构的收入与支出状况

1. 民营医疗机构的收入状况

截至 2013 年末，我国民营医疗机构收入中，92% 为医疗事业收入，7% 为其他收入，值得注意的是，民营医疗机构的财政补助收入在 2013 年末总数达到了 96020 万元，虽然只占民营医疗机构总收入的 1% 左右，但个人办医疗机构的财政补助收入从无到有，提示国家对民营医疗机构的认识有了重大转变。

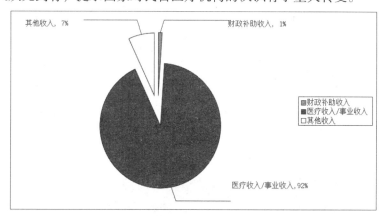

图 2 - 6 - 16　民营医疗机构的收入状况（2013 年）

数据来源：《中国卫生和计划生育统计年鉴（2014）》。

2. 民营医疗机构的支出状况

按照中国卫生和计划生育统计年鉴中的分类，医疗机构按照主办单位可分为政府办、社会办、个人办，其中如图 2 - 6 - 17 所示，在三种类型的医疗机构中，个人办医疗机构的人员经费支出占总支出的比例最高，达到了 31% 左右，比政府办和社会办医疗机构的人员经费支出高出 2—3 个百分点，数据提示民营医疗机构

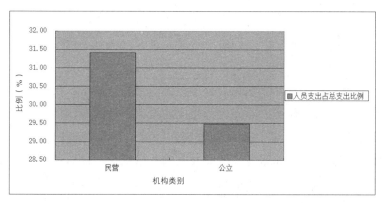

图 2 - 6 - 17　民营医疗机构的人员经费占总支出比例（2013 年）

数据来源：《中国卫生和计划生育统计年鉴（2014）》。

的人员经费支出比例较高，可能与民营医疗机构绩效方案、激励机制不同有关，相比之下，民营医疗机构的人员成本比政府办和社会办的医疗机构的人员成本要高。

（七）民营医疗机构的资产状况

从总体上看，民营医疗机构的投资规模普遍较小，与公立医疗机构差距明显。2009年，因国家出台了一系列政策鼓励支持社会资本办医，大量民间资本涌入医疗领域，投资规模大幅增加，2009年民营医疗机构资产规模比2008年高出一倍左右。但是，2010年后，由于国家对医药卫生体制改革"市场化"认识上的分歧，民营医疗机构资产规模迅速缩小，部分民营资本退出医疗领域。此后，民营医疗机构资产规模一直处于缓慢增长趋势，截至2013年末，民营医疗机构资产达到10199987万元，占资产总量的4%左右，提示2010年后引导多元化办医的政策效果并不明显。

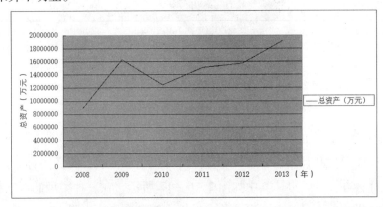

图 2 - 6 - 18　民营医疗机构的总资产变化情况（2008—2013 年）

数据来源：《中国卫生和计划生育统计年鉴（2014）》。

（八）小结

1. 机构规模方面

我国民营医疗机构近年来数量上有了较大的增长，其中，民营医院的数量成倍增长，但民营医院床位数并没有保持相应的增速，目前我国民营医疗机构的床位数只达到总量的10%左右，提示我国民营医院依然是处于规模较小的发展阶段，医疗技术和科室建设水平较高的民办医院数量偏少。民营的基层医疗卫生机构总体数量增长不明显，主要集中在诊所和村卫生室，且近几年数量下降趋势均明显。

2. 服务量方面

虽然近几年民营医院的服务量呈稳步增长趋势，但与民营医院服务量占比达到20%的目标相差甚远。与此同时，2013年全国民营医院床位使用率远低于公立医院，提示民办医院总体上处于"吃不饱"的状态，市场份额和竞争力与公立医院相比明显要低。

3. 区域分布方面

东部地区民营医院比例最高，尤以江浙沿海一带最为集中，约占总数35%以上外，民营医疗机构相对比较多的省市有：广东、浙江、北京、上海、江苏等；其次是西部地区；最后是中部地区。数据提示我国中西部地区社会办医发展相对滞后，民营医院地区分布的不平衡提示社会办医发展受到当地经济发展水平、居民医疗服务购买力、社会资本活跃程度等多方面因素的影响。

4. 卫生人员方面

民营医疗机构的卫生人员数占总量的17.8%左右，仅有公立医疗机构卫生人员数的1/5左右，除民营乡村医生和卫生员数量占乡村医生和卫生员总数的比例达到35%以上外，其他的如（助理）执业医师、注册护士、技师等卫生人员，民营机构中的人员数量均未达到相应人员类别总量的20%。

5. 财政收入与人员支出方面

我国个人办医疗机构的财政补助收入从无到有，在2013年末总数达到109872万元，但人员经费支出占总支出的比例高于政府办和社会办医疗机构，可能与民营医疗机构绩效方案、激励机制不同有关，相比之下，民营医疗机构的人员成本比政府办和社会办的医疗机构的人员成本要高。

6. 资产规模方面

截至2013年末，私营医疗机构资产达到10199987万元，占资产总量的4%左右。提示民营医疗机构的资产规模较小，与公立医疗机构差距明显。历史数据显示：2010年，民营医疗机构资产规模迅速缩小，此后民营医疗机构资产规模一直处于缓慢增长趋势，说明2010年后引导多元化办医的政策效果并不明显。

综上所述，近年来我国民营医疗机构出现了较好的发展势头，不仅数量在增加，其规模也在不断扩大，但是仍存在办医规模普遍较小、市场份额偏低、区域发展不平衡等问题。而随着国家对健康产业重视程度的逐渐增强，社会资本办医作为健康服务业的重要组成部分，其投资和运营将会受到越来越多来自社会不同方面的关注，医疗服务市场也将进一步开放，民营医疗机构的发展也会越来越规范。

四、中国民营医疗机构发展的问题与困境

近几年来民营医疗机构发展较快，在一定程度上得到了社会的认可，在市场

竞争中具备了一定优势，如武汉亚洲心脏病医院、上海东方医院、南京长江医院、广东东华医院等都已经形成了一定的规模。但从整体来看，目前中国民营医疗机构的品牌还远没有形成，影响力和知名度还需要时间的验证，大部分民营医疗机构的规模还比较小、实力较弱、抗风险能力差，在发展过程中依然面临诸多问题。

（一）观念意识层面

我国民营医疗机构发展政策经历了从完全限制到初步放开，再到提倡发展和战略扶持多个阶段，民营医疗机构的地位和作用也由原来的医疗卫生服务体系补充力量，到公立、非公立医疗机构平等对待、相互促进、共同发展，这本身是一个历时很长的思想不断解放的过程。由于医疗服务行业具有公益性、风险较大、监管成本较高等特点，受计划经济时代"全能政府"传统思维和惯性思维的影响，尽管国家层面已经将发展社会办医作为新一轮医药卫生体制改革的一项战略性举措，并确立了以公立医疗机构为主导、非公立医疗机构共同发展的多元化办医总体格局，但关于民营医疗机构的功能定位及其在整个医疗服务体系中的地位和作用方面，各方在认识上尚不统一。认识是行动的先导，这种认识上的不统一必然影响其对待发展民营医疗机构的政策观念，以及相关政策的制定和落实。

（二）政策设计层面

1. 政策制定方面

尽管国家层面已经出台了鼓励民营医疗机构的政策文件，各地也结合自身发展条件和情况制定了相关的政策，但由于思想解放程度的不统一、不同政策衔接不顺畅以及政策标准不清晰等问题，导致政策设计存在较多问题，政策制定过程中思想解放程度不够，仍存在较多的政策瓶颈。

（1）卫生人力资源流动受到束缚

对民营医疗机构发展而言，最重要的是"人"的问题，而目前我国各类卫生专业技术人才主要集中在公立医疗机构，特别是大型公立医院。国家新一轮医药卫生体制改革提出探索医师多点执业政策，不少省市也陆续试点开展了这项工作，并没有产生实质上的成效。主要原因在于医师多点执业须经过第一执业地点单位批准，在这种情况下，传统的人事管理藩篱很难打破。原卫生部（现国家卫生和计划生育委员会，简称"国家卫计委"，下同）2011年7月发布的《医师多点执业管理暂行办法（征求意见稿）》仍将"第一执业地点医疗机构与第二或第三执业地点医疗机构签订医师执业的相关协议"作为申请多点执业的必要条件之一，第一执业地点医疗机构仍掌握是否允许医师多点执业的主动权。在目前的人事管理制度下，公立医院医生在多点执业的选择上仍顾虑重重，他们在享受体制内的显、隐性利益的同时，也受到了事业单位人事制度的束缚，绝大部分仍无法正常流动，社会办医疗机构无法获得必要的优秀人才，因而很难做强做大。从现实情况来看，目前东部地区民营医疗机构主要靠吸引内地中高年资的卫生技术人员，城市民营医疗机构主要靠吸引郊区、基层卫生技术人员，这在很大程度上加剧了中西部地区、郊区和基层卫生人力的紧缺和资源配置的不公平。

（2）外资医疗机构投资额度设置欠合理

我国中外合资合作医疗机构投资总额不得低于2000万元人民币，港澳资本投资举办合资合作医疗机构投资总额不得低于1000万元人民币。2013年我国成立中国（上海）自由贸易试验区，开放措施允许设立外商独资医疗机构，上海市政府提出的外商独资医疗机构最低投资额度仍为2000万元。而从国际上看，大型私立医院机构多为从诊所等小规模医疗机构起步逐渐发展壮大，目前对外资要求的投资额度远远超出了小型诊所开办所需资金，实际上是将其限定为只能举办大型医疗机构。

（3）民营医疗机构税负偏重

尽管我国对非营利性医疗机构给予多方面的税收优惠政策，而由于民办非营利性医疗机构资产所有权方面问题，大多数民营医疗机构注册为营利性医疗机构，实际上享受不到这些税收优惠。例如：国家规定科研和教学用品的进口医疗器械可免征进口关税及增值税，由于绝大多数社会办医疗机构不是学校附属医院，因此也享受不到这一税收优惠政策。

近年来，国家提出对营利性医疗机构免征营业税，但仍需按规定缴纳企业所得税，且3年优惠期届满后还需缴纳房产税、城镇土地使用税和车船使用税，其他税种、税率等同于企业。根据业内公认的测算结果，税收负担占到民营医疗机构总收入的8%左右。而目前公立医疗机构的政府财政补贴大概要占到总收入的8%到10%，且没有税收负担。相比之下。民营医疗机构既没有财政补贴，又要承担8%左右的税收，两者相加，民营医疗机构的成本比公立医疗机构高出16%，而且绝大多数民营医疗机构收费低于公立医疗机构，很多民营医疗机构将面临着无利可图甚至亏损的局面。因此，税负在一定程度上影响了民营医疗机构产业发展的动力和机会，更有甚者受生存欲望和利益动机的驱使，违规经营，使患者成为真正的受害者和最终买单人。

（4）公立和民办非营利性医疗机构待遇差别明显

同为社会事业类机构，民办非营利性医疗机构与公立医疗机构相比存在明显的差别待遇，公立医疗机构在土地划拨、基本建设、设备购置、人员支出以及政策性亏损等多方面享受政府补助，民办医疗机构基本享受不到，与公立医疗机构相比存在多方面的先天劣势。

（5）政策灵活性不够，存在诸多人为设置障碍

由于政策设置缺乏灵活性，各地在实际管理中对社会办医疗机构设置了诸多障碍。例如：（土地出让方面，不少地方均对所建医疗机构有容积率要求，超过容积率就需要补交土地出让金。在目前土地越来越高的形势下，这无疑大大增加了社会办医的成本。（人员配置方面，在对民营医疗机构相关审批、评审、校验中，许多地方规定其聘用的多点执业医生和兼职、退休返聘人员均不能算作本单位人员。（设备准入方面，民营医疗机构以自筹资金购置大型医用设备仍需要层层审批，耗时冗长，且要求相关的技术人员已经配齐方可提出申请。④票据使用方面，不少地方民营医疗机构（包括非营利性医疗机构）使用的发票与公立医疗机构也不相同，前者需要使用税务发票（需到税务部门领取），后者则使用行政事业单位收据。外地患者往往凭税务发票不能回当地报销，因为医保、新农合不予承认，由此影响到病源，甚至引发纠纷。⑤医保定点机构认定方面，有的地方医保部门对定点机构有开业时间要求（例如有的要求开业满2年才能申请），有的则规定营利性医疗机构不能作为医保定点医疗机构。凡此等等，不一而足。

2. 政策衔接方面

民营医疗机构政策衔接问题主要体现为不同政策之间衔接不够顺畅，甚至相互矛盾，具体如下：

（1）机构审批方面。一些地方办社会医疗机构反映，申请医疗机构执业许可还需要先期获得用地批准，而申请卫生用地则需要先期获得医疗机构执业许可证，存在"循环审批"的情况。

（2）技术准入方面，尽管国家规定在医疗技术准入方面实行社会办、公立医疗机构同等对待，但由于我国医疗技术实行分类管理，许多医疗技术的应用会有医疗机构等级方面的要求，而在很多地方社会办医疗机构并未评级，因而造成社会办医疗机构技术应用方面仍会面临障碍，调研过程还发现，一些地方卫生部门在医疗机构新申报开展一项医疗技术时，甚至会要求该技术已经开展一定的例数，以证明其具备医疗技术应用的能力。但对于计划新开展的医疗技术，医疗机构往往还没有开展应用，更不用说达到相应例数标准。

（3）不同省份之间部分诊疗服务执业资质不能互认。调研发现，按照我国《母婴保健法》的要求，只有取得《母婴保健技术合格证》者方可提供母婴保健服务，该证书由省级卫生部门核发，每两年考核一次，且不同省份之间不能通用。对于外地卫生人员比例较高的社会医疗机构而言，从外省市引进的妇产科医师短期内无法取得本省市的《母婴保健技术合格证》，导致这些人员在间隔期内无法合法提供母婴保健服务问题。

（4）与社会办医关系密切的商业健康保险发展政策仍不明朗

民营医疗机构发展特别是高端医疗机构的发展离不开商业健康保险的支持。然而目前我国仍缺乏清晰的商业健康保险发展政策，市场上的商业保险产品也多为理财型产品，并非真正意义上的商业健康保险。尽管国家新医改总体方案和社会办医相关文件中多次提到要发展商业健康保险，《国务院关于印发中国（上海）自由贸易试验区总体方案的通知》（国发〔2013〕38号）文件也提出允许设立外商独资健康保健机构，但到目前为止仍未见具体的发展政策出台。

3. 政策表述方面

在民营医疗机构相关政策的表述方面，存在政策依据和标准含糊等问题，给实际操作和执行带来困难。例如：2000年5月发布的《中外合资、合作医疗机构管理暂行办法》中多处使用"参照有关规定执行"、"有关部门"的表述，致使很多境外资本需花费很长时间才搞清楚要具体遵守哪些规定，需要去哪些部门办理。而在2012年5月原卫生部发布的《中外合资、合作医疗机构管理办法（修订征求意见稿）》中，这些表述仍未加以明确。类似的问题在民营医疗机构相关政策文件中广泛存在。由于政策表述含糊，各地政府及相关部门在实际操作上五花八门，差异巨大。

（三）政策执行层面

1. 现有同等待遇政策执行缺乏约束

按照国家近年来的有关政策规定，民营医疗机构在医保定点、政府购买服务、技术准入、技术职称评审、学术环境等享受和公立医疗机构同等待遇，但由于缺乏对政策执行情况的监督，民营医疗机构及其人员实际上难以享受到这些待遇。例如：在技术职称评定方面，调研发现，评委专家往往来自公立医疗机构，民营医疗机构卫生技术人员在评定中明显处于劣势；在学术地位方面，不少地方民营医疗机构引进的高级专家均反映，离开公立医疗机构到社会医疗机构后，其学会中的职务很快就会失去[1]。

2. 民办非营利医疗机构存在监管漏洞

（1）部分民办非营利医疗机构游离于非营利性监管的范围之外

目前在我国，要成立一家民办非营利医院，根据《关于城镇医疗机构分类管理的实施意见》规定，医疗机构需要书面向卫生行政主管部门申明其性质，由接受其登记注册的卫生行政部门会同有关部门根据医疗机构投资来源、经营性质等有关分类界定的规定予以核定，在执业登记中注明"非营利性"。但是，笔者主持的国家自然科学基金课题现场调研资料却显示，虽然有准入程序的设置，我国

---

[1]　金春林等：《我国社会办医政策障碍分析》，《卫生政策研究进展》2014年3月。

却有部分民办非营利医院并没有去民政部门登记注册，如在某市，民办非营利医院有 7 家，但是在民政部门登记注册的只有 4 家。由于我国卫生行政主管部门主要负责医疗质量和医疗服务行为方面的监管，民政部门、税务部门主要负责民办非企业单位非营利性如利润是否分红等方面的监管，这些医院只凭借卫生行政主管部门颁发的医疗机构执业许可证就开始开业行医，长期游离于民政部门、税务部门非营利性监管的范围之外，形成非营利医院监管流程中明显的断裂链。

（2）营利性与非营利性之间的变更程序不规范

从制度层面上来看，我国的《关于城镇医疗机构分类管理的实施意见》中明确指出：取得《医疗机构执业许可证》的营利性医疗机构，需要按有关法律法规到工商行政管理、税务等有关部门办理相关登记手续，但是并没有明确规定新成立的民办非营利医院在取得《医疗机构执业许可证》后，还需到民政、税务等部门登记。调研资料显示，在监管相对松散的现阶段，在我国的部分地区，非营利医院和营利性医院的转换主要在卫生行政主管部门完成。如果一家非营利医院要申请变更为营利性医院，在卫生行政主管部门提交一张医院性质变更申请书，通过卫生行政主管部门的审批即可变更成功，单位的公共关系手段是转换成功的重要因素，程序中并没有涉及医院资产的清算过程，由此造成医院变更"非营利性"和"营利性"性质过于随意，不仅带来社会资本的流失，也在一定程度上违背了《中华人民共和国企业所得税法》。

（3）审批权与监管权不匹配

一般来说，行政单位是本着"谁审批，谁监管"的原则，但是，目前我国一家医院是"营利性"还是"非营利性"的审批权在卫生行政主管部门，对"非营利性"的监管权却在民政部门、税务部门及物价部门。由于审批权与监管权不匹配，加上条块分割的行政部门设置，卫生行政部门并未形成与其他相关部门协同监管的格局，形成民办非营利医院"非营利性"监管中的制度设计漏洞。

（4）民政部门与卫生部门之间缺乏协同监管机制

原则上，民政部门要对非营利性医疗机构一定时间段内的医疗经济运营状况进行审核，以确保其资金运用医院的发展，而不是职工和董事会的"分红"。对于发现违规操作的医院，一经发现，由民政局进行处罚，轻则罚款，重则吊销其民办非营利机构证书。但目前的真正监管情况是，作为监管方的民政部门并未对年检结果给出公开的信息披露，卫生行政部门并不清楚民政部门的年检结果。调研中发现，大多数卫生行政部门的回应是，如果出现非营利医院违规违纪的现象，按照相关规定，在接到主管医院监管的民政局的处罚建议的同时，卫生部门会做出相应的处理，由于缺乏协同监管机制，其对医院"非营利性"的监管完全处于被动状态。

（四）机构自身存在的问题

1. 缺乏行业自律机制

在民营医疗机构数量不断增加的同时，民营医疗机构之间的竞争也日趋激烈。部分民营医疗机构只顾眼前利益，缺乏医疗道德，无病说有病、小病说大病、小手术变大手术等诱导需求的行为既坑害了患者，也损害了民营医疗机构整个行业的名誉。另外，部分民营医疗机构简单利用管理企业的经验来经营医院，在广告中频繁出现夸大宣传、虚假宣传的情况。据有关部门统计，市场上80％有问题的广告出自民营医疗机构之手，这种行为的结果不仅失去患者信任，也失去同行专家和公立医疗机构的支持，使民营医疗机构面临诚信危机。还有少数民营医院甚至把全部或部分科室承包给"江湖游医"，严重损坏了民营医疗机构的整体形象。

民营医疗机构频遭诚信危机，但相关的行业自律机制并不完善。调研资料显示，虽然部分地区成立了民营医疗机构的行业组织，但这些行业组织目前只是一个与卫生行政主管部门的沟通平台，尚未建立民营医疗机构的行业自律机制，不能发挥行业自律的作用。

2. 管理队伍不稳定

从整体上讲，民营医疗机构的管理者还缺乏现代医院管理理念和运作经验，在管理的制度化、科学化、规范化方面明显不足。一些民营医疗机构的管理层最初形成是因为个人关系较好、性格兴趣相投、科别专业互补走到了一起，由于在经营中产生这样那样的矛盾，互相不能谅解，导致分道扬镳，影响了医院的稳定和发展。

3. 家族化经营趋势

部分民营医疗机构的管理人员均为家庭成员或家族成员，非亲属关系的人不用，在医院管理中，搞一言堂、家长制，呈家族化趋势。家族式管理、裙带关系是科学管理的障碍，外来的医疗机构管理者与投资商在价值观、发展理念以及经营思路上产生分歧和冲突已是一种普遍现象。

4. 管理制度不健全

由于目前并没有制定出明确的民营医疗机构管理办法，导致民营医疗机构的经营管理缺乏统一的规范和标准。民营医疗机构管理者大多注重经济效益，疏于内部管理，许多医疗质量控制制度如"三查七对制度"、"首诊首科负责制"、"重大手术讨论制度"等，或纸上谈兵，或执行不严，为医疗安全埋下了隐患。例如：许多民营医疗机构有着庞大的营销队伍，但是医疗质量控制人员却寥寥无几，对政府主管部门举办的质控检查也不够重视。

五、中国民营医疗机构发展的反思与建议

从国际经验上看，绝大多数国家的医疗服务体系都是由公立医疗机构和民营医疗机构组成的混合体。目前在我国，对于社会资本办医的必要性已经达成共识。过去的几十年，我国一直在不同程度上尝试多元化办医的改革，试图来解决我国医疗资源总量不足、公立医院垄断市场等难题。但是，时至今日，我国仍然尚未形成真正的多元化办医格局，社会资本办医发挥"鲶鱼作用"、倒逼公立医院改革等目标并未实现。如何在新一轮医药卫生体制改革中明确民营医疗机构在卫生服务体系中的定位和功能，找到关键的政策突破点以促进民营医疗机构的健康发展，这些问题需要进一步深思。

（一）民营医疗机构发展的反思

1. 多元化办医格局缺乏顶层设计

目前，我国社会资本办医政策缺乏系统层面的多元化办医格局的顶层设计。一方面，囿于对医疗机构公益性的定位，以及对社会资本举办医疗机构监管能力的隐忧，国家始终未将医疗服务市场完全对社会资本开放，非公立医疗机构与公立医疗机构在税收政策、医保定点、硬件设施、技术准入等方面存在不平等待遇。在取得社会资本办医资格程序条件的准入方面，很多地方对非公立医疗机构特别是非营利性医疗机构人为提高门槛，设置复杂的审批程序，在设立条件、资质审核等方面的手续较公立医疗机构繁琐。

另一方面，《关于进一步鼓励和引导社会资本举办医疗机构的意见》及相关的政策和办法只是框架性的文件，缺乏具体实施细则等可操作性配套措施保证落实。在社会资本办医市场主体资格的准入审批方面，各地政策不一，如有的地方准入为规避社会资本进入的风险，通常采取"重准入"原则，设定严格的审批制度，限制和挫伤了社会资本投资医疗卫生事业的积极性。

因此，我国民营医疗机构的发展实质上已经到了一个拐点，如果跨越了这个拐点，则进入顺利发展的惯性轨道，否则其发展难以突破，改革难点在于如何形成一个有效有序的医疗服务体系与宏观调控体系。这不仅涉及相关法律法规、政府职能定位、公立医院与民营医院管理体制的相互关系，还涉及卫生管理制度及观念转变，这也是医疗服务管理体制改革中最复杂最关键的问题。民营医院在我国未来医疗服务体系中的地位究竟是什么？多元化办医格局具体是怎样一个格局？公立医院与民营医院在这个格局中的定位分别是什么？如果上述问题未达成共识，民营医疗机构的发展就缺乏系统性的顶层设计，政策之间的协调性和衔接

性难以得到保障。

2. 缺乏公平有序的竞争环境和完善的配套政策

从法规来看，基本医疗保险定点医疗机构管理暂行办法并不排斥营利性医院，但在现实认定中仍存在一定程度的歧视，在建设用地审核、职称晋升、资金贷款等方面也大打折扣；一些卫生行政主管部门在制定和实施当地医疗发展规划的过程中，很少考虑到民营医疗机构的位置，没有将民营医疗机构纳入发展规划，也没有制订具体的配套政策。不论是各地出台的鼓励社会资本办医政策，还是国务院办公厅印发的鼓励社会资本办医意见，都属于各级政府的政策规定，尚未升级为国家法律，在内容上也没有形成相对统一的准入范围和准入标准，这就使得社会资本投资举办医疗机构缺乏明确的、权威的、系统的准入规则和行动指南。

好的制度能够降低不确定性，能使参与主体形成稳定的预期，对经济主体形成正向激励，抑制机会主义倾向。对于民营医疗机构来说，制度上的歧视待遇及政策的不明晰使得其机会主义倾向严重，在经营管理中存在很多短期行为，部分民营医疗机构不重视医疗质量，经营项目多为一些时间短、运作平稳、收益快的医疗服务，不利于民营医疗机构的健康发展。

3. 社会对民营医疗机构的认知度与信任度不足

社会资本视角下政府推进举办非公立医疗机构，面临着社会认知度和信任度不高的舆论环境问题。要改善非公立医疗机构的社会认知度，首先要破除对社会办医的错误认识。在我国的医院分类与注册类别中，曾经一度将公立医院定性为非营利性医院，非公立医院定性为营利性医院。近年来，随着国家逐步放宽社会资本办医的准入范围，非公立医疗机构也可以申请成为非营利性医疗机构。对于当前社会资本进入医疗卫生服务领域仍存在偏见，认为其办医只是为"钱"而来，事实上已经在道德层面假定非公立医院不如公立医院，这是我国非公立医院没有产生质的发展认识上的原因。应该看到，社会资本举办医疗卫生机构要获取经济收益，但营利与非营利医院并无道德好坏之分，只是服务对象不同，两者医疗服务的功能应该也必须是一致的。

（二）民营医疗机构发展的建议与展望

1. 加强政策的顶层设计，对民营医疗机构发展所需的关键政策进一步予以明确。

目前民营医疗机构发展仍面临诸多政策障碍，其中包括多点执业问题、非营利性机构所有权和投资回报问题、民营医疗机构投资额度设置问题、民办医疗机构税负问题、企事业单位人员身份和社会保障差别待遇问题等等，这些障碍不去除，民营医疗机构就难以健康发展。但这些问题地方政府部门很难解决，必须从国家层面开始自上而下地突破，不能总是寄希望于让地方层面去试点和摸索。

需要特别指出的是，鼓励社会办医应当是"一把手"工程。因为民营医疗机构发展不仅与卫生部门相关，更涉及发展改革、财政、商务、民政、人力资源和社会保障、国资、医保、规划土地、金融、税收、保监、工商、物价等十几个部门。从国家目前已经出台的政策文件来看，在鼓励社会办医上，卫生部门能给予的政策基本上已经穷尽，迫切需要其他相关部门给予充分的政策支持。而在这一点上，仅靠政府分管卫生工作的领导或卫生部门来协调是不可能实现的，必须由"一把手"来推进和确保。

2. 顺应国家宏观经济社会改革形势，提高社会办医发展所需生产要素的流动自由度

在人力资源的流动方面，应尽快放开医师多点执业的政策限制，促进人才的合理流动。事实上，我国医师"地下走穴"是普遍存在的现象，也是公开的秘密。放开多点执业限制，不仅有利于规范"地下走穴"行为，还有利于消除其背后带来的医疗安全隐患，减少潜在的医疗纠纷。从现实角度看，不仅是医生，还有护士等卫技人员也有多点执业需求。以护士为例，目前其职业发展通道只有护士长或转岗从事行政工作，但面对庞大的老年护理社会需求，高年资护士的作用还是有很大的发挥空间。医务人员的正常流动不仅要靠多点执业制度的放开，从长远来看，还需要为在社会办医疗机构的医务人员提供公平的政策待遇，包括社会保障、人事关系转移接续、学术地位、职业评定、专业技术和职业技能培训以及落户、住房、子女入学入托等方面。这方面温州市进行了大胆的探索，经社会办医疗机构注册为社会办事业单位，在机构享受事业单位待遇的同时，也允许其职工参加事业单位各类社会保险。

在资本流动方面，主要是要进一步放宽境外资本办医的限制。应遵循社会办医发展的规律，降低中外合资合作医疗机构和外资医疗机构的投资额度限制，或采取综合医院、专科医院和门诊部、诊所分类管理的模式，分别设置合理的投资额度要求，不能苛求社会办医一开始就做到"大而全"、"大而精"。

在土地资源的流动方面，要将社会办医用地纳入城镇土地利用总体规划和年度用地计划，合理解决其用地需求。对民营医疗机构在医疗资源配置薄弱的基本医疗服务领域举办非营利性医疗机构的，采取划拨方式供地或协议出让等土地使用政策，按照不同的医疗机构类别制定不同的容积率要求。此外，建议进一步研究将营利性医疗机构用地性质限制为卫生用地的必要性和改革思路，减少不必要

的政策限制①。

3. 借鉴财团法人制度，鼓励并规范民办非营利性医疗机构的发展

虽然我国已明确鼓励社会资本举办非营利性医疗机构，但由于我国民办非营利性医疗机构属于民办非企业单位，在所有权、投资回报、收入分配、人员身份等多方面受到现行法律和制度的限制，难以得到健康发展。建议借鉴财团法人制度，创新民办非营利性医疗机构政策与管理，真正调动社会资本举办非营利性医疗机构的积极性。

在法律层面，我国民办非营利性医疗机构受《民办非企业单位登记管理暂行条例》（以下简称"条例"）的规制，但条例中仅仅规定了民办非企业单位相关的行政审批和登记程序，对于法定的法人机关没有特别规定。建议适当借鉴大陆法系的财团法人制度，明确法定机关以及其他机关的权利和义务。如台湾"医疗法"第三十五条明确规定，财团法人医疗机构受中央卫生主管机关之监督，非经核准，不得对不动产进行处分、出租、设定负担或变更用途，并设立董事会来监督医院的经营。

在治理层面，建议在法律层面规范民办非营利性医疗机构的法人治理结构，如台湾的"医疗法"中明确规定了财团法人医院董事会的组成方法，以及董事会、董事、委员会、院长的权利与义务，在法律层面明晰了民办非营利性医疗机构治理中的权利制衡机制，为民办非营利性医疗机构的健康发展奠定了良好的法律基础。

在融资方面，建议借鉴国际上鼓励非营利组织发展的相关机制，将慈善事业的发展与民办赋予医院的发展联系在一起。我国经历了几十年的经济高速发展期，积累了一定的社会财富，慈善组织也随之逐渐发展，但目前由慈善基金会投资兴建的民办非营利医院却屈指可数。现阶段我国慈善事业的发展是民办非营利医院不可错过的发展机遇。一方面，慈善组织需要平台来重归公益性本质，另一方面我国民办非营利医院也亟须公益性资本的进入，若两者能够结合，既可改善和提升慈善基金的社会形象，扩大融资渠道，又可为社会增加医疗资源，提供廉价、免费的优质医疗资源。建议借鉴财团法人制度，个人对民办非营利医疗机构或相关的基金会捐助可以抵免或减免个人所得税税款，其他的税项如遗产税等亦同。

4. 把分级诊疗与鼓励基层小型民营医疗机构的发展联系在一起

基层小型民营医疗机构，对于在区域内为广大居民提供安全、便捷、有效、满意的基本医疗健康服务，有效利用目前并不富裕的医疗资源，解决老百姓看病

---

① 金春林等：《我国社会办医政策障碍分析》，《卫生政策研究进展》2014 年 3 月。

难、看病贵的问题有着重大的实际意义。纵观世界其他发达国家，私人（民营）诊所都是基层医疗服务体系的主要支柱。但是，在目前我国的基层医疗服务体系中，民营小型基层医疗机构的总体比重非常低，公立基层医疗机构由于缺乏激励机制等原因，目前不能很好地解决老百姓的就医问题。而基层医疗机构是群众看病就医的第一道防线，其功能是否能够完全发挥对解决人们健康问题起着至关重要的作用。基层医疗机构资本投入规模小，启动资金少，诊疗复杂程度低，对医疗技术的要求低，以患者满意度为导向，适合社会资本进入。民营基层医疗机构的优势在于灵活的用人制度和管理制度，可以通过医务人员服务态度、地点便利、提供个性化服务等手段获得竞争优势。

因此，在基层医疗服务体系中，应充分利用"市场"这只无形的手进行资源配置，逐步鼓励全科医生的发展，鼓励和支持基层小型民营医疗机构的事业拓展，取消对医保定点的政策限制，在用地、税收、财政补偿等方面给予政策倾斜和支持，并打破行政区划界限，实行医保同城同政策，鼓励公立医院与基层小型民营医院间开展多种形式交流合作，从整体上提高我国的医疗服务质量，促进我国医疗体系的健康、和谐、可持续发展。

5. 建立以政府为核心的多元监管体系，引导民营医疗机构规范发展

世界范围内，随着近年来法治化程度的提高和社会力量的壮大，早期政府监管的单一模式已逐步为法律保障、政府监管和社会监督相结合的多层次监管模式所取代。尽管不同国家的监管侧重点不同，但是，绝大多数慈善事业发达的国家都在这种多层次监管模式的基础上形成了一整套比较完善的协同监管体系。比较而言，我国对民营医疗机构并没有建立起一套完整的监管体系，监管主体、监管内容和法律法规等方面都有待完善，不能满足现代民营医疗机构发展的需要。

建议政府一方面通过购买服务等方式扶持民营医疗机构的发展，另一方面，建立多层次、多元化的监管体系规范其发展。不仅应根据医院发展的最新进展制订与之适应的法律法规，支持和引导其稳步发展，各部门更应在明确职能的基础上相互配合、共同监管医院运行。民政部门负责准入监管，卫生部门承担医疗质量监督，税务部门进行税收减免核查。此外，也应大力鼓励行业协会、第三方支付机构、新闻媒体社会大众等社会力量从外部对医院进行有效监督，最终建立起政府、市场、社会相互协调的多元监管体系。只有政府重视和鼓励其发展，为其创造良好的社会环境，我国的民营医疗机构才会有良好的发展前景，形成良好的医疗竞争格局，最终促进我国医疗体制的健全完善。

专题七
中国中医药服务体系的特色与展望

　　为了深入贯彻党的十八大和十八届三中、四中全会精神，加强中医药在我国医疗卫生服务体系中的作用，以建立中医特色预防保健服务体系和满足人民群众对中医药服务多层次的需求，本专题主要对我国中医药服务特色进行分析，目的是通过完善中医特色预防保健服务政策法规与管理制度，理顺中医特色预防保健服务管理与监督体制，健全运行机制，以改革创新，使中医药人力、设备资源得到合理配置，从而拓宽服务领域，提高服务能力，构建符合中医药特点、覆盖城乡的、有中国特色的中医特色预防保健服务体系。

一、中医药事业发展的历程与特色

（一）中医药事业发展历程

1. 中医药事业的恢复时期（1949—1959 年）

　　1949 年 9 月，中央军委卫生部在北京召开第二届医药工作会议，朱德指出"医药职工要自力更生创造药品，要重视中医中药和科学研究"。新中国成立后，中央人民政府卫生部和中央军委卫生部在北京召开了第一届全国卫生工作会议，会上确定了"预防为主，面向工农兵，团结中西医药工作者"的卫生工作三大原则，并对发展中医药事业作了重要指示，运用近代科学的知识和方法来整理和研究我国旧有的中医和中药。1954 年 7 月，卫生部党组向中央作了《关于加强中医工作的请求报告》，提出了加强中医工作的方案，并具体提出了加强卫生部中医司及省市县中医管理机构建设的方案，选调高水平中医医师加强中医学术研究机构的学术研究和管理建设，对中医临床基地和中医进修问题做了安排部署。在加强中药工作方案中提出组织全国中药管理委员会，在中央财委领导下，由中央卫生部、中央轻工业部、中央贸易部、中央农业部统筹国内产供销和出口工作，并提出了改进中药剂型等问题。号召团结中西医，做好继承发扬祖国医学遗产工作。1954年10月，中央文委党组关于改进中医工作问题给中央的报告中，反映了当时中医的基本情况和存在的主要问题，对改进和加强中医工作提出建议：建立和办好中医研究院、吸收中医医师参与大医院工作、扩大和改进中医的业务、改善中医进修工作、加强对中药产销的管理、整理出版中医书籍、中华医学会应加以充实和扩大，吸收学识好、经验多的中医医师参加。把促进中西医结合、组织西医学习和研究中医作为重点工作，共同整理和发扬祖国医学遗产。1955年12月，中国中医研究院正式成立，这是新中国成立后第一所全国性中医科研机构，并于1956年1月基本上实现了全国医药行业的公私合营。当时经营中药材的私商有10万余户，私营西药行、药房有7000余户，私营制药厂约500户，私营医疗器械厂商300余户。1956年9月，卫生部颁发的《中药秘方制造保密的几项原则》中指出，对秘方制作方法应保密，未经卫生部同意，不得将处方转给其他单位和个人，制造时必须注意建立保密措施，凡此类药品的新闻报道，须经当地卫生行政部门审核。1957年2月，第一届全国农业展览会开幕，展出了东北的人参，四川的川贝、川黄连、川芎，河南的四大怀药及其他省区的麝香、鹿茸、金银花、桂皮、红花、白芍等中药材。开展西医学习中医的群众运动；大力培养中医新生力量，一方面广泛发动中医带徒弟，另一方面努力办好中医学院和中医学校；加强中医药研究工作；大力发展中药生产，加强中药经营管理工作；对民族医药也应予以尊重和重视，做好挖掘和发扬工作，开展群众性采集秘方、验方的运动，对收到的秘方、验方必须组织中医药研究机构进行整理，对药物的名称、品种、配制方法、服用剂量以及禁忌、反应等，摸清情况，重点进行临床观察，大力改革医院工作。

2. 中医药发展时期（1960—1999年）

1965年5月，国家科委中医中药专业组成立，这标志着中医药研究和事业发展已纳入国家科学技术研究和规划的正常轨道。新中国成立后我国出版了第一部大型中药工具书《中药大辞典》，全书收载中药5767种。1978年9月，中医中药研究院、北京中医学院招收第一批研究生，并成立了我国最大的全国性中医药学术团体"中华全国中医学会"，他们秉承继承、发掘、整理和提高祖国医药学的精神，坚持中西医结合，组织西医学习和研究中医，发挥了中医的作用。同时，积极保护和利用中药资源，发展中药事业，逐步实现了中医中药现代化。1988年5月，国务院常务会议决定成立国家中医药管理局，将中药管理职能由国家医药管理局划归国家中医药管理局，拟定了《国家医药管理局与国家中医药管理局关于中药管理工作的交接方案》，实行中医中药统一管理，颁布并实施《国家中医药管理局科学研究基金管理暂行条例》。1991年6月，由世界卫生组织资助、广州中医学院主办的中国（广州）国际中医药培训中心正式成立，该中心是国家中医药管理局直接领导，开展中医、中药、针灸、气功、推拿全系统培训的国际教育机构。截至1995年12月，全国共有中药资源12807种，其中药用植物11146种、药用动物1581种、药用矿物80种。1996年成立中医药工作专家咨询委员会。1999年1月，中国药材公司被列入中央管理企业，获得进出口权。

3. 中医药改革时期（2000年—至今）

深入贯彻党的方针政策，以改革创新统领各项中医药工作，着力完善中医药事业发展政策和机制，加快发展中医药健康服务产业，深入开展中医药服务百姓健康推进行动，充分发挥中医药在深化医疗改革中的作用，切实加强科技创新体系和人才队伍建设，大力弘扬中医药文化，实施中医药海外发展战略，求真务实、奋发有为，推进中医药事业科学发展。2002年，中共中央、国务院《关于进一步加强农村卫生工作的决定》和2003年卫生部、国家中医药管理局《关于进一步加强农村中医药工作的意见》等一系列文件中，系统地制定了农村中医药政策。2004年国务院办公厅批转卫生部等十部门《关于进一步做好新型农村合作医疗试点工作指导意见的通知》中，对中医药参与合作医疗作出了政策规定，与此同时还制定了中医药社区卫生服务和参与公共卫生服务等政策。吴仪副总理在2004年提出"上工治未病"，强调要重视中医药预防保健，也就是防患于未然。国务院2009年《关于扶持和促进中医药事业发展的若干意见》中，强调要发展中医预防保健，将繁荣发展中医药文化列为重要内容之一，明确提出"中医药（民族医药）是我国各族人民在几千年生产生活实践和与疾病做斗争中逐步形成并不断丰富发展的医学科学，为中华民族繁衍昌盛作出了重要贡献，对世界文明进步产生了积极影响。"长期以来，中医药和西医药互相补充、协调发展，共同担负着维护和增进人民健康的任务，这是我国医药卫生事业的主要特征和显著优势。中医药临床疗效确切、预防保健作用独特、治疗方式灵活、费用比较低廉，特别是随着健康观念的变化和医学模式的转变，中医药越来越显示出其独特的优势。《国务院关于促进健康服务业发展的若干意见》作为我国首个指导健康服务业发展的纲领性文件，将"全面发展中医医疗保健服务"作为八项主要任务之一，要确保其与中医药事业发展"十二五"规划和即将研究出台的"十三五"规划相衔接，但又要突出重点。

（二）中医药服务取得的成就

中医药作为我国独具特色的卫生资源，与西医药共同担负着维护和增进人民健康的重要使命，是中国特色医药卫生事业不可或缺的重要组成部分。新中国成立特别是改革开放以来，在党和政府的高度重视和支持下，中医药事业不断向前发展。

1. 建立了中医医疗服务体系

改革开放以来，我国大力开展了以县中医医院为龙头、乡镇卫生院为枢纽、村卫生室为基础的农村三级中医药服务网络建设，推进以社区为基础的新型城市中医药服务体系建设，社会力量兴办中医医疗机构发展迅速。中医药服务可及性有了较大提高。截至2012年，全国有中医类医疗卫生机构39257家，占全国卫生机构的4.14%，相对于2010年的3.91%略有提高。然而，中医类医院在中医类医疗机构中所占的比重略有减少，说明从2008—2012年间中医类医院数量在减少，同时可以看出中医医院的数量也在减少，说明我国中医医疗的规模在萎缩。

第一，从中医医院构成来看，公立中医医院在中医医院中所占的比重在减少，从86.5%降到80.3%，而民营中医医院所占比重从13.5%增长到19.8%，这说明我国中医医院办医多元化，民营资本进入趋势明显。从2010—2012年来看，中医专科医院的数量减少11家，主要是骨伤医院、按摩医院以及其他中医专科医院，减少数量分别为1家、3家、7家，中医专科医院的发展空间一定程度上受到中医类综合医院的挤占，中医专科医院整体发展广度收窄趋势明显。

表2-7-1 中医类医疗卫生机构数

机构名称	2008年	2009年	2010年	2011年	2012年
总计（家）	35056	34902	36665	38224	39257
中医类医院（%）	8.9	9.1	8.8	8.7	8.7
中医医院（%）	7.7	7.8	7.6	7.4	7.4
公立医院（%）	86.5	84.8	83.8	81.9	80.2
民营医院（%）	13.5	15.2	16.2	18.1	19.8

资料来源：中国卫生统计年鉴。

第二，从中医类医院床位数来看，2008—2012年期间，中医医院床位数占全国中医类①医疗卫生机构总床位数的比重略有下降，从90.5%下降到89.4%（见表2-7-2），然而公立中医医院的床位数所占比重并没有下降，说明公立中医医院的服务提供量整体趋于稳定，没有大幅度变动。由此可以说明，我国目前中医医疗服务主要依靠中医类医院提供服务，而中医类医院主要是以公立中医医院为主体提供中医医疗服务，稳定且充足的财政支持依然是我国传统中医药服务发展的最大动力和保障。

---

① 指中医类医疗机构主要指中医医院、中西医结合医院、民族医院的总称。

表 2 - 7 - 2　中医类医院床位数

机构名称	2008 年	2009 年	2010 年	2011 年	2012 年
总计（张）	386941	426930	471289	529349	612777
中医医院（%）	90.5	90.3	90.0	90.1	89.4
公立医院（%）	94.3	93.9	94.5	94.2	94.0
民营医院（%）	5.7	6.1	5.5	5.8	6.0

资料来源：全国中医药卫生统计年鉴。

2. 中医医疗机构的服务条件有较大改善

从 2012 年中医医疗机构拥有的床位数来看，全国中医类医院有 3397 家，中医类门诊部有 1215 家，中医类诊所有 34645 家，平均每家中医类医院实有床位数为 180.38 张，而在中医类门诊部仅有 0.66 张，此两项数据相对于 2010 年的 129.11 张、0.64 张皆有一定程度的提高，但仍无法全面、有效、及时地满足患者需求；从 2012 年的总床位数量来看，中医医院床位数占 89.8%，达到 547967 张，中西医结合医院占 7.5%，民族医院占 2.6%（见表 2 - 7 - 3），这说明中医类医疗机构床位数主要集中在中医医院内，中医医疗服务的主要提供者是中医医院。从 2010—2012 年来看，中医医院床位数有较大幅度地上升，但中西医结合医院、民族医院床位数占比、实有数量依旧有所不足。事实上，中医专科医院的床位数减少 2482 张，主要是针灸医院和其他中医专科医院床位数减少较多。

表 2 - 7 - 3　2012 年全国中医类医院、门诊部机构、床位数

	机构数（个）	床位数（张）			
		编制床位	实有床位	特需服务床位	负压病房床位
中医类医院	3397	614595	612777	3839	825
中医医院（%）	85.0	89.8	87.2	87.2	65.1
中西医结合医院（%）	9.2	7.5	8.7	8.7	23.5
民族医院（%）	5.9	2.6	4.1	4.1	11.4

资料来源：2013 年全国中医药统计年鉴。

第一，从全国中医类医院、门诊部房屋建筑面积情况来看，2012 年中医类医院批准基建项目 975 个（较 2010 年的 422 项相比增长 131.04%），批准基建项目建筑面积 787.2232 万平方米，房屋竣工面积 349.2647 万平方米，新增固定资产 81.6466 亿元，此三项数据较 2010 年涨幅分别高达 23.49%、43.65%、47.78%，以上数据表明我国中医类医院基础设施建设在国家不断重视、财政持续支持、医院高度团结的基础上保持了较大幅度的持续增长。2012 年末中医类医院房屋建筑面积 4262.3800 万平方米（其中业务用房面积 3426.3770 万平

方米），年末租房面积 217.9585 万平方米（其中业务用房面积 1756.6204 万平方米），同类数据在 2010 年分别为 3491.9689 万平方米和 165.3199 万平方米。其中，2012 年中医医院房屋建筑面积为 3815.1977 万平方米（业务用房面积 3058.3191 万平方米），占中医类医院房屋建筑面积的 89.5%（业务用房面积占 89.3%）。由此可见，中西医结合医院以及民族医院的建筑面积仅占 10.5%（业务用房面积占 10.7%）。2012 年中医专科医院的投资批准基建项目有 13 个，批准基建项目建筑面积为 8.2277 万平方米。中医（综合）医院与中医专科医院相比较，中医（综合）医院的建设投资比中医专科医院要多（见表 2-7-4）。2010—2012 年，全国中医医院基建项目大幅度上涨，批准建筑面积、竣工面积以及新增固定资产都有较大幅度的增加，这表明近年来我国进一步加强了中医药基础设施建设的重视和投入、各级中医类医院也加快了医院基础设施建设的步伐、提高了基础设施建设的落实程度和积极性，共同推进中医药服务的新发展和新繁荣。

表 2-7-4　2012 年全国中医医院年内基本建设投资情况

	批准基建项目（个）	批准基建项目建筑面积（m²）	实际完成投资额（万元）	其中		
				财政性投资（万元）	单位自有资金（万元）	银行贷款（万元）
总计	875	7388838	20058205	9084212	534057	10252804
中医（综合）医院	862	7306561	28737293	9079118	224868	9247769
中医专科医院	13	82277	1320912	5094	309189	1005035
肛肠医院	2	5600	244	0	210	1100
骨伤医院	10	73777	13473	4694	6899	1720
针灸医院	0	0	0	0	0	0
按摩医院	0	0	413	400	13	0
其他中医专科医院	1	2900	1304582	0	302067	1002215

资料来源：2013 年全国中医药统计年鉴。

　　第二，从全国中医类医院、门诊部万元以上设备拥有情况来看，2012 年中医类医院万元以上设备总价值为 528.1115 亿元，相较于 2010 年增加 166.4921 亿元，其中中医医院万元以上设备总价值较 2010 年增长 29.35%，达到 467.7379 亿元，万元以上设备台数为 328327 台（套），增加了 69855 台（套），具体到各价格区间的台（套）数，情况如下：价值在 10—49 万元的设备增加了 15637 台（套），达到 58564 台（套）；价值在 50—99 万元的设备增加了 1604 台（套），达到 9015 台（套）；价值在 100 万元以上的设备增加了 2018 台（套），达到 7244

台（套）。说明中医医院在保持传统优势的基础上，借助大型仪器设备辅助诊断，提高了诊断的准确率（见图2-7-1）。

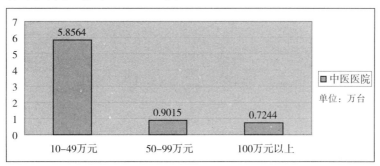

图2-7-1 中医医院万元以上设备台数

第三，从全国中医类医院、门诊部资产情况来看，2012年全国中医类医院、门诊部总资产由2010年的1673.18456亿元增长至2191.52718亿元，增幅达到30.98%，其中包含流动资产增长49.15%，达到892.28570亿元，固定资产增长33.39%，达到898.1941亿元，非流动资产1299.24148亿元，在建工程326.20195亿元，无形资产2.4261亿元，这说明我国中医类医院、门诊部在发展，投资在增加。2012年全国中医类医院负债为997.95146亿元，比2010年增加了391.1887亿元，流动负债为710.83196亿元，非流动负债为287.1195亿元，由此可以看出，全国中医类医院负债率为45.5%，低于企业规定的负债率50%，而医院的负债率可以达到70%—80%比较合适，因此，在中医医院投入资金有限的情况下，可以增加其负债率。

相比2010年，中医专科医院的总资产为82.43811亿元，增加了10.53558亿元，流动资产为35.91733亿元，增加了10.14702亿元，固定资产为6.6212亿元，减少了37.09734亿元，对比肛肠医院、骨伤医院、针灸医院、按摩医院和其他中医专科医院，骨伤医院的总资产最多，达到55.32302亿元，按摩医院最少仅为2.51289亿元，与2010年相比，增长金额最大的骨伤医院，增长了5.77039亿元，按摩医院最少，增长了0.64402亿元；中医专科医院负债增加8.13425亿元，2012年负债达到30.34882亿元，其中净资产增加2.43133亿元，事业基金增加17.44491亿元，专用基金减少0.75588亿元，分别为净资产52.08929亿元，事业基金24.77349亿元和专用基金4.52429亿元。

第四，从全国中医医疗机构收入支出情况来看，2012年全国中医医疗机构总收入从2010年的1345.04814亿元增长为2051.58939亿元，总支出从1275.19709亿元增加至1963.55325亿元，收入支出差额也由原来的69.85105亿元变为88.03614亿元，收入收益率减少0.09%，为4.29%。其中，中医类医院的总收入为1988.03113亿元，对比2010年增加691.83795亿元，而总收入中医疗收入为 1765.8653 亿元、财政补助收入为 175.78384 亿元、科技项目收入为 10.74198 亿元、其他收入 35.64001 亿元；2012 年，中医类门诊部和中医类诊所的总收入基本相当，但增长差别较为明显。2012 年总收入分别为 31.04843 亿元与 32.50983 亿元，相对 2010 年增幅分别为 65.39% 和 5.96%，增幅差异明显，表明中医类门诊部发展迅速，中医类诊所发展速度缓慢；中医类医院的总支出为 1908.08577 亿元，比 2010 年多支出 632.88787 亿元，其中，医疗支出 1524.28413 亿元，财政项目补助支出 74.23054 亿元，科教项目支出 6.13725 亿元，管理费用 247.8083 亿元，其他支出 55.62555 亿元，由此可以看出，中医类医院收入收益率为 4.02%，盈余额达 79.94536 亿元，增长率达 53.37%，其发展较为迅速。而中医类门诊部和中医类诊所的总支出分别为 3.31078 亿元（收入收益率 11%）和 4.78 亿元（收入收益率 15%）。由此说明尽管我国中医医疗服务主要是中医医院提供的，但是中医医院的收入收益率与中医类门诊部和中医类诊所相比较，显得偏低。从收入来看，2012 年中医专科医院的总收入为 66.19704 亿元，其中，财政补助收入 4.35077 亿元，医疗收入 60.11384 亿元，其他收入 1.60565 亿元。与 2010 年相比，其增减情况分别为：总收入增加 16.01226 亿元，财政补助收入增加 0.71455 亿元，医疗收入增加 33.12739 亿元，其他收入增加 0.53135 亿元；对比肛肠医院、骨伤医院、针灸医院、按摩医院和其他中医专科医院，骨伤医院的总收入最多，达到 47.37727 亿元，占全国中医专科医院总收入的 71.57%。从支出来看，中医专科医院的总支出为 63.07031 亿元，与 2010 年同期相比增加 16.64599 亿元。

3. 建立了中医人才体系

我国初步建立起了包括院校教育、师承教育、继续教育在内的多形式、多层次、多途径的中医药教育体系，人才队伍数量和素质得到提高。名老中医药专家学术、经验的继承工作和优秀中医临床人才培养工作得到加强，社区、农村基层中医药人才的培养力度不断加大。中医机构的卫生技术人员占全国卫生机构卫生技术人员的 10.37%，达 691444 人，平均每家中医机构卫生技术人员有 17.59 人，与 2010 年相比卫生技术人员总数增加 102743 人。全国卫生机构中有 43.42% 的中医执业医师、33.45% 的中药师（士）、45.87% 的见习中医师在中医机构，与 2010 年相比分别增加 1.21%、0.95% 与 2.04%。全国中医药人员总数为 476882 人，占全国卫生技术人员总数的 7.15%；全国中医机构中医药人员总数为 184458 人，占全国中医药人员总数的 38.68%，二者总人数较 2010 年分别增长 72510 与 31197 人（见表 2-7-5 和图 2-7-2）。

表 2 - 7 - 5　2012 年全国卫生机构、中医机构数、人员情况

	机构数（个）	职工总数（人）	其中：				
			卫生技术人员	中医执业医师	中医执业助理医师	中药师（士）	见习中医师
全国卫生机构	948540	9108705	6668549	305372	514087	107630	12473
其中：中医机构	39305	818775	691444	132581	10149	36007	5721
中医机构/全国卫生机构（%）	4.14	8.99	10.37	43.42	19.74	33.45	45.87
卫生部门卫生机构	138395	6021835	4892325	203142	34767	81628	9451
其中：中医机构	2369	671588	563597	93425	5310	26881	4773
中医机构/全国卫生机构（%）	1.91	11.15	11.52	45.99	15.27	32.93	50.5

资料来源：2013 年全国中医药统计年鉴。

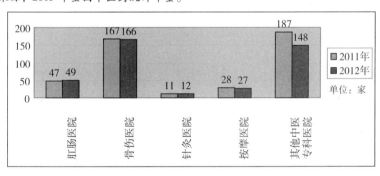

图 2 - 7 - 2　中医专科医院机构数

　　2012 年与 2011 年相比，全国卫生机构卫技人员数增加了 475691 人，中医药人员增加 56553 人，其中中医机构中的医药人员增加了 25513 人，占 45.1%。2012 年与 2010 年相比，全国卫生机构卫技人员增加幅度最大的是中医执业医师，增加了 49011 人，总数为 305372 人，增幅达 19.11%；另外中医执业助理医师也增加了 22.26%。全国中医机构卫技人员数增加了 102743 人，达到 691444 人。从 2007 年到 2012 年全国卫生技术人员数变化趋势来看，中医执业（助理）医师数、见习中医师和中药师（士）均呈现增加的趋势（见图 2 - 7 - 3）。

　　截至 2012 年，全国有高等中医药院校（含民族医药院校）47 所，中医药人员总数为 48.8 万人，其中，具有中医类别执业（助理）医师的有 36.8 万人（占同类人员总数的 14.1%）、见习中医师为 1.2 万人（占同类人员总数的 6.7%）、中药师（士）为 10.8 万人（占同类人员总数的 28.5%）。与 2010 年相比，中医类别执业（助理）医师和中药师（士）占同类人员总数的比例呈现上升的趋势，而见习中医师占同类人员总数的比例呈现下降的趋势（见表 2 - 7 - 6）。

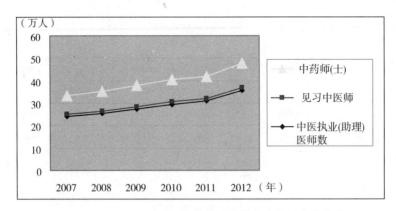

图 2 – 7 – 3 　2007—2012 年全国卫生技术人员数变化趋势

表 2 – 7 – 6 　全国中医药人员情况

人员类别	2008 年	2009 年	2010 年	2011 年	2012 年
中医药人员总数（万人）	35.3	37.8	40.4	42	48.8
中医类别执业（助理）医师	25.3	27.3	29.4	30.9	36.8
见习中医师	1.1	1.2	1.3	1.1	1.2
中药师（士）	8.9	9.3	9.7	10	10.8
占同类人员总数的比例（%）					
中医类别执业（助理）医师	11.6	11.7	12.2	12.5	14.1
见习中医师	9.7	9.9	9.9	6.2	6.7
中药师（士）	26.8	27.3	27.4	27.5	28.5

资料来源：中国卫生统计年鉴整理。

4. 建立了一批中医药科研机构

我国基本形成了多学科、多层次的中医药科学研究格局，推进了中医药科技进步，培养了一支以中医药人员为主、多学科人员参与的科研队伍。全国中医药研发机构有 27 个，从业人员有 2086 人，从事科技活动人员有 882 人。从学历来看，博士毕业 140 人，占 16%，硕士毕业 277 人，占 31%，本科毕业 360 人，其他学历 105 人（见图 2 – 7 – 4）；从职称来看，具有高级职称的有 284 人，具有中级职称的有 267 人。从事生产、经营活动人员有 65 人，其他人员 1139 人。

2012 年全国中医药研发单位的科技活动收入为 1.43424 亿元，其中政府资金为 1.02198 亿元（包括承担政府科研项目收入 0.40216 亿元），企业资金 0.28917 亿元，国外资金 6.8 万元，其他资金 0.12241 亿元。其他收入为 8.38120 亿元（其中用于离退休人员的政府拨款 0.09527 亿元）。科技经费内部支出 2.03936 亿元，其中科技活动经常费支出 1.90845 亿元。发表科技论文 388 篇，其中国外发表 12 篇，出版科技著作 36 种。专利申请受理 19 件，其中发明专利 10 件，专利

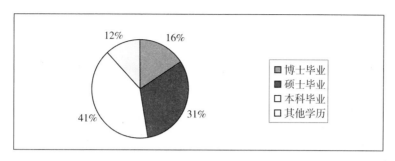

图2-7-4　R&D活动单位人员学历情况

授权数21件，其中发明专利11件，有效发明专利数57件，专利所有权转让及许可数1件，软件著作权数3件。2012年中医类研究机构科研人员达到3085人，其中75%的人员在中医（药）研究院（所），中西医结合研究所仅83人，民族医（药）学研究所有686人（见表2-7-7）。中医药科学技术研究列入了国家重大科技计划和专项，取得了一批重大科技成果。中医药已成为我国具有自主创新潜力的重要领域。

表2-7-7　中医研究机构科研人员

机构类别	2008年	2009年	2010年	2011年	2012年
中医类研究机构（人）	3031	2909	3056	3212	3085
中医（药）研究院（所）	2454	2304	2409	2594	2316
中西医结合研究所	13	11	67	68	83
民族医（药）学研究所	564	594	580	550	686

资料来源：中国卫生统计年鉴。

5. 推进中医药产业现代化

多年来，中药都以其产量多、分布广、毒副作用小等优势占据着我国医药产业的半壁江山。2006年，国家出台《国家中长期科学和技术发展规划纲要（2006—2020年）》，要求我国要在中药产业中重点开展理论创新和研究；2007年，《中医药创新发展规划纲要》指出要建立中医药标准规范体系，如今，新医改政策出台将使我国中药的发展有一个质的飞跃。2011年，中药制造行业实现工业总产值4262.33亿元，增速达到49.58%。行业工业总产值占GDP比重连续五年持续上升，达到0.90%，在国民经济中的地位大幅度提高（见图2-7-5）。

从图2-7-6可以看出，2007年以来，中成药制造产值比重逐渐下降，中药饮片加工业产值比重稳步上升。但在2011年中成药制造产值比重又有所回升，中药饮片加工业产值比重下降。变化主要源于消费者偏好的变化，使得行业不断地进行产品结构的调整。

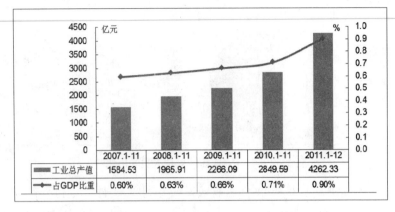

图 2 - 7 - 5　2007—2011 年中药制造行业总产值及占 GDP 比重

数据来源：国家统计局。

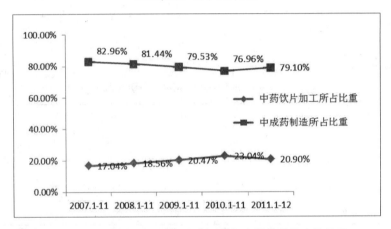

图 2 - 7 - 6　2007—2011 年中药制造行业供给结构变化情况

数据来源：国家统计局。

2011 年，中药制造行业共完成销售收入 4232.38 亿元，同比增长 38.59%。其中：中药饮片加工的销售收入为 853.72 亿元，同比增长 56.11%，占中药制造行业总销售收入的 20.17%；中成药制造的销售收入为 3378.67 亿元，同比增长 34.76%，占中药制造行业总销售收入的 79.83%（见图 2 - 7 - 7）。

6. 重视中医药文化价值

中医药文化建设开创了新局面，把中医药文化建设与中医药事业发展紧密结合起来，使之相互促进，相得益彰。中医医院文化及大医精诚的优良传统进一步得到发扬光大。"中医中药中国行"大型科普宣传活动的深入开展，使中医药科学知识得到普及，中医药文化得到弘扬，中医药更加贴近广大百姓。同时，将中医药文化建设纳入国家文化发展规划，使中医药文物、古迹得到保护，中医药非物质文化遗产得到传承，加大了对列入国家级非物质文化遗产名录项目的保护力度，为国家级非物质文化遗产中医药项目代表性传承人创造了良好传习条件。中

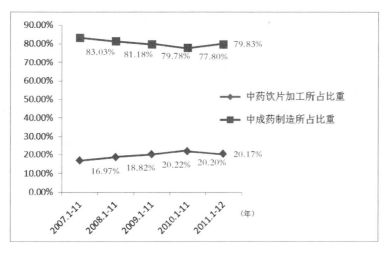

图 2 – 7 – 7 2007—2011 年中药制造行业需求结构变化情况

数据来源：国家统计局。

医药机构文化建设得到加强，行业传统职业道德得到弘扬。中医药文化资源得到有效开发利用。通过舆论引导，营造了一种全社会尊重、保护中医药传统知识和关心、支持中医药事业发展的良好氛围，把中医药文化作为内涵建设的重要组成部分。针对不同地区和人群的特点，采用群众喜闻乐见的形式，加强中医药科普知识宣传工作，拓展信息渠道。此外，在海内外有影响力的媒介平台开辟中医药普及栏目或专题，开展中外传统医学文化的比较研究，定期举办学术和政策研讨会，进行中医药文化和成果海外巡展，组织开展全国各省市中医药文化的展播和宣传。

7. 发展民族医药事业

民族医药是我国传统医药的重要组成部分。十七大报告也明确提出要"扶持中医药和民族医药发展"。为突出民族药特点、鼓励民族药的发展，《中药注册管理补充规定》专门对藏药、维药、蒙药等民族药的注册管理作出了规定。明确规定民族药的研制应符合民族医药理论，民族药的生产企业应具备相应的民族药专业人员、生产条件和能力，民族药的评审应由民族药方面的专家进行。在这样的背景下，民族医疗机构服务能力不断提高，就医条件有了较大的改善，基本满足了民族医药服务需求。同时，加强民族医药教育，重视人才队伍建设，提高民族医药人员素质。民族医药从业人员准入制度得到进一步的完善。民族医药继承和科研工作有序推进，支持重要民族医药文献的校勘、注释和出版，开展民族医药特色诊疗技术、单验方等整理研究，筛选推广一批民族医药适宜技术。加强民族药研发基地的建设，促进民族医药产业发展。

2012 年民族医院数量多达 199 家，编制床位数也增加到 16255 张，相较于

2010 年分别增加 1 家与 3861 张，目前藏医医院最多为 69 家，其次为蒙医医院有 57 家，维医医院也有 42 家（见表 2 - 7 - 8）。由此可见，政府重视民族医药的发展。2012 年，民族医院的人员总数为 14659 人，其中，卫生技术人员 11999 人，其他技术人员 767 人，管理人员 673 人，工勤技能人员 1220 人；2010 年，民族医院相关卫生技术人员 10173 人、其他技术人员 565 人、管理人员 605 人、工勤技能人员 1173 人，对比可见，民族医院员工结构不断优化、比例逐步协调。平均每家民族医院卫生技术人员有 60.3 人，其他技术人员为 3.9 人，管理人员为 3.4 人。

表 2 - 7 - 8　2012 年民族医院机构、床位数

	机构数（个）	床位数（张）			
		编制床位	实有床位	特需服务床位	负压病房床位
总计	199	16255	14966	159	94
蒙医医院	57	4545	3791	36	5
藏医医院	69	3919	3156	42	36
维医医院	42	5523	6169	65	31
傣医医院	1	300	100	0	0
其他民族医院	30	1968	1750	16	22

资料来源：《2013 年全国中医药统计年鉴》。

对比 2011 年与 2012 年的数据可知，民族医院总数减少 1 家，但床位数增加了 1482 张，其中蒙医医院增加了 3 家，藏医医院减少了 4 家，维医医院、傣医医院与其他民族医院数量没有变化。从床位数来看，蒙医医院增加床位数最多，增加了 587 张，最少的傣医医院仅有 100 张，说明各民族医院的规模在扩大，以满足少数民族对医疗卫生服务的需求（见表 2 - 7 - 9）。

表 2 - 7 - 9　2012 年民族医疗机构数、床位增减情况

	机构数（个）				床位数（张）			
	2011 年	2012 年	增减数	增减（%）	2011 年	2012 年	增减数	增减（%）
总计	200	199	-1	-0.50	13484	14966	1482	10.99
蒙医医院	54	57	3	5.56	3204	3791	587	18.32
藏医医院	73	69	-4	-5.48	2897	3156	259	8.94
维医医院	42	42	0	0.00	5718	6169	451	7.89
傣医医院	1	1	0	0	49	100	51	104.08
其他民族医院	30	30	0	0.00	1616	1750	134	8.29

资料来源：《2013 年全国中医药统计年鉴》。

从民族医院房屋建筑面积来看，2012年民族医院批准基建项目81个，其中维医医院批准67项，藏医医院批准11项；批准基建项目建筑面积74183平方米，其中，藏医医院批准基建项目建筑面积最多，达43761平方米；实际完成投资额1.6954亿元，其中：财政性投资1.2654亿元，单位自有资金0.1亿元，银行贷款0.116亿元。本年房屋竣工面积22320平方米，本年新增固定资产11972万元，因扩建增加床位369张。我国民族医院房屋建筑面积108.9714万平方米，比2010年增加16.5694万平方米，其中业务用房面积增加14.3288万平方米，达到80.956万平方米；租房面积增加5012平方米，为74012平方米（见表2-7-10）。

表2-7-10　2012年民族医院房屋建筑面积情况　　（单位：平方米）

	年末房屋建筑面积	其中：业务用房面积	业务用房中危房面积	年末租房面积	业务用房面积
总计	1089714	809560	20206	74012	52949
蒙医医院	262268	225899	3383	6095	4520
藏医医院	429398	282438	8142	447365	32914
维医医院	309457	226565	8671	7651	3949
傣医医院	4938	4938	0	0	0
其他民族医院	83653	69720	10	12901	11566

资料来源：《2013年全国中医药统计年鉴》。

从民族医院拥有的设备来看，民族医院万元以上设备总价值130089万元，万元以上设备台数为6223台，分别增加42351万元与896台。其中10—49万元的设备增加246台，50—99万元的设备增加62台，100万元以上的设备增加32台，分别达到1095台、249台与136台。（见表2-7-11）

表2-7-11　2012—2013年民族医院万元以上设备拥有情况

	万元以上设备总价值（万元）		万元以上设备台数							
			合计		10—49万元		50—99万元		100万元以上	
	2012年	2013年	2012年	2013年	2012年	2013年	2012年	2013年	2012年	2013年
总计	87738	130089	5327	6223	849	1095	187	249	104	136
蒙医医院	25092	40215	1749	2420	216	331	51	75	38	53
藏医医院	29279	24220	1027	1261	169	305	45	70	11	25
维医医院	20411	40554	1420	1377	292	240	61	73	33	32
傣医医院	1274	2036	133	140	17	14	2	2	2	4
其他民族医院	11682	23064	998	1025	155	205	28	29	20	22

资料来源：《2013年全国中医药统计年鉴》。

从民族医院收入来看，2013 年民族医院的总收入为 3699409 千元，其中，财政补助收入 1182274 千元，医疗收入 2119497 千元，其他收入 101321 千元，与 2012 年相比分别增加 123521 千元、424631 千元与 27144 千元。蒙医医院的收入最多为 1348834 千元，比 2012 年增长了 65.72%。（见表 2-7-12）

表 2-7-12　2012—2013 年民族医院收入情况　　　　（单位：千元）

	总收入		其中						
			医疗收入		财政补助收入		科教项目收入		其他收入	
	2012 年	2013 年	2012 年	2013 年	2012 年	2013 年	2012 年	2013 年	2012 年	2013 年
总计	2838887	3699409	1694866	2119497	1058753	1182274	11091	13317	74177	101321
蒙医医院	813902	1348834	490409	652223	301022	383859	2877	1078	19594	28674
藏医医院	738646	1023712	418784	540810	312048	444566	50	1112	7764	37224
维医医院	948423	928365	555034	629045	348936	266911	3531	3498	40922	28911
傣医医院	24670	36638	13511	25345	8695	8102	309	1430	2155	1761
其他比族医院	313246	361860	217128	272074	88052	78836	4324	6199	3742	4751

资料来源：《2013 年全国中医药统计年鉴》。

从民族医院资产与负债情况来看，2013 年民族医院的总资产从 2012 年的 3767456 千元增长至 4918065 千元，增长率达 30.54%，其中流动资产增加 56198 千元，达到 1815096 千元；总负债为 1535028 千元，增加了 432089 千元；净资产为 3383037 千元，增加 718520 千元，增长率达 27.00%。（见表 2-7-13）

表 2-7-13　2012—2013 年民族医院资产情况　　　　（单位：千元）

	总资产		流动资产		负债		净资产	
	2012 年	2013 年	2012 年	2013 年	2012 年	2013 年	2012 年	2013 年
总计	3767456	4918065	1253116	1815096	1102939	1535028	2664517	3383037
蒙医医院	1050137	1558563	285511	501848	390210	578911	659927	979652
藏医医院	1142888	1542313	406651	664003	267220	399285	875668	1143028
维医医院	1125609	1326511	402659	467187	269653	342659	855956	983852
傣医医院	24111	34924	7892	13496	3027	12223	21084	22701
其他民族医院	424711	455754	150403	168562	172829	201950	251882	253804

资料来源：《2013 年全国中医药统计年鉴》。

总的来说，从资产与负债来看，2012 年民族医院的总资产为 376746 万元，负债为 110294 万元，净资产为 266452 万元，2010 年总资产为 257113.4 万元，负债为 72912.7 万元，净资产为 184200.7 万元；从人员构成来看，2012 年民族医院卫生机构总人员数为 14659 人，卫生技术人员总数为 11999 人，执业（助理）

医师 5373 人，而 2010 年卫生机构总人员数为 12516 人，卫生技术人员总数为 10173 人；从床位数来看，截止 2012 年民族医院的床位总数为 14966 张，而 2010 年仅为 12394 张；从收入来看，2012 年的总收入为 283889 万元，其中，医疗收入为 169487 万元，财政补助收入为 105875 万元，而 2010 年的总收入为 174577.7 万元，其中，医疗收入为 43600.7 万元，财政补助收入为 62113.5 万元[①]。由此可见，2010 到 2012 年民族医院资产在增加，人员数量和床位数在增加，医疗条件逐渐在改善，在 2012 年政府办医疗卫生机构平均固定资产为 13.1 万元。由此可以看出，民族医院取得了长足的发展。一些综合医院和乡镇卫生院也设有民族医药科。民族医药产业发展迅速，为民族地区的人民群众健康和经济发展作出了积极贡献。

8. 中医医疗机构服务量不断增加

2013 年全国医院总计比 2012 年多了 1588 个，其中中医类医院增加了 193 个，中医类医院门诊人次数总计增加 37030759 人，增长了 8.44%，中医类医院诊疗服务机构和人次在不断上涨（见表 2-7-14），2013 年中医医院、中西医结合医院和民族医院诊疗人次占中医类医院的百分比均较 2012 年有所增长（见表 2-7-15）。

表 2-7-14　2012—2013 年全国医院、中医类医院门诊服务情况

	机构数（个）		总诊疗人次数（人次）												
			总计		其中：门诊人次数								家庭卫生服务人次数	
					合计		门诊人次数		急诊人次数					
									小计		死亡数			
	2012年	2013年	2012年	2013年	2012年	2013年	2012年	2013年	2012年	2013年	2012年	2013年	2012年	2013年
医院	23121	24709	2541616095	2741776872	2483091057	2679015728	2266463220	2443588937	216627837	235426791	188915	201238	4979719	5010128
中医类医院	3397	3590	451202220	489524689	439002788	476033547	410647462	444213468	28355326	31820079	17510	18990	903550	1074533
中医医院	2886	3015	407051930	437262634	396012649	425573454	370716323	397670428	25296326	27903026	15449	16350	455392	604328
中西医结合医院	312	358	37690970	44660646	36796272	43216668	33949460	39584582	2846812	3632086	1999	2564	402129	371663
民族医院	199	217	6459320	7601409	6193867	7243425	5981679	6958458	212188	284967	62	76	46029	98542

表 2-7-15　各类医院诊疗人次占中医类医院百分比　　　　（单位：%）

年度	中医医院	中西医结合医院	民族医院
2012	84.057	8.380	1.411
2013	89.400	9.078	1.522

从全国医院、中医类医院住院服务情况来看，2013 年较 2012 年中医类医院住院人数由 2012 年的 18055221 上涨到 2013 年的 20229636 人，出院人数上涨了 2111053 人，同时转往基层医疗卫生机构的增长了 4245 人。（见表 2-7-16）

---

① 资料来源：中国卫生统计年鉴整理。

表 2 - 7 - 16 2012—2013 年全国医院、中医类医院住院服务情况 （单位：人）

| | 入院人数 | | 出院人数 | | | | 转往基层医疗卫生机构 | |
| | | | 总计 | | 死亡人数 | | | |
	2012 年	2013 年	2012 年	2013 年	2012 年	2013 年	2012 年	2013 年
医院	127274360	140074335	127059628	139286400	527653	620159	248008	290634
中医类医院	18055221	20229636	17989489	20100542	63842	76381	35862	40107
中医医院	16416838	18266728	16362172	18157240	54666	64878	31788	36921
中西医结合医院	1297442	1556275	1290360	1541344	8807	10832	1860	2268
民族医院	340941	406633	336957	401958	369	671	2214	918

全国医院、中医类医院病床使用情况与 2012 年病床使用情况相比较，2013 年中医类医院实有床位数增加 73830 张，实际每日占用总床位数增加 25346572 张。（见表 2 - 7 - 17）

表 2 - 7 - 17 2012—2013 年全国医院、中医类医院病床使用情况

| | 实有床位数（张） | | 实际开放总床日数（日） | | 平均开放病床数（张） | | 实际占用总床日数（日） | | 出院者占用总床日数（日） | |
	2012 年	2013 年	2012 年	2013 年	2012 年	2013 年	2012 年	2013 年	2012 年	2013 年
医院	4158539	4575205	1456856660	1598950217	3980483	4368716	1312380404	1422918267	1271513356	1370788257
中医类医院	612752	686582	214282811	239629383	585472	654725	188615496	210651481	184023759	205130175
中医医院	547942	608632	192032007	213152174	524678	582383	170069560	188816155	166291341	183866748
中西医结合医院	49844	58774	17205708	20147550	47010	55048	14780050	17270690	13955514	16868115
民族医院	14966	19176	5045096	6329659	13784	17294	3765886	4564636	3776904	4395312

从全国医院、中医类医院医师工作效率来看，相较于 2012 年，全国医院的医师人均全年担负诊疗人次增加 13.54 人次，医师人均年负担住院日增加 11.78 日，医师人均每日担负诊疗人次与住院床日分别增加 0.05 人次与 0.03 床日。（见表 2 - 7 - 18）

表 2 - 7 - 18 2012—2013 年全国医院、中医类医院医师工作效率

| | 医师人均全年担负 | | | | 医师人均每日担负 | | | | 医师人均年业务收入（元） | |
| | 诊疗人次（人次） | | 住院床日（日） | | 诊疗人次（人次） | | 住院床日（日） | | | |
	2012 年	2013 年	2012 年	2013 年	2012 年	2013 年	2012 年	2013 年	2012 年	2013 年
医院	1811.57	1825.11	935.41	947.19	7.25	7.30	2.56	2.59	1001451.90	1089701.18
中医类医院	1965.58	1978.43	821.67	851.35	7.83	7.91	2.25	2.33	784456.92	870826.71
中医医院	1977.90	1987.20	826.38	858.10	7.91	7.95	2.26	2.34	782814.91	869165.70
中西医结合医院	2050.76	2083.15	804.18	805.57	8.20	8.33	2.20	2.20	935930.30	1026050.56
民族医院	1202.18	1277.12	700.89	766.91	4.81	5.11	1.92	2.10	329246.79	373121.30

总的来说，2012—2013 年中医类总诊疗量稳步增加，无论是中医类的医院、门诊部、诊所还是其他临床科室，诊疗人次均呈上升趋势，这说明，中医诊疗服务逐渐被居民接受，普及范围逐渐扩大。近年，中医药在防治 SARS、艾滋病等

重大传染病及一些重大突发事件医疗救治中，发挥了重要作用。

9. 提高了中医药国际化程度

通过积极开展多渠道、多层次、全方位的国际国内合作和交流，充分发挥了中药制药企业在招商引资中的积极作用，此外，鼓励中药企业采取多种形式扩大出口，积极对外研发合作、技术转让、订单生产、委托加工、投资建厂以提升我国中医药研究、开发和生产水平；积极推进中医药医疗、教学、科研、生产合作和中医药学术、技术交流，鼓励医药院校、医院、企业采取合作合资的形式到国外联合办医、办学、办厂及研究机构；建立国际化的中医药研发技术平台和专业人才队伍，使中医药知识与文化得到有效的传播；以医带药，以药促医，拓展中医药国际市场来提升中医药在国际医药市场中的地位。目前我国拥有中成药6000余种，每年注册新药种类虽多，具有国际竞争力的却很少。在国际草药市场中，我国中药出口额仅占世界草药贸易额的3%左右，且主要以中药材和饮片出口为主，中成药出口仅占中药出口额的15.4%，对此，国家提出了支持中药企业积极开拓国际市场，参与国际竞争的要求，鼓励中药企业根据国际市场需求，采取多种形式扩大出口，特别是提升高附加值中药产品的国际市场份额；鼓励中药产品进入国际医药主流市场。另外，国家也积极鼓励中药材及中药饮品生产的规模化、规范化和集约化，改进中药材流通方式。鼓励中药企业参与中药材基地建设，稳定中药材质量。经过努力，我国的中医药国际合作与交流初步形成了全方位、多层次、宽领域的格局，对外医疗、教育、科技合作不断扩大，已有70余个国家与我国签订了94个含有中医药内容的政府协议、45个专门的中医药合作协议，中医药已传播到160多个国家和地区。中医药现代化和国际化的模式与目标多种多样，中医药进军国际市场的途径和策略也是多种多样。党的十八届三中全会再次强调要始终坚持改革开放，对构建开放型经济新体制作出了战略部署，国际社会对中医药的认知和期待正在发生重大变化，中医药在我国参与经济全球化中的格局也正在发生积极变化。这为中医药海外发展提供了机遇、创造了条件、明确了目标，我们需要着力深化对外交流合作，推动制定中医药海外发展战略。中医药海外发展，要立足于服务我国公共外交政策，服务于政治、经济各方面，着力于传播深厚的中医药传统文化，促进我国开放型经济的发展。要以服务贸易为重点，在统筹"走出去"、"请进来"的基础上，优先发展面向海外的服务。要通过传播中医药健康文化，提高国际社会对中医药的认知和认同，着力培育海外市场；通过打造知名品牌、促进产业集群，着力培育竞争优势；通过发展养生医疗旅游等多元服务，着力吸引境外消费；通过高层推动和贸易谈判，着力为中医药海外发展创造政策和法律环境；通过参与国际规则和标准制定，着力引领国际传统医药发展。

（三）中医药的特色

我国传统医药之所以历经数千年而不衰，至今在医疗保健中发挥着不可替代的作用，并且在世界传统医药领域处于领先地位，是由自身理论的科学性和先进性所决定的。随着疾病谱的变化，老龄化社会的到来和健康观念的转变，中医药学的优势越来越显现出来，其科学性和先进性越来越被学术界、产业界所重视。进一步认识这些特色和优势，并在实践中加以发挥就显得极为重要。

1. 中医药对生命活动的独特认识

中医药对生命活动的认识为人类提供了认识和把握人体复杂体系的有效途径。中医药学整体观念认为，人体的生命活动是机体在内外环境的作用下，由多种因素相互作用而维持的一种动态的相对平衡过程。而健康则是人体阴阳维持相对平衡的状态，即"阴平阳秘"。平衡失调，就会导致器质性和功能性的疾病状态。中医学不是机械地孤立地看待人体的"病"，而是把"病人"看作一个整体，把"病"看作是人体在一定内外因素作用下，在一定时间范围内的失衡状态。治疗上，既要祛邪、又要扶正，强调机体正气的作用，通过调节机体功能达到治疗疾病的目的，这一健康观念目前已被人们普遍接受。

2. 个体诊疗系统的建立

中医药研究人体生命活动规律的认知方法及其个体化诊疗体系，反映了整体医学的特征。中医学认为，人和自然是"天人合一"的关系，人体本身是形神统一的整体：人体的功能状态是肌体对内外环境作用的综合反应，掌握人体的功能状态就可以有效地掌握人体生命活动的变化规律。因此，中医通过"望闻问切"以外测内并归纳为症候，作为临床诊疗的依据，构成中医药因人、因事、因地的个体化诊疗体系。这是中医药的一大特点和优势，符合现代临床医学发展的趋势。

3. 治疗手段和方法灵活

中医药丰富的治疗手段和灵活的诊疗方法，符合人体生理病理多样性的特点。中医药对疾病的治疗主要采用药物和非药物疗法，并用内治和外治法进行整体综合调节与治疗。中医方剂是中医最常用的药物疗法之一，方剂的多种有效成分，针对人体的多因素，通过多环节、多层次、多靶点的整合调节作用，适应于人体多样性和病变复杂性的特点。非药物疗法以针灸、推拿为主，其中针灸疗法是我国古代的一大发明和创举，通过对人体体表穴位的刺激，进行整体调节，疗效显著，适用范围广泛。目前，针灸已经在世界100多个国家使用。中医药"天人合一、形神统一、动静结合"为主体的养生保健理论和丰富多彩、行之有效的方法，在提高人们健康素质和生活质量方面显示了良好前景。

4. 医学典籍丰富

中医药浩瀚的经典医籍，是人类生物信息的巨大宝库。中医药现存古典医籍8000 余种，记载着数千年来中医药的理论和实践经验。这是绝无仅有的，是尚未被充分开发的人类生物信息宝库。

5. 自然与社会的融合

中医药充分体现了自然科学与社会科学的有机结合，展示了现代科学一体化的新趋势。中医药的理论体系和临床思维模式具有丰厚的中国文化底蕴，体现了自然科学、社会科学、人文科学的高度融合和统一。中医学这种以功能状态为切入点，并在宏观上借助哲学、社会科学、人文科学来分析和把握其变化规律的方法，是人类历史上的一种跨越，为人类认识自己提供了独特的思维模式，符合现代科学一体化的新趋势。

6. 中医药治未病

中医药治未病，体现了中医学先进和超前的医学思想。在古往今来的中医药防治疾病实践中，始终焕发着活力和光辉。经过历代医家两千多年来的不断充实和完善，逐步形成了具有深刻内涵的理论体系。这一体系，把握了预防保健的三个主要层次："未病先防"、"既病防变"和"瘥后防复"。"未病先防"着眼于未雨绸缪，保身长全；"既病防变"着力于料在机先，阻截传变，防止疾病进一步发展；"瘥后防复"立足于扶助正气，强身健体，防止疾病复发。其核心落实到一个"防"字上，充分体现了"预防为主"的思想。"治未病"理念和实践成为落实预防为主的卫生工作方针，成为增强全民健康意识、提高健康素质的重要途径。具体工作中，我们应进一步树立服务意识，拓宽服务领域，调整服务结构，创新服务模式，改善服务方式，完善服务内容，充分发挥中医"治未病"的特色和优势，积极开展中医预防保健服务，探索构建中医特色明显、技术适宜、形式多样、服务规范的保健服务体系。

二、中医药发展存在的问题与策略

（一）中医药发展存在的问题

1. 中医药市场占有率低

从门诊与住院来看，中医医院的门诊收入中，西药收入、中草药收入、中成药收入分别占药品收入的 39.78%、32.43%、27.38%，住院收入中的西药收入、中草药收入、中成药收入分别占药品收入的 77.64%、6.84%、15.52%。由此可见，门诊收入中的西药、中草药与中成药收入比例基本均衡，但在住院收入中，西药收入所占比重高达 77%，远远大于中草药与中成药收入占药品收入的比重。

这反映出中草药和中成药在住院消费中并没有竞争优势，其中原因值得我们深思。

表 2 - 7 - 19   2013 年全国医院医疗收入明细表   （单位：亿元）

项目	总计	卫生	中医	各类别药品的收入占药品收入的比重（%）
医疗收入	13990.05	12036.74	1953.31	—
门诊收入	4888.73	4069.2	819.53	—
药品收入	2410.71	1916.27	494.44	—
西药收入	1718.76	1520.08	198.68	39.78
中草药收入	229.61	69.24	160.36	32.43
中成药收入	462.35	326.95	135.4	27.38
住院收入	9101.32	7967.54	1133.78	—
药品收入	3569.72	3094.81	474.91	—
西药收入	3289.23	2920.53	368.7	77.64
中草药收入	48.35	15.86	32.49	6.84
中成药收入	232.14	158.42	73.72	15.52

资料来源：《2013 年全国卫生计生财务年报》。

从全国药品收入来看，2013 年全国医院各类药品收入中，中成药和中草药的药品收入仅占医疗收入的 6.95%，即使在中医医院也只有 20% 左右，低于西药收入占医疗收入的百分比。中医医院中草药及中成药收入不及西药收入的问题，使中医医院的性质变得更加模糊，中医医院药品收入越来越倚重西药，使中草药及中成药的市场份额日益缩减，这将大大不利于中医药事业的发展。

表 2 - 7 - 20   2013 年全国医院各类别药品收入占医疗收入比重表   （单位：%）

项目	总计	卫生	中医
药品收入占医疗收入比重	42.75	41.63	49.63
其中：西药占比	35.80	36.90	29.05
中草药占比	1.99	0.71	9.87
中成药占比	4.96	4.03	10.71

资料来源：《2013 年全国卫生计生财务年报》。

2. 中医类医院发展严重受阻

从 2013 年医院基本数字来看，中医医院（包括城市医院、区级医院和县级医院）的药品加成收入、每门诊人次平均收费水平、每床日平均收费水平、出院者医药费用和在职职工人均工资性收入均比卫生医院低。其中药品加成收入差距最大，为 430.37 亿元，其次是每床日平均收费水平，差值为 241.19 元。这已成为中医类医院发展的瓶颈。

表 2 – 7 – 21　2013 年医院基本数字

	全国医院（非中医医院）	中医医院
药品加成收入（亿元）	571	140.63
每门急诊人次平均收费水平（元）	216.27	187.09
每床日平均收费水平（元）	822.63	581.44
出院者平均医药费用（元）	774917	582021
在职职工人均工资性收入（元）	7262940	5839138

资料来源：《2013 年全国卫生计生财务年报》。

3. 中医药人才培养面临问题

（1）基层医疗机构人才配备缺乏

从表 2 – 7 – 22 可以看出：2013 年基层医疗机构人才配备较卫生计生机构较弱：表现在人员的学历和职称两个方面，基层医疗机构仅在高中及以下学历的医生较多，而对于专业的本、硕博士则是相比卫生计生机构的人数较少，从人员的职称配备来看，基层医疗机构只有初级和无职称的医疗人员较卫生计生机构多，在高级和中级人员配备上仍然缺乏。

表 2 – 7 – 22　2013 年中医基层医疗卫生机构人员学历、职称情况

	基层医疗卫生机构	卫生计生机构
学历情况（人）		
博士及以上	1	26
硕士	68	669
本科	13652	24517
大专	53555	33957
中专（高中）及以下	64078	14933
职称情况（人）		
高级	877	1939
中级	11095	13805
初级	49652	26617
无职称	69730	31741

资料来源：《2013 年全国卫生计生财务年报》。

（2）对经典课程重视程度远远不够

中医药学经典著作是中医药学理论体系的形成源泉，是中医药学思维方法形

成的理论依据，在中医药学理论体系中占有无与伦比的地位。然而，对中医药学经典课的重视程度远远不够。中医药学经典课时大都在百余学时，《内经》学时超过二百学时；而在"文化大革命"期间，经典课因有"四旧"的嫌疑，课时明显减少甚至取消；"文化大革命"后，由于各高校在制订教学计划方面自主权的加大，中医专业本科生的经典课课时被不同程度地压缩，《内经》《伤寒论》《金匮要略》《温病学》等经典著作课时由百余学时压缩至 90 学时或 72 学时或 54 学时，有的专业被改为选修课，或被人为合并甚至取消。有人甚至称中医药学经典著作是"古味十足，距今已有两千年左右"的"几本书"，易在学生中培养"保守封闭、故步自封"的"不良思维方式"[①]。目前，大多数中医院校将《内经》并入到中医基础理论学科中，《伤寒论》《金匮要略》《温病学》则合并到中医临床基础学科中，经典课程的独立性不复存在，中医药学经典课程的地位日趋下降。

（3）发展中医药指导思想偏颇

随着科学技术的突飞猛进，以现代科技为依托的西医药学呈现日新月异的变化，新设备、新技术层出不穷，使医疗环境大为改善。为此不少人认为中医药学的思维方式及诊疗手段已远远落后，不再适应现代社会医疗的发展，中医药学要想在激烈的竞争中生存，就必须与世界接轨，走中西医结合之路，走中医"现代化"和"科学化"之路；更有人认为中医药学经典已经过时，对临床的指导意义不大，应弃之而不用，中医药学的理论要靠西医药学来阐发，中医药学的振兴要靠西医药学来扶持。中医药学界中也有些人一边对经典断章取义，大谈继承，一边用西医手段为中医寻证，妄谈发扬，割裂肢解中医药学。再如国家及省部级课题招标与审报中都要求中医药学的研究课题必须借助于现代仪器设备或现代指标，否则就无创新、无新意，致使许多中医药学的研究进入误区，不得不用西医药学的理论与方法对中医药学进行研究实证或分析研究。这样，不仅使十分有限的人力、物力、财力资源未得到充分的利用，而且众多的研究成果也不能为中医药学基础理论吸收和利用，更不能有效地指导中医临床，提高临床疗效。

4. 就医意识制约中医药的发展

很多人认为，治病应该先找西医，西医没办法了再看中医，甚至有人认为中医只能治疗慢性疾病。就连中医生也认为自己是"慢郎中"，救急还得找西医，因此中医很多治疗急性病的技术慢慢丧失。其实，临床上已经证明，只要辨证准确，用药对症，中医对于急性病的救治效果不亚于西医，同时中药比西药毒副作

---

① 朱光：《中医教育存在的问题与对策》，《中医教育》2011 年 4 月。

用更小，对机体损伤更小，恢复更快。

5. 中药的功效问题

中医的治疗基础是中药。中药非常重视药材的"道地"和"炮制"。首先，道地药材的生产和开发利用对中医药的疗效影响非常大。"道地药材"是指历史悠久，产地适宜，品质优良，炮制考究，疗效突出的药材[①]。《神农本草经》中提到"土地所出，真伪新陈"，正是强调药材产地和道地的重要性。例如，四川江油的附子疗效得到公认。其次，中药炮制上存在很多问题。《神农本草经》："药，有毒无毒，阴干暴干，采造时月，生熟，土地所出，真伪陈新，并各有法，若有毒宜制，可用相畏相杀，不尔勿合用也"。中药的炮制是指根据中医药理论，依照辨证施治用药的需要和药物自身性质，以及调剂、制剂的不同需求，所采取的一项制药技术。炮制的目的是增强疗效、降低药物毒性和改变药材某些性状便于贮存等[②]。如当归酒制可以加强其活血功能。而随着中医的发展，服用中药的人数激增，单纯靠野生采摘的中药已远远不够，必须依靠引种和驯养，为了追求经济利益，一些商家使用化学物质做催化，加快中药收成，对需要炮制的中药也是马虎了事，更有不法商家为了经济利益用硫黄进行熏制。这些都使中药的疗效明显下降，甚至伤害人体。

（二）中医药发展对策

1. 中医药继承与创新

基于中医药面临老中药专家很多学术思想和经验得不到传承，一些特色诊疗技术、方法失传，中医药理论和技术方法创新不足等问题，必须加快和促进中医药科技的进步，推动中医药继承与创新。要建立符合中医药特点的科技创新体系，加强临床研究基地建设，以临床研究带动中医药学术的整体提高和全面发展。建立符合中医药特点的科技评价体系，推行同行评议制度，在中医药的各级各类科研课题立项和科技成果评审中推行同行评议。建立符合中医药特点的管理体制，加强中医药科学研究，从项目的提出、设计方法、组织方式到成果转化等方面体现中医药特点。加强中医药继承工作，做好中医药古籍文献、名家医案和名老中医的学术思想、临床经验和技术的整理研究以及民间民族医药知识、技术的挖掘整理和提高工作，为中医药的创新发展提供源泉。开展中医药基础理论、诊疗技术、疗效评价等系统研究，促进中医学术的跨越式发展。推动中药新药和中医诊疗仪器、设备的研制开发，不断提供能够直接服务临床、服务患者的特色

---

① 高学敏：《中药学》，人民卫生出版社 2000 年版。
② 叶定江、张世臣：《中药炮制学》，人民卫生出版社 1999 年版。

制剂、中药新药和按照中医医理设计的仪器设备。不断加强重大疾病的联合攻关和常见病、多发病、慢性病的中医药防治研究，充分发挥中医药在临床疾病防治中的优势，不断提高服务人民健康的贡献度。

2. 提高中医医疗机构服务能力

应当研究制定中医诊疗常规、出入院标准、用药指南、临床诊疗路径、医疗服务质量评价标准等技术标准和规范，促进中医医疗机构因病施治、规范诊疗、合理用药，提高医疗服务质量。同时，培育、培养一批名院、名科、名医。开展"示范中医院"建设，形成一批中医特色突出、中医优势显著、服务功能完善、管理科学规范、社会广泛认同、具有示范引领作用的中医（中西医结合、民族医）"名院"；实施中医重点专科和特色专科建设，制定一批中医药优势病种诊疗指南，提高中医药的诊疗水平和临床疗效；建立各级"名中医"评选、奖励制度，设立"国医大师"荣誉称号，营造有利于中医药人才脱颖而出的制度环境。推动中医药进乡村、进社区、进家庭。推进中医药进农村：在农村卫生服务体系建设中强化农村中医药服务网络建设，不断拓宽中医药的服务领域，强化中医药服务功能，逐步形成中医特色和优势；推广和应用中医药适宜技术方法；推进中医药进社区，要加强社区中医药服务能力建设，合理配备中医药专业技术人员，开展对社区卫生服务从业人员的中医药基本知识和技能培训，推广和应用中医药适宜技术方法；在预防、医疗、康复、健康教育等方面，充分利用中医药资源，推进中医药进家庭，采取编印、制作、发放中医药知识宣传品、开展中医药知识课堂等多种形式，宣传普及中医药科学知识，向居民传授安全、简单、易用的中医药预防保健技术和方法。

3. 加快民族医药发展

民族医药是我国以中医药为代表的传统医药和优秀民族文化的重要组成部分，是各族人民长期与疾病作斗争的经验总结和智慧结晶。它不仅在历史上为各族人民的生存繁衍作出了重要贡献，而且至今对提高人民群众健康水平、促进经济社会发展仍然发挥着不可替代的作用。要加快民族医药发展，要全面贯彻《关于切实加强民族医药事业发展的指导意见》（国中医药发〔2007〕48号），加强自治区地产中药民族药新药研发和临床型医学人才培养和学科队伍建设，提高临床服务能力及医疗质量，政府应该拨付专项资金，用于支持中药民族药新药研发及中医民族医药专科建设等工作，充分发挥中医民族医药特色优势，满足医疗机构临床用药和人民群众对中药、民族药的需求，进一步促进中医民族医药防病治病能力，形成一批特色明显、诊疗水平较高、可稳步持续发展的重点专科。加强民族医药教育，重视民族医药人才队伍建设，支持民族医药老专家学术经验继承工作，支持重要民族医药文献的校勘、注释和出版，开展民族医特色诊疗技术、单验方等整理研究，加强民族医药的科学研究，筛选推广一批民族医药适宜技术，推动民族医药的继承发展。完善民族医药从业人员准入制度，建设民族药研发基地，促进民族医药产业发展。

4. 进一步加大经费投入

近年来，中央和地方财政对中医药事业发展的投入力度不断加大，如安排中医药部门公共卫生专项资金等。主要体现在两个方面：一是投入总量逐年增大。2003—2011年9年间，中央财政在中医药事业上投入的资金总计151亿元，其中，用于地方专款95亿元。二是投入增长速度加快，2003年，中医药地方专款只有3300万元，2005年该项资金即增长至1.83亿元；2010年，中央财政投入已达到12.37亿元；2011年中央财政对中医药事业的投入已达57.3亿元，其中用于地方专款达49.3亿元，这比从2003年到2010年这8年的投入总和还要多。尽管投入在增加，但是相对于中医药发展对资金的需求而言仍显不足。要充分发挥财政资金"四两拨千斤"的作用和中医药在预防、保健、治疗、康复等领域的特色优势，让老百姓享受到更好的中医药服务。在推进公立医院改革试点工作中，通过强化政府责任、增加投入、转变机制等措施，使公立中医医院更好地履行公共服务职能，更好地维护公益性质，更好地发挥中医药特色优势。落实政府对公立中医医院在投入上予以倾斜的政策；通过试点研究制定有利于公立中医医院发挥中医药特色优势的具体补助办法，促进中医药服务的提供与利用；合理确定中医药服务收费项目和价格，充分体现服务成本和技术劳务价值。

5. 加强中医药科学文化的普及教育

中医药蕴含着丰富的哲学思想和人文精神，中医药文化不仅体现了中医药的本质与特色，也是中华民族优秀传统文化的载体，是我国文化软实力的重要体现。中医药文化天地一体、天人合一、天地人和、和而不同的思想基础，整体观、系统论、辨证论治的指导原则，以人为本、大医精诚的核心价值，体现了中华民族的认知方式和价值取向，具有超前性和先进性。加强中医药文化建设，有益于提高公众对中医药的理解，促进中医药学术进步和事业发展，在国家文化发展规划的总体框架下，研究制订中医药文化发展规划。建立中医药科学文化普及宣传机制，培育一批中医药文化科普专家队伍，建设一批中医药文化科普宣教基地，开发一批中医药文化科普创意产品，组织一批中医药文化科普宣传活动，探索一个中医药文化科普工作机制。加强舆论引导，营造全社会尊重、保护中医药传统知识和关心、支持中医药事业发展的良好氛围。

6. 加强中医药教育改革

应与教育部建立中医药教育宏观管理工作协调机制，制定加强中医药院校教育改革的指导性文件，研究提出中医药院校教育改革的指导思想和战略目标，明确中医药院校教育改革的主要方向、任务、保障措施，建立、健全遵循中医药教育发展规律、适应社会发展需求且可持续的中医药教育体系，不断调整中医药高等教育结构和规模。通过省部局共建院校等方式，选择部分高等中医药院校进行中医临床类本科生招生与培养改革试点，提高中医类本科生的中医药理论水平和临床能力。加强中医药重点学科、专业和课程建设。在原有中医药重点学科建设的基础上，新建设一批中医药重点学科，充分发挥其示范辐射作用，推动中医药理论创新和学术进步，提高中医临床疗效，培养一批优秀领军人物和学科带头人。继续开展全国老中医药专家学术经验继承工作，落实好老中医药专家学术经验继承工作与学位教育相衔接的政策措施；实施基层名老中医药专家学术经验继承工作，传承基层名老中医药专家学术经验和技术专长，培养一批基层中医药人才。开展中医学术流派传承工作，建立一批中医学术流派工作室，研究中医学术流派，培养中医学术流派继承人，探索院校教育与师承教育相结合的人才培养新模式。

三、中医药走向国际化的路径

（一）中医药国际化的涵义

中医药国际化是目标，也是过程，更是行动。中医药国际化作为一种目标是指在中国本土形成和发展起来的传统医药体系在世界范围内被广泛接受和应用。它包括以下四项基本指标：其一，中医药诊疗行为在世界各国被承认是合法的医疗行为，并在各国的医疗保健实践中得到广泛应用；其二，在中医药诊疗的活动中所使用的用以防治疾病的专属物品在世界各国被承认是合法的医疗用品，获得药品、医疗器械的法律身份，并进入国际主流医药市场。其三，中医药的概念、理论和研究方法在国际科学界，特别是医学界得到广泛认同和运用，其科学性或科学价值得到承认。其四，在达到上述三项指标时，中医药学应保持体系的完整性和理论的承续性。中医药国际化作为过程即是指中医药在世界范围内逐步被接受和应用的过程。中医药不会自动国际化，它需要相关业界的人们采取一系列的措施和行动促使其实现。作为行动的中医药国际化是指相关领域的人们为实现中医药在世界各国被广泛接受和应用的目标而采取的各种行动，是一项巨大而复杂的系统工程。

（二）中医药国际化的现状

1. 中医药国际化的背景

中医药国际化发展的源头追溯到毛泽东时代。1972 年尼克松访问中国，毛泽东"针灸外交"的伟大成功把"针灸"带到了美国,继而影响到全世界,自此开创了中医药国际发展的先河。改革开放以来,特别是20世纪80年代开始的我国外贸体制改革将生产企业推向国际市场。20世纪90年代,一大批中药生产企业开始进入国际市场。1992年,原国家科委和国家中医药管理局组织开展了"中医药走向世界战略"、"促进中医药出口创汇"等战略课题研究,提出了制订中医药对外交流与合作的国家战略设想。1997年,国家中医药管理局制定了《中医药对外交流与合作十年规划》,为配合《中医药对外交流与合作十年规划》的实施,先后资助开展了"中医药国际科技合作政策研究"、"中医药对台交流与合作研究"、"海外传统医学政策研究"、"各国针灸发展现状研究"等研究课题,以促进中医药的国际发展。"十五"规划开始之际,我国政府就将中医药的国际化发展置于国家战略高度,2001年国家中医药管理局制定了《国家"十五"中医药国际科技合作计划》,以促进科技合作。2002年,国务院发展研究中心、科技部和国家中医药管理局开展了"中药产业国际化战略"研究,提出了22条措施。2003年,国家中医药管理局制定了关于进一步落实《中医药对外交流与合作十年规划》的指导意见提出实施"标准化战略、知识产权保护战略和人才战略"三大战略,依据世界不同国家和地区的传统文化、宗教信仰、社会习俗、医疗卫生和经济发展情况,分析当地中药市场容量、被接受和认同的程度,积极探索中医药进入世界各国(地区)医药保健主流市场的方法和途径,为中药企业开拓国际市场服务。2006年国务院发布的《国家中长期科学和技术发展规划纲要(2006—2020年)》中强调"加强中医药继承和创新,推进中医药现代化和国际化"。2006年7月,科技部会同卫生部、国家中医药管理局发布了《中医药国际科技合作规划纲要》,并正式启动了"中医药国际科技合作计划"。2009年,国务院发布的《关于扶持和促进中医药事业发展若干意见》中明确提出,积极参与相关国际组织开展的传统医药活动,进一步开展与外国政府间的中医药交流合作,扶持有条件的中医药企业、医疗机构、科研院所和高等院校开展对外交流合作,推动中医药走向世界。中医药无论在国内还是国际上都迎来了前所未有的好时机。

2. 中医药当前的国际背景

在全球崇尚自然的时代,纯天然药物已经成为了继化学药、基因工程类药、生物制药之外的最具发展前景的药物。纯天然药物没有明显毒副作用,给药方便且成本低廉,不仅能治疗人体的局部疾病,还能对人体的全身进行免疫调节。同时,中药的研发成本低廉、成功率高、利润空间大、发展前景良好。目前中医药已经成为西方各国知名药企虎视眈眈的一块蛋糕。欧洲的药方和超市中已经出现了大量的以中药为原料的保健品,如人参、当归、紫草等,他们通过现代科技提炼出中药有效成分,再通过现代药品的加工手段生产出符合西方药品认证的药品和保健品。

3. 中药产品在国外的发展情况

据世界卫生组织统计，目前在全世界有40亿人使用中草药治病，占世界总人口的80%。据该组织估计，中草药的开发利用在未来的10年内将在世界上全面兴起。2010年，我国中药商品进出口额为26.32亿美元，同比增长22.74%。其中，出口额19.44亿美元，同比增长22.78%，进口额6.88亿美元，同比增长22.61%。中药出口的主要市场在亚洲、北美和欧洲。其中亚洲市场占据2/3的中药出口总额。目前，世界有4个最重要的中药消费市场，包括东南亚市场、日韩市场、非洲和阿拉伯市场。东南亚市场占世界中草药市场26%的份额。在新加坡、马来西亚、泰国和越南等东南亚国家，中医药有着悠久的发展历史，这里华裔居多，人们普遍接受了以中医药来治疗疾病。日韩市场大约占据全球中草药市场的21%份额，日本政府对汉方药的扶持力度大，汉方药发展速度迅猛，并将汉方制剂已经纳入医疗保险。韩国由于与我国毗邻，它的中医药已经与当地的医药结合，形成了具有自身特色的医学体系"韩医"，同样韩国政府也把韩医药纳入医疗保险体系。德国、瑞士、英国、法国等国家联合成立了欧洲植物药疗法联盟，以欧洲药典为依据加强对中药方面的研发。美国在二十世纪初就把植物药纳入美国药典。近年来，越来越多的美国人开始接受中医，肯定中医药的疗效，因此，美国成为中国出口中药的最大市场。

（三）中医药国际化的路径

1. 推进中医药国际标准化进程

就中医药而言，存在标准化研究力量薄弱、标准制定发布程序不规范、实施标准及推广措施手段较少、标准化相关法规不够健全、缺乏专业的中医药标准人才[1]等问题。这都成为限制中医药标准化的因素，加之中医药自身的特点及当今科技水平的局限，无形之中加大了中医药标准化的难度。通过政府加强统筹与协调[2]、加大支持力度、加大研究经费投入、健全标准化相关法规、规范中医药标准制定发布程序，通过成立相关专业机构来制定、推广中医药国际标准；通过加大中医药标准人才培养力度，建设中医药国际标准人才培养基地，才能使中医药步入国际标准化建设之路，才能进一步推进中医药国际化进程。

2. 加强中医药国际学术交流

中医药流派众多，而目前世界上许多国家都活跃着大批中医药从业人员，在

---

[1] 王志伟等：《医药标准化建设中存在问题主要原因的分析》，《心理杂志》2008年9月。

[2] 李振吉等：《对中医药国际标准化建设的战略思考》，《世界中医药》2009年9月。

长期的临床实践中，积累了许多值得参考借鉴和推广学习的经验。国家应该鼓励和加强世界各国中医药学术交流、沟通、协作，以增进世界各个国家和地区中医药人员之间的了解与合作，提高中医药业务水平，保护和发展中医药学，促进中医药进入各国的医疗卫生保健体系，推动中医药学与世界各种医药学的交流与合作，为人类的健康作出更大贡献。因此，首先站在全球发展的角度，中医药界应该定期召开世界级的中医药学术交流大会，给世界各地的中医药人员提供一个中医药交流、学习、推广的平台。其次，在世界的区域范围内，通过召开区域级的学术交流会议，加强区域内的沟通、协作。最后，还可以通过成立相关中医药专业委员会，定期在专业委员会内部进行学术交流、合作，推动中医药发展传播，提高中医药影响，促进中医药的国际化发展。

3. 发展中医药国际服务贸易

中医药是我国拥有自主知识产权的服务产品，发展中医药国际服务贸易，不仅可以调整国内中医药行业的产业结构，促进中医药产业的优化，带动经济的增长，而且有利于传播中医药文化，提高中国的国际影响力。因此，发展中医药国际服务贸易对于中医药的国际化具有重要的战略意义[①]。建立中医药国际贸易平台，扩大服务贸易经营规模，通过对全球中医药的发展进行战略研究，分清国内外形势，取长补短，争取多方面努力以扩大中医药国际贸易的份额，这也是中医药国际化发展的重要途径。

4. 开办中医药国际培训

中医药国际化进程离不开中医药人才的培养，我们应该通过开办各种不同层次的学习班、培训班，开展继续教育，开展新技术、新方法的推广培训，提高国际中医药人才的专业水平。培训之后通过考试、认证等一系列手段，保证培训的效果。同时注意提高认证的国际认可度，使中医药人才可以得到国际水平的认可，使获得该认可的中医药人才在世界范围内得到承认，从而推动中医药的国际化进程。

四、中医药发展的展望——中医药健康管理服务

世界卫生组织（WHO）指出，健康是一种生理、心理以及社会适应良好的完美状态，而不仅仅是没有疾病或身体虚弱。可见，健康是生理健康（躯体的结构完好、功能正常，躯体与环境之间保持相对的平衡）、心理健康（人的心理处于

---

① 黄建银：《中医药服务贸易发展战略选择的探讨——经济全球化背景下的中医药国际服务需求曲线模型》，《中医药管理杂志》2007 年 12 月。

完好状态，包括正确认识自我、环境和及时适应环境）、社会适应能力（个人的能力在社会系统内得到充分的发挥，人体能够有效地扮演与其身份相适应的角色，个人的行为与社会规范一致，和谐融合）三个维度递进的状态[①]。健康管理的理论和实践最大程度地符合了健康新概念的内涵，顺应消费者健康需求的变化[②]。查普曼和佩尔提埃认为，健康管理是为了帮助特定人群中的每一个人减少发病、改善健康状况、改进卫生服务利用方式，以及提高自身生产力，从而运用新式技术进行主动、有组织并注重成本效果的一种预防方法[③]。一般认为，健康管理是对个体或群体的健康进行全面监测、分析、评估，提供健康咨询和指导以及对健康危险因素进行干预的全过程[④]。其宗旨是调动个体、群体以及社会的积极性，有效地利用有限的资源来达到最大的健康效果[⑤]，通过提高全社会的健康意识以及改善人群的健康行为和生活方式，促进每一个社会成员提高生活质量，最终实现人对幸福和谐生活的追求，以获得最大程度的快乐与幸福。因此，中医药健康管理即以全体居民为服务对象，以中医药卫生服务体系为依托平台，充分利用政府及社会资源，对居民进行健康信息收集、监测预评估，对危险健康因素进行指导与干预[⑥]。中医药健康管理体现的是全人群的健康管理，综合运用中医药理论、管理学、心理学、社会医学、营养学、临床医学等知识交叉，利用中医药特色将医疗卫生服务工作的重心由被动的疾病治疗转向主动的健康管理，以实现合理利用中医药卫生资源、节约医疗费用支出、维护人民群众身心健康的目的，促进社会和谐，实现社会福利的优化。

（一）中医药在健康管理中发挥作用的理论依据

中医药学中众多优秀的人文价值观念、生活行为方式、防病治病的理念和方法技术，均体现现代循证医学理念及健康管理要求。中医药"简、便、验、廉"的特点是其推广的独特优势。我们应结合现代技术收集、监测居民健康信息，以中医药理论和手段进行评价、指导和干预，创建具有中医药特色的健康管理新模式。

1. 中医药文化核心价值观念促进人的心理健康及社会和谐

---

① 黄奕祥：《健康管理：概念界定与模型构建》，《武汉大学学报：哲学社会科学版》2011 年 6 月。

② 黄奕祥、李江帆：《健康需求变化与医学服务模式转变》，《中州学刊》2010 年 1 月。

③ Larry S C，Kenneth R P. *Population health management as a strategy for creation of optimal healing environments in worksite and corporate setting* ［J］. Journal of Alternative and Complementary Medicine，2004，10（S1）：127 – 140。

④ 陈君石、黄建始：《健康管理师》，中国协和医科大学出版社 2007 年版。

⑤ Edingtond W，Louis Y，Ku Kull，et al. *Recent trends in the development of health management* ［J］. Health Management Research，2001，76（103）：140 – 147。

⑥ 杜学礼、鲍勇：《新医改形势下社区健康管理发展战略》，《中华全科医学》2010 年 8 月。

　　植根于中国传统文化的中医学，自其产生时就渗透了众多优秀的人文精神。国家中医药管理局颁发的《中医医院中医药文化建设指南》指出："中医药文化的核心价值内涵丰富，可以用仁、和、精、诚四个字来概括"。"和"在中医学中处于"圣度"的地位，《素问》中出现 79 次，《灵枢》中出现 74 次，《伤寒杂病论》中大约出现了 81 次①。它的具体表现不仅仅是人体内部以及人的生理与自然的和谐，更重要的是人的精、气、神的和谐，要求人的心身统一，注重形神、心灵、心理需求以及人际的和谐关系。良好的情志是五脏精气、血气保持正常状态的重要基础。"仁"是中医文化价值中内涵极其丰富的关于个人道德情操修养的部分，主要体现在医道之"仁德"即"医乃仁术"和医者之"仁德"即"医者仁心"等方面②。当然，"仁"不只是蕴含医道和医德这两方面，普通人同样需要在道和德方面具备"仁"的思想高度，在处理情志及人际方面要有宽容的心怀。中医药文化中这类价值观念、认知方式和审美情趣的传播，有利于促进当代人的身心健康，让人们在嘈杂的现代社会中在心理上找到归属，促进个人的和谐和社会的和谐，符合健康管理的高目标追求。同时，这些价值观念同中国传统文化中的优秀部分相互融通，有着深厚的群众基础，也十分易于接受。

　　2. 中医的养生观、治疗观等促进人的生理健康

　　中医药学产生的本源是天地万物一体、天人相应的东方哲学思想。万物同源，皆由道生，人是大自然的产物之一，人体内的变化规律必然符合自然界的基本规律，四时五行等自然变化对疾病有重要影响。天人合一的整体观；道法自然的宇宙观、自然观；重视正气、中和平衡的生命观、生活观、治疗观；燮理阴阳、身心共养、动静相宜、重视预防的顺势适时养生观等，对人的健康观念和健康行为有很好的指导和干预作用③。尤其是中医的"治未病"思想，是中医预防学术思想的高度概括，对健康管理中的防病、养生、保健等干预措施的实施有重要的指导意义，具有得天独厚的优势。"未病"包括无疾之身、疾病隐而未发、发而未传三种状态，"治未病"相对包括"未病先防""既病防变""瘥后防复"三种境界，以体质为依据、养生为基础，重点关注高危人群、发病先兆和干预亚健康状态④。中医药的疾病预防观、治疗观，机体保健、康复的养生观，应在社区群众中广泛传播，来促进人们健康素养观念的提升，使人们在日常生活中形成

----

　　①　陈丽云、严世芸：《"和"的追求：传统哲学视域中的中医学理》，《华东师范大学学报：哲学社会科学版》2011 年 2 月。

　　②　周晓菲、张其成：《试论中国传统医德思想"仁"的内涵》，《中华中医药杂志》2008 年 7 月。

　　③　郑晓红：《试论中医文化的核心价值体系及其普世价值》，《中国中医基础医学杂志》2012 年 1 月。

　　④　靳琦、王琦：《中医"治未病"说略》，《北京中医药大学学报》2007 年 11 月。

健康意识，培养良好健康的行为，为健康管理的推进打下基础。

3. 中医药简便验廉的特点突出、适宜技术方便推广

中医是实践医学、经验医学，其简便验廉的诊疗方法及各种中医药特色非药物适宜技术是中医药在健康管理中发挥作用的独特优势。首先，在自然观和整体观思维的指导下，辨证论治成为中医药诊治疾病的最大特色。通过望闻问切等方法，收集病史、症状、体征等临床资料进行综合，分析疾病的病因、病机、病位、病性以及疾病的发展趋势，从而根据病情个体的差异，因人因时因地制宜地给出个性化诊疗方案，较少依赖大型设备检查及开大处方。其次，中医药特色适宜技术除大家耳熟能详的针灸、按摩、推拿、气功、熏、洗、敷、贴、刮痧、食疗药膳等，还有属于物理治疗范围的光疗、热疗、水疗等，属于精神情志治疗方法的以情制情法、文娱疗法等，以及太极拳、五禽戏、八段锦、弹琴、书写、绘画等保健干预疗法[①]。这些中医药适宜技术，具体操作简单，易于快速使用，临床疗效明显，群众喜闻乐见。只要医务人员稍加指导并采取各种形式充分调动居民的积极性，便可成为健康管理中十分适宜的指导和干预措施。

以上论述，从医学手段的可行性上为中医药特色健康管理的建设提供了理论与技术支撑。但我国健康管理仍处于探索初期阶段，面临医疗卫生资源分布不均衡、经验比较欠缺、群众需求难以满足等一系列困难和问题。中医药开展健康管理工作，不仅要借鉴国外健康管理的经验，还应根据我国的实际情况，在参与建设的主体、具体开展形式等方面寻求合理的理论依据与路径方式来建设持续、稳定的中医药特色健康管理模式，满足不同层次人群的需求。

（二）中医药特色健康管理的路径创新

以健康管理基本要求为准则，以中医药特色理念和技术为手段，以群众需求为导向，政府、医疗机构、高校、社会团体、企业、民众共同参与治理，政府推动、市场补充，既有学术的建设，又有经济发展的激励，建立健全合理、长效的运行机制，是中医药特色健康管理可探求的路径。

1. 政府领航实施中医药特色健康管理

政府权力的收缩和下放并不意味着政府责任的减弱。政府退出一些竞争性的领域，更能集中有限的资源和精力投入到基础性的工作中。中医药特色健康管理，政府的主要任务在于：①发挥战略导向作用，制定中医药特色健康管理的发展方向、政策、规划、标准以及其他主体进入的准则等，发挥监督和考核功能，激励与规制各方行为，为各主体的参与提供良好的制度环境，调动各方积极性。

---

① 曲宝萍、李文连：《浅谈中医药在社区卫生服务中的作用》，《甘肃中医》2008 年 11 月。

②政府发挥宣传和引导作用，向群众普及健康管理知识和中医药知识，采取各种方式进行健康教育与健康促进，促进人们对中医药理念的领悟以及对其简、便、验、廉特色的学习，提升群众的健康素养。③对群众基本健康管理需求的主导投入作用，以社区卫生服务机构为依托，保障和加大资金投入，建设社区卫生服务基本硬件设施，大力培养中医全科医生，同时做好社区群众健康信息的采集、监测、评价等基础性工作。

2. 发挥市场资源配置竞争机制

为了充分满足不同层次、不同偏好人群的需求，市场应当发挥资源配置的优势，将一些资源配置到有偏好的人群手中，提高资源的配置效率。企业可以针对特定目标人群的需求，依托自身力量提供设施、人力资源、创新的中医药产品和服务，以健康俱乐部的形式，设定合适的准入制度，以"选择性进入"的方式使资源更加体现价值和效率。企业应发挥自身优势，以人为本设定具体服务内容，充分满足和尊重特定主体的选择性，既要提升企业自身发展，又要推动中医药知识和技术的传承传播，创造经济效益和社会效益。

3. 非政府部门的主动参与

中医药特色健康管理，除政府部门领航掌舵、市场发挥资源配置的优势外，高校、医院、社会团体等非政府组织应当发挥各自优势，相互协作，提供科技公共服务，参与社会管理，实现自身的价值。高校，尤其是中医药类高等院校，是中医药知识和智慧的源泉之地。其功能不仅仅是教书育人，不能仅仅局限于自身范围内搞实验和学术研究。师生应当走出校园，深入社区群众，采取各种方式及活动，给社区提供实用知识和技术，普及中医药文化价值。如指导社区群众在自家种植一些中草药，不仅美化百姓生活环境，而且能够更好地让百姓认同中医药，在造福百姓的同时实现高校自身价值，促进高校的建设发展。医院同样是知识密集的地方，公立性医院应该采取短期或长期的多种措施，指导和支持社区中医药服务的开展。可通过开设社区中医服务门诊、举行各类义诊活动等，将中医药文化及技术传播到基层。各类社会团体亦应在健康社区建设中充分发挥公益性作用，以各种形式补充资源。

（三）中医药健康服务是社会经济的稳定器

1. 医疗费用的过快增长是诱发中国经济危机的启动器

随着我国经济增长速度的下降，2003—2007 年经济年均增长 11.6%，2008—2011 年年均增长 9.6%，2012—2013 年年均增长都是 7.7%，2014 年上半年年均增长是 7.4%，中国政府经济发展模式的改变已经远远超出预期，从中可以清楚看到经济增速在由高速增长转入中高速增长的脉络，从经济发展客观规律来看，比较好的情况是增长速度大体反映了潜在增长率。影响潜在增长率高低的最主要因素是劳动力供给、储蓄率和全要素生产率，以及经济结构、体制机制等等。由于医疗支出具有刚性，医疗费用的快速增长会影响居民的储蓄以及投资，医疗机构无法获得补偿的情况下，政府必须通过增发国债来获得财政投入资金。然而，医疗卫生领域投资是有适宜度的，超过了这个度的投资收益将是负的。居民用其储蓄投入到不断增长的医疗费用后，以至超过了适宜的度以后，此时经济就会出现问题，容易诱发经济危机。

2. 中医药健康服务能促进经济增长

当前，健康已成为重要的公共政策议题，健康公平问题的提出是对政府执政能力与合法性提出的重大挑战。不论城镇还是农村，健康与社会经济地位之间均表现出显著的相关关系，拥有不同收入或者教育程度的居民之间存在显著的健康梯度。健康状况是居民人力资本存量的重要组成部分，能独立作用于经济发展，保障居民健康平等有助于促进经济增长。从内在价值进行探讨，健康是一种有着深刻内在价值的可行能力，它能够帮助穷人走出"贫困陷阱"，解决发展问题；有助于进一步延伸"人口红利"，提高人口的总体健康水平，为经济发展提供要素支持；有助于突破社会发展中的民生"短板"，是实践科学发展、构建和谐社会的必然要求。

专题八
中国医药卫生人力资源现状与发展

　　卫生人力资源是以提高人民健康水平、改善人体素质和延长寿命为目标的国家卫生服务系统多种资源中的一种最重要的资源。2009 年 4 月，中共中央、国务院颁布的《关于深化医药卫生体制改革的意见》指出，加强医药卫生人才队伍建设；加强高层次科研、医疗、卫生管理等人才队伍建设；建立可持续发展的医药卫生科技创新机制和人才保障机制。2011 年 2 月，卫生部发布了《医药卫生中长期人才发展规划（2011—2020 年)》，为今后 10 年卫生人才队伍建设设定了总体目标。因此，切实做好医药卫生人才的建设与培养，是促进我国医学学科发展与医疗卫生服务水平的提高，深化我国医疗卫生体制改革的迫切要求。

一、中国卫生人力资源的规模与变化趋势

　　医药卫生人力资源作为社会人力资源的组成部分，是反映一个国家、地区卫生服务水平的重要标志，也是我国人力资源系统的重要组成部分。本部分数据资料主要来源于《2014 中国卫生统计年鉴》和近几年《我国卫生和计划生育事业发展统计公报》中的卫生人力资源统计信息，涉及全国 31 个省、自治区、直辖市的卫生技术人员、乡村医生和卫生员、其他技术人员、管理人员和工勤技能人员的基本特征信息，范围包括医疗机构、社区卫生服务中心（站）、疾病预防控制中心、卫生监督机构、妇幼保健院、乡镇卫生院等医疗卫生机构。主要采用对比分析与描述统计方法，分析描述我国医药卫生人力资源的总体规模、各类人员构成比、变化趋势等情况。

（一）中国卫生人力资源的总体规模与变化趋势

　　2013 年底，全国卫生人员总数达 979.1 万人，比 2012 年增加 67.5 万人，增

长 7.4%；卫生技术人员 721.1 万人，与 2012 年比较，卫生技术人员增加 53.5 万人，增长 8.0%[①]。2012 年底，全国卫生人员总数达 911.6 万人，比 2011 年增加 50 万人，增长 5.8%；卫生技术人员 667.6 万人，与 2011 年比较，卫生技术人员增加 47.3 万人，增长 7.6%[②]，具体三年全国卫生人力资源数据比较见表 2-8-1。通过 2011—2013 年各类卫生人员的数据比较分析，可以看到我国卫生技术人员均呈逐年增加的趋势，而乡村医生和卫生员呈逐年下降的趋势，每千人口执业（助理）医师数和注册护士数也逐年增加，全科医师的培养工作得到重视，在 2013 年每万人口全科医生数为 1.07 人。

表 2-8-1 2011—2013 年全国卫生人力资源数量统计

	2013 年	2012 年	2011 年
卫生人力资源总数（万人）	979.1	911.6	861.6
卫生技术人员	721.1	667.6	620.3
执业（助理）医师	279.5	261.6	246.6
执业医师	228.6	213.9	202.0
注册护士	278.3	249.7	224.4
药师（士）	39.6	37.7	36.4
技师（士）	38.8	36.4	34.8
乡村医生和卫生员	108.1	109.4	112.6
其他技术人员	36.0	31.9	30.6
管理人员	42.1	37.3	37.5
工勤技能人员	71.8	65.4	60.6
每千人口执业（助理）医师（人）	2.04	1.94	1.83
每千人口注册护士（人）	2.04	1.85	1.67
每万人口全科医生（人）	1.07	0.81	—
每万人口公共卫生人员（人）	6.08	4.94	4.76

资料来源：《2012 年我国卫生和计划生育事业发展统计公报》和《2014 年中国卫生统计年鉴》；表中卫生人员和卫生技术人员包括公务员中取得"卫生监督员证书"的人数。

从 2009—2013 年统计数据，可以看到我国卫生人员及卫生技术人员数量呈逐年上升趋势（见图 2-8-1），到 2013 年底，全国卫生人员总数达 979.1 万人，

[①] 见《2013 年我国卫生和计划生育事业发展统计公报》。
[②] 见《2012 年我国卫生和计划生育事业发展统计公报》。

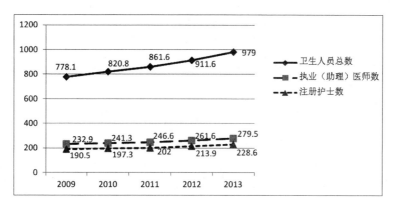

图 2 - 8 - 1 2009—2013 年全国卫生人力资源数量变化趋势图（单位：万人）

资料来源：国家卫生和计划生育委员会编：《2014 年中国卫生统计年鉴》。

卫生技术人员数达 721.1 万人，已经远远超过了《中国 2001—2015 年卫生人力发展纲要》中提出的目标，即全国卫生人员总数从 2000 年的 559.1 万人增加到 2015 年的 657.5 万人，卫生技术人员总数从 449.1 万人增加到 526 万人。原卫生部《医药卫生中长期人才发展规划（2011—2020 年）》提出到 2020 年，卫生人员总量达到 1255 万人。通过曲线拟合，按照 2003—2013 年卫生人员数量的稳步速度增长，以多项式拟合的 R^2 最大，即得到多项式 $y = 27012x2 + 33812x + 6E + 06$，$R^2 = 0.9985$。以此多项式预测 2020 年的卫生人员数为 1536.1 万人，已经超过原定目标。但面对我国医疗卫生事业发展的新形势，我国医药卫生人才总量仍显不足。

（二）中国各类医疗机构卫生人力资源的情况分析

本部分针对各类医疗机构卫生人力资源的情况分析，主要根据《我国卫生和计划生育事业发展统计公报》，针对医院（包括公立医院和民营医院）、基层医疗卫生机构（包括社区卫生服务机构、乡镇卫生院等）、专业公共卫生机构（包括疾病预防控制中心、卫生监督机构等）以及其他机构的卫生人力资源情况进行研究。根据统计分析（见表 2 - 8 - 2），2011—2013 年医院、基层医疗机构和专业公共卫生机构的卫生人员总数呈逐年上升趋势。到 2013 年底，卫生人员在各类医疗机构的分布情况为医院占 54.9%，基层医疗卫生机构占 35.9%，专业公共卫生机构占 8.4%，其他机构占 0.8%。可以看到目前我国卫生人员主要还是集中于医院，而且基层医疗卫生机构的卫生人员占卫生人员总数的比例呈下降趋势，即 2011—2013 年分别为 39.2%、37.7% 和 35.9%。

此外 2011—2013 年我国医院卫生技术人员占卫生人员总数的 81.9%、82.2% 与 82.4%，而基层医疗卫生机构卫生技术人员占卫生人员总数的 58.2%、59.7% 和 60.8%，卫生技术人员的数量和比例都需要得到进一步的增加。

表 2-8-2　2011—2013 年全国各类医疗机构卫生人力资源的分布情况

（单位：万人）

各类医疗机构	卫生人员数			卫生技术人员数		
	2013 年	2012 年	2011 年	2013 年	2012 年	2011 年
总计	979.1	911.6	861.6	721.1	667.6	620.3
医院	537.1	493.7	452.7	442.5	405.8	370.6
公立医院	460.6	428.2	398.1	383.9	355.5	328.6
民营医院	76.4	65.5	54.6	58.6	50.2	41.9
基层医疗卫生机构	351.4	343.7	337.5	213.8	205.2	196.3
社区卫生服务中心（站）	47.6	45.4	43.3	40.6	38.7	36.8
乡镇卫生院	123.4	120.5	116.6	104.3	101.7	98.1
专业公共卫生机构	82.6	66.7	64.1	60.9	52.9	49.8
疾病预防控制中心	19.4	19.3	19.5	14.3	14.1	14.5
卫生监督机构	8.2	9.3	9.0	7.0	8.5	7.0
其他机构	8.0	7.5	7.3	3.9	3.7	3.6

资料来源：《2012 年我国卫生和计划生育事业发展统计公报》和《2013 年我国卫生和计划生育事业发展统计公报》。

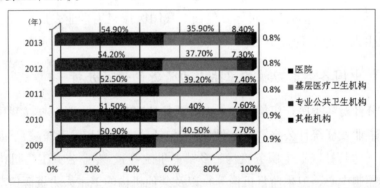

图 2-8-2　2009—2013 年卫生人力资源在各类医疗机构分布的比例图

从统计数据图 2-8-2，可以看到 2009—2013 年全国医院卫生人员占卫生人员总数的比例是呈现逐年上升趋势，而基层医疗卫生机构卫生人员占卫生人员总数的比例是呈现逐年下降趋势。基层医疗卫生机构卫生人员比例的下降将影响到我国基层医疗卫生服务的提供，难以满足居民基本医疗卫生服务需求。因此应通过各种途径引进和稳定基层医疗卫生机构的卫生人才队伍，包括完善基层人员编制、完善岗位结构、注重对新进人员的培养、构建稳定可持续的人才培养机制等措施。

（三）中国不同区域卫生人力资源的情况分析

1. 全国东、中、西部地区卫生人力资源的情况分析

根据《2014 年中国卫生统计年鉴》，到 2013 年底，我国东部地区卫生人员数占全国卫生人员总数的 43.14%，中部地区卫生人员数占 30.20%，西部地区卫生人员数占 26.56%。东部地区卫生人员数是中部地区的 1.43 倍，是西部地区的 1.62 倍。我国东部地区卫生技术人员数占全国卫生技术人员总数的 44.48%，中部地区卫生技术人员数占 29.15%，西部地区卫生技术人员数占 26.24%。东部地区卫生技术人员数是中部地区的 1.53 倍，是西部地区的 1.70 倍。我国东部地区乡村医生和卫生员数占全国乡村医生和卫生员总数的 33.86%，中部地区乡村医生和卫生员数占 36.73%，西部地区乡村医生和卫生员数占 29.41%。具体全国东、中、西部地区卫生人力资源的数量与构成见表 2－8－3、图 2－8－3。

表 2－8－3　2013 年全国东、中、西部地区卫生人力资源的数量与构成（单位：万人）

	东部	中部	西部
卫生人力资源总数（万人）	422.3	295.7	260.1
卫生技术人员	320.7	210.2	189.2
执业（助理）医师	126.0	82.5	71.0
执业医师	106.4	64.9	57.3
注册护士	126.2	81.3	70.8
药师（士）	18.4	11.6	9.6
技师（士）	16.7	12.1	10.1
乡村医生和卫生员	36.6	39.7	31.8
其他技术人员	16.2	11.6	8.1
管理人员	16.6	13.4	12.2
工勤技能人员	32.2	20.8	18.8

资料来源：国家卫生和计划生育委员会编：《2014 年中国卫生统计年鉴》。

通过统计数据的比较分析，可以看到东部地区拥有的医药卫生人员数量远远高于中部和西部地区，而中部地区拥有的医药卫生人员数量又高于西部地区，只有乡村医生和卫生员是中部地区高于东、西部地区。

2. 全国城市和农村地区卫生人力资源的情况分析

根据《2014 年中国卫生统计年鉴》，从 2009—2013 年我国城市和农村地区每千人口卫生技术人员数、每千人口执业（助理）医师数和每千人口注册护士数总体上呈增加的趋势，但城市地区每千人口卫生技术人员数、每千人口执业（助理）医师数和每千人口注册护士数都远远高于农村地区，城市地区每千人口执业

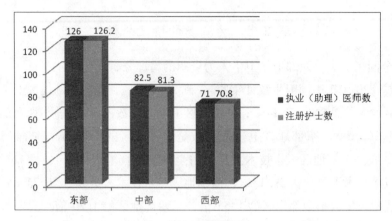

图 2 - 8 - 3　2013 年全国东、中、西部地区医师和护士数量比较（单位：万人）

（助理）医师数是农村地区的 2—3 倍，而城市地区每千人口注册护士数甚至是农村地区的 3—4 倍，具体数据见表 2 - 8 - 4、图 2 - 8 - 4。因此可以看到目前我国城市和农村地区卫生人力资源分布是处于严重不均衡的状态。

表 2 - 8 - 4　2009—2013 年全国城市和农村地区每千人口卫生技术人员数　（单位：人）

年份	卫生技术人员		执业（助理）医师		注册护士	
	城市	农村	城市	农村	城市	农村
2009	7.15	2.94	2.83	1.31	2.82	0.81
2010	7.62	3.04	2.97	1.32	3.09	0.89
2011	6.68	2.66	2.62	1.10	2.62	0.79
2012	8.54	3.41	3.19	1.40	3.65	1.09
2013	9.18	3.64	3.39	1.48	4.00	1.22

资料来源：国家卫生和计划生育委员会编：《2014 年中国卫生统计年鉴》。

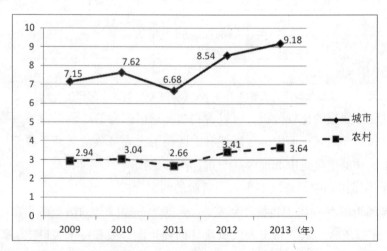

图 2 - 8 - 4　2009—2013 年全国城市和农村地区每千人口卫生技术人员数（单位：人）

3. 全国东、中、西部的城市和农村地区卫生人力资源的情况分析

综合分析我国东、中、西部的城市和农村地区卫生人力资源的情况，可以看到 2013 年底，我国东部城市和农村地区的每千人口卫生技术人员数分别是 10.20 和 4.06，每千人口执业（助理）医师数分别是 3.81 和 1.71，每千人口注册护士数分别是 4.37 和 1.39；我国中部城市和农村地区的每千人口卫生技术人员数分别是 8.68 和 3.27，每千人口执业（助理）医师数分别是 3.16 和 1.36，每千人口注册护士数分别是 3.94 和 1.08；我国西部城市和农村地区的每千人口卫生技术人员数分别是 7.91 和 3.63，每千人口执业（助理）医师数分别是 2.90 和 1.39，每千人口注册护士数分别是 3.41 和 1.20，见表 2 - 8 - 5。因此我国中、西部农村地区的卫生技术人员的数量配置是最需要关注的重点。

表 2 - 8 - 5　2013 年全国东、中、西部的城市和农村地区每千人口卫生技术人员数

（单位：人）

地区	卫生技术人员		执业（助理）医师		注册护士	
	城市	农村	城市	农村	城市	农村
东部	10.20	4.06	3.81	1.71	4.37	1.39
中部	8.68	3.27	3.16	1.36	3.94	1.08
西部	7.91	3.63	2.90	1.39	3.41	1.20

资料来源：国家卫生和计划生育委员会编：《2014 年中国卫生统计年鉴》。

我国卫生人力资源区域发展处于不平衡状态，不足与浪费并存。东部地区人才密集，西部地区人才缺乏，卫生人才地域分布总体呈东强西弱、市强乡弱态势。卫生人才分布不均的原因是由于长期以来，我国农村和西部地区经济基础比较薄弱，工作生活条件比较艰苦，难以吸引和留住人才，造成卫生人才匮乏，卫生服务公平性难得到落实。无论在整体数量、人员素质、技术力量以及城乡分布差异上，西部、农村卫生人才资源状况令人堪忧。

为改善医药卫生人才区域与城乡分布，促进城乡基本公共卫生服务均等化，原卫生部制定了中长期人才发展规划，内容包括：一是加强教育系统对基层医疗卫生人才的培养，比如定向为基层培养医疗服务人才。二是岗位培训，每年对乡村医生进行轮训，多给基层在岗医务人员提供培训机会，使他们成为合格的医生，特别是合格的全科医生，当然还包括中医。三是加强大医院对基层的支持，鼓励大医院对口支援县医院，鼓励大医院的医生到基层服务，县医院的医生到大医院培训，支持和开展远程会诊。四是制定吸引全科医生到基层服务的待遇和政策。既要培养人才，又要制订人才"留得住"、"用得上"的规划。

（四）中国卫生技术人员的结构分析

1. 全国卫生技术人员结构的总体情况

在卫生技术人员性别结构上，2013 年男性执业（助理）医师占 55.2%，女性占 44.8%，与 2010 年相比女性比例有所增加，男性注册护士占 1.9%，女性注册护士占 98.1%，与 2010 年相比男性比例有所增加；在年龄结构上，执业（助理）医师以在 25—54 岁年龄阶段居多，35—44 岁人数最多，注册护士在 25—34 岁年龄阶段人数最多；在工作年限上，执业（助理）医师普遍比注册护士工作年限更长；在学历结构方面，大多数执业（助理）医师的学历都是本科和大专，其中以本科居多，大多数注册护士的学历都是大专和中专，其中以中专居多，与 2010 年比较，2013 年基本上所有的卫生技术人员的学历水平都有所提升。具体各类卫生技术人员的性别、年龄、工作年限、学历、聘任技术职务结构见表 2 - 8 - 6。

此外在聘任技术职务的问题上，可以看到有一定比例的卫生技术人员的技术职务处于待聘阶段，而相对于 2010 年，2013 年各类卫生技术人员的待聘人员比例都有所增加，具有相应的能力却没有相应的技术职务在一定程度上会影响到卫生技术人员的工作积极性，因此这个问题应引起相关部门的关注。

表 2 - 8 - 6　2010 年和 2013 年全国卫生技术人员结构比较分析　　（单位：%）

分类	2010 年卫生技术人员					2013 年卫生技术人员				
	执业（助理）医师	注册护士	药师（士）	技师（士）	其他	执业（助理）医师	注册护士	药师（士）	技师（士）	其他
性别										
男	57.1	1.7	39.0	45.2	45.2	55.2	1.9	36.5	43.3	42.1
女	42.9	98.3	61.1	54.8	54.8	44.8	98.1	63.5	56.7	57.9
年龄										
25 岁以下	0.2	14.1	5.3	5.2	18.8	0.1	14.1	3.9	5.2	15.1
25—34 岁	31.7	39.6	27.1	35.1	35.4	28.9	44.9	30.3	36.1	38.1
35—44 岁	34.2	26.9	30.1	29.9	23.4	34.1	23.7	29.3	29.2	23.5
45—54 岁	20.1	16.9	27.9	22.0	15.2	21.2	14.0	24.2	19.8	15.2
55 岁及以上	13.7	2.6	9.6	7.7	7.1	15.7	3.3	12.2	9.7	8.0
工作年限										
5 年以下	13.1	23.6	12.3	15.3	36.0	13.9	29.0	16.2	19.5	35.4
5—9 年	13.5	16.2	9.4	13.1	11.3	16.8	22.2	14.6	16.7	16.6

续表

分类	2010 年卫生技术人员					2013 年卫生技术人员				
	执业（助理）医师	注册护士	药师（士）	技师（士）	其他	执业（助理）医师	注册护士	药师（士）	技师（士）	其他
10—19 年	33.2	29.1	29.5	31.1	24.0	26.7	21.6	22.6	24.5	19.3
20—29 年	20.8	21.8	25.1	22.4	16.2	22.7	17.7	23.5	21.5	16.2
30 年及以上	19.4	9.3	23.7	18.0	12.5	19.9	9.5	23.1	17.8	12.5
学历										
研究生	6.9	0.1	0.9	1.5	2.2	9.3	0.1	1.9	2.3	2.6
大学本科	36.1	8.7	13.2	18.2	19.1	38.4	12.5	19.2	23.8	20.2
大专	32.3	42.5	32.5	39.0	32.6	31.2	47.3	34.9	41.2	35.8
中专	22.0	46.0	40.1	35.9	38.1	19.0	38.7	34.9	29.2	35.3
高中及以下	2.7	2.7	13.4	5.4	8.0	2.0	1.4	9.2	3.5	6.2
聘任技术职务										
正高	3.6	0.1	0.5	0.5	0.5	3.8	0.1	0.6	0.7	0.5
副高	12.2	1.7	2.8	4.1	2.1	11.6	1.9	3.0	4.5	1.7
中级	31.1	24.4	23.3	27.2	11.1	28.6	18.8	21.2	24.0	8.6
师级/助理	39.8	31.2	39.9	37.3	22.4	39.7	26.0	36.6	33.8	18.5
士级	9.9	39.0	30.0	26.6	37.5	10.2	46.0	31.6	28.9	34.7
待聘	3.5	3.7	3.5	4.2	26.3	6.1	7.3	7.1	8.2	36.0

资料来源：国家卫生和计划生育委员会编：《2014 年中国卫生统计年鉴》。

注：本表不包括村卫生室数字。

2. 医院和基层医疗卫生机构的卫生技术人员结构比较分析

通过比较，可以发现医院和基层医疗卫生机构的卫生技术人员学历结构存在较大差异，医院研究生和大学本科卫生技术人员比例明显高于社区卫生服务中心，而大专和中专卫生技术人员比例明显低于社区卫生服务中心，而在乡镇卫生院，大部分卫生技术人员的学历水平都是大专和中专，其中以中专为主。卫生技术人员的学历水平直接会影响其技术水平，从而影响到医疗卫生服务质量。在当前提倡提高基层医疗卫生机构的医疗服务质量的背景下，卫生技术人员的医疗技术水平的提高不容忽视。医院和基层医疗卫生机构的卫生技术人员其他结构比较见表 2 - 8 - 7。

表 2—8—7 2013 年医院、社区卫生服务中心和乡镇卫生院的卫生技术人员结构比较

分类	医院	社区卫生服务中心	乡镇卫生院
性别			
男	27.8	28.2	41.4
女	72.2	71.8	58.6
年龄			
25 岁以下	9.1	5.5	6.8
25—34 岁	40.9	32.7	32.0
35—44 岁	25.6	33.0	36.7
45—54 岁	17.1	18.2	16.7
55 岁及以上	7.3	10.6	7.8
工作年限			
5 年以下	25.9	17.1	20.5
5—9 年	20.4	18.2	16.2
10—19 年	21.6	26.4	29.0
20—29 年	19.0	21.6	21.6
30 年及以上	13.1	16.7	12.7
学历			
研究生	6.0	0.9	0.1
大学本科	29.8	22.4	7.4
大专	38.6	41.6	38.1
中专	24.0	31.1	48.7
高中及以下	1.6	4.0	5.7
聘任技术职务			
正高	2.2	0.5	0.0
副高	7.3	3.6	1.0
中级	23.2	24.0	13.6
师级/助理	29.7	36.4	33.8
士级	27.9	27.7	39.8
待聘	9.7	7.8	11.8

资料来源：国家卫生和计划生育委员会编：《2014 年中国卫生统计年鉴》。

二、中国卫生人力资源存在的主要问题

笔者结合参与的中科协课题"我国医药卫生科技工作者状况调查"和湖北省卫计委课题"湖北省卫生计生人力资源现状与配置调查分析"的相关研究成果，对目前我国在各个领域的医药卫生人力资源的配置以及他们的生活、工作与学习状况进行了现状与问题分析。通过相关调查和历年年鉴数据分析，目前我国的卫生人力资源存在的主要问题表现在以下几个方面：

（一）卫生人力资源数量不足，配置不合理

1. 卫生技术人员数量与其他国家相比差距显著，护士缺口严重

"金砖国家"特指新兴市场投资代表，包括巴西、俄罗斯、印度、中国和南非五个国家。据表2-8-8所示，与其他"金砖国家"相比，我国卫生技术人员数量相对不足，特别是护士和助产士数（见表中各国医护比数据）；与发达国家相比，如英国、日本和法国，我国的医师、护士和助产士的数量差距明显。通过数据比较，我国卫生技术人员数量与许多国家相比尚存在较大差距，目前执业（助理）医师与注册护士的数量仍不能完全满足人民群众不断增长的健康需求。

表2-8-8　"金砖国家"和部分发达国家每万人口医师、护士和助产士数（2006—2013年）

国家	每万人口		
	医师	护士和助产士	医护比
巴西（Brazil）	18.9	76.0	1：4.0
印度（India）	7.0	17.1	1：2.4
俄罗斯（Russia）	43.1	85.2	1：2.0
南非（South Africa）	7.8	49.0	1：6.3
中国（China）	14.6	15.1	1：1.0
英国（Britain）	27.9	88.3	1：3.2
日本（Japan）	23.0	114.9	1：5.0
法国（France）	31.8	93.0	1：2.9

资料来源：国家卫生和计划生育委员会编：《2014年中国卫生统计年鉴》。

注：中国医师数系执业医师数（不含口腔医师），护士和助产士系注册护士数。

根据近几年卫生统计年鉴上的相关数据，2009—2012年全国执业（助理）医师数均大于注册护士数，即执业（助理）医师和注册护士比大于1。按照原卫生部要求，我国医院的医生和护士的比例是1：2，重要科室医生和护士的比例应是1：4，但目前我国的医护比例远远达不到卫生部的要求。原卫生部公布的《中国

护理事业发展规划纲要（2011—2015年）》提出，到2015年，全国注册护士总数达到286万，每千人口注册护士数为2.07，全国执业（助理）医师与注册护士比达到1∶1—1∶1.2，以解决医护比例倒置问题。

护士短缺的主要原因可能有几个方面，一是我国《医疗机构设置标准》并未对医护比作出明确规定，只是规定二级以上综合医院每床配备0.4名护士；二是医疗机构大都注重对一线医师的配置和培养，而对护理人员的配置和培养重视不够，护理专业的提高和发展慢，护士的技能和知识得不到合理利用；三是护理人员的流失较为严重，因为护理人员短缺、工作辛苦、福利待遇普遍较低、个人发展受限等原因，临床一线护理人员的流失较为严重。

2. 卫生人力资源配置存在区域不平衡现象

目前我国卫生人力资源存在严重的区域分布不均衡现象，由于我国地区经济差距的日益明显，导致了卫生人力资源配置的失衡。卫生人力更多地流向东部经济发达地区，西部地区以及一些经济落后地区卫生人力相当匮乏；城市卫生人力在不断增长甚至存在过剩的同时，农村卫生人力却不断萎缩，直接影响着卫生资源的公平性和可及性。

其具体表现为：一是我国东、中、西部地区卫生人力资源分布不均衡，即东部地区拥有的医药卫生人员数量远远高于中部和西部地区，而中部地区拥有的医药卫生人员数量又高于西部地区。根据《2014年中国卫生统计年鉴》，到2013年底，我国东部地区卫生人员数是中部地区的1.43倍，是西部地区的1.62倍；我国东部地区卫生技术人员数是中部地区的1.53倍，是西部地区的1.70倍。二是我国城市和农村地区卫生人力资源分布不均衡，即城市地区每千人口卫生技术人员数、每千人口执业（助理）医师数和每千人口注册护士数都远远高于农村地区。农村贫困地区由于受自然条件差、经济发展水平低等方面的限制，卫生事业面临诸多困难，卫生人才匮乏严重，人才问题已经成为制约农村卫生服务能力提高的一个瓶颈，这些现状直接影响着实现我国"人人享有卫生保健和全民族健康素质不断提高"的社会主义现代化建设和全面建设小康社会的重要目标，也阻碍了和谐社会的构建。三是我国医院和基层医疗机构人力资源分布不均衡，即医院卫生人员数和卫生技术人员数要远远高于基层医疗卫生机构，而且医院卫生人员数和卫生技术人员数所占比例呈逐年上升趋势，而基层医疗卫生机构卫生人员数和卫生技术人员数所占比例呈逐年上升趋势。

（二）基层卫生人才短缺，队伍素质亟须加强

根据课题调查与历年的卫生统计年鉴数据分析，目前基层医疗卫生机构普遍存在人才短缺现象，人才引进困难与人才流失并存。一方面自从取消计划分配制

度后，人才配置完全变成了市场配置、自谋生路的配置机制。向往大城市和好的工作环境的就业心理，使得相当一部分毕业生宁愿放弃专业、从事与医学无关的行业，也不愿意到基层卫生机构就业。另一方面进入基层卫生机构的人员经过培养和一段时间的工作，获得了一定的工作经验后，在正是作为组织中坚力量创造价值的时期流出，这是基层机构人力资源很大的损失。此外基层医疗卫生机构人才队伍素质也有待提高，据《2014 中国卫生统计年鉴》，2013 年社区医疗卫生服务机构和乡镇卫生院的卫生技术人员学历都以大专和中专为主，卫生技术人员的学历和技术水平直接会影响到基层医疗卫生服务机构的服务质量。基层医疗卫生机构（包括社区卫生服务机构、乡镇卫生院和村卫生室）普遍出现人才短缺现象，主要原因分析如下：

1. 社区卫生服务机构人员收入普遍偏低，能力建设有待加强

社区卫生服务机构是我国城市地区重要的基层医疗卫生服务机构，但相对于公立医院，社区卫生服务机构薪酬没有吸引力，难以引进和留住人才。引进和留住人才需要依靠科学、合理的人才激励机制，良好的考核和激励机制可以吸引有才能的、组织需要的人才，可以使员工充分发挥技术才能，保持工作的高效性。但目前社区卫生服务机构存在"平均主义"、"论资排辈"的现象，使绝大多数医务人员认为收入与劳动付出不相符，收入分配制度在员工心目中既缺乏外部公平性也缺乏内部公平性。我国对于社区医疗卫生人员的培训也在不断的建设与完善中，出台了如全科医师规范化培训等全国性的培训制度，许多社区卫生服务机构也结合自身的特点设计了对员工的培训计划，但在培训中也有一些问题存在，如岗前培训力度不够、培训形式和内容单一、培训经费不足、继续医学教育有待改善等。部分社区卫生服务机构缺乏系统培训机制，使卫生人员缺少学习渠道与学习动力，影响到人才的流失和队伍素质的提升。此外许多社区卫生服务机构在岗人员数普遍多于在编人员数，导致社区卫生服务机构高层次卫生专业技术人才引进难、人才留住也困难等现象，在一定程度上制约了社区卫生服务机构的发展。

2. 乡镇卫生院受到部分医改政策的负面影响，难以留住人才

乡镇卫生院作为农村医疗卫生服务的主阵地，在农村医疗、预防保健、健康教育和社会卫生管理等方面起着举足轻重的作用。发展好乡镇卫生院是一项意义重大、影响深远的社会管理事务，直接关系到农村卫生事业的健康发展和十亿农民的切身利益，也关系到我国社会主义新农村建设战略的全面落实，关系到社会团结稳定和人民幸福和谐。新医改实施后，政府加大了对乡镇卫生院的投入，卫生院条件大大改善，部分落后和贫困地区的乡镇卫生院因此得到良好的发展，但部分医改政策的实施同时也给乡镇卫生院带来了一系列负面影响，阻碍了乡镇卫生院的正常发展。部分改革措施对乡镇卫生院发展产生的负面影响表现在：一是

将乡镇卫生院定位为纯事业单位，忽视其生产性、经营性，使其缺乏激励机制；二是新医改推行的绩效工资方案不够完善，影响了部分乡镇医护人员的工作积极性；三是取消药品加成后乡镇卫生院收入大幅减少，但政府补偿不到位，影响了乡镇卫生院的正常收支；四是由于缺乏竞争机制，易致乡镇卫生院丧失活力。

3. 乡村医生待遇差、保障缺失等状况堪忧

我国的乡村医生队伍，是遵照毛泽东等老一辈领导人的指示精神，依据我国国情，培育和建立起来的具有中国特色的农村基层卫生队伍，是我国医疗卫生体系的重要组成部分。根据国家《2014 年中国卫生统计年鉴》的统计数据显示，2013 年全国乡村医生和卫生员共计 1081063 名，占全国卫生人员总数的 11.04%，但近几年乡村医生和卫生员的数量呈不断减少的趋势。乡村医生长期以来植根农村，维护着广大农村居民的健康保健，是我国农村三级医疗卫生服务体系的前沿阵地，其卫生工作开展的状况直接影响到整个农村基层卫生服务体系的正常运转。为提高广大农村居民的健康保健水平，逐步实现基本公共卫生服务均等化，新医改中明确指出，要加强基层医疗卫生机构和队伍建设，完善农村三级医疗卫生服务网络，提升农村广大基层卫生工作者的素质。乡村医生作为农村卫生工作的主体，其自身的各项保障问题，学历素质问题和行医规范问题等将严重影响到这支卫生队伍的稳定和发展。

通过对目前乡村医生的现状调查显示，乡村医生主要存在收入水平堪忧和养老保障缺失等问题。尽管政府每月财政补助提高，有购买公共卫生服务经费的补偿，乡村医生的收入有了较为稳定的来源，但大多数乡村医生认为实施基本药物制度以后其收入水平有很大程度降低。在全国实施"乡村一体化"管理和基本药物制度背景下，乡村医生所承担的公共卫生和预防保健工作在不断增加，而收入却没有得到提升，甚至因药品补偿不到位等因素开始下降，再加上现有体制下，职业发展空间小，身份尴尬、保障缺失等因素导致了一方面现有的乡村医生将可能放弃这一职业，另一方面很难吸引优秀人才下到基层，从事乡村医生的工作。乡村医生竭力希望自己的待遇能有保障，其实最主要的问题是为了养老，但通过对乡村医生满意度的调查，乡村医生对于当前的养老保障满意度比较低。即使许多年轻村医在求学之后选择回乡做一名普通村医，希望村民们能看得起病，但面对生计和保障问题，却又不得不放弃自己的初衷。

（三）中医人才的流失，严重影响中医学科的传承与发展

几千年来，中医学一直指导着我国对疾病的预防治疗和对人群的健康保健工作。中医已经成为中国传统文化的一部分，对国人进行着潜移默化的熏陶。虽然随着西方文化入侵带来的西医医学成为当前医疗医学的主流，但是在中国老百姓

的衣食住行中依然浸透着中医的养生文化。中医药在我国医药卫生事业中占有不可替代的地位，而中医药事业的发展是离不开人才的培养与发展的，中医药人力资源可以说是振兴中医药事业的中坚力量。中国传统文化一贯强调人的宝贵，如《易·系辞传》中将人与天地并称"三才"，《黄帝内经》强调："天覆地载，万物悉备，莫贵于人。"在目前医疗卫生体制下，中医药人才的培养与发展也不断得到重视。原卫生部部长陈竺在 2009 年全国中医药工作会议上指出："要重视加强中医药队伍建设，加强中医药从业人员的队伍建设是中医药事业发展的重要基础。要全面提高中医药从业人员的业务能力水平，大力加强中医药人才培养。"《医药卫生中长期人才发展规划（2011—2020 年)》中强调要加强中医药人才建设，走中国卫生人才发展之路。

在市场竞争下，中医医院"西化"的客观现实以及还在加速"西化"的趋势，导致中医药人力资源流失严重。通过相关调研显示尽管近年来中医药高等院校连年扩大招生，毕业生数量也在不断增多，而我国从事中医药的卫生技术人员数量逐年下降。其原因一方面是中医药人才流向国外，许多西方发达国家由于西药的副作用倾向于"自然疗法"，因此掀起了"中医中药热"①；另一方面中医药人才由于中医药市场的萎缩，导致其个人价值在工作中往往得不到体现，从而放弃中医执业医师或执业中药师考试，通过学历上的转专业，转向西医医师考试或执业药师，这种流向使我国每年总体医药卫生人力资源呈递增趋势而中医药人力资源却逐年呈下降趋势的事实是吻合的②。中医学是一门经验学，即它是先有经验而后上升为理论的，中医药人才的师承学习，积累临床经验是非常关键的环节。但目前大部分中医医院由于中医诊疗技术利用率低，导致中医人才的流失，最终会影响中医学科的传承与发展。

（四）"同工不同酬"现象严重挫伤卫生人员的工作积极性

卫生事业单位人事制度改革的逐步深化，加强了医院的用人自主权，医院用工形式也日趋多元化、市场化。而国家卫生政策对于人员编制的限制，使得医院在用人上实际处于"半计划、半市场"的状态，难以实现"人员能进能出，职务能上能下，待遇能高能低"，"编制"成为造成人员薪酬差异的主要原因。一直以来，在编人员的工资严格执行国家的工资制度，而不在编人员不享受政府财政拨款的工资待遇，也没有明确的工资制度参照执行，往往是各医院根据自身的经营状况、市场供给等方面自行确定。由此可见，"身份"的不同是造成卫生人员

① 朱爱松、吴景东：《中医在国外发展状况及其给我们的启示》，《世界中医药》2007 年第 4 期。
② 王思民：《我国中医药人力资源流失剖析与对策》，《上海中医药大学学报》2008 年第 6 期。

"同工不同酬"的根源。

根据课题调查显示，"缺编"现象已成为影响卫生人才稳定非常重要的因素之一，特别是基层卫生服务机构普遍存在编制不足的问题。"缺编"导致的"同工不同酬"现象严重影响着卫生人员的工作积极性与人员的稳定。

（五）高层次卫生人才缺乏创新能力

创新能力是在已有的知识和理论研究的基础上，在各种领域不断提供具有价值的新思维、新理论和新方法等的能力。在科学技术快速发展的现代社会，创新能力已越来越成为衡量一个国家竞争力的重要指标，创新能力的开发应是民族发展的核心。在当今社会，与其说是人才的竞争，还不如说是人才创造力的竞争。

改革开放以来，我国各领域人才的创新能力有了大幅度提高，少数科学研究和技术创新在世界上造成了一定的影响，但我国人才的创新能力与发达国家相比还有较大的差距，特别是卫生人才的创新能力。尽管我国为了提高高层次卫生人才的创新能力，投入了大量的科研经费支持科研工作，但效果并不显著。查看历年全球诺贝尔获得者的情况，可以看到我国学者从未获得过诺贝尔生理学或医学奖。因此为了提升我国在卫生领域的国际竞争力，高层次卫生人才的创新能力有待进一步加强。

三、政策建议与展望

未来十几年，是我国卫生人才发展的重要战略机遇期。《国家中长期人才发展规划纲要（2010—2020 年）》明确指出，围绕提高自主创新能力、建设创新型国家，以高层次创新型科技人才为重点，努力造就一批世界水平的科学家、科技领军人才、工程师和高水平创新团队，注重培养一线创新人才和青年科技人才，建设宏大的创新型科技人才队伍。2011 年 2 月，卫生部发布了《医药卫生中长期人才发展规划（2011—2020 年）》，为今后卫生人才队伍建设设定了总体目标。切实做好卫生计生人才的建设与培养，是促进我国医学科技进步与医疗卫生服务水平的提高，更是深化我国卫生改革与发展的迫切要求。

（一）调整卫生人力资源区域分布，促进区域平衡发展

将卫生人力资源系统纳入整个社会经济发展大系统中考察其变动的因素，采取各项措施搞好卫生人力资源配置与规划，以调整我国卫生人力资源区域分布，适度增加卫生人才的培养规模，进一步促进我国各区域卫生事业的平衡发展。

一是加大我国西部地区卫生人才建设和东部支援西部的工作力度。一方面改善西部地区县、乡、村医疗机构的基本设施和服务条件，吸引更多卫生人才服务于西部的卫生事业，同时提高当地卫生技术人员的医疗服务水平；另一方面由国家制定相关的优惠政策，鼓励全国医科院校的本科生、研究生毕业后到西部地区，特别是西部农村地区进行短期实习或工作，鼓励东部、中部地区有经验的医务人员到西部地区医院和医疗科研部门工作。

二是加强我国农村地区卫生人力资源建设。①优化政府决策过程。在遵守我国政府决策原则的基础上，集中民意，保持农村卫生服务的公共产品特性。②法律法规刚性建设。出台相关的法律法规，为农村卫生人力资源建设提供法律支撑和行为约束，并提高农村卫生人员的稳定性预期。③人员培训的量质并重。在增加农村地区卫生人力资源的基础上，对现有人员的培训与再提高是必要的。④经济手段先行。落实公共卫生的补助，提供养老保障的选择方案，并按村规模、服务项目、服务人口数和个人业绩进行考核公平分配。⑤注重安全行医与规避风险。采用新型的农村卫生人员医疗机构责任保险，缓和乡村卫生人员行医风险和收入不匹配的部分矛盾，使农村卫生人员在正当行医时，压力与动力并存。同时采取措施逐年吸纳中专及以上学历的医学院校毕业生充实到乡村医生岗位上，或通过鼓励动员现有乡村医生子女到医学院校培训学习，作为子承父业的必备条件等途径，加大乡村医生培养力度，充实壮大乡村医生队伍。

三是注重基层医疗卫生机构的人才引进与配置。随着新医改政策的全面推进，公共卫生服务均等化措施的落实，意味着我国医疗保健关口全面前移，卫生资源整体下移，基层的硬件设施会在短期内迅速改善。而我国基层医疗卫生机构现有医务人员学历偏低，知识结构不合理，人才队伍的稳定性较差、缺乏机制制度保证和配套政策、留不住优质专业人才，社区卫生服务机构缺乏合格的全科医师，难以承担"六位一体"基层卫生服务功能等问题突出，将直接制约基层卫生服务能力的提高。因此应贯彻2010年国家发展与改革委员会出台的《关于印发以全科医生为重点的基层医疗卫生队伍建设规划的通知》，建立以全科医生团队为主的基层卫生服务队伍，采取多种措施鼓励和引导高层次人才到基层服务，鼓励和引导高校医学毕业生到城乡基层医疗卫生机构就业，以加强基层医疗卫生机构的卫生人才队伍建设。

（二）加强基层卫生人才队伍建设，关注能力提升与人才需求

1. 完善社区卫生人才队伍建设，注重能力培养

卫生人才队伍建设是保障社区卫生服务工作有效开展的首要条件。据调查显示，社区卫生人员普遍存在学历偏低，缺乏系统培训机制，缺少学习渠道与学习

动力等问题，导致在具体的工作开展中难以达到预期要求。因此，建议规划社区医学人才培养战略、加大全科医师的培养力度、加强人才引进与培训教育工作等，以优化社区卫生人才结构，保证社区卫生服务机构的发展活力。

一是规划社区医学人才培养战略。由于医学知识的学术性和权威性较强，因此各类医学人才培养的时间都相对比较长。在人才开放的社会里，医学人才数量的增加仍具有相对稳定性，这就决定了对医学人才的培养要有远见卓识，在卫生人才培养的战略上应具有前瞻性、全局性和社会性。

二是调整专业设置，加大全科医师的培养力度。全科医学作为比较新的学科在我国发展不久，目前有些医学院校已成立相应的专业，但其影响及作用远未引起我们足够的重视。在我国社区卫生工作越来越受到重视的新形势下，调整专业结构，加大全科医生的培养力度，将是今后特别要重视的工作。在美国90%的医学院校开设了全科医学系及专业，全科医学是美国目前20多种医学专业中最完善最有发展前途的专业。

三是鼓励医学毕业生到社区卫生服务机构发展。一方面改变"成才观"，刚毕业的医学生往往认为到三级医院工作，有更多的学习发展机会，比如有专家名师的指点、见多识广等，但其实在社区卫生服务机构工作，要为社区居民提供综合性的医疗卫生服务，对于知识的掌握需要更加全面，在工作中的不足能够督促医学生学习更多的知识。美国医学专家称美国今后应有50%的毕业生进入全科医学领域，因此在我国应加大宣传，改变刚毕业医学生的"成才观"，另一方面对到基层工作的医学毕业生给予一定的国家经济补助，以鼓励和引导医学生流向社区卫生服务机构。

四是稳定和优化人才队伍。调查表明，目前社区卫生服务机构是"缺才不缺人"，此现象一方面造成医院负担重，另一方面不能很好地满足居民的卫生服务需求，社区卫生服务机构良好的形象难以树立。因此，在社区卫生服务机构内部要大胆进行制度改革，引入竞争机制，实行优胜劣汰，对低水平低学历低职称的"三低"人员，统一进行考核和调整；同时要善于制定适宜的人才培养模式，特别是要大胆地使用有专长的医师，逐渐形成自己的特色，以提升社区卫生服务机构的影响和作用，为其生存和发展寻找到新的生长点。

五是加大继续教育和职业培训力度。目前社区卫生服务机构对卫生人才的需求，仅靠医学院校的培养还远远不够。有关调查显示近十几年来，社区卫生服务机构在人才培养上已迈出较大的一步，每年参加继续教育和培训的人员数都在逐年递增，但质量的提高却没有达到民众相应的要求。因此应加大继续教育和职业培训力度，根据人才结构的特点和不足，从多方面着手，使社区卫生服务机构在人才资源配置和培养上符合社会的发展需求。

2. 创新乡镇卫生院管理机制，克服改革过程中的负面影响

乡镇卫生机构在农村三级医疗预防保健网中起到了承上启下的枢纽作用，其建设和运转状况关系到为广大乡镇居民提供最基本的卫生服务，关系到卫生资源的充分有效利用和农村卫生事业的发展。鉴于目前乡镇卫生院存在的问题，提出以下建议：

一是构建"效率优先、兼顾公平"的绩效工资分配制度。建立重实绩、重技术、重贡献，向优秀人才和重要岗位倾斜的绩效工资制度。为了进一步完善基层医疗卫生机构综合改革，必须完善绩效工资制度，调动基层医务人员工作积极性；结合各地卫生行业和经济发展不平衡的特点，有针对性地逐步实施体现"效率优先、兼顾公平"原则的绩效工资分配制度，同时逐步加大奖励性绩效工资比例，以充分实现"多劳多得、优绩优酬"。

二是引入竞争机制，合理选拔卫生人才。遵循按事设岗，按岗聘人，竞争上岗的原则选拔卫生人才，使具有一定学历和资质的人才脱颖而出。利用人事制度改革的契机，合理制定人才选拔和奖惩制度，在分流一部分不适应农村卫生工作人员的同时，广泛调动内部人员的积极性，吸引中级以上（含中级）职称、专科以上（含专科）学历的卫生专业技术人才和卫生事业管理人才进入乡镇卫生院。

三是建立和完善卫生人才双向流动机制，使人才结构趋于合理。虽然人才的流动在某种程度上有助于卫生机构的发展，但有研究表明，乡镇卫生院大量无学历人员或初级职称人员流入，而中、高级职称人才流失，使得整体人力资本不高，并且卫生人力队伍缺乏稳定性，人才结构不合理。在市场经济条件下，要鼓励卫生人力的合理流动，发挥市场竞争机制作用，合理调节卫生人员的流向，严格把握卫生技术人员的进入质量关，暂对"机构短缺"的卫生人才流出实施慎重放行的原则，同时制定适当的鼓励政策和特殊优惠待遇，吸引急需人才。

综上所述，建设好乡镇卫生院是发展农村卫生事业的根本所在，医疗市场的竞争最终是人才的竞争，为了在激烈的竞争中占有一席之地，乡镇卫生机构必须迅速提升中心卫生院和一般卫生院专业技术和管理队伍素质，使卫生人力资源与卫生院各项职能以及医疗卫生服务市场需求相适应，促进农村卫生事业的良性发展，更好地保障农村居民的身体健康。

3. 加强乡村医生的学历教育，落实持证上岗，关注其各项保障状况

乡村医生在我国农村卫生工作中的重要性是不言而喻的，保障这支队伍的稳定性和可持续发展是政府必须要重视并尽快解决的问题。想要稳定乡村医生人力队伍，首先必须解决他们的生存与保障问题，才能谈到可持续发展。

一是明确乡村医生的身份，因地制宜地提高乡村医生收入。目前我国乡村医

生多数处于身份不明确的状态，尴尬的身份使他们的权益无法得到保证。因此要提高乡村医生的工作积极性，使他们更有保障地投入工作，必须明确乡村医生的医务人员身份，力争以乡镇卫生院职工的同等待遇对待他们，保障他们的合法权益。在国务院办公厅发布的《关于加强乡村医生队伍建设的指导意见》的基础上，政府还应该出台明确的实施细则，进一步明确各级政府经费到位情况，统一村级服务人口的统计口径。考虑到"药品零利润"政策的实施，乡村医生的医疗收入大幅减少，因此应该给予他们付出劳动相应的补偿。

二是推进乡村医生养老问题的解决，避免人才流失。目前我国大部分地区乡村医生的养老问题仍然没有得到有效解决，想要解决乡村医生人才流失问题，国家应建立长效机制以稳定乡村医生人才队伍，出台政策解决乡村医生老有所养的问题。同时，需要注意的是乡村医生的养老保险基本上属于自费形式，国家并没有相应的经费投入，他们的保障水平和乡镇卫生院的医生所享受的城镇职工保险相比，仍有较大差距，因此我国乡村医生的养老保障问题仍然需要引起国家政府的极大关注和有效投入。

三是加强持证上岗监管，严格乡村医生执业资格制度。无证行医是游离在监管之外的做法，其危害性不言而喻，相关部门应加大这方面的监管力度。在考虑乡村医生工作特殊性的基础上，严格乡村医生执业资格制度，积极引导乡村医生持证上岗，只有这样才能保证广大农村居民享受到安全、有效的医疗卫生服务。

四是进一步完善乡村医生学历教育与继续教育工作，制定一套专门针对乡村医生的职称晋升、考评制度。早在 2001 年国家卫生部就制定了《2001—2010 年全国乡村医生教育规划》，鼓励乡村医生接受专科及以上的高等医学教育。因此首先要以提高乡村医生专业知识水平的学历教育为主，可依据乡村医生已有的学历和年龄，制定其学历提升计划，分层制定提高卫生技术人员学历结构的目标，整体上实现以中专学历为主到以大专学历及以上为主的转变；其次要根据乡村医生工作的实际需要，注重理论学习的实用性，按"全科医学"模式进行课程设置，力争使培训后的乡村医生具备全面的诊疗技术。除此之外，由于乡村医生身份和工作的特殊性，可实行较为灵活的培养模式，如实行学分制、弹性学制等培养模式。此外应考虑制定一套专门针对乡村医生的职称晋升和考评制度，由于乡村医生的学历水平和工作特性，晋升考评制度应以临床实践能力的考核为主，弱化论文等科研要求。这样一套晋升考评制度不仅关系到乡村医生自身的切身利益，也关系到农村卫生服务体系的整体正规化发展。

因此加强基层卫生人才队伍建设，应重点关注卫生人员的能力提升与需求，加强以全科医生为重点的基层人才队伍建设，加大基层医务人员继续教育力度，鼓励医学生服务基层和开展对口支援，以稳定和优化基层卫生人才队伍，更好地服务于民众，满足民众卫生服务需求。

（三）强化中医人员职业价值感，促进中医文化的传承

中医药事业在很大程度上需要借助中医医院的平台来得到进一步发展，因此如果中医医院不突出中医特色，就难以发挥其中医优势。目前中医医院存在中医重点学科没有受到重视、中医人才流失严重等现象，这制约着我国中医诊疗优势的发挥，影响中医药事业长期稳定的发展。因此应更关注中医诊疗技术的运用与中医学科建设，强化中医人员职业价值感，促进中医文化的传承。

一是注重中医医师中医诊疗经验的积累和中医文化精髓的传承。中医学科由于其特殊性，更加注重师承教育，年轻的中医医师要获得更好的发展，除了需要有扎实的专业基础以外，还需要有名老中医的经验传承。因此中医医院应制定有效的激励机制留住一些中医学科骨干或高层次的中医人才，或是通过人才引进机制培养中医学科带头人，以促进中医医院中医学科获得长期稳定和持续的发展。

二是中医医院应以中医诊疗技术的运用为主，加强中医学科建设。目前我国很多中医医院都出现了中医西化的现象，其阻碍了中医事业的长期发展。因此中医医院应在保持中医特色诊断治疗的基础上，运用中西医结合的理念进行防病治病，以满足居民与患者不同层次的医疗卫生服务需求。

三是中医医院应更注重中医人才的需求与发展。中医医院在发展过程中应特别注重中医人才的发展空间，用事业的成功提升需求层次，为其创造实现自我的条件和环境，以发挥中医人才的最大效益，使中医医院具备足够的人才吸引力。同时，中医医院应营造一种尊重知识、尊重各种人才的氛围，给各种人才（特别是中医人才）提供施展才华的宽广的生存和发展空间。

四是中医药事业的发展要靠政府的大力支持和指导，需要各界中医药人士的共同努力和相互配合。随着我国医药卫生体制改革不断地深入，政府应加大对我国中医医院以及中医药事业的支持和发展的投入力度，特别应注重对中医学科的投入，适度地提高中医医院医务人员的工资薪酬待遇，以稳定中医医院的高层次中医人才，使中医医院能够更好地发挥中医特色。同时中医药事业的发展更需要各界中医药人士的共同努力和相互配合，为中医人员的发展营造良好的学术氛围。因此只有社会各界应更加关注中医事业发展，才能强化中医人员职业价值感，进一步促进中医事业和中医文化的传承和发展。

（四）完善卫生人才流动配套机制，建立编制动态管理

长期以来，我国医疗卫生人力资源还存在短缺、供不应求的状况，特别是基层医疗卫生机构，造成"看病难"等现象，解决这些问题的可探索途径之

一，就是放开医师的多点执业。2014 年 1 月，国家卫生和计划生育委员会公布了《关于医师多点执业的若干意见（征求意见稿）》，《征求意见稿》指出医师多点执业总体要求是促进医师合理流动，规范医师多点执业，确保医疗质量和医疗安全。医师多点执业在我国已经试点开展多年，但未见预期成效。有学者认为推进医师多点执业的改革的核心是要将医护人员从"单位人"转变成"社会人"，包括编制制度、聘用制度改革、基本保障制度的社会化以及执业保险制度的健全等。

有研究证明人员流动对高一级、规模大的医院来说是吸引人才，对低层次、规模小，特别是基层医疗卫生机构来说意味着高素质人才的流失。相关课题调查研究同样表明流向更高级别的医疗卫生机构是基层卫生服务机构卫生人才流失的第一去向。在推进医师多点执业时，应鼓励大医院的医师多到基层卫生服务机构兼职，以提升带动基层医疗卫生机构的服务能力和水平，使优势医疗资源的辐射能力和带动能力大幅度提升，提升整个医疗服务体系的能力建设。"以人为本"是现代卫生人力资源管理的核心，实施卫生人才编制动态管理是"以人为本"的具体体现。"动态性"是适应经济社会发展的要求和全面履行职能的需要，对管理对象、管理内容、管理方式和方法，以及自身管理体系和制度等，进行不断调整和变革。因此要完善卫生人才流动配套机制，鼓励优势资源帮扶基层医疗卫生机构，同时要建立编制动态管理制度，以促进岗位管理更加完善和人性化。

（五）健全卫生人才评价体系，落实"同工同酬"制度

目前，多数医院所实行的岗位聘任制度，往往合同制医护人员没有纳入到医院整体的评聘体系中。随着医学模式的改变及医疗改革的不断深化，健全卫生人才评价体系，落实"同工同酬"对于维持医疗机构卫生人才的稳定性，强化临床医疗质量，提高员工工作满意度和员工凝聚力等都具有重要的意义。

落实卫生人员的"同工同酬"，关键要抓好以下几个重点环节：一是明确界定"同工同酬"的概念。"同工同酬"关键在于确定"工"和"酬"的范围。在同一工作岗位的人员，由于其资历、能力、经验、业绩以及对医院的贡献不同，即使付出相同的劳动，其报酬也不一定相同。"同工"不仅是指从事相同的工作岗位，而且是指在相同的工作岗位上，从事相同的工作内容，付出与别人同等的工作量，产生同等的工作业绩，即达到"同效"。同岗不一定同工，同工不一定同效，只有同工同效，才是真正达到"同工"，从而为"同酬"的落实提供现实基础。二是加强岗位动态管理，动态管理是面对社会医疗服务的多样化和人们日益增加的医疗服务需求，通过岗位动态管理，整合在编医护

人员和合同制医护人员，发挥各层次医护人员的协同效应，挖掘人才潜力，建立真正的以岗位为核心的人员管理机制，才能使"同工同酬"真正发挥实效，达到人员配置的优质和高效。三是健全卫生人才评价体系，落实"同工同酬"制度。真正落实"以岗定薪，岗变薪变"，需要建立一套统一的、完整的聘任、考核和薪酬管理制度。随着卫生人员工作的不断细化，相应的各个岗位呈现出多元化、技术化的发展趋势，对于岗位的工作量、工作业绩的量化也成为实现卫生人员"同工同酬"的突破口。卫生人员的工作年限、学历水平、专业技术职务、社会保险等都需要经过科学的量化纳入到"同工同酬"的岗位管理和评价体系的设计范畴中。

（六）创造良好的执业环境，营造适宜的学术氛围

创造良好的执业环境，对卫生人员的良性发展发挥着重要的作用。一是完善薪酬制度。此机制包括提高人员的收入、津贴等货币待遇。不少研究验证了提高经济待遇对留住和激励员工的效果。二是改善非货币经济待遇。非货币经济待遇包括提供住房、交通补贴、退休保障等。社会保障水平能够反映一个国家的经济发展状况，同样，一个组织提供的非货币经济待遇代表着该机构的组织活力。三是加强非经济激励机制。首先生活环境的安全和社会的支持是影响卫生服务人员流动和工作动力的重要因素，安全、便利、有利于家庭成员发展的环境更能吸引和激励卫生服务人员。其次是工作环境，包括硬件环境、管理环境、组织文化、培训、职业发展、激发个人内在工作动力等方面。机构管理环境包括多个层次，从工作职责设置、工作表现考核反馈到奖惩机制等各个环节，都会对人员的工作积极性产生影响。研究发现，明确每个工作职位的工作目标、明确达到目标的奖励措施和不能实现目标的惩罚措施、及时进行绩效考核和反馈、经常强化奖惩管理、行政管理部门的管理过程和机构内部分配制度透明公开、管理人员与员工及时充分沟通、建立弹性的工作安排、授予员工一定的工作自主权等制度安排，都有利于激励员工。

此外要打造学习型医疗卫生服务机构，营造浓郁的学术氛围。经常性举办学术讲座，鼓励技术骨干参加国内外学术会议，鼓励医务人员的能力提升和技术创新，对医务人员的每一次能力的提升和技术的创新进行适当的物质奖励及精神奖励，构建良好的卫生技术人员之间的技术、能力方面的竞争机制。

（七）推进医学教育改革，培养具有国际竞争力的创新性人才

卫生和教育事业都是社会的公共事业，属于政府公共服务范畴。教育作为我国的一项基本国策，自"科教兴国"战略以来，得到了党和国家的高度重视。

2012 年 5 月教育部、卫生部印发了《关于实施临床医学教育综合改革的若干意见》。2014 年教育部、国家卫生计生委等六部门联合印发了《关于医教协同深化临床医学人才培养改革的意见》，其明确提出："加大教学改革力度，加强医学人文教育和职业素质培养，推进医学基础与临床课程整合，完善以能力为导向的评价体系，强化临床实践教学环节，提升医学生临床思维和临床实践能力。"到 2020 年，要基本建成院校教育、毕业后教育、继续教育三阶段有机衔接的具有中国特色的标准化、规范化临床医学人才培养体系。目前中国医学教育改革已取得初步成果，但也面临教学质量不高、人文教育缺失、人才创新能力不足等严峻挑战。因此在推进医学教育改革的过程中，要关注人才全面素质的培养与提高，以促进专业教育与人文教育的结合，努力建立起层次和专业布局合理、规模适当、开放的医学教育体系，建立医学人才培养与卫生行业人才需求的供需平衡机制，实现医学教育现代化。

同时关注卫生人才创新能力培养，大力支持高层次、创新型、复合型医药卫生人才培养与优秀创新团队建设，以全面提升我国卫生人才的创新能力与国际竞争力。医学教育国际化是经济全球化的必然产物，由于全球化的趋势不仅带来了政治、经济的全球化，同样也带来了疾病的全球化，因此医学人才的培养与发展也应注重适应国际化的要求。通过国际学术交流一方面可以为医药卫生人员掌握先进的医学技术创造条件，另一方面通过借鉴部分国家构建医疗卫生体系中的经验和教训，可以有效指导我国卫生事业的发展与改革。打造卫生人才国际化发展渠道，为我国医药卫生人才创造更多国际学术交流的机会，培养一批具有国际竞争力的专业人才，是缩小与发达国家教育、科技和经济差距，实现和平崛起"中国梦"的有效途径[1]。

注解：

（1）卫生人员包括卫生技术人员、乡村医生和卫生员、其他技术人员、管理人员、工勤技能人员。按在岗职工数统计，包括在编、合同制、返聘和临聘半年以上人员。

（2）卫生技术人员包括执业（助理）医师、注册护士、药师（士）、技师（士）、卫生监督员（含公务员中取得卫生监督员证书的人数）、其他卫生技术人员。

（3）执业（助理）医师指取得医师执业证书且实际从事临床工作的人员，不含取得医师执业证书但实际从事管理工作的人员。

① 中共中央、国务院编：《国家中长期教育改革和发展规划纲要》（2010—2020 年）［EB/OL］．［2010－07－29］．http：//www.gov.cn/jrzg/content 1667143.htm。

（4）注册护士指取得注册护士证书且实际从事护理工作的人员，不含取得护士执业证书但实际从事管理工作的人员。

（5）每千人口卫生技术人员数、执业（助理）医师数、注册护士数、专业公共卫生机构人员数、医疗卫生机构床位数按常住人口计算。

专题九
我国卫生信息化的现状及发展

　　卫生信息化是医药卫生体制改革的一项重要内容，也是新医改的主要突破口。在现代医疗环境下，卫生信息系统已成为医疗卫生系统的重要组成部分。卫生信息化水平是一个国家卫生系统发展水平的重要标志。信息化对于卫生事业的发展不仅仅是支撑，更重要的是引领、重构、重塑。它正在日益显著地重构卫生事业，改变卫生体系的面貌，引领健康产业的发展[①]。从宏观层面看，卫生信息化的发展可以改善整个医疗系统的效益，促进卫生信息交流与共享，节约医疗成本。从微观层面看，医院信息系统、临床信息系统以及电子病历等卫生信息技术的应用可以支持医院流程再造，提高临床业务效率，改善医疗质量，降低医院运营成本，减少医疗差错与意外，保障医疗安全，提高患者满意度。

　　我国正面临着人口老龄化和慢性非传染性疾病等多重严峻挑战。应对这些挑战，需要坚定的政治意愿、清晰的国家战略、有效的健康政策，还需要卫生技术的持续进步。卫生和人口信息化正是一种影响深远的技术。这项重要的技术支撑将大力促进新医改政策的落地，让人民群众真正得到实惠；将推动卫生和人口事业健康可持续发展，更重要的是：她将重组人口和卫生服务要素，重塑卫生服务业态，改变全民健康面貌。

　　2014年8月15日中国卫生论坛在北京召开了以"信息化引领卫生事业发展"为主题的会议[②]，"引领"二字，将新医改方案明确的中国卫生信息化的战略"支撑"地位再次提升。全国人大常委会副委员长陈竺做了主题报告。陈竺表示，卫生信息化帮助我们优化和合理配置诊疗资源，实现优质高效的就医服务，是真正促进各个卫生领域、各个层面、各种群体的全面深刻的变革。他同时指出，目前我国医

---

　　① 陈翠翠：《中英医疗信息化经验谈：中国的今天是英国经历的昨天》，2015年01月19日，见http://www.hit180.com/13024.html。

　　② 韩璐：《中国卫生论坛聚焦信息化》，《健康报》2014年08月18日。

疗卫生信息化的发展面临几点突出问题，一是重要性认识不足，单纯认为信息化只是决策、监管、服务的辅助手段；其次是投入不足，中国医院每年在信息化的投入不到医院收入的千分之五，而在美国是超过其医院收入的3%；三是对信息化的参与不足；四是信息化的应用不足。面对这些困难，如何转变卫生信息化现有的发展模式，使其建设成果真正物尽其用，是我国卫生信息化建设需要特别关注的问题。

正基于此，本章拟从区域卫生信息化、卫生信息资源建设、医院信息化和人才培养等方面对近年我国卫生信息化现状进行全面分析，在此基础上深入探讨我国卫生信息化建设存在的问题，并提出有针对性的促进卫生信息化发展的建议。

一、区域卫生信息化

（一）区域卫生信息化的概念和提出

自20世纪90年代末以来，美国、英国、日本、加拿大、澳大利亚等国家先后开展了国家级及地方级的区域卫生信息化建设，希望通过以电子医疗数据共享为核心的区域性卫生信息网络建设，提高医疗服务的可及性，降低医疗费用，提升医疗服务质量。但关于"区域卫生信息化"的概念，迄今国际上还没有公认的范围界定。我国对其的主流定义是："在一定区域范围内为医疗服务提供者、卫生管理机构、患者、医疗支付方以及医药产品供应商等提供以数字化形式搜集、传递、存储、处理卫生行业数据的业务和技术平台。以支持医疗服务、公共卫生以及卫生行政管理的工作过程[①]。"

我国卫生信息化的发展大致经历了医院信息化、公共卫生信息化和区域卫生信息化三个阶段。2003年以前，卫生信息化主要是医院自主建设内部的医院信息系统，故也称机构信息化。区域卫生信息化在我国的起步较晚，初期仅仅是部分发达地区带头进行相关的探索、研究和建设。2003年对于区域卫生信息化是里程碑式的一年，SARS爆发后，我国公共卫生领域的信息化建设受到各方重视。一方面，以上海为例，上海市及其下辖各区县开始探索以突发公共卫生事件应急处置为核心的公共卫生信息化。其中有些区县不仅考虑政府管理和应急指挥，也在考虑基于健康档案开展社区卫生服务——如浦东新区在2004年立项浦东卫生信息网一期工程。该项目以应急指挥中心的建设为核心，同时涵盖疾病预防控制、卫生监督、妇幼保健、社区卫生服务等业务，是平战结合、一体化的工程项目。另一方面，在原卫生部2003年印发的《全国卫生信息化发展规划纲要2003—2010年》中，从国家层面首次提出区域卫生信息化并明确指出其建设目标：

---

① 李包罗、马琏：《中国医院信息化发展研究报》2008年。

"围绕国家卫生信息化建设目标选择信息化基础较好的地区，开展以地（市）县（区）范围为单元的区域卫生信息化建设试点和研究工作，建立区域卫生信息化示范区。区域化卫生信息系统包括电子政务、医保互通、社区服务、双向转诊、居民健康档案、远程医疗、网络健康教育与咨询，实现了预防保健、医疗服务和卫生管理一体化的信息化应用系统。

至 2006 年，拟建立 5—8 个区域卫生信息化示范区，实现区域内各卫生系统信息网上交换、区域内医疗卫生信息集中存储与管理，资源共享的卫生信息化区域，总结经验后，逐步推广①。"

该纲要正式将区域卫生信息化建设列入我国卫生信息化建设章程，为国内区域卫生信息化工作的开展指明了方向，落实了目标。2009 年初，原卫生部统计信息中心提出"打好三个基础，建设三级平台"的顶层设计思路。逐步明确了区域卫生信息化建设在卫生信息化建设中的核心地位。同年 5 月底，国家卫计委信息化工作领导小组办公室又公布了更加详细的指导性文件——《基于健康档案的区域卫生信息平台建设指南》，用于指导和规划各地建立全国统一的居民电子健康档案，以保证各地区域卫生信息化建设科学合理有效地进行，提高系统建设的效率和质量，降低系统建设的风险。由此，我国区域卫生信息化的大幕正式拉开。

（二）区域卫生信息化现状

21 世纪初，我国发达地区开始了区域卫生信息化的探索，但区域卫生信息化真正受到重视是在新医改政策出台之后。全国各地的区域卫生信息化项目如雨后春笋般涌现出来。国家相关部门、各地政府、卫生厅/局、医院及下属社区医疗机构、医疗 IT 厂商等，均表现出极大关注并积极行动起来。然而由于各地区经济发展和信息化水平不均衡，影响了区域卫生信息化的进程。总体来看，目前的区域信息化还无法从国家级、省级大范围的统一规划展开，只能小范围的试点，经济和信息化水平较高的地区，开展得更加快速和深入，而落后地区开展起来则相对有一些困难。有的已取得了初步成效，有的还处于探索阶段。

比较有代表性的是：厦门市以标识市民个人身份的电子标签（社会保障卡）为线索，通过网络的互联互通、信息共享互调来实现业务的协同运作（包括面向公众的信息服务平台、面向医疗机构的协同医疗平台、面向社区医疗卫生服务的工作平台、面向妇幼保健的信息服务平台、面向第三方的信息服务平台、面向政府的工作平台），成功建立了"厦门市民健康信息系统"，实现了在一个城市区域

---

① 国家卫生和计划生育委员会编：《全国卫生信息化发展规划纲要 2003—2010 年》，2002 年。

内卫生信息资源的共享①。北京东城区作为卫生部社区服务试点，以居民步行 10 分钟可到达社区卫生服务站为标准，将全区 126 个社区整合成为包括 45 个社区卫生服务站、97 个卫生工作室的社区卫生服务体系。到 2010 年，全区社区卫生人员全部持证上岗，每 2000 至 3000 名服务人口配备 1 名全科医生和至少 1 名社区护士；每 2000 名服务人口配备 1 名预防、保健人员，并将在全市实现社区卫生服务全覆盖，逐步实现"小病不出社区、大病及时转诊、康复返回社区"的医疗格局。上海闵行区域内签约建档 68.9 万，约占全区居民的 77.6%，50 岁以上占 49.76%。健康档案信息存储在"卡"中，此卡既是身份识别卡又是健康档案信息载体。社区实现基本医疗、高血压防治、糖尿病防治、儿童保健、计划免疫、肿瘤防治及筛查等服务。珠海市由卫生局主要领导挂帅，市卫生信息中心具体负责，邀请中国医院协会信息管理专业委员会作为技术指导，完成了《珠海市区域卫生信息化现状调研报告》，制定了《珠海市区域卫生信息战略规划》。此规划以居民健康档案为核心，以健康服务为线索，制定出包含社区、医院、120、血站、疾病预防控制中心（CDC）、卫生监督所、卫生局的全面业务及社保、民政、药监、公安、边检等部门的全面区域卫生信息系统内容及架构。

2009 年，中国医院协会信息管理专业委员会（CHIMA）对全国 60 个区域的卫生信息化项目进行了调查，调查内容包括项目名称、覆盖人口、涉及医疗机构数量、资金投入、进展情况、项目来源、项目联系人、主要承担单位等。结果显示，广东、上海、江苏和四川四个省市相关项目数量所占比重较其余省市大，总体来看项目分布比较均匀。另外，2009 年统计显示，这 60 个项目基本处于活动状态，30 余个项目正在实施或基本完成，10 余个项目已开始试点工作。各省市的区域卫生信息化项目增长很快，到 2009 年底，已有 100 个以上项目立项，或在积极筹建中②。（图 2－9－1）

该调查显示，国内大多数地区是以建立居民健康档案为中心，实现预防、医疗、保健、康复、健康教育、计划生育"六位一体"的社区卫生服务。部分实现了一卡通、双向转诊、区域检查影像结果共享、三级医疗服务体系等内容。但各地开展的区域卫生信息化建设项目在组织形式、进展程度、规模、系统架构以及功能覆盖范围上有较大的差别。

2012 年《卫生部　国家中医药管理局关于加强卫生信息化建设的指导意见》提出了我国卫生信息化发展规划——"3521－2 工程"，规划指出："十二五"期间，我国将重点建设国家级、省级和区域（地市或县）三级卫生信息平台；加强

---

① 陈先波等：《区域卫生信息化建设探究》，《中国卫生质量管理》2011 年第 18 期。

② 中国医院协会信息管理专业委员会编：《2008—2009 中国医院信息化状况调查报告》（CIO 版）2009 年。

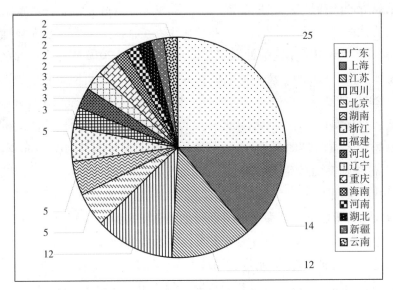

图2-9-1 2009年各地区区域医疗信息化项目数量统计（单位：个）

资料来源：《2008—2009中国医院信息化状况调查报告》。

信息化在公共卫生、医疗服务、新农合、基本药物制度、综合管理五项业务中的深入应用；建设电子健康档案和电子病历两个基础数据库；建设一个医疗卫生信息专用网络；逐步建设信息安全体系和信息标准体系。按照"3521-2"规划，在省级层面进行试点，要求建立省级平台，试点若干地市级平台及下属县级平台，在省内建立健康档案和电子病历资源库，通过试点为三级平台建设奠定基础。截至2012年，全国省级平台试点三批共16个省，相关地市平台超过50个，各地自发投资的区域卫生信息平台上百个[1]。

在此基础上，2013年12月，国家卫计委和中医药管理局联合发布《关于加快推进人口健康信息化建设的指导意见》，将计生体系纳入卫生信息化中，构建了国家卫生、计生资源整合顶层设计规划——"4631-2工程"，以国家、省、地市和县四级平台为基础，纵横连接共享全员人口信息、电子健康档案和电子病历三大数据库，强化公共卫生、计划生育、医疗服务、医疗保障、药品管理、综合管理六大业务应用，实现互联互通、信息共享。"4631-2工程"是"3521-2工程"的深化和扩展，人口健康信息化是国家信息化建设的重点领域和重要组成部分，是深化医药卫生体制改革的重要内容，关系到既定医改目标的有效实现，计

---

① 王陇德：《抓住机遇、迎接挑战、促进卫生信息化发展》，《医学信息学杂志》2010年第1期。

划生育基本国策的有效落实和卫生计生事业的科学发展[①]。

（三）区域卫生信息平台

区域卫生信息化的全面建设要求建立标准统一、分级管理、安全可靠的四级信息化平台。地市、县级平台承载区域内的各项卫生计生业务，是区域内各类信息系统互联互通、业务协同的枢纽和基础，为省级平台提供区域内的人口健康信息；省级平台形成全省的居民电子健康档案索引库，是国家人口健康信息资源的重要支撑，调度和协调区域内各级平台和业务系统；国家平台统筹疾病防控、妇幼保健、计划生育、新农合和应急指挥等各项功能，形成多个主题数据库，支撑国家人口健康管理和决策。

从2010年底开始，财政部和国家发改委连续启动多个中央财政转移支付的卫生信息化项目，总投资近100亿元。其中，国家级综合管理信息平台计划投入10.4亿元。截至2013年8月底，各级省、市级平台建设及承建商分布情况[②]：

第一批：上海健康信息网基本建设完成（万达信息），实现了对全市600家公立医院的全覆盖，接入38家三级医院和17个区县平台；浙江省、安徽省（东软）、重庆市（重庆亚德）的平台基本建成，其中浙江省5个地市建立了区域平台，安徽省2个地市建立了区域平台，重庆市若干区县建立了区域平台。

第二批：湖南省（万达）、河南省（蓝海联盟）、江苏省（东软）、内蒙古（用友）建立了省级平台，湖南省建立3个地级市、江苏省已有10个地市建立了市级平台，内蒙古有2个地市建立了市级平台。宁夏、北京、云南在筹建中。

第三批：陕西、湖北和贵州正在筹建省级平台。其他省市中，福建省（厦门智业）、天津市（厦门智业）、河北省（厦门智业）、海南省（东软）已经建立了省级平台；四川、广东、江西、吉林、黑龙江、辽宁等地也在筹建省级平台。

截至2013年8月底，各地工程建设及承建商分布情况：

第一批：四川（自建）、贵州（万达信息）、湖北（创业）、陕西（卫宁、天网、世轩）、甘肃、江西（万达、创业等）、安徽、浙江正在建设。第二批：湖南（卫宁、东软等）、内蒙古（用友）、河北（厦门智业）、云南、重庆（亚德、中联等）、青海、辽宁（东软）、福建、江苏（东软、卫宁、创业、中联）正在建设。

（四）业务应用系统

区域卫生信息化建设的重点内容包括公共卫生、计划生育、医疗服务、医疗

---

① 国家卫生计生委和中医药管理局编：《关于加快推进人口健康信息化建设的指导意见》2013年。

② 冯东雷：《区域卫生信息化这些年》，《中国信息界（e医疗）》2013年第10期。

保障、药品管理、综合管理六大业务应用系统区域，用于满足各级信息平台的业务需求，是提高卫生服务和管理水平的重要手段。

公共卫生业务应用系统包括疾病防控、妇幼健康、综合监督、食品安全、血液管理、健康教育等信息系统，是国家公共卫生体系建设的重要内容。重点在于实现分级管理，提升应对突发公共卫生事件的应急指挥、科学决策能力，推动实现基本公共卫生服务均等化的落实。

计划生育业务应用系统建设重点在于建设国家和省两级全员人口管理信息系统，支持国家、省、地市、县、乡、村六级应用，实现辖区内的计划生育服务和管理。到 2013 年底，全国已经基本建立了国家和省两级全员人口信息库，覆盖全国 13 亿人口信息，支撑计划生育服务应用。

医疗服务业务应用系统建设重点在于加强以电子病历为核心的医院信息化建设，优化医疗服务流程，并与人口健康信息平台互联，实现医院内和医院间信息共享，以远程医疗推进大型医院和基层医疗机构间上下联动，促进优质医疗资源共享。

医疗保障业务应用系统建设重点在于加快完善新农合信息系统，实现省级与国家级新农合系统对接，实现跨区域即时结报，促进医疗、医保、医药信息的共享，提高新农合基金监管水平和使用效率。截至 2013 年底，北京、上海、安徽、江苏、河南、浙江、内蒙古、吉林、海南等 9 省份的省级新农合信息系统与国家新农合系统实现联通和信息共享，上海、安徽、江苏、河南四省份实现省内跨区域即时结报。

药品管理业务应用系统建设重点在于完善医疗卫生机构药品供应保障信息系统，支持基本药物监测和管理，支持药品、医疗器械招标采购、配送和使用管理，加强药品电子监管系统在医疗卫生机构中的应用。

综合管理业务应用系统建设重点在于提高人口健康信息的综合分析利用能力，实现对各项业务工作内部管理和外部监管的精细化管理，有效支撑科学决策和政策规划。

二、卫生信息资源建设

(一) 电子健康档案

1. 基本概念

(1) 概念

美国医学档案研究院 Waegemann 教授认为电子健康档案 (electronic health record，EHR) 是存储于计算机中的、加有个人标识的、对个人相关健康信息的集合。在美国卫生信息交换标准 (health level seven，HL7) 中，对 EHR 的定义是：EHR 是向每个个人提供的一份具有安全保密性的、记录其在卫生体系中关于健康历史与服务的终身档案。美国 HIMSS 协会 2003 年在 EHR 定义模型文件中定义的 EHR 包括"EHR 的功能定义，符合属性的关键要求，有措施或证据评估 EHR 实施的程度"①。

结合我国卫生信息化建设与发展情况，健康档案是居民健康管理（疾病防治、健康保护、健康促进等）过程规范、科学的记录。是以居民个人健康为核心，贯穿整个生命过程、涵盖各种健康相关因素、实现多渠道信息动态收集，满足居民自我保健和健康管理、健康决策需要的信息资源。电子健康档案，也称电子健康记录，即是关于医疗保健对象健康状况的信息资源库。该库以计算机可处理的形式存在，并能安全地存储和传输，各级授权用户均可访问。电子健康档案是区域卫生信息资源规划的核心内容②。

（2）数据内容

总体来说，电子健康档案的数据内容可以从三个维度进行描述：第一维为生命阶段，是按照不同生理年龄而将人的整个生命进程划分为若干个连续性的生命阶段；第二维为健康和疾病问题，也就是确定不同生命阶段的主要健康和疾病问题及其优先领域，是客观反映居民卫生服务需求、进行健康管理的重要环节；第三维为卫生服务活动（或干预措施），是指医疗卫生机构针对特定的健康和疾病问题所开展的一系列预防、医疗、保健、康复、健康教育等卫生服务活动，这些活动反映了居民健康需求的满足程度和卫生服务利用情况。

具体从电子健康档案的业务应用来看，电子健康档案的数据内容由个人基本信息和主要卫生服务记录两部分组成。个人基本信息包括：姓名、年龄、性别等人口学信息；户籍、家庭地址等社会经济学信息；子女数、父母姓名等亲属信息；社会保障信息；基本健康信息；建档信息。主要卫生服务记录包括儿童保健、妇女保健、疾病预防、疾病管理、医疗服务方面的数据记录。

（3）意义

电子健康档案倡导一种以健康为中心的卫生服务模式，通过覆盖全人群，涉及人一生的健康管理服务以达到预防保健、促进健康的目的。通过 EHR 进行个人健康信息在线查阅，促使人们形成健康的生活行为方式，达到主动健康、自我管理的个人健康管理目标；通过 EHR 提供的准确、全面的个人健康信息及就诊记录，有助于医生了解个人疾病史信息，为诊疗提供客观的证据；通过 EHR 实现各卫生系统之间信息资源共享，有效减少卫生资源浪费，降低卫生成本，提高工作效率。美国华盛顿的一项研究发现，获取同样一份信息，EHR 所用时间要比纸质

① HIMSS, *Electronic Health Record Definitional Model Version* 1.1. 2003。
② 孟群：《我国卫生信息标准体系建设》，《中国卫生标准管理》2012 年第 12 期。

档案的信息传递时间节约 40%[①]。因此，EHR 的开展与实施具有重要意义。

2. 电子健康档案应用现状

（1）国外应用现状

2005 年 WHO 审议了关于发展电子健康（eHealth）的决议。该决议呼吁各成员国制定和实施发展电子健康的国家长期战略，采用一切必要的措施和鼓励手段，从标准化、组织架构和信息通讯技术基础设施等方面，推进行之有效的卫生信息服务体系建设和扩建。随着对区域卫生信息化研究的日益深入，西方发达国家纷纷开始致力于对 EHR 的研究。

1995 年，日本出台《医用画像电子保存的共同规格》，成立由政府、产业、学术界组成的专门委员会进行电子健康记录的开发。2009 年发布了《新型信息技术改革战略》，其中就包括利用卫生信息技术促进健康管理、解决老龄化人口问题的发展方针。加拿大卑诗省卫生部投资 1 亿 4 千万美元建立国家级电子健康档案共享系统，推出《电子健康档案蓝图》。至 2012 年已完成包括健康档案共享、医务人员及患者档案共享、电子病历共享、药物治疗电子共享、远程医疗等项目建设。通过建立覆盖全国的卫生信息基础设施，实现全国各地的卫生信息交换。其规划的核心组成包括：①国家级架构和标准的建立；②医患双方对 EHR 的使用，确保患者信息在多个医疗机构统一；③建立区域级药物存储中心和实验室检查中心，提高非住院护理服务的效率[②]。

美国前总统布什在 2004 年度国情咨文中专门强调医院信息系统建设，指出将医疗保健记录计算机化，可以避免严重的医疗差错，降低成本，提高医疗水平，并要求在 10 年内，确保绝大多数美国人拥有共享的电子健康档案。2009 年美国总统奥巴马上台后就宣布先期投资 200 亿美元发展 EHR 信息技术系统，推出《联邦卫生信息技术战略规划》。美国政府现阶段的重点工作是推广 EHR 使用、实现卫生信息交换和赋予个人医疗决策的权利。为确保工作的完成，政府建立了国家卫生信息网（NHIN）、联邦卫生架构（FHA）和卫生信息技术应用计划等工程项目[③]。

综上所述，基于电子健康档案的区域卫生信息化是世界各国的工作重点，美国、欧洲、加拿大、日本等国均发布了相关战略规划，并且为电子健康档案的覆盖率设定了具体目标，但实施的原则各有不同，英国采取了完全政府主导的策

---

① Jennifer Fisher Wilson. , *Making electronic health record meaningful*, Annals of Internal Medicine, Vol. 151, No. 4, (2009), pp. 293 – 296。

② Ludwick D A. Doucette J, *Adopting electronic medical records in primary care: lessons learned from health information systems implementation experience in seven countries*, International journal of medical informatics, vol. 78, No. 1, (2009), pp. 22 – 31。

③ ONC. *Federal Health IT Strategic Plan*. USA: U. S. Department of Human & Health Services, 2010。

略，美国则采取监管市场下的经济调节，鼓励私营力量发展的策略。由于各国的医疗体系不同，EHR 与区域卫生信息化的商业模型、实施方法、业务流程在细节上有很大不同。但从各国的规划方案看，区域卫生信息平台建设过程中采用的基本概念、顶层设计、方法学，乃至标准等均大致相同①。

（2）国内应用现状

从原卫生部提出实施"3521－2"工程，到国家卫计委提出的"4631－2"工程，我国一直重视以电子健康档案为基础的区域卫生信息化建设。为加快推进以 EHR 为基础的卫生信息平台建设，推动 EHR 工作全面开展，按照规划，在省级层面试点建立省级平台，若干地市及下属县级试点建立市级和县级平台，通过试点为国家、省、地市及县四级平台建设奠定基础。

2011 年原卫生部在区域卫生信息平台技术解决方案和医院平台方案的基础上启动了《基于健康档案的区域卫生信息平台技术规范》编制工作。自启动以来，各地积极开展信息共享平台的建设，几乎所有地区已经将省级数据共享平台作为重点建设项目。部分地区已启动该项目建设，个别地区已建设完成。部分地区实现了城市区域内卫生信息资源共享。信息资源共享的主要内容包括医疗业务数据、部分临床业务和医技业务等医疗数据、慢性病、计划免疫等公共卫生数据。在业务协同中，部分地区实现了一卡通、双向转诊、区域影像检查结果共享、三级医疗服务体系等内容。

与此同时，一些省市的居民健康档案工作也取得了积极进展。例如四川省，截至 2012 年底，累计建立居民健康档案人数 7948.6 万，其中电子健康档案人数 7796.3 万，电子健康档案建档率 97.0%；杭州市 2012 年底建档率 83%；重庆市 2013 年底建档率 77.6%；部分省市参照国家标准，制定了省级居民健康档案管理服务规范。目前北京、上海、安徽、重庆等 12 个省（区、市）已建立电子健康档案资源库，通过医院信息系统、公共卫生信息系统、区域卫生信息平台的互联互通，部分地区已实现电子健康档案与电子病历的资源共享。

此外，基于健康档案的区域卫生信息平台的信息标准和信息安全体系建设也日趋完善。原卫生部在 2011 年 7 月启动了《基于健康档案的区域卫生信息平台技术规范》编制工作。在 2012 年 5 月通过了卫生信息标准专业委员会组织的标准报批会议评审。2012 年 6 月 30 日又启动了健康档案标准符合性测试试点工作。到 2013 年 1 月完成了健康档案标准符合性测试预实验，出台了《健康档案标准符合性测评方案》《健康档案标准符合性测试规范》等文件的征求意见稿，并编制了测试中的典型测试用例，开发了用于机器测试的健康档案标准符合性测试平台。

---

① 陈平等：《国外卫生信息标准化现状与发展趋势》，《中国卫生统计》2003 年第 9 期。

2014 年，国家卫计委统计信息中心进一步制定了《区域卫生信息互联互通标准化成熟度测评》，通过本项工作的开展，加强了卫生信息标准应用管理，促进了标准的落地，以测促用、以测促改、以测促建，指导各地规范实施卫生信息化建设，有效实现了互联互通和信息共享。

在数据标准方面，目前已发布或部分处于报批状态的标准文件包括《城乡居民健康档案基本数据集》和《健康档案共享文档规范》。

3. 存在的主要问题

（1）政策支持不足

电子健康档案的应用和发展离不开国家法律、法规、政策体系的支持。美国《复苏与再投资法案》中"针对经济和临床健康的卫生信息技术法案"对各项技术的开展进行了非常详细的部署。我国虽然在新医改中提出要大力推进卫生信息化建设，但是却缺少具体的资金、技术、人才保障等相关政策措施，使得许多基础条件较差的医疗卫生机构根本无力开展，而对于已开展的医疗卫生机构由于缺乏制度保障，也难以继续进行。

（2）成本较高

电子健康档案的应用与发展是一项长期工程，必然需要投入大量的经费。在《针对经济和临床健康的卫生信息技术法案》中，美国准备投入 200 亿美元用于全面推广应用。中国卫生事业发展基金会向闸北区捐赠价值 1705 万元的设备和软件，用于支持该区平台的探索建设。但并不仅仅是建成这么简单，日常的系统、设备维护及软件更新，都要求后续工作的资金支持。美国该方面的研究证明启动资金与后续投入都已成为影响应用推广的主要障碍。

（3）技术障碍

首先，从技术角度看，把来自医疗卫生不同系统、不同数据库的海量信息进行集成，通过一定的技术手段长期在线存储，以供实时查询、资源共享，本身就是一项巨大的工程[①]。但是由于各卫生行政部门未将卫生信息化建设纳入统一发展规划中，因此缺乏全国性的信息规范和标准。此外，先行的医院 HIS 系统，由于软件开发商及软件承建商的问题，使得 HIS 系统的开发各自为政，导致电子健康档案与其他系统的标准化问题很难实现对接，也很难实现资源共享，从而形成一个个信息孤岛。

其次，信息安全是众多专家学者最为关注的问题。电子健康档案是记录个人健康信息最完整的载体，涉及个人隐私，甚至是一些法律证据。要准确地保障用户使用权限，需采用针对使用对象的信息屏蔽功能，确保系统信息的绝对安全。

第三，平台操作不便也会阻碍电子健康档案的推广应用，电子健康档案最终

① 陈敏、李道苹：《如何构建以区域为中心的电子健康档案》，《中国医院院长》2008 年第 11 期。

是要提高卫生工作人员的工作效率，向居民提供高效、快捷的卫生服务。所以，简便的输入模式，友好的操作界面会减轻使用者的负担，增进其对它的青睐。

（4）组织内部因素

国外学者通过调查发现某些组织因素也影响着电子健康档案的应用推广[1]。首先表现在缺乏战略规划，导致组织内部人员对于新事物缺乏认知，从而不能很好地配合电子健康档案开展工作。因此，建议进行组织内部对于规划实施的细节探讨，使其能够清晰地认识自己所扮演的角色以及将要发挥的作用，从而作为团队来更好地应对变化，服务大众。同时还存在缺乏卫生信息技术人员的问题。近几年卫生信息化的发展对于医疗卫生机构的信息化人才提出了更高的要求，而目前国内大部分中小型医疗机构专门的信息管理人员普遍缺乏，医生信息化水平也普遍较低。因此，加强人才培训，提供必要的技术和人力支持对卫生信息化未来的发展十分关键[2]。

（二）电子病历

1. 基本概念

（1）概念

电子病历在国际上有不同的称谓，如 EMR（electric medical records）、CPR（computer-based patient records）等。不同的称谓所反映的内涵及外延也有所不同，对电子病历尚没有形成一致的定义。具有代表性的定义是：

美国电子病案学会（CPRI）1997 年对 EMR 定义[3]：EMR 的内容包括纸质病历的所有信息，但它绝不只是利用计算机将纸质病历移植为电子载体，而是将纸质病历中文字、图表信息变为计算机能够识别和理解的格式化数据予以输入、存储、处理和查询。它不仅存储静态的病案信息，还可以利用信息技术将文本、图像、声音结合起来，进行多媒体的信息综合处理。

美国医学研究所（IOM）2003 年出台的《患者安全报告》对 EMR 的描述是[4]：以人为中心并服务于人的纵向电子信息的集合；

①授权用户能直接在个体和群体层面上进行电子访问；

②提供知识和决策支持系统，以提高患者护理的质量，安全性和效率；

---

① Maziar Abdolrasulnia. Nir Menachemi, *Market effects on electronic health record adoption by physicians*, Health Care Manage Rev, vol. 33, No. 3, （2008）, pp. 243 – 252。

② 吴思静、郭清：《国内外电子健康档案的应用现状与发展困境》，《中国全科医学》2011 年第14 期。

③ Dick RS. Andrew WF, *Point of care：an essential technology for the CPR*, Healthc Inform, vol. 12, No. 5, （1995）, pp. 64 – 66。

④ IOM. Patient Safety：*Achieving a New Standard for Care* 2003。

③实现高效的流程，以支持保健服务。

美国 HIMSS 协会 2003 年对 EHR 的定义包括①：“EHR 的功能定义，符合属性的关键要求，有措施或证据评估 EHR 实施的程度。”

2010 年原卫生部发布《电子病历基本规范（试行）》②，明确电子病历是指医务人员在医疗活动过程中，使用医疗机构信息系统生成的文字、符号、图表、图形、数据、影像等数字化信息，并能实现存储、管理、传输和重现医疗记录，是病历的一种记录形式。使用文字处理软件编辑档案，不属于本规范所称的电子病历。

2014 年 5 月 31 日，卫计委发布《基于电子病历的医院信息平台技术规范》③中 EMR 定义为：由医疗机构以电子化方式创建、保存和使用的，重点针对门诊、住院患者（或保健对象）临床诊疗和指导干预信息的数据集成系统，是居民个人在医疗机构历次就诊过程中产生和被记录的完整、详细的临床信息资源，是记录医疗诊治对象服务活动的信息资源库，该信息资源库以计算机可处理的形式存在，并且能够安全地存储和传输，医院内授权用户可对其进行访问。

2011 年 10 月，原卫生部印发《电子病历系统功能应用水平分级评价方法及标准》④。界定了 0—7 级共 8 个不同级别的信息化应用深度：

7 级　完整电子病历系统，区域医疗信息共享。

6 级　全流程医疗数据闭环管理，高级医疗决策支持。

5 级　统一数据管理，各部门系统数据集成。

4 级　全院信息共享，中级医疗决策支持。

3 级　部门间数据交换，初级医疗决策支持。

2 级　部门内数据交换。

1 级　部门内初步数据采集。

0 级　未形成电子病历系统。

（2）意义

纸质病历是自由文本形式，可能存在字迹不清，内容不完整，意思模糊，保存分散，不利于查找和统计分析等问题，因此不能实现主动提醒、警告或建议等提供医生做决策参考服务的功能。电子病历则可以克服这些缺点，实现在任意时间、地方提供单一的、共享的、最新的、准确的、迅速可检索的信息源。电子病历的数据和信息可以经分析后用于医疗审核、研究和质量保证、流行病学监测、疾病监测，并支持继续医学教育。

---

① HIMSS. *Electronic Health Record Definitional Model Version 1.1.* 2003。

② 原卫生部医政司编：《电子病历基本规范（试行）》，2010 年。

③ 国家卫生计生委编：《基于电子病历的医院信息平台技术规范》，2014 年。

④ 原卫生部医政司编：《电子病历系统功能应用水平分级评价方法及标准（试行）》，2011 年。

（3）存在的困难

①政策法规方面

电子病历涉及工作制度、相关法规制度的调整，涉及病人信息安全保密制度的制定。目前电子病历的应用还缺乏统一的、成熟的工作流程，这方面工作的滞后必然影响电子病历的应用。随着电子病历的发展，还需要加强对权限认证、安全、伦理问题、隐私和保密问题等方面法律法规的制定。

②技术方面

电子病历包含的内容和结构多样，这些信息要以个人为中心按照类别及时间顺序组织为一个整体，而不同电子病历其质量、功能和易用性不能确定，若要与其他应用程序集成，需要建立广泛适应的电子病历描述结构或数据模型。电子病历的实现需要多厂商和多医疗机构之间的系统进行集成，供应商产品之间的用户界面、系统架构和功能可能会发生显著变化，而目前仍然缺乏一致的标准或对应标准的支持。

电子病历包含了智能化的服务功能，但是这些功能需要各类医学知识库的支撑和信息的结构化处理，其实现仍有较大障碍。电子病历内容的共享建立在安全性前提下，但病历内容满足不同类别用户需要的安全控制模型、授权方法等还未达成一致。

③资金方面

电子病历的实现建立在医疗机构全盘信息化的基础上，涉及医疗设备、网络基础设施、覆盖各个医疗环节的应用系统的建设，以及软硬件的维护、升级和更换的初始成本，需要大量的资金投入。由于直接投资回报率低，医疗机构缺乏投入资金的内在动力。

④人员方面

电子病历的应用将改变传统的工作流程，使用者需要掌握新的技术和工作方法，支持和配合新的工作流程，因此推动流程变革，需要对用户进行广泛的培训和再培训。由于各方面原因，潜在用户对使用新病历系统会产生抵抗、不愿使用，这也造成了电子病历的实施困难。

⑤其他

目前对于电子病历应用于临床是否真正取得了预期效果存在着质疑。如Leapfrog集团调查发现，计算机辅助医嘱录入（CPOE）系统的效果并不好，在他们的测试中，有一半的例行医药配方单被检出错误，并且有三分之一的潜在致命配方错误未能被检测出来[①]。

2. 电子病历应用现状

随着医院信息化的不断推进，电子病历也取得了一定的发展。根据 CHIMA

---

① 刘光强、许继楠：《帮医生纠错的 CPOE 不作为？》，《中国计算机报》2010 年 07 月 12 日。

《2012—2013 年度中国医院信息化状况调查报告》①，在受访的 1067 家医院中，已经应用住院医生工作站和门急诊医生工作站的医院分别达到 59. 14% 和 51. 55%，已经应用电子病历的医院达到 46. 67%。根据 CHIMA《2013—2014 年度中国医院信息化状况调查报告》②，受访的 590 家医院中，上述 3 项分别为 75. 08%，72. 88%，69. 32%。说明电子病历的实施情况良好，发展迅速。

2011 年 11 月 6 日，根据《电子病历系统功能应用水平分级评价方法及标准》首次电子病历应用水平分级评价，参加评级的医院有 29 个省的 177 家，其中电子病历试点医院 165 家，非电子病历试点医院 12 家。（表 2 - 9 - 1）

表 2 - 9 - 1　2011 年电子病历应用水平分级评价结果③

分级	0	1	2	3	4	5	6	7
医院数	26	17	43	78	12	1	1	0

2013 年 CHIMA 发布的《2012 年全国三级医院电子病历系统应用水平研究》报告，结果显示全国共有 30 个省、自治区、直辖市的 905 家医院参与了 2012 年度的数据填报，4 级（含 4 级）以上医院共有 31 家，其中 4 级 24 家，5 级 6 家，6 级仅有盛京医院 1 家。0 级和 2 级医院占比最多，均超过 30%，其次是 3 级，占 22. 2%。全国大多数三级医院电子病历系统的应用水平处于三级以下；全国呈现东部好于西部，大医院好于小医院，住院好于门诊的总体趋势；低级别医院上升空间大、上升难度小；全国电子病历普遍比较好的功能点是住院医嘱、检验检查，亟待提高的是门诊、麻醉、监护。表 9 - 2 - 1 显示的是 2011 年度电子病历试点医院的数据，因此，水平普遍较高，而 2012 年度提供的是一般医院的数据，结果值则有所回落④。截至 2014 年 9 月，最新评级结果显示我国已有 3 家医院达到 6 级，7 级为 0 家。

（1）计算机辅助医嘱录入（CPOE）

电子病历的核心是计算机辅助医嘱录入（CPOE），但从具体实施看，特别是与药物关联的 CPOE 系统，国内还停留在实现医嘱录入的计算机化，实现收费、医嘱的基本需要，并未与药品等知识库结合，强调医嘱的自动核查功能和其他应用功能。而国际上已经实现在医生录入医嘱时对药物剂量、禁忌及过敏和药物相

---

① 中国医院协会信息管理专业委员会编：《2012—2013 中国医院信息化状况调查报告》（CIO 版）2013 年。

② 中国医院协会信息管理专业委员会编：《2013—2014 中国医院信息化状况调查报告》（CIO 版）2014 年。

③ 赵志娟：《我国电子病历应用分级评价进展》，2012 年 8 月 20 日，见 http：//news. hc3i. cn/art/201208/20917. htm。

④ 相海泉：《加快信息化建设提升医院管理水平——记 2013 中华医院信息网络大会》，《中国信息界（e 医疗）》2013 年第 7 期。

互作用予以警示提醒。

（2）病历编辑

据 CHIMA《2013—2014 中国医院信息化状况调查报告》，应用电子病历的医院占受访医院的 69.32%。早期多应用 SQL 数据库以 Word 文档编辑工具处理医嘱、记录病历，有效缩短了医生记录病历的时间。随后采用基于原生 XML 数据库和 HL7 V 3.0 的结构化电子病历。这种电子病历的编辑和存储完成了从数据存储访问到数据展现格式的转换，较好地实现了病历的结构化表达和用户自定义结构化模板功能。目前又出现了基于 XML 的数据规范、连接、查询和检索、更新，从 XML 到其他数据的格式转换（XSL/XSLT）等，为病历信息在局域、广域网上的共享提供支持[①]。但是按照统一建模语言（UML），采用标准规范的电子病历应用模型开发，能在各医疗卫生机构和网络广泛共享的电子病历系统至今还没有出现。与住院病历的计算机化程度相比，门诊病历相对滞后。只有少部分医院门诊采用计算机化的病历处理医嘱、记录病历。

（3）医疗信息覆盖与集成

CHIMA《2013—2014 中国医院信息化状况调查报告》显示，目前医院比较多地实现了病人医嘱、处方、住院病历和检验报告的计算机管理，约半数医院实现了超声影像检验、放射影像检验和体检的计算机管理，少部分还实现了内镜检验、病理检验、心电图和手术麻醉记录的计算机管理，很少部分实现了远程医疗和重症监护的计算机管理。虽然一些科室已经实现了医疗信息的计算机管理，但仅有几个部门的部分集成，缺乏信息整体集成，能够在医生工作站上进行集中展现的病人信息覆盖范围有限。

（4）电子病历研究

电子病历研究在我国一直是热点，各卫生机构都分别就电子病历系统的组成架构、信息交互和共享、信息集成、临床决策支持、信息安全等问题展开研究。也取得了一定的成果。

2010 年原卫生部发布《电子病历基本规范（试行）》和《电子病历系统功能规范（试行）》，规范医疗机构电子病历管理，明确医疗机构电子病历系统应当具有的功能以规范电子病历临床使用，促进医疗机构信息化建设。2008 年原卫生部统计信息中心开展了电子病历数据标准的研究制订工作。2013 年出台了 53 个部分《电子病历共享文档规范》（征求意见稿），采用 W3C 的 Extensible Markup Language（XML）1.0 语言，文档架构借鉴 HL7CDA R2 临床文档架构。2014 年 5 月 30 日卫计委发布了 17 个部分的《电子病历基本数据集》，规范了数据元的标

---

① 马斌：《基于 XML 的电子病历技术研究》，《科技情报开发与经济》2009 年第 14 期。

识符、名称、定义、数据类型、表示格式以及数据元值的允许值，同日发布《基于电子病历的医院信息平台技术规范》，明确定义了软件技术总体要求，平台基本功能要求、信息资源规范、交互规范、IT 基础设施规范、安全规范和性能要求，均从 2014 年 10 月 1 日开始实施①。

3. 存在的问题

（1）对电子病历概念的认识还比较混乱

国外对电子病历尚无统一的定义，目前对电子病历的认识逐渐统一到 EHR 上。国内对"电子病历"一词，虽然有官方文件规范了定义，但仍然有相当一部分人认为电子病历仅仅只是形式上将书写录入改为计算机录入。当人们在医院信息化、区域卫生信息化的背景下讨论电子病历时，分别指的是 EMR 和 EHR，但使用的都是电子病历这个术语，也容易造成混淆。

对电子病历的复杂性和长期性认识不够。没有从总体上看待电子病历，没有认识到电子病历系统的发展需要和临床信息系统的发展相辅相成。对电子病历概念理解的片面性，导致了医疗机构及其从业人员在卫生信息结构化和标准化、信息交互共享和集成、决策支持服务功能以及一些基础性问题上重视不够，影响了电子病历的发展。

（2）缺乏对电子病历发展的宏观指导和组织

与发达国家相比，国内的电子病历基本上处于自由发展状态。虽然管理部门出台了部分电子病历的规范和标准，但医疗机构对于如何建立电子病历系统并不明确；扩展到区域电子病历，更缺乏对标准、技术的协调一致，为区域信息化建设带来困难；卫生管理部门对电子病历的投入不够，只在部分地区实施了应用示范项目，没有实现电子病历的推广应用。

（3）配套的法规和制度规范尚不完善

现有的关于电子病历的法规和制度规范有：《中华人民共和国电子签名法》《电子病历基本规范（试行）》《中医电子病历基本规范（试行）》《电子病历系统功能规范（试行）》《基于电子病历的医院信息平台技术规范》和《电子病历共享文档规范》（征求意见稿）。

法规和规范避开了业务流程，拉开了与医院日常业务的距离，如目前各医院在完善临床信息系统时发现医嘱系统急需升级和完善，然而如何建立兼顾管理与临床需要的跨领域医嘱系统不在此规范考虑的范围。

未明确说明法规和规范实施的具体细节，如：如何在电子病历中设置有效时

---

① 中国卫生信息学会编：《中国卫生信息标准化网》，2014 年 11 月 27 日，见 http：//www. cnehr. org. cn/。

间戳，保障其唯一性和法律效力。缺乏电子病历使用中对人的行为做出具体规范，如：在三级病案管理制度下，如何确保电子病历的安全性和可靠性。

（4）对电子病历安全性及法律地位认识不足

对电子病历的质量控制不规范，导致电子病历修改严重，破坏病历的原始性和安全性。对患者隐私的保护不够，对网上的病历访问控制不严，信息使用缺乏追踪。

采取法律认证手段的电子病历属于《电子签名法》所称的数据电文，具有法律效应。但我国的电子认证机构的行政许可业务只是对社会提供数据证书认证服务，缺乏针对电子病历等医疗领域电子签名的认证机构[1]，缺乏有效的电子认证，不易得到法律认同。不规范使用可信时间戳，未采用时间戳或采用非可信的时间戳，使电子病历时间容易被篡改，降低电子病历的法律效应。

（5）技术层面存在的问题

当前电子病历的发展和应用中，技术层面也存在一些值得注意的问题。

①患者身份识别与患者 ID 转换

患者 ID 在某一单独的电子病历系统，通常是唯一的。但是对于患者在多个机构间能否共享其信息就涉及患者身份识别和患者 ID 转换。现在在共享范围内建立唯一 ID 可以通过居民健康卡的唯一性实现，但大范围的共享，如全国性的，还没有相关研究与应用。而在区域信息共享范围内患者 ID 转换，还停留在理论阶段，未进入实际应用。

②临床知识库与临床决策支持

电子病历核心价值的实现在于临床决策支持。电子病历一项重要功能就是，利用循证医学的思想，通过结构化数据的统计分析和数据挖掘等技术，整合专家意见，不断改进和完善临床实践指南，建立各类临床知识库，以支持临床决策。我国在建立计算机辅助诊断及临床专家系统方面还刚起步，技术上还未结合电子病历建立临床知识库，并在其基础上实现临床决策支持。

③医疗数据语义化

语义网络使得计算机系统能够更加全面地实现对语义的理解。将语义网络技术应用到电子病历中，可以提高医疗信息的处理、存储和利用效率，实现更加快速的检索。我国对医疗数据语义化的研究都是在某一领域实现语义网络的应用，并未建立中文应用的统一医学建模语言，也未在整个医学领域建立语义网络[2]。

---

[1] 钱亚芳等：《以〈侵权责任法〉为视角的电子病历法律问题思考》，《中华医院管理杂志》2013 年第 29 期。

[2] 王存：《电子病历研究的前沿》，《健康必读（下旬刊）》2012 年第 10 期。

（三）卫生信息标准化建设

1. 概念和意义

卫生信息标准化，就是对卫生信息的产生、传输、交换和信息利用过程中的各种名词、术语、分类代码，以及信息传递与通讯、数据流程、信息处理等信息相关技术制定统一规则的过程。

国务院"十二五"规划的医疗卫生领域信息化建设部分对卫生信息标准建设提出了明确要求：加强基础性卫生信息标准研发，统一卫生领域术语信息标准和代码标准；研究制订适应业务需求的数据标准、交换标准和技术标准①。卫生信息标准是整个卫生信息化发展规划和顶层设计的重要组成部分，卫生信息标准工作成效与深化医改、建设实用共享的医药卫生信息化任务息息相关②。

2. 标准组织

（1）国际主要卫生信息标准化组织

①国际标准化组织（ISO）

ISO成立于1947年，是世界上最大的非政府性标准化专门机构，主要活动是制定国际标准，协调世界范围内的标准化工作，促进国际交流。其下属的卫生信息学技术委员会（TC251，Health Informatics）负责卫生信息相关的标准和指南的制定，内容涉及电子健康档案（病案）、医疗通讯设备、公共卫生基础设施、卫生保健数据等多个方面③。

②欧洲标准化组织—卫生信息学分会（CEN - TC251）

欧洲标准化组织成立于1961年，其宗旨在于促进成员国之间的标准化合作，制定欧洲地区的协调标准，其下属的卫生信息学分会负责组织、协调和监测医疗卫生信息学标准的发展和制定，内容包括信息模型、术语和知识库、信息交换和信息安全、设备通讯等方面④。

③美国国家标准学会—卫生保健信息标准委员会（ANSI - HISB）

美国国家标准学会是ISO的主要成员之一，负责协调美国的标准化工作，是一个非营利性的民间标准化组织。卫生保健信息标准委员会主要负责卫生信息的收集、管理和推广工作，不仅制定和推广ISO标准，同时制定一些符合美国卫生

---

① 参见《中华人民共和国国民经济和社会发展第十二个五年（2011—2015）规划纲要》，2011年3月16日，见http：//www.gov.cn/2011lh/content_1825838_2.htm。

② 汤学军等：《卫生信息标准工作进展及下阶段工作重点》，《中国卫生信息管理杂志》2013年第1期。

③ 参见ISO homepage.［EB \ OL］.［2014 - 08 - 19］.http：//www.iso.org/iso/home.htm。

④ 参见CET/TC - 251.［EB/OL］.［2014 - 11 - 27］.http：//standards.cen.eu/dyn/www/f？p=204：7：0：:::FSP_ORG_ID：6232&cs=18CA078392807EDD402B798AAEF1644E1。

信息需求和行业发展的标准，与美国政府机构和其他标准化组织进行广泛合作①。

④HL7

HL7（Health. Level. 7）于1987年在美国成立，是ANSI认可的卫生标准制定组织，其主要目标是解决信息在医院内部和医院之间传输所需要规范的数据格式和数据结构问题，主要任务是进行临床和管理数据交换标准的研发，促进卫生信息交流、管理和整合，促进各个卫生信息系统的沟通②。

⑤英国卫生信息标准委员会

英国卫生信息标准委员会是英国国家卫生部（NHS）于1999年成立的专门负责制定有关数据标准、技术标准、管理信息标准的机构，其作用是确保英国国家卫生保健系统中的信息共享、交换和有效利用③。

（2）国内主要卫生信息标准化组织

①卫计委—卫生信息标准专业委员会

国家卫计委—卫生信息标准专业委员会是卫计委组建的负责卫生信息标准研究的专门机构，其主要工作职责是：第一，提出卫生标准工作方针、政策和发展方向；第二，审议卫生标准工作规划、年度计划和年度经费；第三，审议专业委员会的工作报告；第四，协调、支持、督导各专业委员会及秘书处挂靠单位的有关工作；第五，提出专业委员会成立、调整和撤销的意见；第六，决定卫生标准管理工作重大事项④。

②中国卫生信息学会—卫生信息标准专业委员会

卫生信息标准专业委员会是中国卫生信息学会下属的二级学会，是围绕卫生信息化标准开展相关工作的非营利性学术组织。其主要业务是组织协调卫生信息标准的研究、推广工作，开展国内外信息标准领域的学术交流活动，向政府有关部门提出卫生信息标准化方面的意见和建议⑤。

③HL7中国委员会

HL7中国委员会（HL7-China）是HL7的第27个国际会员，其目的是在中国本地推进HL7标准应用，并对HL7标准进行本地化研究和开发，以促进信息化标准工作的发展，主要职责是进行HL7标准的开发、宣传、维护和运行保障等工作⑥。

④电子病例研究委员会

---

① American National Standards Institute. ［EB/OL］，［2014 – 11 – 27］，http：//www. ansi. org/。

② Health Level 7. ［EB/OL］，［2014 – 11 – 27］，http：//www. hl7. org。

③ NHS choices. ［EB/OL］，［2014 – 11 – 27］，http：//www. nhs. uk/Pages/HomePage. aspx。

④ 中华人民共和国国家卫生和计划生育委员会编：［EB/OL］，［2014 – 11 – 27］，http：//www. nhfpc. gov. cn/。

⑤ 中国卫生信息学会编：［EB/OL］，［2014 – 11 – 27］，http：//www. chia-moh. org. cn/。

⑥ HL7中国委员会编：［EB/OL］，［2014 – 11 – 27］，http：//www. hl7. org. cn。

电子病例研究委员会是由卫生部信息中心和英特尔合作成立的，研究电子病例相关的流程、标准、平台等基础性的问题，目的在于推进国内电子病历的发展。主要进行电子病历相关标准的应用模型分析、标准和技术的选择应用以及与标准相关的知识产权等问题研究。

3. 标准研究情况

（1）卫生信息标准的研究进展

根据国家卫计委发布的《卫生标准工作五年规划（2014—2018 年）》，目前现行有效的卫生标准达 1100 多项，涉及了公共卫生与医疗领域的多个方面，初步形成了覆盖职业卫生、放射卫生、环境卫生、学校卫生、传染病、消毒、血液、医疗服务等 17 个专业的标准体系[1]。

卫生信息标准的研究进展可以分为以下几个方面[2]：

①基本框架和基本数据集标准研究

2003 年，原卫生部信息化工作领导小组针对卫生信息标准化问题启动三个课题：医院基本数据集标准、公共卫生信息系统基本数据集标准体系和国家卫生信息标准基础框架。国家卫生信息框架就是在国家层面，将卫生信息归纳、整理、组织成一定的结构，使其简单化、规范化和条理化。基础框架能够使卫生信息组织机构快速准确地了解卫生信息，明确所需卫生信息的层次和位置，引导国家卫生信息的标准化。基本数据集标准是卫生相关机构进行数据交换的基础，通过定义数据元对卫生信息进行规范化描述。基本数据集标准能够促进不同种类、不同层级的卫生系统间的信息交换和互操作。2009 年 8 月原卫生部发布实施的《卫生信息数据元标准化规则》《卫生信息数据模式描述指南》《卫生信息数据集元数据规范》《卫生信息数据集分类与编码规则》等 4 项基础类标准，以及有关数据元目录和数据集编制规范等，表明基本框架和基本数据集标准研究取得重要成果。

②数据类标准研究

卫生部在"十二五"卫生信息化建设工作"3521 工程"中提出建设健康档案和电子病历两个基础数据库。居民健康档案和电子病历是卫生信息系统的核心，以居民健康档案和电子病历为主的数据类标准的研究在近年取得了重要进展。2009—2010 年间卫生部相继制定完成和发布了《健康档案基本架构与数据标准》《电子病历基本架构与数据标准》等多个数据类标准。

③技术类标准研究

技术类标准的研究以卫生信息平台、居民健康卡和主要业务系统为重点，在

---

① 国家卫生计生委办公厅编：《卫生标准工作五年规划（2014—2018 年）的通知》，2014 年 08 月 06 日，见 http：//www. nhfpc. gov. cn/fzs/s8341v/201407/80c71a45fb81444e9b93a424c2b783fa. shtml。

② 孟群：《我国卫生信息标准体系建设》，《中国卫生标准管理》2012 年第 12 期。

健康档案和电子病历等数据类标准的基础上，将标准研究深入到应用领域。《基于健康档案的区域卫生信息平台建设技术解决方案》《基于电子病历的医院信息平台建设技术解决方案》等应用型标准的提出，为全面推进区域卫生信息化提供了规范化的技术指导。

④管理类标准研究

针对标准的符合性测评方案、测试规范、测试系统及有关测评管理办法等内容制定的管理类标准，用于客观评价试点地区区域卫生信息化互联互通标准化成熟度能力和水平，从而指导符合标准的信息系统产品的开发，促进卫生信息化建设工作的开展。

4. 标准应用情况

（1）医院采用统一信息编码体系的情况

根据2012—2013年度中国医院信息化状况调查报告，在所调查的1067家医院中，全部和部分采用统一信息化编码体系的医院分别占25.87%和57.11%，完全没有采用和未作答的医院占有16.03%。说明我国目前绝大部分医院采用了统一的信息编码体系。并且三级医院全部和部分采用的医院比例均高于三级以下医院。（表2-9-2，表2-9-3）

表2-9-2 2012—2013年度医院采用统一信息编码体系的情况①

信息化编码体系情况	数量	比例（N=1067）（%）
全部采用	276	25.87
部分采用	620	57.11
完全没有和未作答	171	16.03

表2-9-3 2012—2013年度医院采用统一信息编码体系的情况按医院等级分层

信息化编码体系情况	三级医院 N=371		三级以下医院（N=696）	
	数量	比例（%）	数量	比例（%）
全部采用	112	30.19	164	23.56
部分采用	220	59.30	400	57.47
完全没有和未作答	39	10.51	132	17.97

（2）医院信息化标准体系使用情况

不同年度对比，ICD10的使用比例都是最高的，此外，DICOM3、ICD9、HL7的使用比例明显高于其他标准。从医院层级对比来看，三级医院的各类信息化标准使用比例均高于三级以下医院。表明ICD10是使用最广泛的信息化标准，DI-

---

① 中国医院协会信息管理专业委员会编：《2012—2013中国医院信息化状况调查报告》（CIO版），2013年。

COM3 的使用也占有较高比例。（表 2 - 9 - 4、表 2 - 9 - 5）

表 2 - 9 - 4　2012—2013 年度医院信息化标准体系使用情况按年度对比　（单位：%）

信息化标准体系使用情况	年度分布			
	2009—2010 年	2010—2011 年	2011—2012 年	2012—2013 年
	比例（N = 1028）	比例（N = 1305）	比例（N = 1004）	比例（N = 1067）
ICD10	72.67	73.87	74.40	72.45
DICOM3	37.33	39.46	44.62	40.58
ICD9	27.50	26.67	27.59	27.55
HL7	21.79	23.14	26.79	26.24
SNOMED	5.35	4.90	6.37	5.62
LOINC	3.79	3.98	6.57	5.44
其他	17.58	16.63	13.45	14.71
未作答	5.64	4.98	5.08	6.65

表 2 - 9 - 5　2012—2013 年度医院信息化标准体系使用情况按医院级别分层[1]

信息化标准体系使用情况	三级医院（N = 371）		三级以下医院（N = 696）	
	数量	比例（%）	数量	比例（%）
ICD10	297	80.05	476	67.39
DICOM3	199	53.64	234	33.62
ICD9	129	34.77	165	23.71
HL7	131	35.31	149	21.41
SNOMED	30	7.09	30	4.31
LOINC	23	6.20	35	5.03
其他	30	7.09	127	17.25
未作答	21	5.66	50	7.18

5. 存在的问题

对比国内外标准研究以及标准应用状况可以发现，目前国内标准研究仍然存在诸多问题：标准不能充分适应卫生行业的发展，部分陈旧的卫生标准并没有及时修改、更新；标准的制定脱离卫生市场需求，标准研究的成果转化缓慢；卫生标准的管理机制并不完善，标准研发和应用过程中存在诸多漏洞；缺乏更加专业的技术团队支撑，标准研发的创新性不足；此外，相对于国外标准组织在国际卫生信息标准化进程中发挥的重要作用，国内的相关组织发挥的作用相当有限，而过于依赖政府机构将难以保证我国卫生标准建设的长效发展。

---

① 中国医院协会信息管理专业委员会编：《2012—2013 中国医院信息化状况调查报告》（CIO 版），2013 年。

（四）居民健康卡

1. 居民健康卡的概念和提出

居民健康卡是国家卫生信息化"3521 工程"框架提出的基于电子健康档案、电子病历和三级信息平台，实现医疗卫生服务跨系统、跨机构、跨地域互联互通和信息共享所必须依赖的个人信息基础载体，是计算机可识别的 CPU 卡。居民健康卡集社保卡、新农合一卡通、医疗机构就诊卡于一身，具有居民身份识别、基本健康信息存储、跨区域跨机构就医和金融功能，目的是逐步统一不同医疗机构的就诊卡、免疫预防接种证、新农合证等，方便居民预约挂号、疫苗接种、共享检查检验结果，方便居民获得连续、便捷的医疗卫生服务，服务于全人群生命全过程①。

为优化就医流程，降低医疗费用，解决看病难、看病贵问题，原卫生部于 2012 年开始在全国推行居民健康卡项目建设。卫计委计划到 2015 年底，使居民健康卡发卡率达到 75% 以上，初步实现跨机构、跨地区就医"一卡通"，到 2020 年，基本实现人人拥有居民健康卡。

2. 居民健康卡现状

2011 年原卫生部决定启动居民健康卡工作，确定了居民健康卡的技术路线，研究制定了六大类十五项的标准规范。2012 年 3 月 1 日，全国首批居民健康卡在河南省、内蒙古鄂尔多斯市、辽宁锦州市、广东佛山市同步举行发卡仪式。河南省是唯一的省级试点地区。

2012 年 5 月 28 日，卫生部又批复河北、黑龙江、上海、江苏、山东、湖北、湖南、重庆、四川、陕西和新疆等 11 省（市）选择部分地区作为第二批居民健康卡建设试点。2012 年 8 月在武汉同济医院举行了大型卫生医疗机构居民健康卡首发仪式，由此拉开了大型医疗机构参与居民健康卡发卡大幕。

随着居民健康卡的深入推进，在前期六大类十五项居民健康卡管理办法与规范基础上，原卫生部修订完善了其中八项配套管理办法和技术规范，补充制订了居民健康卡注册管理系统基本功能规范等三项技术规范，编制了居民健康卡建设指南等五项工作规范和工作流程。又在此基础之上建设完成了居民健康卡全国各密钥管理系统，并且通过了国密局组织的严格技术测试和安全性审查，正式生成了全国居民健康卡的各密钥。

卫计委在 2013 年下半年增加了 10 所部属管医院和 10 所省级三甲医院，实现各个试点省至少要有一所以上大型医院发放应用居民健康卡。2014 年已经在试点

① 张晓详等：《居民健康卡实现全国就诊一卡通的探讨》，《中国医院管理杂志》2014 年第 30 期。

省所有的三甲医院全面推开居民健康卡，实现就诊一卡通用。

3. 存在的问题

（1）区域信息平台建设不够完善

卫生信息平台建设涉及网络应用和数据存储等技术领域，在关注信息引入的同时，还要加强对已有数据的整合、挖掘和分析，提高数据的质量。与此同时，要实现跨省的居民健康卡应用，就要求省级密钥卡管系统一定要和卡管系统、卡保实现对接，才能够实现跨省的居民健康卡应用。目前各级区域卫生信息平台还处于建设中，已经搭建完毕的平台也还存在一些需要改善的问题，稳固好平台基础才能更好地发挥居民健康卡的作用，达到预期的效果。

（2）个人信息安全缺乏立法保护

随着居民健康卡普及面的扩大，个人信息的保护已成为当代社会政治经济发展的体现，是保障个人信息档案权益的法律根据。居民健康卡基础健康数据、管理数据都牵涉到个人重要隐私信息，特别是医学警示和病案首页内容涵盖持卡人身体状况信息，极易遭泄露而被一览无余，迫切需要较高法律效力的个人信息保护法保障。

（3）居民健康卡信息没有实行分类管理

居民健康卡基本功能有三种：个人身份识别、健康档案、电子病历，不同信息实现不同的功能，信息分类管理可以确保信息集中前提下最小化信息公开的不利影响。《居民健康卡管理办法（试行）》密钥规定要求国家、地方实现不同层级权限管理，但没有对个人信息进行分类保护和管理，仅规定参照《信息安全等级保护管理办法》，而《信息安全等级保护管理办法》的规定并不完全适用于居民健康卡信息安全管理。因此应加强对居民健康卡个人信息分类管理，以增强信息安全保护效果。

（4）没有建立居民信息侵权责任体系

《居民健康卡技术规范》规定保护持卡人的隐私，限定居民健康卡数据内容的使用范围，分一般、限制、系统管理、结算费用4个级别。也提出"居民健康卡个人信息使用按照国家个人隐私保护有关规定执行。"但缺乏健全的个人隐私法律保护体系，还没有在法律层面对隐私权及其相关概念内涵外延进行清晰界定。特别是侵权责任主体范围不明确、责任类型无约定，极可能导致居民个人健康档案信息被泄露后，医务人员或医疗机构互相推诿，无人承担责任的情形，给居民个人权益造成严重侵害。居民健康卡信息安全侵权责任体系应综合运用民事责任、行政责任与刑事责任，在主体、范围、方式等方面对侵犯居民信息的违法行为进行惩处，从而促使居民健康卡运用相关方谨慎履行职责，实现保护居民档案信息的目的[①]。

（五）远程医疗

1. 远程医疗的概念和提出

WHO 对远程医疗的定义为："通过医疗信息和通信技术从事远距离健康活动和服务的远程健康信息系统。"它是一种现代医学、计算机技术和通讯技术紧密结合的新型医疗服务模式。远程医疗中传递的医学信息包括数据、文字、视频、音频和图像等。按应用范围不同，远程医疗可分为：全球、洲际区域、国家、地区、医院、社区以及家庭远程医疗[②]。

按照《国务院关于促进信息消费扩大内需的若干意见》，全国各地开始实施远程医疗信息惠民工程。2010 年以来，中央财政转移支付地方支持中西部地区远程医疗系统建设，为促进优质医疗资源向基层延伸，提高服务可及性，解决群众看病就医问题发挥了重要作用。2013 年底，国家卫计委发布的《关于加快推进人口健康信息化建设的指导意见》指出医疗服务业务应用建设重点在于加强以（中西医）电子病历为核心的医院信息化建设，优化医疗服务流程，并与人口健康信息平台互联，实现医院内和医院间信息共享，以远程医疗推进大型医院和基层医疗机构之间上下联动，促进优质医疗资源共享。互联网、移动通讯、电子病历及物联网、视联网技术的普及将推动远程医疗向新的阶段发展，患者的就医方式也将发生革命性的变化。

2. 远程医疗现状

与发达国家相比，我国的远程医疗起步较晚，从 20 世纪 80 年代开始远程医疗的探索，近年来发展迅速。1988 年解放军总医院通过卫星与德国一家医院进行的神经外科远程病例讨论是我国首次现代意义上的远程医疗活动。90 年代后期，我国的远程医疗从理论探索走向实际应用，国家卫生部、中国医学基金会和解放军总后卫生部先后启动了金卫网络工程、中国医学基金会互联网络和军卫Ⅱ号工程（远程医疗网），一些著名的医学院校、医院都成立了远程会诊中心，与全国上百家医院相继开展了各种形式的远程医疗工作[③]。

进入 21 世纪后，随着互联网技术的高速发展，利用互联网进行医学知识普及，向百姓提供寻医问药之类的信息咨询及远程会诊，是近年来国内各大医院远程医疗技术发展的一大特色。另外，我国远程医疗技术在某些领域起点很高，例如北京协和医院的金卫网系统使用的是目前最先进的高清晰显示屏和视频拼接技

---

① 牛志民：《居民健康卡档案信息安全管理缺陷及防范措施》，《兰台世界》2012 年第 26 期。
② 刘翔等：《我国远程医疗发展现状、难点和对策分析》，《中国医院》2004 年第 08 期。
③ 牟岚、金新政：《远程医疗发展现状综述》，《卫生软科学》2012 年第 26 期。

术进行放射、病理的图片诊断，通过标准的 DICOM（医学数字影像和通信协议）接口，远程终端可以直接从 CT、核磁等机器上读取数据并进行传输，而且该系统通过卫星进行实时会诊，没有空间、区域的限制。更引人注目的是，2003 年，中国首次由远程遥控机器人完成的脑外科手术在海军总医院取得成功。这是国内远程医疗会诊的一次跨越，也是第一台远程外科机器人手术。

近 10 年来，我国远程医疗进入实际应用阶段，上海交大已开发完成全国首个无线远程心电监控技术服务平台，该系统可以实时将人体生理信号转换为数字信号，通过移动网络使医学专家能在第一时间获得心血管疾病的诊断和预警。2011 年，我国首家急诊远程监护室在武警总医院急救监护中心启用，通过 GPRS 技术实施远程心电监测。呼救者可以通过"护心宝"监测器与医生进行交流。

3. 存在的问题

（1）需要解决远程医疗中的用户问题

我国远程医疗面临以下几个与用户相关的问题：首先，远程医疗服务的费用超出了平均收入水平家庭的支付能力，导致远程医疗市场还未形成规模，尤其是在相对落后的农村。其次，远程医疗与中国医学文化有冲突。中国的传统医学观念注重医患双方面对面的交流，这在一定程度上影响了医生实施远程医疗以及患者接受远程医疗服务。最后，医院缺乏精通远程医疗系统操作和维护工作的高级技术人员也是制约远程医疗发展与普及的一大因素[①]。

（2）远程医疗网络信息技术尚不够普及

目前，一些数字化城市建设项目已经为远程医疗服务提供了必要的物质基础，但是，由于医疗数据的特殊性，如果不能解决数据安全加密、认证，势必造成医疗数据的失密、被盗、被删除或被改写等严重后果，从而在医学资源共享、电子付费等方面限制远程会诊的推广、普及以及远程医疗更深层次的应用。其次，大幅医学图像传输困难，网络带宽是信息传输的最大瓶颈，使远程医疗数据传输受到影响，医学图像在患者信息、远程会诊中占有重要比重，但如果信息量大，以现有的通信技术在远程采集和传输时就会碰到难点。目前我国的远程医疗相对于发达国家还有些差距，但随着 3G 时代的到来，远程医疗事业发展的黄金时期也即将到来。

（3）远程医疗标准化工作还不够完善

目前政府部门对远程医疗尚未建立一个比较完善的标准化体系，远程系统建设缺乏统一的医疗规范和技术标准，各家医院远程医疗系统通信制式不兼容，导致不同的会诊中心不能互相通讯，会诊软硬件性能低，不能进行多点服务，达不

---

① 陆敏等：《我国远程医疗发展现状及存在问题与对策》，《武警医学》2008 年第 19 期。

到资源共享的目标，要实现全国远程医疗单位的开放性交互式联网较为困难。

（4）远程医疗法律法规尚不健全

现阶段远程医疗的双方，即信息传输方和网络运营商之间还没有有效的法律手段制约，由于网络的不确定性带来的远程医疗事故将比传统的医疗纠纷更难处理。由于不同地区可能会有不同的医疗实施规范和收费标准，这些都需要相应的法律法规来规范。同时，远程医疗收费方式与传统方式有所不同，但目前国家对远程医疗项目还没有统一收费标准和劳务补偿规定，因而存在医疗规范实施和收费合理性等问题。

三、医院信息化

（一）医院信息化发展现状

1. 医院信息化发展迅速

新医改启动后，我国医院信息化的发展十分迅速。目前已有超过90％的医院设立了专门的信息化部门，并指派院级领导负责分管。三级医院设置专门信息化部门的比例明显高于三级以下医院。三级医院拥有专门分管信息化工作的院领导比例也明显高于三级以下医院。根据中国医院协会信息管理专业委员会（CHI-MA）发布的《2012—2013 年度中国医院信息化状况调查报告（CIO 版）》显示[①]，目前医院采用信息技术已显著解决了许多问题，按解决的比例排名前四位的分别是"提高临床业务效率、支持医院流程再造"、"提高医疗质量、保障医疗安全、降低医疗差错与意外"、"降低医院运营成本、支持医院经营成本核算"和"提高病人满意度"。（表 2 - 9 - 6）

表 2 - 9 - 6　2012—2013 年度中国医院采用信息技术主要解决的问题

目前采用信息技术主要解决的问题	数量	比例（N = 1067）（%）
提高临床业务效率，支持医院流程再造	904	84.72
提高医疗质量，保障医疗安全，降低医疗差错与意外	887	83.13
降低医院运营成本，支持医院经营成本核算	717	67.20
提高病人满意度	642	60.17
支持医疗保险	430	40.30
提升医院竞争力	393	36.83

---

① 中国医院协会信息管理专业委员会编：《2012—2013 中国医院信息化状况调查报告》（CIO 版），2013 年。

续表

目前采用信息技术主要解决的问题	数量	比例（N = 1067）（%）
满足医政部门及相关法规要求	320	29.99
适应最佳临床实践	255	23.90
降低病人医疗费用	150	14.06
满足循证医学需求	53	4.97
保护病人隐私	47	4.40
减轻国家医疗负担	30	2.81
未作答	29	2.72

医院各应用系统受重视程度调查结果显示，最受医院重视的应用系统排名前5位的依次是电子病历系统（EMR）、临床信息系统（CIS）、数字化影像存储交换系统（PACS）、计算机化的医嘱录入（CPOE）、医院业务管理系统（HMIS），比例分别为84.63%、73.48%、63.64%、57.64%、52.11%。（图2-9-2）

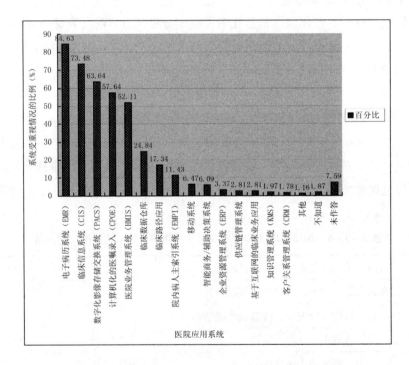

图2-9-2 2012—2013年中国医院各应用系统受重视程度

资料来源：《2012—2013中国医院信息化状况调查报告》。

2. 不同级别医院信息化发展不平衡

我国不同地区经济发展水平差异较大，各地区不同等级医院信息化的经费投入也存在较大差异，导致地区间信息化发展水平的不均衡性。

表 2-9-7 结果显示，我国不同级别医院之间信息化投入存在显著差异。三级医院信息化投入平均值为 454.21 万元，三级以下医院为 122.47 万元。可见三级医院对信息化建设的投入明显高于三级以下医院。

表 2-9-7　2012—2013 年度中国不同级别医院卫生信息化投入

医院上年度信息化投入	三级医院（N=371）		三级以下医院（N=696）	
	数量	比例（%）	数量	比例（%）
5000 万以上	2	0.54	0	0.00
2000—5000 万	5	1.35	0	0.00
1000—2000 万	29	7.82	4	0.57
500—1000 万	46	12.40	13	1.87
200—500 万	71	19.14	69	9.91
100—200 万	72	19.41	91	13.07
50—100 万	45	12.13	115	16.52
50 万以下	51	13.75	271	38.94
未作答	50	13.48	133	19.11

同时，由于各地经济水平的差异，不同地区医院对于信息化建设的投入也存在显著差异。表 2-9-8 结果显示，经济发达地区医院信息化建设的投入平均值为 321.67 万元，经济中等发达地区为 160.00 万元，经济不发达地区仅为 207.16 万元。

表 2-9-8　2011 年度中国不同地区医院卫生信息化投入

医院上年度信息化投入	经济发达地区（N=452）		经济中等发达地区（N=306）		经济不发达地区（N=309）	
	数量	比例（%）	数量	比例（%）	数量	比例（%）
5000 万以上	1	0.22	1	0.33	0	0.00
2000—5000 万	3	0.66	0	0.00	2	0.65
1000—2000 万	24	5.31	4	1.31	5	1.62
500—1000 万	36	7.96	5	1.63	18	5.83
200—500 万	66	14.60	33	10.78	41	13.27
100—200 万	76	16.81	39	12.75	48	15.53
50—100 万	68	15.04	46	15.03	46	14.89
50 万以下	101	22.35	112	36.60	109	35.28
未作答	77	17.04	66	21.57	40	12.94

（二）临床信息系统

目前，我国医院信息化建设的重心正逐步从财务、药品和管理向病人信息与电子病历方向转变，即在数字化医院建设过程中，以病人和临床业务支持为中心的临床信息系统（Clinical Information System，CIS）的地位越来越突出。

1. 临床信息系统的组成和概念

临床信息系统是指以病人信息为中心，直接为医疗工作服务，为医护人员临床活动提供全方位支持的医疗信息采集、处理、存储与传输系统。作为一个由多个子系统集成的系统，CIS旨在通过一系列子系统的相互协调和运作提高医疗质量和医疗效率，给病人提供更多、更快、更好的服务。临床信息系统涉及门诊、检查、住院等与病人医疗相关的各个环节，与医生、护士以及医技人员的工作息息相关[1]。在构架上，临床信息系统主要由以下几个子系统组成：

（1）医嘱处理子系统

医嘱处理子系统是医院临床信息系统的一个重要组成部分。它的应用实现了由护士手工处理医嘱到现代化的医嘱信息化管理，即以单个病人的信息源为基本单位，贯穿医嘱的产生（医生医嘱和护理医嘱）、执行（药品医嘱及检验医嘱）、停止和作废等整个医嘱处理流程[2]。具体来说，它实现了病人在住院期间的入院、出院及转科管理，临时、长期医嘱的录入、记账和查询管理，病区床位的安排和回收管理等。医嘱处理子系统的建立，不仅大大减轻了护士的书面工作负担，更为医生了解病情、辅助诊断提供重要帮助。

（2）护理信息子系统

护理信息系统（Nursing Information System，NIS）是医院护理信息化的综合成果。该系统由多个子系统集合而成，一般包括住院护士工作站、移动护士工作站（PDA）及其他相关应用等。住院护士工作站主要为护士提供临床护理查房依据、管理信息、医护记录共享和临床安全保障[3]。而移动护士工作站则是住院护士工作站在病人床旁的延伸，能使护士在病人身旁直接查看病人信息，执行医嘱，实时录入病人生命体征等资料，实现无纸化管理[4]。

（3）手术麻醉监护子系统

手术麻醉监护系统（Anesthesia Information Management System，AIMS）是用来记录手术麻醉过程中的各种数据，实现麻醉手术中所涉及的基本功能，如麻醉

---

① 靳彬等：《临床信息系统应用现状分析》，《中国卫生质量管理》2011年第18期。

② 邵伟等：《HIS系统中医嘱处理流程的思考与实践》，《中国卫生产业》2011年第09期。

③ 谢海英等：《护理信息系统的整合与应用》，《护理管理杂志》2012年第12期。

④ 梅花：《医院护理信息系统的建立与管理》，《护理实践与研究》2012年第09期。

监测记录和对所有记录的存贮等的信息管理系统。目前 AIMS 系统由麻醉师工作站、护士工作站、手术预约申请系统和科室管理系统几部分构成[①]，其主要功能包括术前访视、术中管理和术后管理等。

（4）医生工作站子系统

医生工作站（Doctor Workstation）主要包括门诊医生工作站和住院医生工作站两类。门诊医生工作站是医生进行医疗活动用的基本平台，不仅支持医生处理日常医疗文书和快捷获取各类医疗信息，还支持自动接收病人挂号信息、开电子处方、开检验申请单、调取病人基本信息等医生日常事务的处理。住院医生工作站则主要是为住院三级医生提供集住院病历书写、浏览、打印、医嘱管理、个人质控、查询统计等处理功能于一体的综合型住院医生工作平台。

（5）检验信息子系统

检验信息系统（Laboratory Information System，LIS）最初目的在于满足实验室内部数据处理的需要，发展至今则成为一套相对独立的系统，能对各种检验申请及时做出反馈，为临床医生和患者提供更加准确、快速的信息，提高医院的数据质量[②]。围绕条形码试管所使用的检验信息系统，能实现病人从住院医生站开检验申请单，病区护士站标本采集，到检验中心标本签收处理，最终提供完整的检验报告单等一系列业务流程的管理。

（6）数字图像存档及通讯子系统

数字图像存档及通讯系统（Picture Archiving Communication System，PACS）是应用数字成像技术、计算机技术、网络技术，对医学图像进行获取、存储、传输、检索、显示和打印，能够有效管理和利用医学图像资源[③]。

（7）心电图信息子系统

心电图信息系统（Cardiogram Information System，CIS）是对心电图机产生的大量波形数据进行统一的数字化归档，完成这些数据的计算机采集、存储、通讯、报告、输出、管理和查询[④]。

2. 临床信息系统应用现状

根据 2013 年 6 月中国医院协会信息管理委员组织的 2012—2013 年度中国医院信息化现状调查结果显示，在被调查的 1067 家医院中，有 736 家医院建立了住院护士工作站系统，占被调查医院总数的 68.98%；631 家医院建立了病区医生工

① 赵径：《手术麻醉系统的临床应用》，《中国卫生产业》2013 年第 29 期。
② 王忠庆等：《数字化医院检验信息系统（LIS）设计与应用》，《实验室研究与探索》2013 年第 07 期。
③ 薄立春：《医院 PACS 系统设计与实现》，《医疗装备》2013 年第 06 期。
④ 徐卫清、陈照丹：《心电图信息系统应用实践》，《医院管理论坛》2011 年第 28 期。

作站系统，占总数的 59.14%；实施门急诊医生工作站的医院占到 51.55%；其次是电子病历（EMR）系统、实验室（检验）信息系统、PACS 系统、超声影像系统等。仅有 138 家医院建立了重症监护信息系统，占总数的 12.93%[①]。（图 2 - 9 - 3）

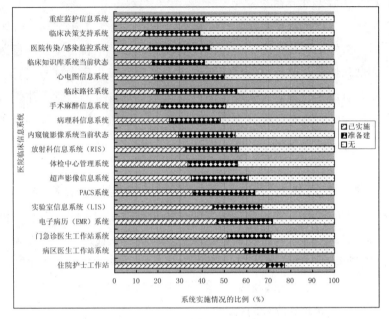

图 2 - 9 - 3　2012—2013 年度医院临床信息系统实施情况

资料来源：《2012—2013 中国医院信息化状况调查报告》。

在 2012 年进行的 2011—2012 年度同期中国医院信息化现状调查中，各临床信息系统在调查医院中所占比例排名前三位的分别是：住院护士工作站（80.31%）、住院医生工作站（66.56%）和门急诊医生工作站（63.48%）。两个年度中比例前三的名次虽没有改变，但比例数均有所减少；2011—2012 年度实施比例最低的是临床路径应用系统（6.60%）。在两个年度的对比中，实施比例增幅最大的分别是临床路径系统、临床知识库系统和内窥镜影像系统。这一变化说明，随着卫计委新医改相关政策的发布，在 2012—2013 年度，临床路径系统以及临床知识库系统得到了一定程度的推广，更多医院实施了这些系统。（图 2 - 9 - 4）

2012—2013 年度调查结果还显示，在调查的 1067 家医院中，三级医院有 371 家（占 34.77%），分层分析可见，三级医院已实施信息系统的比例明显高于三级以下医院，百分比相差在 10.78% 到 32.97% 不等。统计学检验发现不同级别医院临床信息系统的实施状况也有显著性差异。另外，经济发达地区医院实施临床信

---

① 中国医院协会信息管理专业委员会编：《2012—2013 中国医院信息化状况调查报告》（CIO 版），2013 年。

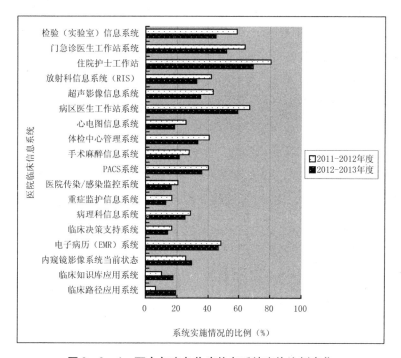

图 2-9-4 两个年度各临床信息系统实施比例变化

资料来源：《2012—2013 中国医院信息化状况调查报告》。

息系统的比例高于经济中等发达及不发达地区。

3. 存在的问题

发达国家临床信息系统的发展已经达到较高水平，如美国、日本等一些子系统诸如 LIS、RIS 等已经普及，正在快速发展 PACS、电子护理记录、临床决策支持系统。相比而言，我国的医院临床信息系统建设仍处于发展阶段。该阶段存在的问题主要表现在以下几个方面：

（1）系统集成度低

成熟的临床信息系统应该是一个有序集合的整体，要求各种医疗数据在医院内部能准确快速地传递，并允许用户在权限范围内对数据进行调阅和修改。然而，目前国内许多医院临床信息系统的各子系统是相互独立的，使得整个临床信息系统呈现"一盘散沙"的现象，大量的文字报告、影像资料等医疗数据在其中只能简单地进行编辑和存储，无法实现数据的传递和交互。此外，由于各个独立子系统的开发商不同，增加了系统的维护成本，甚至在开发商的更迭和系统更新过程中出现重要数据丢失的情况。

（2）对防止医疗差错重视不够

目前来看，我国医院临床信息系统的功能主要还停留在对信息的录入和存储上，并没有对医疗过程中的医疗安全、医疗质量和临床决策支持给予足够的重视，因此在临床信息系统使用中，并不能真正达到减少医疗差错，提高医疗效率的目的。

（3）应用评价机制不成熟

临床信息系统的评价指的是通过科学、客观的方法对医院所使用的临床信息系统的硬件和软件构成进行评价，并对医院在使用 CIS 后的医疗效率有无提高、医疗差错有无减少、整体医疗质量是否有所改善等指标作出综合评定，并通过分析评价结果给出相关改进建议。其作用一来可以让用户对系统本身的实施情况和效用有一个直观的了解；二来可以发现 CIS 建设中存在的问题，给系统的改进或二次开发提供方向和指导意见；同时也为其他准备开发 CIS 的医院给出借鉴和参考的依据。

然而，目前我国对临床信息系统的评价研究很少，尤其是缺乏量化的、科学的应用效果的评价研究。这种评价研究的缺乏，导致 CIS 建设中出现的问题不能及时反馈，整个系统的开发比较盲目，造成人财物的浪费，甚至会影响后期 CIS 的运作和升级。

（4）临床知识库匮乏

上述统计显示，我国医院信息化建设中，临床知识库应用系统是很匮乏的。临床知识库的构建是整个临床信息系统的重要组成部分，知识库的缺乏使得临床信息系统的应用只能停留在表面层次，不能深层次地发挥其内在价值，形成临床决策支持系统并辅助决策。因此，应该重视临床知识库的开发。

（5）卫生信息系统标准化程度低

卫生信息系统标准化是 CIS 中医院数据互联互通的基本保证，是医院信息化建设的重要基础。国际上比较成熟且通用的卫生信息标准有 HL7、DICOM、SNOMED、ASTM、EDI 等，我国对卫生信息标准化的研究也投入了大量的人力、物力和财力，迄今为止，国家卫生标准委员会信息标准专业委员会已发布了诸如《卫生信息数据源标准化准则》《卫生信息数据源目录》等一系列基础理论和标准（详情见 www.chiss.org.cn）。

但事实上，我国许多医院的临床信息系统建设并没有按照通用的国际标准或国家标准来制定，更多是根据用户的需求自行制定或者直接由开发商自定义数据标准和业务流程，使得院内的数据交互还需要通过开发新的接口来完成，不仅耗费了不必要的人力、物力和财力，更重要的是，这种低层次的标准化拖累了医院的医疗效率和医疗质量，严重阻碍了我国医院临床信息系统的建设和发展。

（6）相关医疗制度不配套

临床信息系统建设中出现的另一个问题是相关的医疗制度与拟建的临床信息系统不配套。由于临床信息系统的开发和构建需要和原来手工形式的操作流程和制度要求相适应，这在很大程度上限制了 CIS 的发展及改造，使其不能发挥最大效用。导致目前的临床信息系统只能做简单的录入、处理和计算工作，无法真正达到提高医疗效率、改善医疗质量的目的。

（三）卫生信息技术进展

1. 国内卫生信息技术应用现状

根据《2012—2013 中国医院信息化状况调查报告（CIO 版）》[①]，2012—2013 年，我国医院采用的信息技术中，高速以太网（≥100M）最为普遍，采用率为 79.19%，随后是条码技术、数据安全技术、无线网络应用、数据仓库和自动预警与临床提示等，采用率分别为 51.73%、40.49%、28.21%、22.02% 和 16.87%。而对于医院未来两年规划采用的信息技术，排在前五位的是"无线网络技术"43.21%；"数据安全技术"32.99%、"掌上电脑 PDA 或手持设备"30.46%，"条码技术"30.18%、"高速以太网"28.40%。（表 2 - 9 - 9，表 2 - 9 - 10）

表 2 - 9 - 9　2012—2013 年我国医院采用的信息技术比例[1]

医院目前采用的信息技术	数量	比例（N = 1067）（%）
高速以太网（≥100M）	845	79.19
条码技术	552	51.73
数据安全技术	432	40.49
无线网络应用	301	28.21
数据仓库	235	22.02
自动预警与临床提示	180	16.87
中间件服务器	180	16.87
XML 技术	171	16.03
多系统应用界面集成	163	15.28
虚拟化	113	10.59
掌上电脑 PDA 或手持设备	111	10.40
RFID 技术	90	8.43
平板电脑	87	8.15
VoIP（IP 电话）	52	4.87
语音识别技术	41	3.84
云计算应用	24	2.25
电子商务 eBusiness	20	1.87
其他	118	11.06
未作答	45	4.22

①　中国医院协会信息管理专业委员会编：《2012—2013 中国医院信息化状况调查报告》（CIO 版），2013 年。

表 2 - 9 - 10　我国医院未来规划采用的信息技术比例①

医院未来规划采用的信息技术	数量	比例（N = 1067）（%）
无线网络应用	461	43.21
数据安全技术	352	32.99
掌上电脑 PDA 或手持设备	325	30.46
条码技术	322	30.18
高速以太网（≥100M）	303	28.40
平板电脑	251	23.52
数据仓库	243	22.77
自动预警与临床提示	207	19.40
多系统应用界面集成	190	17.81
虚拟化	179	16.78
RFID 技术	178	16.68
云计算应用	128	12.00
中间件服务器	127	11.90
语音识别技术	88	8.25
XML 技术	74	6.94
电子商务 eBusiness	60	5.62
VoIP（IP 电话）	54	5.06
其他	91	8.53
未作答	58	5.44

　　由于信息技术的发展非常迅速，新的信息技术应用层出不穷。但调查结果可见，目前我国医疗机构应用的信息技术仍然是比较基础的。可以预测，下列卫生信息新技术的介入，必将对未来卫生信息化产生巨大的影响。

　　2. 卫生信息新技术

　　（1）物联网技术

　　物联网是互联网的扩展和补充。其作用是将各种各样的物体，通过物体间的信息传递达到最终服务于人的目的。

　　物联网在医疗卫生和健康行业的应用即为健康物联网。健康物联网是通过健康传感装置智能采集人体的生理和运动信息，进行数据预处理（前端智能），经过传输网络，将健康信息送达信息决策中心存储，并对信息进行决策分析（后端

---

　　① 中国医院协会信息管理专业委员会编：《2012—2013 中国医院信息化状况调查报告》（CIO 版），2013 年。

智能），最终实现一条龙健康服务（包括健康提示、报警和紧急救援等）的智能网络。健康物联网融合了感知技术、传输网络、无线体域网等关键技术①。

（2）云计算技术

云计算技术是以网络作为开发与运行的平台，集中网络上分布的各式资源，包括存储、计算、网络软件、服务、构件等。再将这些资源进行分布式与并行处理，然后将处理结果作为服务提供给用户的技术。其基本功能的实现取决于两个关键因素：数据存储能力和分布式计算能力。存储技术是大型的分布式计算资源存储，计算是对资源的虚拟化以及并行计算。并行计算会将大规模的计算任务分解派发到云的节点，然后进行分布式并行计算，再将计算结果进行收集整理。虚拟化技术的实现在于节省资源，对云计算中的资源进行优化合理的配置，能够运用云中较少的硬件计算平台解决更多的并行计算任务。云计算技术的特点是高效性、安全性、虚拟性和可扩展性。

健康云是云计算技术在卫生领域的应用。健康云是将所有的计算、存储、网络资源集中起来，实现服务的自动化管理。按服务方式可分为公有健康云、私有健康云、个人健康云和混合健康云。

目前对于健康云技术应用的探讨和构想主要涉及电子健康档案和医院信息系统领域。通过健康云技术有助于实现电子健康档案数据的异地交换与共享。同时健康云技术也有望实现对医院信息系统各部分的整合，建立医疗临床信息集成平台。

（3）大数据

根据 Gartner 研究机构的定义，"大数据"是需要新处理模式才能具有更强的决策力、洞察发现力和流程优化能力的海量、高增长率和多样化的信息资产。大数据具有 4V 特点，即 Volume（大量）、Velocity（高速）、Variety（多样）、Value（价值）。

数据可以分为 3 种：结构化数据、半结构化数据和非结构化数据。其中，大量的数据属于非结构化数据。临床信息系统（CIS）中包含大量的非结构化数据，例如心电图、B 超、CT、MR、CR、DR 和 DSA 等，临床的大量影像文件是医生诊断的重要依据。医院信息系统中，PACS 的影像数据量远比医院信息管理系统（HIS）的数据量大得多。这些非结构化数据具有大数据的特点，很难通过传统的数据分析方法进行分析，但是同时也具有很高的价值。因此，应用大数据分析方法对这些非结构化数据进行分析具有非常广阔的应用前景。

（4）普适计算技术

普适计算（Ubiquitous Computing）即无所不在的计算，强调与环境融为一体

---

① 姚志洪：《医疗卫生信息化十大视点》，《中国卫生信息管理杂志》2012 年第 03 期。

的计算，人们能够在任何时间、任何地点、以任何方式进行信息的采集、处理和利用。无处不在的健康计算设备、通信网络和云计算，将整个世界连接在一起，通过对健康信息的感知、采集、传输、存储、分析、决策、应用等，打造一个健康信息服务的社会。

普适计算技术在医疗领域目前主要用于日常护理，通过普适计算技术可以对个体的健康状况进行监测，进而通过移动终端进行分析、处理和传输。当个体出现医疗紧急事件时及时进行报告或者处理。这一技术的高级应用即可以构建智能家居医疗系统。使用通信技术将个体家庭中收集到的信息与医疗机构进行实时交换，实现实时监控、疾病诊断、意外监测等功能。

四、人才培养与学科建设

（一）人才培养的重要性

人才资源是行业发展的第一要素，医疗卫生是一个特殊行业，卫生信息化的快速发展，需要一大批复合型信息化专业人才作为支撑。为了大力推进卫生信息化建设，新医改方案中明确要求"建立可持续发展的医药卫生科技创新机制和人才保障机制"，信息和人才建设是深化医疗体制改革的战略性支柱。面对卫生市场的巨大需求，卫生信息化人才短缺的局面日益凸显。2012—2013年中国医院信息化状况调查报告显示，信息化部门人力资源不足是医院信息化建设中的第二大障碍[①]。由此可见，解决人才建设问题才是保证我国卫生信息化深入发展的关键所在。

我国医院负责信息化建设业务的部门集中在医院的网络中心、信息科、计算机中心等。开展的工作主要是医院信息系统的应用开发、软硬件维护、网络维护等工作，建设方式有自主开发、合作开发、购买已有信息系统产品和外包等多种模式。目前多数医院采用的是购买已有信息系统产品，医院进行自主维护的模式。但随着医院信息化建设的逐步完善，越来越多的医院想尝试开发一些更具有实用性的信息系统，因此，需要更多既熟悉医院业务流程，又掌握丰富的信息技术的专业人才参与到信息化建设中。

2013年卫计委统计年鉴数据显示，2012年国内医院总数达到23170所，参考CHIMA调查数据进行评估，预计该年医院信息化人才需求的总量约为20万，与2005年的约16万相比有明显增长[②]（表2-9-11）。可见，随着卫生信息化的发

---

① 中国医院协会信息管理专业委员会编：《2012—2013中国医院信息化状况调查报告》（CIO版），2013年。
② 中国医院协会信息管理专业委员会编：《2009—2010中国医院信息化状况调查报告（CIO版）》，2010年。

展，信息人才的需求也在不断上升。依此推测，考虑到各类医疗卫生机构的差异、软件外包以及信息化人才就业岗位的多样性等因素，预计今后医疗市场对卫生信息专业人才的需求量每年将不少于 25 万人。

表 2 - 9 - 11　2012 年医院信息化人才需求量预测

医院级别	医院数量	编制	需求量范围	平均总量
三级医院	1624	10—30	16240—48720	32480
二级医院	6566	6—15	39396—98490	68943
一级医院	5962	3—6	17886—35772	26829
未分级	9018	5—11	45090—99198	72144
合计	23170	—	118612—282180	200396

说明：上表是按照 2005 年的数据进行的推测（人员编制：三级医院为 10—30 人，二级医院为 6—15 人，一级医院为 3—6 人，未分级为 5—11 人）。

（二）人才建设现状

1. 医院信息化部门业务范围

参考中国医院信息化状况调查报告数据，2012—2013 年度在被调查的 1067 所医院中，信息化部门的主要业务是进行医院信息系统建设和医院网络运行与维护。与 2011—2012 年度对比，医院信息系统建设、网络运行与维护等业务的比例略微降低，同时增加了远程医疗、视频应用两个业务。说明信息化部门在加强医院自身信息化建设的同时，逐步扩展区域信息化建设的业务。（表2 - 9 - 12）

表 2 - 9 - 12　2012—2013 年度医院信息部门业务范围

信息化部门业务范围	2011—2012 年		2012—2013 年	
	数量	比例（N = 1004）（%）	数量	比例（N = 1067）（%）
医院信息系统建设工作	928	92.43	953	89.32
医院网络运行与维护	904	90.04	943	88.38
设备管理	306	30.58	351	32.90
远程医疗	—	—	344	32.24
病案统计管理	328	32.67	328	30.74
视频应用	—	—	264	24.74
图书馆（室）	278	26.69	262	24.55
电话系统管理	159	15.84	180	16.87
其他	113	11.25	143	13.40
未作答	8	0.80	12	1.12

2. 医院信息化部门人员数量

2009—2010 年度，医院信息化部门平均员工数为 7 人，人数分布集中在 10 人以下。三级医院的全职员工规模集中在 4—15 人，三级以下医院的全职员工规模集中在 1—10 人。调查结果提示，与国外相比，我国医院信息化部门人员数量较少，难以满足卫生信息化建设的需要。（表 2 - 9 - 13，表 2 - 9 - 14）

表 2 - 9 - 13　2009—2010 年度信息化部门全职职工数①

信息化部门全职职工数	数量	比例 N = 852（%）
20 人以上	26	3. 05
16—20 人	37	4. 34
11—15 人	95	11. 15
6—10 人	200	23. 47
4—6 人	237	26. 82
1—3 人	257	30. 16

表 2 - 9 - 14　2009—2010 年度信息化部门全职职工数按医院等级分层

全职职工数	三级医院（N = 422）		三级以下医院（N = 430）	
	数量	比例（%）	数量	比例（%）
20 人以上	25	5. 92	1	0. 23
16—20 人	35	8. 29	2	0. 47
11—15 人	82	19. 43	13	3. 02
6—10 人	133	31. 52	67	15. 58
4—6 人	111	26. 30	126	29. 30
1—3 人	36	8. 53	221	51. 40

3. 医院信息化部门人员学历状况

2009—2010 年度，大多数医院（73.88%）信息部门没有研究生学历人员，本科学历人员集中在 1—10 人，65.89% 的医院信息化部门本科以下学历人员为 1—4 人。信息科各学历层次的平均员工数：研究生 1 人，本科 4 人，本科以下 3 人。说明我国卫生信息化人员的学历水平普遍较低。（表 2 - 9 - 15，表 2 - 9 - 16）

---

① 中国医院协会信息管理专业委员会编：《2009—2010 中国医院信息化状况调查报告》（CIO 版），2010 年。

表 2 – 9 – 15 2009—2010 年度信息化部门研究生学历人员情况

研究生学历人数	数量	比例 N = 601（％）
0 人	444	73.88
1 人	75	12.48
2 人	37	6.16
3 人	21	3.49
4 人	9	1.50
5 人	4	0.67
6 人及以上	11	1.83

表 2 – 9 – 16 2009—2010 年度信息化部门本科及本科以下学历人员情况[1]

本科及以下学历人员	本科学历		本科以下学历	
	数量	比例（N = 601）（％）	数量	比例（N = 601）（％）
0 人	73	12.15	102	16.97
1—4 人	367	61.06	396	65.89
5—10 人	140	23.29	87	14.48
11—20 人	19	3.16	12	2.00
20 人以上	2	0.33	4	0.67

4. 医院信息化部门人员知识背景

2009—2010 年度调查数据显示，医院信息化部门人员知识背景以计算机专业占多数，医学相关专业的人员较少。表明目前从业者更多来自于计算机专业。（表 2 – 9 – 17，表 2 – 9 – 18）

表 2 – 9 – 17 2009—2010 年度医院信息化部门专业人数[2]

专业人数	计算机相关专业		医学相关专业	
	数量	比例（％）	数量	比例（％）
0 人	15	2.53	188	31.65
1—3 人	279	46.97	342	56.58
4—6 人	155	26.09	42	6.07
6—10 人	92	15.49	14	2.36
10—20 人	46	6.74	4	0.67
20 人以上	7	1.18	4	0.67

---

[1] 中国医院协会信息管理专业委员会编：《2009—2010 中国医院信息化状况调查报告》（CIO版），2010 年。

[2] 中国医院协会信息管理专业委员会编：《2009—2010 中国医院信息化状况调查报告》（CIO版），2010 年。

表 2 - 9 - 18　2009—2010 年度信息化部门专业人数占职工数比例

信息化部门专业人数占职工数（%）	计算机相关专业		医学相关专业	
	数量	比例（%）	数量	比例（%）
0.00	15	2.53	188	31.65
1—25	43	6.24	219	36.87
26—50	142	23.91	138	23.23
51—75	146	24.58	27	4.55
76—100	248	41.75	22	3.70

以上结果表明，我国医院信息化人员数量平均每家医院 7 人，员工主要以本科及以下学历为主，专业背景以计算机相关专业为多数。说明目前绝大多数医院信息部门在人员数量、知识结构和学历水平等方面均存在不足。由此可见，解决专业人才短缺问题，提升信息化人才学历水平，促进人才知识结构合理化是我国卫生信息化人才建设中急需解决的问题。

（三）学科建设与人才培养

1. 学科建设现状

我国目前开展卫生信息管理教育的高校已达 50 余所[1]，涉及专科、本科、硕士、博士四个层次，以本科教育为主。大部分院校在培养目标和定位上具有很大的共性，即教学内容多侧重于图书情报学、医院信息系统、卫生信息技术及公共卫生信息平台建设[2]。为了适应我国卫生信息化发展对高层次人才的需求，从 2000 年开始，一些高校陆续开展了卫生信息管理专业的研究生教育，旨在培养学生在卫生信息管理领域的科研能力，并掌握高层次的信息分析和信息服务方法[3]。此外，国内部分高校和协会也针对卫生信息管理从业者及医务人员开展继续教育和相关培训，举办专题讲座和学术研讨等活动，旨在提高现有从业者的知识和技能水平，同时使医务人员能够更好地了解卫生信息管理工作。

从国际环境看，一些相关专业的协会和组织广泛开展了卫生信息规划、信息标准制定、人才培养策略、技能考核等方面的研究，对学科发展和信息化人才培养提供了大力支持。国际医学信息学协会（IMIA）是卫生信息领域最重要的国际性组织之一，在其提出的生物医学信息学和卫生信息学教育倡议中对卫生信息管

---

① 中华人民共和国教育部网站，[EB \ OL]，[2014 - 11.27]，http：//www.moe.gov.cn/。

② 秦方、张士靖：《国内外卫生信息管理本科教育比较研究》，《中华医学图书情报杂志》2014 年第 10 期。Hu D. *An overview of medical informatics education in China*，International journal of medical informatics，，vol. 82，No. 5，（2013），pp. 448 - 466。

③ 刘海通、张士靖：《美国健康信息管理核心模型分析及启示》，《中国医院管理》2014 年第 11 期。

理人员的知识和技能提出了明确规定，对卫生信息管理教育起到了十分重要的指导作用。目前该倡议已被世界各国广泛接受并采纳，并成为 HIM 在国际范围内存在和成熟的标志①。美国卫生信息管理协会（AHIMA）与其下属机构卫生信息学和卫生信息管理资格认证委员会（CCHIIM）也对卫生信息管理教育和从业者职能进行专门的审批和资格认证②。英国国家卫生服务部提出了信息人才的六类核心要素，包括领导力、业绩管理、人才发展计划、吸引激励和保留人才政策、职业发展通道等③，为卫生信息管理人才的发展提供了参考。

2. 卫生信息管理专业课程设置

国际医学信息学协会将卫生信息管理教育的对象分为三类：医疗卫生专业人员、卫生信息技术专家和职业从业者（学士、硕士、博士），并将卫生信息管理教育的内容划分为 4 个知识和技能模块：一是生物医学和健康信息学核心知识和技能；二是医药、卫生和生物科学、卫生系统组织的知识和技能；三是信息学/计算机科学、数学和生物统计学的知识和技能；四是其他选修的生物医学和健康信息学（BMHI）知识和技能④。IMIA 建议被世界各国开展卫生信息管理教育的高校广泛接受。

我国的卫生信息管理教育主要针对的是职业从业者人群。本科教育基本由公共基础知识课程、医学课程和专业课程三部分组成。专业课程主要包括图书情报、卫生信息管理基础理论、信息技术以及卫生管理等方面的内容⑤。研究生教育的专业课程内容既包括卫生信息管理的理论知识，也包括数据挖掘、知识管理等关于信息分析、信息服务等的方法学内容。但是，由于没有统一的指导原则和标准，国内各高校在卫生信息管理课程设置上存在一定程度的差异。与国外相比，我国的卫生信息管理教育起步较晚，培养层次以本科为主，主要针对的是专业人员教育，在培养目标定位和主干课程设置上各校没有统一的标准，缺乏在职人员和非专业人员的教育，导致卫生信息管理人才知识结构不够合理，高端人才输出匮乏，尤其难以满足我国卫生信息化对高层次人才的需求。

---

① IMIA：About，［EB＼OL］，［2014－08－23］，http：//www.imia-medinfo.org/new2/node/1。

② AHIMA：History，［EB＼OL］，［2014－08－23］，http：//www.ahima.org/about/history.aspx。

③ Davie L：*The Health Informatics Review and Some Workforce and Professional Development Implications*，2012 年 11 月 19 日，见 http：//www.bcs.org/content/conMediaFile/9277。

④ Cassidy. B etal，*Teaching the future：an educational response to the AHIMA core model*，AHIMA.，vol. 82，No. 10，（2011），pp. 34－40。

⑤ 秦方、张士靖：《国内外卫生信息管理本科教育比较研究》，《中华医学图书情报杂志》2014 年第 10 期。

五、卫生信息化发展建议

（一）卫生信息化建设规划和投入要"高瞻远瞩"，实施要"步步为营"

卫生信息化建设是一项长期任务，需要在预测未来医疗服务发展趋势和需求的基础上进行长远规划。卫生信息化发展规划的制定应采用系统论的方法，将信息化建设工作视为由相互关联的各个部分构成的一个统一的整体，尤其是关于卫生信息化的顶层设计、信息互联互通、整合建立国家数据平台、信息的安全保障、科研和人才培养等方面的问题。要综合考虑各利益相关方和影响因素，对卫生信息化的发展前景进行合理的分析和预测，制定分阶段的发展目标和策略。

在卫生信息化实施过程中，需要结合当前的实际需要进行按部就班的建设工作。忌不顾实际，盲目追求"高大上"，耗费过多人力物力财力，忽视卫生信息化建设实施和应用的可行性。应该对信息化建设的产出和结果进行及时的检验和评价，进行成本效益分析，避免出现投入的"无底洞"和产出的"无定量"。

（二）卫生信息化建设要以提高医疗质量和安全为核心

在 2014 年 12 月 6 日举办的中美医疗信息化发展高峰论坛上，HIMSS 全球总裁 Stephen Lieber 和 JCI 总裁 Paula Wilson 传达了一个核心观点：质量和安全是医疗信息化的价值中枢[①]。从各类医疗信息化评级标准都可以看出这一点。医院信息化建设的每一步，都要对是否能促进"治好病，服好务"这个目标的实现进行考量。以美国 HIMSS 评级为例，美国正在驱动一场按质量付费的医疗支付变革，从 2011 年第二季度实施至 2014 年第三季度，HIMSS EMRAM 达到 7 级的医院增长了 209%，达到 5 级的医院增长了 384%。由此可见，在以提高医疗质量为导向的目标驱使下，医院信息化整体提升的速度非常快。

（三）区域卫生信息化建设应以信息"共享"为主要目标

区域卫生信息平台的建设不应停留在信息收集和存储层面，而应以实现信息共享和交流为主要目标，尤其应实现患者异地就医和转诊过程中信息的及时传输和同步。而实现信息共享和交流的关键是建立和完善信息标准体系。因此，应该借鉴相关的国际标准，制定符合我国卫生服务体系架构和业务活动实际情况的卫

---

① 2014 中美医疗信息化高峰论坛编：《质量和安全是医疗信息化的价值中枢》，2014 年 10 月 22号，见 http：//www.hit180.com/12406.html。

生信息参考模型，共享电子文档信息模型，完善卫生信息平台及相关业务应用系统术语规范，完善卫生信息数据集标准与共享电子文档规范，制定重点业务信息系统技术规范，信息安全与个人信息隐私保护规范，制定卫生信息标准测评指标体系及标准符合性测试规范，开展标准化测评和认证工作。否则建立起来的平台只是实现简单的信息串连，并不是真正完整、统一的信息平台[①]。

（四）公共卫生信息化建设应着重构建基于电子健康档案的"全程管理"机制

2003 年 SARS 暴发后，我国公共卫生信息化建设得到了高度重视并取得了令人瞩目的成就，尤其是在 2004 年初建成并投入使用的传染病与突发公共卫生事件的"个案、实时、在线"网络直报系统，极大缩短了传染病与突发公共卫生事件的报告时间，是我国疾病预防控制史上一个里程碑式的事件，成为世界传染病直报之最，得到了全世界的好评。

随着我国慢病人群的迅速增加，慢病监测和预警将逐渐成为未来公共卫生信息系统中非常重要的一个模块。因此，公共卫生信息系统应在与区域卫生信息平台的衔接上取得突破[②]，以电子健康档案为核心，对患者进行全程监测与管理；对传染病和慢性病等公共卫生信息进行个体层次上的监测与报告将是未来公共卫生信息化建设的重点。

（五）医疗服务信息化建设应向更"全"更"深"发展

新医改后我国医院信息系统的覆盖率不断增加，信息化建设基础设施匮乏的问题已经得到较大程度的缓解。然而，卫生信息化利用不足成为了主要矛盾。正如北京协和医院副院长王以朋所言："信息系统能给我们很多东西，现在铺在地下的这些数据都是'金子'，就看我们最终能在这些数据里面挖到什么，然后来引导更好的医疗。所以说，信息化不在于投入多少钱，而在于是否将这些数据用起来，而这条路还很长。"[③] 事实是现在很多医院只是将信息化作为数字化业务处理的工具，应用只停留在简单的报表统计等方面。而医院信息化建设的最终目标应该是构建一个涵盖医疗事务处理及分析，并能进行数据共享和提取，支持数据挖掘和临床决策的智能化信息集成平台。因为在卫生信息化建设中，核心是数据

---

① 刘立宇：《从数据利用看医院信息化的三个发展阶段》，2014 年 12 月 12 日，见 http：//www.cn-healthcare.com/article/20141212/content－465754.html。

② 相海泉：《公共卫生信息化的守望者——专访中国信息化学会副会长兼公共卫生信息化分会主任委员金水高》，《中国信息界（e 医疗）》2012 年第 05 期。

③ 2014 中美医疗信息化高峰论坛编：《质量和安全是医疗信息化的价值中枢》，2014 年 10 月 22 号，见 http：//www.hit180.com/12406.html。

的利用，即如何利用数据、挖掘数据，让数据产生价值。最终实现从结构化到非结构化、从人工录入到自动采集、从以医院为核心到以患者为核心，从一家医院到多家医院的信息整合，从临床数据到基因分析数据，这是未来健康大数据的内涵和趋势。

而要实现上述目标，未来的发展方向应该向两个层次发展，其一为"全"，即医疗服务从院内向院前或院后延伸，完成一个横向整合；其二为"深"，即对病人数据进行完善，收集其院内外数据，实现病人全生命周期的健康信息管理。

（六）人口健康信息化应围绕电子健康档案和居民健康卡展开

"人口健康信息化"概念的倡导和确立，在信息化理念上是一大进步，代表信息化建设开始关注与人有关的健康档案、电子病历，信息化建设逐步回归到"以人为本"。人口健康信息化建设的重点任务是推进顶层设计、总体规划和统一部署；以用促建，加快建设信息平台；强化统一标准、互联互通、共享资源数据；坚持需求导向、扎实推进信息惠民；确保信息系统安全和运行维护。

电子健康档案建设是人口健康信息化的基础和核心工作，其关键在于信息标准的开发和实施，以及对现有的资源进行整合，避免重复建设和资源浪费现象。居民健康卡是人口健康信息的联接介质，应积极推广居民健康卡的发放，逐步完善居民健康卡的功能范围，实现健康信息的查询、就诊、支付等功能。

（七）新农合信息化建设应着重提高"软实力"

新农合信息系统建设是基层医疗卫生机构卫生信息化建设非常重要的一部分。部分新农合试点已经开始引入信息化建设，利用现有的设备、网络和资源建立虚拟专用网络，安装新农合管理系统，实现参合医疗单位、县乡合管办、市合管办的三级单位微机联网，微机统计扩展到在医院结算、远程管理、审批和远程维修维护。

我国新农合信息化建设面临的主要问题体现在硬件和软件之间的落差，硬件建设明显冲在软件建设前面，不少基层医疗机构虽配置了相应的设备，但卫生人员却不知如何使用。目前，新农合信息化建设遇到的问题之一就是缺乏实施有效的操作系统。因为新农合所需的信息系统不能按照医院的模式生搬硬套，因此，创建一套行之有效的操作系统势在必行[1]。此外，培养基层卫生信息化建设人才，提高医疗卫生服务人员的信息素养同样迫在眉睫。

---

[1] 王天鹅：《新农合信息化的"冷思考"》，《中国社区医师》2007 年第 01 期。

（八）以患者为主体开发新技术，开展智慧医疗

未来的卫生服务体系将以疾病预防和慢病保健为主要服务内容，患者自身以及家庭保健将会成为医疗行为的主体。所谓智慧医疗，即围绕患者需求，给出线上线下一系列解决方案，让患者成为自身健康的主人，并最终实现由患者自身开展疾病预防工作的目的。因此，在医院信息化建设过程中，医生和医院服务的智慧不仅仅是为病人解除病痛，而是通过服务的拓展，最终逐渐将医疗重心从疾病治疗转移到疾病预防上去。

移动医疗是智慧医疗中非常值得关注的一项新技术。目前主流的移动医疗技术仍是基于医院，旨在方便患者就医或改善医疗工作流程的简单技术层次的应用。未来移动医疗的发展应注重功能的多元化和交互性，将医院网站移植到移动平台，建立基于移动互联网的医院网站，建立患者信息查询、导航、就诊、支付等功能。同时，移动医疗技术应与普适计算等其他信息技术相结合，扩充更多针对患者疾病管理的功能。

（九）顺应大数据时代潮流，实现数据的互通和共享

大数据时代的到来将是医院信息化建设的一个重要转折点，同时，它也挑战着医院对海量数据的应用能力。在此背景下未来医院信息化的发展趋势是，数据终将成为医疗中不可缺少的一部分，信息集成平台的建设也将势在必行。正如美国医学会主席 Robert M. Wah 所说："今后所建立的医疗信息平台，不是单一的数据库，而是将所有信息汇聚成一个数据群。医生、护士、医院、政府或医保体系都把信息投入到这个群里，然后按需抽取，但前提是通过技术实现信息的可获取性。"[①]

但目前卫生信息化发展的一大障碍是数据的"不流动"，即信息的封闭性。众多医院信息化建设都存在将数据封闭在一个"自治"的私有系统里的问题，而数据流通共享是时代发展的需求，医疗信息化建设的改革首先就需要对数据管理进行变革，实现数据公开，数据共享。因此，基于医院信息集成平台进行的医疗信息挖掘，不但是医院竞争的法宝，也是国家健康竞争力的重要组成部分。

（十）人才建设是信息化建设最核心的内容

在新医改环境下，卫生信息管理人才短缺已成为限制卫生信息化发展的瓶

---

① 2014 中美医疗信息化高峰论坛编：《质量和安全是医疗信息化的价值中枢》，2014 年 10 月 22 号，见 http://www.hit180.com/12406.html。

锁，其中最为突出的是领军人才的短缺。培养一支高层次的卫生信息化人才队伍，是实施新医改方案的重要保障。卫生信息化建设的所有问题归根结底是人才问题。卫生信息化建设需要大量既懂医学、又懂计算机和医院管理的专门性人才，人才建设是推动卫生信息化建设持续发展的根本。如何做好需要在以下几方面作出努力。

1. 推进卫生信息管理教育的标准化

卫生信息管理是一门将信息技术应用于医学领域的交叉学科，发达国家早已将其列为一门独立的学科，纳入规范的教学体系，IMIA 等相关协会也针对其课程设置提出了国际标准。我国应该借鉴国际经验，结合我国国情，规范卫生信息管理专业教育的培养目标和培养方案，这是培养适应我国卫生信息化建设需要的人才的前提条件。只有这样才能改变目前各高校各自为政，课程体系混乱，培养目标不明确的现状。

2. 提高卫生信息管理教育的层次

从国际经验看，未来卫生信息管理从业者在医疗卫生组织中将扮演临床、管理和信息部门之间联络者的角色，因而需要承担具有影响力的管理职位。受教育程度的提高将有助于卫生信息管理从业者在医疗卫生行业取得领导职位。从国内现状看，我国卫生信息化建设也对卫生信息管理高端人才的数量和质量提出了很高的要求。卫生信息管理研究生教育是否能培养出满足未来卫生信息化建设要求的高素质人才，取决于我们是否能够重新审视 HIM 教育的使命和目标，构建新的卫生信息管理研究生培养模式。这些问题的答案将直接决定卫生信息管理在新的医疗环境中的未来。除了改变和适应，我们别无选择。

3. 建立卫生信息管理从业资格考试制度

建立卫生信息管理从业资格考试是保证卫生信息管理人才质量的一个重要手段，也是对各高校卫生信息管理教育进行规范和引导的一项有效举措，同时还为用人单位选拔卫生信息管理人才提供了便利。美国等国家都采用资格考试的手段对卫生信息管理人才进行选拔和不断评价。我国也应建立相应的制度，通过提高卫生信息管理行业的准入门槛，确保卫生信息管理人才队伍的质量。

参考文献

薄立春：《医院 PACS 系统设计与实现》，《医疗装备》2013 年第 06 期。

蔡江南：《美英两国医改新动向对中国的启示》，《中国市场》2011 年第 11 期。

陈恩东等：《乡村卫生组织一体化管理对乡镇卫生院管理村卫生室职能的影响》，《中华医院管理杂志》2001 年第 3 期。

陈纪英：《昆明多元化办医尝试：改制医院业务量未大幅提高》，《中国新闻周刊》2012 年 4 月 11 日。

陈璟瑜等：《家庭医生签约服务对社区贫困老人健康管理的影响》，《中国全科医学》2013 年第 28 期。

陈君石、黄建始：《健康管理师》，中国协和医科大学出版社 2007 年版。

陈丽云、严世芸：《"和"的追求：传统哲学视域中的中医学理》，《华东师范大学学报：哲学社会科学版》2011 年 2 月。

陈敏、李道苹：《如何构建以区域为中心的电子健康档案》，《中国医院院长》2008 年第 11 期。

陈鸣等：《基本药物制度的相关研究进展》，《中国药房》2013 年第 12 期。

陈宁姗、李建：《各国政府卫生投入及其对中国的启示》，《卫生经济研究》2007 年第 7 期。

陈平等：《国外卫生信息标准化现状与发展趋势》，《中国卫生统计》2003 年第 9 期。

陈绍福等：《民营医院蓝皮书：中国民营医院发展报告（1984—2012）》，社会科学文献出版社 2012 年版。

陈伟、徐兰飞：《英国医疗服务监管体系简介》，《卫生经济研究》2006 年第 1 期。

陈先波等：《区域卫生信息化建设探究》，《中国卫生质量管理》2011 年第

18 期。

陈旭：《民营医院发展存在的问题及对策》，《发展研究》2009 年第 5 期。

陈子豪等：《我国部分地区基层医疗卫生机构基本药物配备使用情况调研》，《中国药房》2013 年第 8 期。

程晓明、罗五金主编：《卫生经济学》，人民卫生出版社 2003 年版，第97—100 页。

从煜等：《公立医院运营中引入公私合作伙伴关系的理论及对策研究》，《中国卫生经济》2014 年第 12 期。

丛树海、李永友：《中国公共卫生支出综合评价及政策研究——基于 1997—2002 年数据的实证分析》，《上海财经大学学报》2008 年第 4 期。

邓大松等：《中国社会保障改革与发展报告 2012》，北京大学出版社 2013 年版。

董丹丹、孙纽云、孙冬悦等：《医保基金有效使用：风险管理、国际经验与政策建议》，《中国卫生政策研究》2013 年第 1 期。

董云萍、夏冕、张文斌：《国外公立医院管理体制及公益性制度安排对我国的借鉴》，《医学与社会》2010 年第 2 期。

杜乐勋、张文鸣、培舟：《中国医疗卫生发展报告》（第 4 卷），社会科学文献出版社，2008 年版。

杜乐勋、赵郁馨、高广颖等：《中国卫生总费用历史回顾和发展预测》，《卫生软科学》2000 年第 5 期。

杜乐勋、赵郁馨：《中国卫生总费用研究概论》，《中国卫生经济》1993 年增刊。

杜乐勋：《建国 60 年政府卫生投入和卫生总费用核算的回顾与展望》，《中国卫生政策研究》2009 年第 10 期。

杜乐勋主编：《卫生发展研究》，北京科学技术出版社 1990 年版，第 35 页。

杜学礼、鲍勇：《新医改形势下社区健康管理发展战略》，《中华全科医学》2010 年 8 月。

鄂琼、陈英耀：《我国公立医院绩效评价的现状与问题》，《中国卫生事业管理》2007 年第 5 期。

方鹏骞、罗桢妮：《组建城乡医疗联合体的构想与探索》，《中国卫生质量管理》2013 年第 2 期。

方鹏骞：《中国公立医院法人治理及其路径研究》，科学出版社 2010 年版。

方鹏骞等：《我国分级医疗服务体系建设的关键问题》，《中国医院管理》2014 年第 9 期。

方鹏骞等：《医联体联动模式及其核心医院改革前后综合效益分析——以武汉市为例》，《中国医院》2014 年第 7 期。

方鹏骞著：《中国公立医院法人治理及其路径研究》，科学出版社 2010 年版。

方卓卓：《我国政府卫生筹资的现状分析与对策探讨》，硕士学位论文，广州医科大学，2013 年第 8 期。

冯东雷：《区域卫生信息化这些年》，《中国信息界（e 医疗）》，2013 年第 10 期。

冯蕾：《香港医管局"基因"拼图》，《中国医院院长》2008 年第 14 期。

冯显威：《促进基本公共卫生服务逐步均等化政策分析》，《医学与社会》2009 第 7 期。

高炯、兰烯、李林：《新医改以来社会资本办医政策综述》，《中国医院》2014 年第 3 期。

高学敏：《中药学》，人民卫生出版社 2000 年版。

戈文鲁、易琳琳：《我国民营医院发展的现实困境及政策建议》，《中国卫生政策研究》2011 年第 3 期。

葛延风：《对未来中国医疗卫生体制改革的一个框架性设计》，《中国发展评论：中文版》2005 年第 1 期。

耿爱生、王树文：《社会资本投入卫生领域的政策演变历程及其影响》，《中华医院管理杂志》2011 年第 3 期。

耿莉：《促进民营医疗机构发展的对策思考》，《中国医院》2010 年第 8 期。

龚时薇、詹学锋：《国家药物政策体系与类型分析》，《中国药事》2009 年第 1 期。

龚舒伟：《加拿大：牵手医保》，《中国医院院长》2010 年第 4 期。

顾涛、侯建林、程建鹏：《我国医院监督管理的问题和建议》，《中国医院》2006 年第 9 期。

管柏林、范顺良、杨国平：《对新加坡卫生管理主要印象和给我军卫生防疫工作的几点启示》，《解放军预防医学杂志》2001 年第 3 期。

郭赞：《我国城乡卫生资源优化配置问题研究》，博士学位论文，东北师范大学，2011 年第 64 页。

国家卫生和计划生育委员会编：《2014 中国卫生和计划生育统计年鉴》，中国协和医科大学出版社 2014 年版。

国家卫生计生委办公厅：《卫生标准工作五年规划（2014—2018 年）的通知》，2014 年 08 月 06 日，见 http：//www．nhfpc．gov．cn/fzs/s8341v/201407/80c71a45fb81444e9b93a424c2b783fa．shtml。

国家卫生计生委和中医药管理局：《关于加快推进人口健康信息化建设的指导意见》，2013 年 12 月 9 日，见 http：//www. nhfpc. gov. cn/guihuaxxs/s10742/201312/2519dea9a4b14318a0736881116275ee. shtml。

国家卫生和计划生育委员会：《卫生事业改革发展回顾与展望》，2009 年 1 月 8 日，见 http：//www. moh. gov. cn/mohbgt/s9425/200812/38629. shtml。

《国家中长期教育改革和发展规划纲要》（2010—2020 年），中共中央、国务院，2014 年。

韩璐：《中国卫生论坛聚焦信息化》，《健康报》2014 年 08 月 18 日。

韩迎春：《社会资本兴办医疗机构之浅见》，《理论探讨》2013 年第 6 期。

韩喆、干荣富：《基本药物招标采购模式的完善》，《中国医药工业杂志》2012 年 1 月。

胡善联、龚向光：《新加坡医院体制改革》，《卫生经济研究》2011 年第 11 期。

胡善联：《评价卫生系统绩效的新框架——介绍 2000 年世界卫生报告》，《卫生经济研究》2000 年第 7 期。

胡善联：《卫生经济学》，复旦大学出版社 2003 年版。

胡苏云：《加拿大医疗保险体制的历史沿革及现状》，《中国卫生资源》1998 年第 3 期。

黄宝斌等：《中国基本药物改革：为实现最佳健康产出的选择》，《中国卫生政策研究》2012 年第 7 期。

黄建银：《中医药服务贸易发展战略选择的探讨——经济全球化背景下的中医药国际服务需求曲线模型》，《中医药管理杂志》2007 年 12 月。

黄奕祥、李江帆：《健康需求变化与医学服务模式转变》，《中州学刊》2010 年 1 月。

黄奕祥：《健康管理：概念界定与模型构建》，《武汉大学学报（哲学社会科学版）》2011 年 6 月。

姜柏生、田侃著：《医事法学》，东南大学出版社 2003 年版。

金春林、王贤吉、何达等：《我国社会办医政策障碍分析》，《卫生政策研究进展》2014 年第 3 期。

靳彬等：《临床信息系统应用现状分析》，《中国卫生质量管理》2011 年第 18 期。

靳琦、王琦：《中医"治未病"说略》，《北京中医药大学学报》2007 年 11 月。

孔令明：《昆明儿童医院改制质疑与国家项目经费失之交臂》，《健康报》

2012 年 8 月 20 日。

雷立新：《对民营医疗机构监管的思考》，《山西医药杂志》2007 年第 7 期。

李彬：《村卫生室在新农村卫生服务体系中的社会角色研究》，博士学位论文，华中科技大学，2009 年。

李建中、张发滨：《关于济宁预防控制体系建设的思考》，《中国公共卫生管理》2010 年第 1 期。

李明发：《浅谈营利性医院的监管》，《中国医院管理》2008 年第 8 期。

李文香：《基层医疗卫生机构在基本药物制度实施中存在的问题分析及建议》，《中国医药指南》2013 年 12 月。

李杏果：《英国医疗卫生服务管办分离改革及启示》，《宏观经济管理》2011 年第 2 期。

李艳艳：《香港特别行政区医疗卫生体制对中国内地的启示》，《医学与社会》2010 年第 1 期。

李燕燕、文进：《我国医院绩效评价方法文献的计量研究》，《中国卫生事业管理》2011 年第 12 期。

李振吉等：《对中医药国际标准化建设的战略思考》，《世界中医药》2009 年 9 月。

廖文等：《基于 DEA 的四川省基本药物制度绩效评价》，《中国卫生事业管理》2014 年 7 月。

林腾飞等：《四川省农村基层医疗机构基本药物制度实施效果研究》，《中国卫生政策研究》2013 年第 10 期。

刘春晓：《医疗体制模式的国际比较与借鉴》，《求知》2011 年第 2 期。

刘光强、许继楠：《帮医生纠错的 CPOE 不作为？》，《中国计算机报》2010 年 07 月 12 日。

刘海通、张士靖：《美国健康信息管理核心模型分析及启示》，《中国医院管理》2014 年第 11 期。

刘继同等：《中国卫生总费用研究 30 年历程与特点》，《卫生经济研究》2009 年第 3 期。

刘立宇：《从数据利用看医院信息化的三个发展阶段》，2014 年 12 月 12 日，见 http：//www. cn – healthcare. com/article/20141212/content – 465754. html。

刘平安、鲁东：《昆明医改：社会资本参与公立医院改制重组》，《健康报》2011 年 9 月 16 日。

刘翔等：《我国远程医疗发展现状、难点和对策分析》，《中国医院》2004 年第 08 期。

刘洋、高国顺：《鼓励社会资本举办医疗机构政策探析》，《中国卫生政策研究》2011年第4期。

刘岳、张亮：《卫生系统绩效评价研究进展》，《医学与社会》2008年第6期。

鲁虹、金兴：《上海市民营医院现状和发展研究》，《中国医院管理》2006年第12期。

陆敏等：《我国远程医疗发展现状及存在问题与对策》，《武警医学》2008年第19期。

吕洪业、李云霞：《浅论社会资本的内涵》，《管理学家》2012年第8期。

罗力：《我国公立医院规模扩张的制度环境分析》，《中国医院管理》2014年第11期。

马斌：《基于XML的电子病历技术研究》，《科技情报开发与经济》2009年第14期。

马晓华：《三明公立医院改革或将推向全国》，第一财经日报，2014年7月2日，见 http：//finance. sina. com. cn/roll/20140702/015919578615. shtml。

马亚楠、刘洁、何钦成：《民营医院发展存在问题分析》，《中国卫生质量管理》2007年第6期。

冒群：《当前基本药物物流配送体系对医院的影响分析》，《中国基层医药》2013年5月。

梅花：《医院护理信息系统的建立与管理》，《护理实践与研究》2012年第09期。

孟庆跃：《全民健康覆盖：从理念到行动》，《中国卫生政策研究》2014年第2期。

孟群：《国外全科医学发展与我国全科医学教育面临的问题及思考》，《中国全科医学》2001年第3期。

孟群：《卫生信息资源规划》，人民卫生出版社2014年版，第260页。

孟群：《我国卫生信息标准体系建设》，《中国卫生标准管理》2012年第12期。

牟岚、金新政：《远程医疗发展现状综述》，《卫生软科学》2012年第26期。

宁博等：《关于基本药物流通环节的制度策略研究》，《中国卫生经济》2012年2月。

牛志民：《居民健康卡档案信息安全管理缺陷及防范措施》，《兰台世界》2012年第26期。

潘习龙、张红、徐冬尽：《论政府在医院监管过程中的角色问题》，《中国医院管理》2006 年第 11 期。

彭婧：《基于利益相关者理论的国家基本药物制度评价研究》，硕士学位论文，安徽医科大学，2011 年，第 77 页。

钱亚芳等：《以〈侵权责任法〉为视角的电子病历法律问题思考》，《中华医院管理杂志》2013 年第 29 期。

秦方、张士靖：《国内外卫生信息管理本科教育比较研究》，《中华医学图书情报杂志》2014 年第 10 期。

秦美娇、褚詹玄、胡涵锦：《社区卫生人力资源配置对医学人才培养的影响》，《卫生经济研究》2002 年第 6 期。

曲宝萍、李文连：《浅谈中医药在社区卫生服务中的作用》，《甘肃中医》2008 年 11 月。

邵伟等：《HIS 系统中医嘱处理流程的思考与实践》，《中国卫生产业》2011年第 09 期。

石光：《概念、政策与策略：我国如何实现全民健康覆盖的目标》，《卫生经济研究》2013 年第 10 期。

世界卫生组织：《实现全民健康覆盖的最佳实践》，《中国卫生政策研究》2013 年第 3 期。

斯塔博费尔德著：《医院管理传奇——从平庸到卓越》，人民军医出版社 2012年版。

宋文舸、钟东波：《医院产权制度改革的国际经验与教训》，《中国卫生经济》2002 年第 4 期。

宋燕等：《基本药物制度对基层医疗卫生机构合理用药的影响》，《卫生经济研究》2012 年 09 月。

宋元、贲慧、哈维超：《香港地区医疗体制对内地的借鉴意义》，《中国卫生资源》2011 年第 3 期。

孙强等：《我国远程医疗发展现状与趋势探讨》，《中国急救复苏与灾害医学杂志》2013 年第 8 期。

汤斐斐、徐恒秋：《2010 年安徽省卫生总费用核算结果与分析》，《中国卫生经济》2012 年第 11 期。

汤斐斐：《安徽省卫生总费用筹资与资源配置研究》，硕士学位论文，安徽医科大学，2013 年，第 33 页。

汤晓莉：《英国国家卫生服务制度的起源及几次重大改革》，《中国卫生资源》2001 年第 6 期。

汤学军等：《卫生信息标准工作进展及下阶段工作重点》，《中国卫生信息管理杂志》2013 年第 1 期。

唐祝昭：《中国医院用药市场格局解析》，见 http：//blog. sina. com. cn/s/ blog_ 7df74c1d0102v4ds. html。

滕文：《中国卫生筹资公平性研究》，硕士学位论文，上海社会科学院，2007 年，第 43 页。

田堃、谭钊安：《民营医院发展过程中存在问题的思考》，《江苏卫生事业管理》2007 年第 6 期。

万泉、谢小平、赵郁馨等：《卫生总费用与卫生资源配置研究》，《中国卫生经济》2009 年第 4 期。

汪胜等：《浙江省基本药物制度对社区卫生服务中心合理用药的影响》，《中国农村卫生事业管理》2011 年 10 月。

王碧华：《民营医疗机构现状分析及发展对策》，《中国医院》2006 年第 5 期。

王碧艳：《县域医疗服务体系多元组织协同机制研究》，博士学位论文，华中科技大学，2013 年。

王碧艳等：《浙江省余姚市县乡医疗资源整合路径研究》，《中国卫生经济》2013 年第 4 期。

王碧艳等：《中东部地区县域医疗服务体系资源纵向整合的做法及对广西的启示》，《广西中医药大学学报》2013 第 2 期。

王春胜等：《天津市 14 家基层医疗卫生机构基本药物使用情况调研》，《现代药物与临床》2013 年第 3 期。

王存：《电子病历研究的前沿》，《健康必读（下旬刊）》2012 年第 10 期。

王芳等：《重庆市基层医疗卫生机构基本药物制度实施效果》，《中国卫生政策研究》2013 年第 4 期。

王家骥、李芳健：《社区卫生服务人力资源的开发途径》，《中国全科医学》2005 年第 11 期。

王劲松：回访《云南省医疗机构管理条例——我省公立医院探索多元化办医模式》，云南网，2014 年 5 月 6 日，见 http：//yn. yunnan. cn/html/2014 - 05/06/content_ 3199636. htm。

王陇德：《抓住机遇、迎接挑战、促进卫生信息化发展——"2009 中国卫生信息技术交流大会暨国际论坛"报告（摘要）》，《医学信息学杂志》2010 年第 1 期。

王谦：《城乡公共服务均等化的理论思考》，《中央财经大学学报》2008 年第 8 期。

王群、王伟、严非：《乡村一体化制度下村医薪酬与待遇定性研究》，《中国农村卫生事业管理》2011 年第 1 期。

王汝英：《金湖县乡村卫生组织一体化管理的实践与体会》，《江苏卫生保健杂志》2009 年第 3 期。

王思民：《我国中医药人力资源流失剖析与对策》，《上海中医药大学学报》2008 年第 6 期。

王素珍等：《适合新医改目标的基本药物流通模式研究》，《中国卫生经济》2011 年 6 月。

王天鹅：《新农合信息化的"冷思考"》，《中国社区医师》2007 年第 01 期。

王小万：《我国民营医院发展面临的问题及政策分析》，《江西社会科学》2009 年第 5 期。

王怡等：《广东省基层医疗卫生机构基本药物配备使用情况调研》，《中国药房》2013 年第 8 期。

王志伟等：《医药标准化建设中存在问题主要原因的分析》，《心理杂志》2008 年 9 月。

王忠庆等：《数字化医院检验信息系统（LIS）设计与应用》，《实验室研究与探索》2013 年第 07 期。

卫经文：《医疗机构分类管理若干问题探讨》，《卫生经济研究》2000 年第 4 期。

卫生部卫生发展研究中心：《中国卫生总费用研究报告》2013 年版，第 8 页。

卫生计生委：《基于电子病历的医院信息平台技术规范》，2014 年。

魏众、古斯塔夫森：《中国居民医疗支出不公平分析》，《经济研究》2005 年第 12 期。

温孝卿：《论我国社会保障体系的构建与完善》，《现代财经》2000 年第 10 期。

文武：《台湾医疗卫生体制及其启示》，《中国财政》2011 年第 3*期。

吴进军、谭明天：《赴台湾地区医院考察学习综述》，《中国卫生资源》2006 年第 1 期。

吴思静、郭清：《国内外电子健康档案的应用现状与发展困境》，《中国全科医学》2011 年第 14 期。

吴迎春：《参加新加坡高级医院管理培训和参观新加坡公立医院的心得体会》，《现代经济》2008 年第 8 期。

伍凤兰：《香港地区医疗卫生制度变迁及其启示》，《中国卫生经济》2007 年第 10 期。

武宁、杨洪伟：《医改 3 年来基本药物制度实施成效的回顾评价》，《中国执业药师》2013 年 10 月。

习近平：《在亚太经合组织工商领导人峰会开幕式上的演讲》，2014 年 11 月 9 日，见 http：//news. xinhuanet. com/2014－11/09/c_ 1113174791_ 2. htm。

夏冕：《利益集团博弈与中国医疗卫生制度变迁》，科学出版社 2013 年版。

《乡村医生从业管理条例》，国务院，2003 年。

相海泉：《第 65 届世界卫生大会聚焦医疗全面覆盖》，《中国信息界》2012 年第 6 期。

相海泉：《公共卫生信息化的守望者——专访中国信息化学会副会长兼公共卫生信息化分会主任委员金水高》，《中国信息界（e 医疗)》2012 年第 05 期。

相海泉：《加快信息化建设提升医院管理水平——记 2013 中华医院信息网络大会》，《中国信息界（e 医疗)》2013 年第 7 期。

香港特别行政区卫生署：2014 年 3 月 16 日，见 http：//www. dh. gov. hk。

项海青等：《杭州市医院医防整合现状调查研究》，《中国预防医学杂志》2006 年第 4 期。

谢海英等：《护理信息系统的整合与应用》，《护理管理杂志》2012 年第 12 期。

谢希德：《加强农村基层卫生服务网络建设》，《人民日报》2006 年 12 月 29 日。

《新型现代医疗服务体系建设与评估》课题组：《关于促进中国民营医疗机构发展的政策和立法研究》，《国外医学》2008 年第 2 期。

徐恒秋：《卫生改革研究与思考》，安徽科学技术出版社 2012 年版，第102—106 页。

徐融飞、徐凌忠、郭振、周成超、于小龙、赵秀秀、祁华金：《近 30 年我国卫生总费用与国内生产总值的关系研究：基于小波神经网络模型》，《中国卫生经济》2012 年第 10 期。

徐卫清、陈照丹：《心电图信息系统应用实践》，《医院管理论坛》2011 年第 28 期。

徐晓慧、王云霞：《规制经济学》，知识产权出版社 2009 年版，第 76 页。

徐勇、项继权：《让人人平等享有基本公共服务》，《华中师范大学学报（人文社会科学版)》2008 年 1 月。

徐占民：《浅议营利性和比营利性医疗机构的界定》，《中国医院管理》2001 年第 3 期。

杨红燕：《中国与新加坡医疗保障制度比较研究》，《卫生经济研究》2004 年第 7 期。

杨显君、王玖、张玉海等：《我国综合医院绩效评价指标体系的研究进展》，《中国医院统计》2011 年第 2 期。

杨显君等：《我国综合医院绩效评价指标体系的研究进展》，《中国医院统计》2011 年第 2 期。

杨小兵、王芳、卢祖洵：《我国民营医院发展述评》，《医学与社会》2005 年第 2 期。

姚志洪：《医疗卫生信息化十大视点》，《中国卫生信息管理杂志》2012 年第 03 期。

叶定江、张世臣：《中药炮制学》，人民卫生出版社 1999 年版。

叶露等：《我国基本药物生产流通使用中存在问题和成因分析》，《中国卫生资源》2008 年 11 月。

尹璐：《我国民营医院发展中存在的问题及对策研究》，《管理学家》2012 年第 10 期。

于竞进：《我国疾病预防控制体系建设研究：困境 策略 措施》，博士学位论文，复旦大学，2006 年。

于啸：《公平视角下中国社会医疗保险多轨制差异研究》，博士学位论文，山东大学哲学与社会发展学院，2013 年第 6 页。

于永红、刘英伟：《卫生筹资不公平性探究》，《中国卫生经济》2005 年第 6 期。

原卫生部医政司：《电子病历基本规范（试行）》，2010 年。

原卫生部医政司：《电子病历系统功能应用水平分级评价方法及标准（试行）》，2011 年。

曾国经：《英国的全科医疗与初级保健护理》，《中国农村卫生事业管理》2006 年第 1 期。

曾咏青、杨蓉蓉、赵广宇等：《公立医院绩效评价方法探讨》，《医学信息（上旬刊）》2011 年第 5 期。

张朝阳、孙磊：《全民健康覆盖的内涵界定与测量框架》，《中国卫生政策研究》2014 年第 1 期。

张朝阳、诸宏明：《我国农村实施初级卫生保健的回顾和展望》，《中国初级卫生保健》2004 年第 8 期。

张朝阳：《试评人人健康战略思想的深远意义》．《中国农村卫生事业管理》1997 年 12 期。

张海鹏：《我们有七大收益方式》，《健康报》2014 年 2 月 14 日。

张丽青、黄术生：《基本药物配送中的问题与对策》，《中医药管理杂志》2011 年 6 月。

张宁、曹怀琨、李士雪：《浅析美国医改的效益及借鉴意义》，《中国卫生政策研究》2010 年第 9 期。

张勤：《论推进服务型政府建设与基本公共服务均等化》，《中国行政管理》2009 年第 4 期。

张晓详等：《居民健康卡实现全国就诊一卡通的探讨》，《中国医院管理杂志》2014 年第 30 期。

张新平等：《国家基本药物制度政策回顾研究》，《医学与社会》2012 年第 9 期。

张自力：《社会资本办医：准入政策和投资建议》，《中共山西省委党校学报》2013 年第 8 期。

赵东军：《某市卫生系统反应性评价及影响因素分析》，硕士学位论文，安徽医科大学，2013 年第 33 页。

赵径：《手术麻醉系统的临床应用》，《中国卫生产业》2013 年第 29 期。

赵列宾、汪慧等：《国内外卫生系统反应性评价及研究新进展》，《中国医院》2006 年第 7 期。

赵庆华：《完善医院内部审计 加强医院经营管理》，《中国医院管理》2011 年第 8 期。

赵郁馨、万泉、高广颖等：《2001 年中国卫生总费用测算与分析》，《中国卫生经济》2003 年第 3 期。

赵郁馨、谢小平、翟铁民等：《2008 年中国卫生总费用与卫生筹资战略》，《中国卫生经济》2010 年第 3 期。

赵郁馨、翟铁民、应亚珍、万泉、张毓辉、陶四海、谢小平：《我国基本医疗卫生服务筹资研究》，《卫生经济研究》2008 年第 3 期。

赵志娟：《我国电子病历应用分级评价进展》，2012 年 8 月 20 日，见 http：//news. hc3i. cn/art/201208/20917. htm。

郑大喜：《强化政府的监管责任 促进民营医院的良性发展》，《现代医院管理》2007 年第 4 期。

郑宏：《国家药物政策的发展和完善》，《中国机构改革与管理》2014 年第一期。

郑普生、田柯：《新加坡医疗保障模式及对我国医保制度的借鉴》，《中国初级卫生保健》2009 年第 12 期。

郑舒文：《中国卫生总费用占 GDP 比例的分析与预测研究》，硕士学位论文，华中科技大学，2008 年第 41 页。

郑小燕：《2006 全国"两会"提案议案精选披露（三）建立医院经济运行监管机制　确保群众医疗费用公平合理》，《医院领导决策参考》，2006 年第 6 期。

郑晓红：《试论中医文化的核心价值体系及其普世价值》，《中国中医基础医学杂志》2012 年 1 月。

郑兴山等：《产权制度和企业绩效》，《经济体制改革》2001 年 1 月。

《中共中央　国务院关于进一步加强农村卫生工作的决定》，2002 年。

中国（海南）改革发展研究院：《以基本公共服务均等化为重点的中央与地方关系——"中国公共服务体制：中央与地方关系"国际研讨会观点综述》，《经济研究参考》2007 年 1 月。

中国卫生信息学会：《中国卫生信息标准化网》，2014 年 11 月 27 日，见 http：//www. cnehr. org. cn/。

中国医院协会信息管理专业委员会：《2009—2010 中国医院信息化状况调查报告（CIO 版）》，2010 年。

中华人民共和国国家卫生和计划生育委员会：《〈关于加快推进人口健康信息化建设的指导意见〉答问》，2013 年 12 月 9 日，见 http：//www. nhfpc. gov. cn/guihuaxxs/s10742/201312/2519dea9a4b14318a0736881116275ee. shtml。

中华医院管理学会赴台考察团：《台湾医疗服务与全民健康保险体制分析》，《中国医院管理》2002 年第 3 期。

中央政府：《中华人民共和国国民经济和社会发展第十二个五年（2011—2015）规划纲要》，2011 年 03 月 16 日，见 http：//www. gov. cn/2011lh/content_1825838_2. htm。

周良荣：《论民营医院之性质》，《卫生经济研究》2003 年第 2 期。

周晓菲、张其成：《试论中国传统医德思想"仁"的内涵》，《中华中医药杂志》2008 年 7 月。

朱爱松、吴景东：《中医在国外发展状况及其给我们的启示》，《世界中医药》2007 年第 4 期。

朱凤梅：《中国卫生总费用影响因素与预测方法学研究》，硕士学位论文，中南大学，2011 年第 23 页。

朱光：《中医教育存在的问题与对策》，《中医教育》2011 年 4 月。

庄霞等：《构建综合医院绩效评价关键指标体系的研究》，《中华医院管理杂志》2006 年第 5 期。

左延莉：《英国、美国和德国医院筹资机制的比较》，《卫生经济研究》2011 年第 8 期。

左玉玲等:《基本医疗服务范围界定方法探讨》,《中国卫生经济》2014 年第 8 期。

Burns RP.., *The Historic Role and Questionable Future of Public Hospitals*, Southern Surgical Association Presidential Address, Vol. 206, No. 5 (May2008), pp. 767－781.

Cassidy. B etal, *Teaching the future: an educational response to the AHIMA core model*, AHIMA., vol. 82, No. 10, (2011), pp. 34－40.

Davie L, 《The Health Informatics Review and Some Workforce and Professional Development Implications》, 2012 年 11 月 19 日, 见 http://www. bcs. org/content/conMediaFile/9277.

Dick RS. Andrew WF, *Point of care: an essential technology for the CPR*, Healthc Inform, vol. 12, No. 5, (1995), pp. 64－66.

Edingtond W, Louis Y, Ku Kull, et al. *Recent trends in the development of health management*,. Health Management Research, 2001, 76 (103): 140－147.

Health Care Systems in Transition UK, 2014 年 4 月 12 日, 见 http://www. euro. who. int/observatory/ Hits/TopPage.

Hu D, *An overview of medical informatics education in China*, International journal of medical informatics, vol. 82, No. 5, (2013), pp. 448－466.

Jennifer Fisher Wilson, *Making electronic health record meaningful*, Annals of Internal Medicine, vol. 151, No. 4, (2009), pp. 293－296.

Larry S C, *Kenneth R P. Population health management as a strategy for creation of optimal healing environments in worksite and corporate setting*, Journal of Alternative and Complementary Medicine, 2004, 10 (S1): 127－140.

Ludwick D A. Doucette J, *Adopting electronic medical records in primary care: lessons learned from health information systems implementation experience in seven countries*, International journal of medical informatics, vol. 78, No. 1, (2009), pp. 22－31.

Maziar Abdolrasulnia. Nir Menachemi, *Market effects on electronic health record adoption by physicians*, Health Care Manage Rev, vol. 33, No. 3, (2008), pp. 243－252.

SchleyerT, Eaton KA, Mock D, et al. *Comparison of dental licen－sure, specialization and continuing education in five countries*, European Journal of Dental Education, 2002, 6 (4).

Scholten GRM, Grinten TEDvd, *The integration of medical specialists in hospitals: Dutch hospitals and medical specialists on the road to joint regulation*, Health Policy,

Vol72, No. 2 (2005), pp. 165 – 173.

Takian A. Cornford T, NHS information: Revolution or evolution, *Health Policy and Technology*, vol. 1, No. 4, (2012), pp. 193 – 198.

Winslow C – EA., *The Untilled Fields of Public Health*, Science, New Series, 1920, 51 (1306): 23 – 33.